ALLERGIEN
von Belästigung bis Tod

Was Sie schon immer über Allergien wissen wollten und sollten

ALS ALLERGOLOGE MUSS MAN COLUMBO SEIN

HERAUSGEGEBEN VON REINHART JARISCH

Mit einem Vorwort von Manfred Götz

Mit Beiträgen von:

Lisa Arzt-Gradwohl, Knut Brockow, Sabine Flicker, Othmar Förster, Alexander Hagel, Wolfgang Hemmer, Katharina Hotfiel, Reinhart Jarisch, Galateja Jordakieva, Erika Jensen-Jarolim, Pål Johansen, Birger Kränke, Thomas Kündig, Marcus Maurer, Maria Paulke-Korinek, Martin Raithel, Josef Riedler, Johannes Ring, Anja Roßmeißl, Gunter Sturm, Ines Swoboda, Zsolt Szépfalusi, Josef Thalhamer, Martin Vitus, Felix Wantke, Stefan Wöhrl, Brunello Wüthrich, Petra Zieglmayer, Gerhard Zlabinger

Herausgeber: Reinhart Jarisch

Autor:innen: Lisa Arzt-Gradwohl, Knut Brockow, Sabine Flicker, Othmar Förster, Alexander Hagel, Wolfgang Hemmer, Katharina Hotfiel, Reinhart Jarisch, Galateja Jordakieva, Erika Jensen-Jarolim, Pål Johansen, Birger Kränke, Thomas Kündig, Marcus Maurer, Maria Paulke-Korinek, Martin Raithel, Josef Riedler, Johannes Ring, Anja Roßmeißl, Gunter Sturm, Ines Swoboda, Zsolt Szépfalusi, Josef Thalhamer, Martin Vitus, Felix Wantke, Stefan Wöhrl, Brunello Wüthrich, Petra Zieglmayer, Gerhard Zlabinger

Buchgestaltung: W. Ranseder, Buchschmiede von Dataform Media GmbH
Lektorat / Korrektorat: Ilona Wenger

Druck und Vertrieb im Auftrag des Herausgebers:
Buchschmiede von Dataform Media GmbH, Wien
www.buchschmiede.at - Folge deinem Buchgefühl!

ISBN:
978-3-99139-610-9 (Hardcover)

INHALTSVERZEICHNIS

1.

Vorwort

Manfred Götz

Der Titel des Buchs zeigt – ein wenig provokant – die gesamte Bandbreite dessen an, was sich hinter dem Begriff der Allergie verbergen kann. In der Bevölkerung wird das Wort recht häufig verwendet, meist mit negativem Beigeschmack und vielfach unrichtig. Dass Allergien bzw. allergische Erkrankungen deutlich zunehmen, ist allgemein bekannt. Worin die Ursachen dafür liegen, ist unklar. Geänderte Umweltbedingungen und genetische Faktoren scheinen im Vordergrund zu stehen. Naturwissenschaftlich betrachtet ist Allergie klar definiert als geänderte Reaktivität gegenüber Antigenen. Aber leider ist es nicht immer so ‚einfach' und detektivische Spürarbeit kann erforderlich sein.

Über die bahnbrechende Entdeckung der für die Allergie verantwortlichen IgE-Antikörper durch die US-amerikanischen Forscher Ishizaka und die Schweden Johansson und Bennich gegen Ende der sechziger Jahre des vorigen Jahrhunderts hinaus sind wesentliche Fortschritte erzielt worden. Das nun vorliegende Buch wird dem gerecht und bringt ein umfassendes Spektrum aktuellster Fragestellungen. Als Beispiele weise ich unter anderem auf die Frage nach der Entstehung von Allergien hin, auf bessere Abklärungsmöglichkeiten durch die Komponentendiagnostik, auf neue Krankheitsbilder ausgelöst durch Nahrungsmittel und auf neue Therapiestrategien durch neue Impfstoffe. Insgesamt haben sich allergologische Fragestellungen auf mehrere Fachgebiete wie Dermatologie, HNO-Heilkunde, Lungenerkrankungen, Kinder und Jugendheilkunde, Innere Medizin, aber auch Zahnmedizin, Augenheilkunde und Orthopädie ausgeweitet, was von Allergiebehandelnden sehr umfangreiches fachübergreifendes Wissen und eine breit gestreute Kompetenz erfordert. Etwas vereinfacht gesprochen kann man davon ausgehen, dass es kein Organsystem des Menschen gibt, in dem sich nicht allergische Phänomene ereignen können. Darüber hinaus ist das Auftreten praktisch in jedem Lebensalter möglich.

Neben der intensiven Forschung zur ‚echten' Allergie hat die Notwendigkeit der Abklärung allergieähnlicher Erscheinungen stark zugenommen. Dazu zählen vor allem Unverträglichkeiten gegenüber Nahrungsmitteln oder nachweisbare Intoleranzen gegenüber bestimmten Zuckern oder biogenen Aminen. Die Diagnostik bedarf eines gewissen Aufwandes, die durch Allergologen gelenkte Änderung der Ernährung führt oft zu überzeugenden Erfolgen.

Das von Professor Jarisch unter Mitarbeit prominenter Experten und Expertinnen aus dem deutschsprachigen Raum vorgelegte Buch ist meines Erachtens ein ideales Instrument, um das weite Feld allergischer Erkrankungen und ihrer Behandlungen zu verstehen. Es ist umfassend und zeitgemäß, es ist im besten Sinn modern und vermittelt den aktuellen Wissensstand. Vor allem halte ich die sehr gute Verständlichkeit für einen breiteren Leserkreis für bemerkenswert. Die Kompetenz der Autorenschaft ist die Garantie für die Qualität des Gebotenen.

2.

Geschichte der Allergologie

OTHMAR FÖRSTER

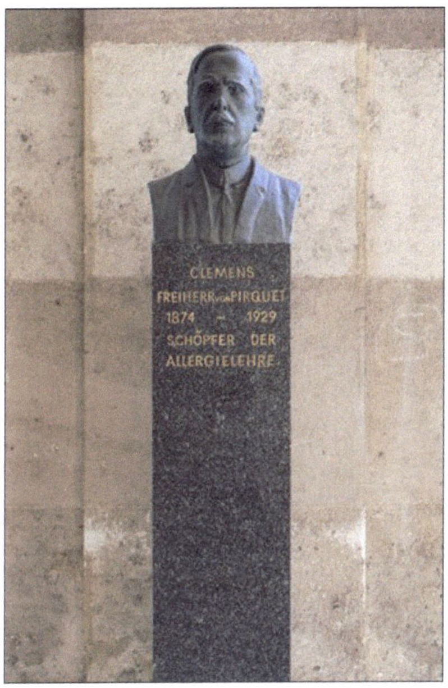

© Simon Klein Photography

Der Begriff „Allergie" stammt von dem österreichischen Kinderarzt CLEMENS FREIHERR VON PIRQUET. Er war von 1911 bis zu seinem Tod im Jahr 1929 Vorstand der Universitätskinderklinik in Wien. Schon während der Zeit seiner Ausbildung am St. Anna Kinderspital in Wien beschäftigte er sich intensiv mit Fragen der Immunabwehr und den dadurch ausgelösten Reaktionen des menschlichen Organismus, vor allem mit der sogenannten „Serumkrankheit".

Zu Anfang des 20. Jahrhunderts – lange vor der Entdeckung von Antibiotika – wurde Diphterie mittels Injektion von Antiserum gegen Diphterietoxin behandelt. Diese Antisera wurden gewöhnlich aus Pferden gewonnen, die mit Diphterietoxoid (eine durch chemische Behandlung „entgiftete" Form von Diphterietoxin) immunisiert worden waren. Dabei kam es häufig etwa eine Woche nach Injektion dieses Pferdeserums zu einer allgemeinen Entzündungsreaktion mit Fieber, Entzündung vieler Organe (auffallender Weise insbesondere der Nieren), die von ihm als „Serumkrankheit“ bezeichnet wurde.

Gemeinsam mit seinem Mitarbeiter Béla Schick gelang es von Pirquet nachzuweisen, dass diese Serumkrankheit die Folge einer Immunreaktion gegen das – als körperfremd erkannte – Pferdeserum war. Der menschliche Organismus bildete Antikörper gegen das Antigen (hier: Eiweißkörper im Pferdeserum) und durch die Reaktion von Antigen und Antikörpern wurde eine Entzündung ausgelöst. Diese Beobachtung veranlasste ihn, die Vorgänge bei einer Immunisierung genauer zu untersuchen.

Beim Studium der Antwort des Organismus auf die Injektion eines fremden Stoffes (z. B. eines Toxins) stellte er fest, dass bei einer wiederholten Injektion unterschiedliche Reaktionsmuster auftreten konnten: manchmal fiel die Reaktion stärker aus als nach der ersten Verabreichung: das wurde von Pirquet „Hyperergie“ genannt (aus dem Griechischen: „hyper“ = „über“, „ergon“ = „Arbeit“), manchmal war sie abgeschwächt: „Hypergie“ (griechisch: „hypo“ = „unter“) oder fehlend: „Anergie“. Alle diese veränderten Reaktionsweisen fasste von Pirquet in einer Publikation im Jahre 1906 unter dem Begriff „Allergie“ (griechisch: „allos“: = „anders“) zusammen. Erst später wurde im Laufe der Zeit die Bedeutung des Wortes Allergie auf Überempfindlichkeit eingeschränkt.

Etwa zur gleichen Zeit machten zwei französische Forscher – Richet und Portier –die Beobachtung, dass es bei Hunden, denen kleinste Mengen eines Giftes aus Seeanemonen zugeführt wurde, die keine toxische Reaktion auslösten, bei wiederholter Gabe zu Krankheitssymptomen und manchmal auch zum Tod kam. Das heißt, sie wollten die Tiere gegen das Gift schützen: „Prophylaxe“ induzieren (Griechisch: Phylax = Wächter), erreichten jedoch das Gegenteil. Sie nannten dieses Phänomen „Anaphylaxie“.

Auch andere Krankheitserscheinungen können durch Immunreaktionen ausgelöst werden. So beobachtete ein weiterer französischer Forscher namens Arthus, dass bei wiederholter subkutaner (unter die Haut) Injektion eines löslichen Antigens – z. B. eines artfremden Proteins – in Versuchstieren eine lokale Entzündung bis hin zur Nekrose (Absterben des Gewebes) ausgelöst werden konnte. Dieses „Arthus-Phänomen“ beruht auf der Bildung von Antigen-Antikörper-Komplexen, die zu einer Aktivierung des Komplementsystems (eine Gruppe von Serumproteinen, die Teil des Systems der „natürlichen“ Immunabwehr sind) und dadurch zu einer Entzündung führen.

Auch die Bindung von Antikörpern gegen unlösliche Strukturen eines Organismus, z. B. Basalmembranen von Blutgefäßen oder Zellmembranen, kann zu Krankheitserscheinungen führen. Ein bekanntes Beispiel ist das sogenannte „Goodpasture-Syndrom“, bei dem (Auto-)Antikörper gegen die Basalmembran von Nierenglomerula (das ist die Membran, durch welche der Urin aus dem Blut gefiltert wird) gebildet werden.

Schließlich gibt es auch noch eine Überempfindlichkeitsreaktion, die nicht durch lösliche Antikörper, sondern durch Immunzellen vermittelt wird. Das am längsten bekannte derartige Phänomen ist die Tuberkulinreaktion, die ebenfalls von Pirquet eingehend studiert und zur Diagnose einer Infektion mit Tuberkelbakterien eingesetzt wurde.

Diese verschiedenen Wege allergischer Reaktionen veranlasste die britischen Immunologen Gell und Coombs folgende Einteilung in 4 Gruppen zu vorzuschlagen:

TYP 1: anaphylaktische Reaktion. Hier werden spezielle Antikörper an die Oberfläche von sogenannten Mastzellen gebunden und bei Kontakt mit dem Antigen (Allergen) aus diesen Mediatoren (Histamin und andere) freigesetzt, welche zur Erhöhung der Gefäßpermeabilität (Ödemen, z. B. Quaddelbildung), Sekretion in Schleimhäuten, z. B. Nasenschleimhaut („Heuschnupfen“), Kontraktion glatter Muskelzellen, z. B. Bronchialmuskulatur („Asthma“) führen.

TYP 2: zytotoxische Reaktion. Dabei werden Antikörper gegen Strukturbestandteile von Zellen oder Geweben gebildet, die sich an die entsprechenden Antigene anlagern und durch Komplementaktivierung wieder eine Entzündung auslösen.

TYP 3: Immunkomplex-induzierte Reaktion. Wenn ein lösliches Antigen mit einem löslichen Antikörper reagiert, bilden sich Immunkomplexe. Wenn dabei das Antigen im (leichten) Überschuss vorliegt, können solche Komplexe ebenfalls löslich sein und im Blut zirkulieren. Diese können sich in der Basalmembran von Gefäßen ablagern, vor allem dort, wo eine Filtration stattfindet, z. B. wieder in der Basalmembran der Nierenglomerula.

TYP 4: Zellvermittelte Immunreaktion. Hier sind keine Antikörper gegen das Antigen im Blutserum nachzuweisen. Prototyp dafür ist die oben genannte Tuberkulinreaktion. Wird Tuberkulin – ein aus Tuberkelbakterien isoliertes Protein – in die Haut eines Individuums, welches gegen diese Bakterien sensibilisiert (immunisiert) wurde, injiziert, kommt es nach einer Latenzzeit von 12 bis 24 Stunden (Maximum meist nach 48 Stunden) zu einer lokalen Entzündung, die durch Freisetzung von Mediatoren aus eingewanderten T-Lymphozyten (einer speziellen Untergruppe von weißen Blutkörperchen) bedingt ist. Aufgrund des verzögerten Auftretens dieser Entzündung wird sie auch als Überempfindlichkeitsreaktion vom Spättyp bezeichnet, im Gegensatz zu den ersten 3 Typen, die innerhalb von Minuten bis wenigen Stunden auftreten und daher Soforttyp-Reaktionen genannt werden.

Später wurde von manchen Forschern diese Gruppe um eine Reaktionsform erweitert, bei der Antikörper gegen Rezeptoren an Zelloberflächen gebildet werden, welche der Stimulation dieser Zellen durch Hormone dienen. Diese Antikörper können dann ebenfalls zu einer Stimulation der Zellen führen. Während jedoch die Bildung der Hormone durch einen Rückkopplungsmechanismus gesteuert wird, läuft die Bildung von Antikörpern ohne diese Steuerung ab und es kann daher zu einer Überstimulation der Zellen führen. Ein bekanntes Beispiel dafür sind Antikörper gegen den Rezeptor für TSH (Thyreoidea Stimulierendes Hormon) an Schilddrüsenzellen, die eine Schilddrüsenüberfunktion auslösen können. Dieser Weg der Stimulation wird meist als Typ 5-Reaktion bezeichnet.

Wenn wir heute von Allergie sprechen, meinen wir damit meistens Reaktionen vom Typ 1. Diese werden durch eine Klasse von Antikörpern vermittelt, welche eine besondere Affinität zu speziellen Rezeptoren an Mastzellen aufweisen und früher als „Reagine“ bezeichnet wurden. Seit der Identifizierung von Antikörpern als Globuline und deren Einteilung in 5 verschiedene Klassen wurde es möglich, diese „Reagine“ der Klasse IgE zuzuordnen. Darüber wird in Kapitel 2 dieses Buches ausführlich berichtet.

Spezielle Erscheinungen wie z. B. die sogenannte „Kontaktallergie“, die sich in Form von Hautentzündungen äußert, sind allerdings durch eine Typ 4-Reaktion bedingt.

Hier sollte vielleicht auch noch der Begriff „Idiosynkrasie“ erwähnt werden. Dieser hat früher viel Verwirrung gestiftet. Er wurde oft als eine „angeborene Überempfindlichkeit“ gegen Allergene betrachtet. Dafür gibt es keinerlei klinische oder experimentelle Beweise und dieser Begriff ist heute als obsolet zu betrachten und sollte nicht mehr gebraucht werden.

Manchmal taucht auch noch die Bezeichnung „Anaphylaktoide Reaktion“ auf. Auch diese ist in ihrer Ursache nicht klar definiert. Es handelt sich dabei um eine nicht durch Antikörper vermittelte Aktivierung von Mastzellen mit konsekutiver Freisetzung von Mediatoren, die natürlich die gleichen Symptome wie eine Anaphylaxie auslösen. Möglicherweise wurden auch Fälle von Histaminintoleranz in diese Erscheinungen eingeordnet.

Ein weiterer Begriff, der im Zusammenhang mit allergischen Reaktionen verwendet wird, ist das Wort „Atopie“ (ebenfalls aus dem Griechischen abgeleitet: „Topos“ = „Ort“, Atopie also: „am fehlenden – falschen – Ort“). Damit bezeichnet man die genetisch bedingte Veranlagung, Allergien zu entwickeln, z. B. allergisches Asthma bronchiale, allergische Rhinokonjunktivitis, atopische Dermatitis.

3.

Entdeckung der IgE-Antikörper: Meilenstein der Allergologie

GERHARD ZLABINGER

Fast zeitgleich mit den Beobachtungen Ende des 19. und Beginn des 20.Jahrhunderts, dass ganz bestimmte Komponenten des Blutplasmas, wie z. B. Antikörper, für die Etablierung einer immunologischen Schutzwirkung verantwortlich sind (als „Antitoxine" von EMIL VON BEHRING bezeichnet), konnte ebenfalls gezeigt werden, dass offensichtlich manche Reaktivitäten des Immunsystems auch zu ungewollten Krankheitserscheinungen führen, wie es z. B. bei der passiven Immunisierung (Arthus Phänomen bzw. Serumkrankheit, von PIRQUET), aber insbesondere auch nach aktiver Immunisierung gegen einen Giftstoff von Seeanemonen der Fall war. So konnten PORTIER und RICHET 1902 nachweisen, dass es nach Verabreichung einer kleinen Menge dieses Giftes zu einer anaphylaktischen Reaktion mit Todesfolge kam, welche unabhängig von der Giftwirkung und nur durch die Verabreichung dieses Antigens bedingt war (Zitat Portier). Wenngleich die Beobachtung nur darin bestand, dass solche Reaktionen durch Plasmabestandteile bedingt sind und eine derartige Immunität auf ein nicht immunisiertes Tier übertragen werden kann, wurde doch die immense Bedeutung dieser Auswirkungen bereits damals erkannt, was auch mit der Verleihung des Nobelpreises für Physiologie und Medizin 1913 für „Erkenntnisse zur Anaphylaxie" an CHARLES RICHET entsprechend gewürdigt wurde.

Klinische Beobachtungen, welche heute einer sogenannten anaphylaktischen Typ I-Reaktion zugeordnet würden, sind erstmalig aus dem Jahr 1819 dokumentiert, da der betroffene Patient selbst die durch Pollen hervorgerufene Heuschnupfensymptomatik beschrieb (BOSTOK). 100 Jahre später beschreibt RAMIREZ, dass einer seiner Patienten nach einer Bluttransfusion wegen aplastischer Anämie im Zuge eines Ausritts im Central Park in New York einen Asthmaanfall erlitt. Nachforschungen ergaben, dass das Blut von einem Spender stammte, der eine Pferdeallergie hatte, was zur Schlussfolgerung führte, dass diese Überempfindlichkeit übertragbar war. Der tatsächliche Beweis der Übertragbarkeit einer derartigen Reagibilität wurde zwei Jahre später durch PRAUSNITZ und KÜSTNER erbracht, indem sie im Selbstversuch zeigen konnten, dass eine intradermale Injektion des Serums von CARL PRAUSNITZ, welcher an einer Fischallergie litt, bei seinem Assistenten HEINZ KÜSTNER zur Ausbildung einer entzündlichen Quaddel führte, wenn an der Einstichstelle zusätzlich Fischantigen appliziert wurde (Prausnitz–Küstner Reaktion).

ARTHUR F. COCA prägte 1923 den Begriff Reagin für diejenigen Substanz(en) in einem Organismus, welche durch einen positiven Intrakutantest und die Übertragung einer Soforttyp-Allergie nachgewiesen werden konnten. Nach Feststellung einer gewissen hereditären Disposition (LEVINE und COCA) wurde, um auch diese genetische Komponente zum Ausdruck zu bringen, dieser Begriff auf atopische Reagine erweitert. Weitere Bezeichnungen waren reaginische Antikörper oder auch Haut-sensibilisierende Antikörper.

Die Zeit bis zu den 60er Jahren war dann geprägt durch die intensive Suche nach der Identität der Reagine und den Versuchen diese weiter zu charakterisieren. Dies wurde im Prinzip erst durch die im Laufe dieser Zeitspanne erfolgte Beschreibung und Zuordnung der unterschiedlichen Immunglobulin-Isotypen durch isoelektrische Fokussierung und Ultrazentrifugation – aufgelistet in der zeitlichen Abfolge – von IgG, IgM, IgA und IgD sowie dann auch der IgG-Subklassen und in weiterer Folge die Aufdeckung der chemischen Struktur der Antikörper durch GERALD M. EDELMANN und RODNEY A. PORTER ermöglicht. Das IgE-Molekül war dann der letzte identifizierte Immunglobulin-Isotyp, welcher nicht zuletzt auch aufgrund von dessen extrem geringer Plasmakonzentration erst als letzter gefunden und nachgewiesen werden konnte.

Für die nähere Beschreibung und Charakterisierung der damals noch als Reagine bezeichneten Substanzen waren im Wesentlichen zwei Arbeitsgruppen, jene von KIMISHIGE ISHIZAKA in Denver sowie die von HANS BENNICH und GUNNAR JOHANSSON in Uppsala, verantwortlich. KIMISHIGE ISHIZAKA versuchte diese Faktoren aus dem Plasma von an Heufieber leidenden Personen zu isolieren und fand 1964 heraus, dass der Faktor größer als IgG war und in einer Fraktion von monomeren IgA gefunden werden konnte, sodass diese Reaginwirkung ursprünglich (und auch von anderen Arbeitsgruppen) diesem Isoptyp zugeordnet wurde. Diese Schlussfolgerung wurde jedoch bald verworfen, da andere IgAs keinerlei reaginische Aktivität aufwiesen und die Aktivität eigentlich in einer Fraktion gefunden wurde, die hinsichtlich ihres Molekulargewichtes auch noch größer als die der IgA-Moleküle war und auch nicht durch anti-IgA-Antiseren präzipitiert und depletiert werden konnte. Es musste sich also um eine Verunreinigung der IgA-Fraktion bzw. um eine andere Plasmakomponente handeln. Durch weitere Aufreinigung dieser Fraktion und noch eingehendere Depletion der anderen Ig-Isotypen gelang es, die PK-Aktivität noch weiter anzureichern bzw. durch spezifische Antikörperpräparationen gegen diese Fraktion zu eliminieren sowie auch mittels Immunpräzipitation eine Reaktionsbande sichtbar zu machen. Durch Elimination der PK-Aktivität durch anti-kappa/lambda-Seren, um zu überprüfen, ob diese Plasmakomponente ebenfalls über Leichtketten wie die anderen Immunglobulin-Isotypen verfügte, konnte der schlüssige Nachweis erbracht werden, dass es sich bei den gesuchten Substanzen um Antikörper handeln musste, welche hinsichtlich ihrer schweren Ketten größer waren als IgG- und IgA-Moleküle und schließlich aufgrund ihrer Erythema-induzierenden Kapazität als IgE-Isotyp benannt wurden, was auch 1968 bei der Klassifizierung durch die WHO in dieser Form bestätigt wurde. Da diese Substanz in nur geringen Mengen im Plasma vorhanden ist, war es zu dieser Zeit nicht möglich IgE-Antikörper zu isolieren, sondern es konnte deren Vorhandensein nur mit funktionellem Test – wie durch Kimishige Ishizaka auch im Selbstversuch durchgeführt – im Sinne einer PK-Reaktion nachgewiesen werden.

Weiters unterstützend für die Kausalität der IgE-Moleküle waren die Beobachtungen, dass deren mengenmäßiges Vorhandensein im Plasma der betroffenen Patienten mit dem PK-Titer korrelierten, was für die anderen Immunglobulin-Isotypen nicht gegeben war. In Folge führte Kimishige Ishizaka zahlreiche Studien mit IgE aus dem Plasma eines Myelompatienten (PS) durch, welche auch der Aufklärung der Rezeptorinteraktion dieses Immunglobulinisotyps dienten.

Ausgangspunkt der Studien von Hans Bennich und S. Gunnar O. Johansson war hingegen deren Beobachtung zu Immunglobulinmolekülen eines Patienten (ND) mit multiplem Myelom, welche keinem der bisher bekannten Immunglobulin Isotypen (G, M, A, D) zugeordnet werden konnten (daher ursprünglich als IgX bezeichnet). Wenngleich deren Spezifität unbekannt war und dieses Molekül auch selbst keine PK Aktivität induzieren konnte, gelang es den beiden Forschern sowohl durch Zugabe des Gesamtproteins als auch von Fc Fragmenten, welche durch Papainverdauung der Myelom-Immunglobuline generiert wurden, die PK-Reaktion zu inhibieren. Die Verfügbarkeit großer Mengen dieser Myelomproteine ermöglichte es auch hier entsprechende Antiseren gegen diese Proteine herzustellen, was ebenfalls die Etablierung von Radioimmunoassays zur Bestimmung der Gesamt-IgE als auch der allergenspezifischen IgE bei allergischen Patienten ermöglichte (Radio Allergo Sorbens Test, RAST). Außerdem wurden weiterführende strukturelle Analysen zu dem Molekül durchgeführt, welche zu dem Ergebnis führten, dass dieses Immunglobulin ein Molekulargewicht von etwa 190 kD hatte. Die von Bennich und Johansson für diese Immunglobuline gewählte Bezeichnung war IgND entsprechend den Initialen des Myelompatienten. Nach Austausch der Reagenzien durch Ishizaka und Johansson stellte sich heraus, dass beide Gruppen den gleichen Immunglobulin Isotyp gefunden hatten, welcher in weiterer Folge dann die Bezeichnung IgE erhielt.

Bedeutung und Reaktionsprinzip einer IgE-vermittelten Immunantwort

Neben der grundsätzlichen Bedeutung der Beobachtung, dass allergische Reaktionen (vom Typ I) durch IgE-Antikörper vermittelt werden, bestätigte sich durch diesen Befund auch die Hypothese von Kimishige Ishizaka und auch anderen Forschern, dass die Funktion der unterschiedlichen Antikörperisotypen durch den Fc-Teil eines Antikörpers definiert ist. Die bislang bekannten Immunglobuline (G, M, A) unterschieden sich vorrangig durch ihre Verteilung/bevorzugte Lokalisation in einem Organismus. Während IgG-Moleküle für die Überwachung bzw. den Schutz des extravaskulären Raums zuständig sind, ist der primäre Wirkungsbereich der IgM-Antikörper intravaskulär angesiedelt (nur bei Entzündungszuständen können diese Antikörper durch die Blutgefäßwand in den extravaskulären Raum übertreten und auch dort ihre Wirkung entfalten).

IgA-Antikörper sind als Monomere intravaskulär vorzufinden, während die dimere Form für den Schutz von Schleimhautoberflächen verantwortlich ist. Der Transport von IgA durch das Schleimhautepithel an die Oberfläche bzw. die Sezernierung in externe Körperflüssigkeiten erfolgt durch Transzytose. IgE zeigt im Prinzip ein identes Verteilungsmuster hinsichtlich seiner Lokalisation im Organismus wie IgG, sodass verschiedene Funktionsprinzipien naheliegen. Diesbezügliche Hinweise ergeben sich allein schon durch die großen Unterschiede in den Plasmakonzentrationen (IgG: 7–16 mg/ml; IgE meist < 200 ng/ml) bzw. auch den Halbwertszeiten (freies IgG etwa 20 Tage; freies IgE < 2 Tage, in gebundener Form Monate bis zu mehreren Jahren stabil).

Weiters wurden verschiedene Rezeptoren für die beiden Immunglobulinklassen beschrieben, wobei insbesondere auffällt, dass der Fc-epsilon-Rezeptor I eine wesentlich höhere Affinität für IgE aufweist als es für Fc-gamma spezifische Rezeptoren in Bezug auf IgG der Fall ist. Zudem wurde bei phylogenetischen Studien herausgefunden, dass der IgE-Isotyp offensichtlich durch Genduplikation aus IgG entstand, wobei die Gelenkregion von IgG in eine zusätzliche Domäne der schweren Kette umgewandelt wurde, sodass eine gewisse Rigidität in der Tertiärtstruktur eines IgE-Moleküls entsteht bzw. eine Bindungsfähigkeit an andere Rezeptoren und somit eine Interaktionsmöglichkeit mit (anderen) Körperzellen, die diese speziellen Rezeptoren exprimieren. Dies sind für IgE im intravaskulären Bereich die basophilen Granulozyten und im Gewebe (Bindegewebe und auch Schleimhautbereich) die Mastzellen, wodurch eine Überwachungsfunktion der IgEs mit speziellen Effektorfunktionen (Proteasen inaktivieren Giftstoffe) für diese Bereiche im Organismus entsteht, welche sich von denen unterscheidet, die durch die Wechselwirkung von IgGs mit den für sie spezifischen Rezeptoren bedingt ist.

Die Beschreibung der ursächlichen Beteiligung der IgE-Antikörper für die Typ I-Allergie stellt sicherlich einen Meilenstein in der Aufklärung der Pathophysiologie dieser Erkrankungen dar, es erhebt sich aber auch gleichzeitig die Frage nach der physiologischen Bedeutung dieses offensichtlich zusätzlich ausgebildeten Funktionssystems sowie nach dessen Wirkprinzipien. So wurde relativ bald die Relevanz einer IgE-vermittelten Immunantwort für eine Reaktion gegen Parasiten bzw. auch gegen Gifte (von Insekten, Schlangen etc.) nachgewiesen. Für eine derartige Reaktion ist es zur Erhaltung der Art erforderlich, dass eine immunologische Sofortreaktion ausgebildet wird, welche innerhalb kürzester Zeit Effektor- und Amplifikationsmechanismen generiert, sodass derartigen lebensbedrohlichen Einwirkungen auf einen Organismus effizient entgegengewirkt werden kann. Eine Reaktion des IgG-Systems wäre hier aufgrund dessen doch viel langsamerer Reaktionsgeschwindigkeit bzw. auch Ausbildung anderer Effektormechanismen nicht geeignet derartigen Expositionen in angemessener Zeit gegenzusteuern.

Für die Ausbildung einer IgE- sowie auch einer IgG-Antwort ist es erforderlich, dass ein Immunglobulin-Klassenwechsel induziert wird, mit dem auch idealerwiese eine Affinitätsreifung der vorhandenen Spezifitäten der in der Keimbahn vordefinierten IgM-Moleküle einhergeht. Hierbei kann es sowohl zu einem direkten Wechsel zu beiden Immunglobulinklassen kommen als auch zu einem „indirekten" Wechsel mit einem vorgeschalteten Wechsel auf IgG, bevor es zur Ausbildung der IgE-Moleküle kommt, was mit einer zusätzlichen Verfeinerung der Affinität vor allem auch hinsichtlich der Ausbildung von Gedächtniszellen für diese spezielle Immunantwort verbunden sein dürfte. Aufgrund der Tatsache, dass IgE-Moleküle nur in geringsten Mengen vorhanden sein brauchen, um eine Wirkung erzielen zu können, ist es somit vorstellbar, dass die IgE-Antwort auch dadurch einen Vorsprung in der Reaktionsabfolge gegenüber IgG-Molekülen hat. Die sehr hohe Affinität der Fc-epsilon-Rezeptoren für IgE-Moleküle ermöglicht es weiters diesem Isotyp langanhaltender auf den Zielzellen gebunden zu sein, sodass hier auch eine länger persistierende Schutzwirkung im Sinne einer engmaschigen Überwachung als auch durch den Einsatz der speziell induzierten Effektormechanismen entstehen kann. In diesem Zusammenhang ist es bemerkenswert, dass Untersuchungen bei Wildtieren gezeigt haben, dass deren IgE-Spiegel viel höher als beim Menschen sind, wodurch die Notwendigkeit eines derartigen Funktionsprinzips für stärker Parasiten und Giften exponierten und dadurch gefährdeteren Lebewesen unterstrichen wird.

Zusammenfassend kann somit festgestellt werden, dass durch die Ergründung der Bedeutung der IgE-Moleküle für die Ausprägung von allergischen Reaktionen auch der Erkenntnisstand hinsichtlich der Möglichkeiten für eine effizienten Immunabwehr von exogenen, unmittelbar lebensbedrohlichen Schadeinwirkungen vergrößert werden konnte. Künftige Untersuchungen werden noch eingehender klären müssen, warum in bestimmten Fällen die Funktionalität des Immunsystems gegen harmlose exogene Antigene, wie es die Vielzahl von Allergenen darstellt, nicht im adäquaten Ausmaß gegeben ist und es zur Hyperreagibilität führt. Denkbar ist es, dass dies einerseits durch eine stärkere Disposition für IgE-Antworten bedingt ist, aber möglicherweise auch eine mangelhafte nachgeschaltete IgG-Antwort, um dieses Antigen unbeschadet eliminieren zu können, dafür verantwortlich gemacht werden kann. Ein diesbezügliches Fehlen einer Reaktion mit geringerem Nebenwirkungspotential, welche ggf. Überreaktionen einer IgE-Antwort ausgleichen sollte, wäre auch ein Hinweis, dass die beiden Funktionsweisen in gut abgestimmter Synergie auf das Einwirken von exogenen Schäden reagieren und diese zum Wohle des betroffenen Organismus effizient beseitigen können.

LITERATUR

1. Behring & Kitasato. [On the development of immunity to diphtheria and tetanus in animals]. Dtsch Med Wochenschr 90, 2183 (1965).
2. Portier, P. & Richet, C.R. De l'action anaphylacique der certainvenins. C R Soc Biol 54, 170-172 (1902).
3. Bostok, J. Case of a periodical affection of the eyes and chest. Med Chir Trans 10, 161 (1819).
4. Ramirez, M.A. Horse asthma following blood transfusion: Report on a case. JAMA 73, 984-985 (1919).
5. Prausnitz, C. & Küstner, H. Studien über die Überempfindlichkeit. Zentralbl Bakteriol 86, 160-169 (1921).
6. Coca, A.F. & Cooke, R.A. On the classification of thephenomenon of hypersensitiveness. J Immunol 8, 163-182 (1923).
7. Black, C.A. A brief history of the discovery of the immunoglobulins and the origin of the modern immunoglobulin nomenclature. Immunol Cell Biol 75, 65-68 (1997).
8. Ishizaka, K., Ishizaka, T. & Hathorn, E.M. Blocking of Prausnitz-Kuestner Sensitization with Reagin by ‚a Chain' of Human Gamma 1a-Globulin. Immunochemistry 1, 197-207 (1964).
9. Ishizaka, K. & Ishizaka, T. Identification of gamma-E-antibodies as a carrier of reaginic activity. J Immunol 99, 1187-1198 (1967).
10. Ishizaka, K., Ishizaka, T. & Hornbrook, M.M. Physicochemical properties of reaginic antibody. V. Correlation of reaginic activity wth gamma-E-globulin antibody. J Immunol 97, 840-853 (1966).
11. Bennich, H.H., et al. Immunoglobulin E: a new class of human immunoglobulin. Immunology 15, 323-324 (1968).
12. Ishizaka, K., Ishizaka, T. & Hornbrook, M.M. Allergen-binding activity of gamma-E, gamma-G and gamma-A antibodies in sera from atopic patients. In vitro measurements of reaginic antibody. J Immunol 98, 490-501 (1967).
13. Ishizaka, K., Ishizaka, T. & Lee, E.H. Biologic function of the Fc fragments of E myeloma protein. Immunochemistry 7, 687-702 (1970).
14. Stanworth, D.R., Humphrey, J.H., Bennich, H. & Johansson, S.G. Specific inhibition of the Prausnitz-Kustner reaction by an atypical human myeloma protein. Lancet 2, 330-332 (1967).
15. Johansson, S.G. Raised levels of a new immunoglobulin class (IgND) in asthma. Lancet 2, 951-953 (1967).
16. Wide, L., Bennich, H. & Johansson, S.G. Diagnosis of allergy by an in-vitro test for allergen antibodies. Lancet 2, 1105-1107 (1967).
17. Oettgen, H.C. Fifty years later: Emerging functions of IgE antibodies in host defense, immune regulation, and allergic diseases. J Allergy Clin Immunol 137, 1631-1645 (2016).
18. Warr, G.W., Magor, K.E. & Higgins, D.A. IgY: clues to the origins of modern antibodies. Immunol Today 16, 392-398 (1995).
19. Metzger, H. & Kinet, J.P. How antibodies work: focus on Fc receptors. FASEB J 2, 3-11 (1988).

20. Mukai, K., Tsai, M., Starkl, P., Marichal, T. & Galli, S.J. IgE and mast cells in host defense against parasites and venoms. Semin Immunopathol 38, 581-603 (2016).
21. Wu, L.C. & Zarrin, A.A. The production and regulation of IgE by the immune system. Nat Rev Immunol 14, 247-259 (2014).
22. Hellman, L.T., Akula, S., Thorpe, M. & Fu, Z. Tracing the Origins of IgE, Mast Cells, and Allergies by Studies of Wild Animals. Front Immunol 8, 1749 (2017).

4.

Wie häufig sind Allergien und gibt es Unterschiede bei den Geschlechtern?

FELIX WANTKE

„Allergien nehmen ständig zu, jeder Vierte ist heute bereits allergisch." Mit diesen Schlagworten ist man ständig konfrontiert. Aber sind wirklich so viele Menschen allergisch oder muss man hier differenzieren?

Von einer Allergie spricht man, wenn ein Patient klinische Beschwerden hat und eine Allergie im Test festgestellt werden kann. Von einer allergischen Sensibilisierung spricht man, wenn der Patient keine Beschwerden, aber einen positiven Allergietest hat. Diese Differenzierung ist wichtig, um Personen nicht unnötigerweise zu verunsichern. Es ist aber möglich, dass ein sensibilisierter Patient eines Tages Beschwerden bekommt.

Sensibilisierungen und Allergien können kommen, aber auch wieder vergehen.

„POSITIVER ALLERGIETEST MIT BESCHWERDEN = ALLERGIE"

„POSITIVER ALLERGIETEST OHNE BESCHWERDEN = ALLERGISCHE SENSIBILISIERUNG"

Aufgrund neuer österreichischer Daten ist anzunehmen, dass bis zu 50 Prozent der Kinder eine allergische Sensibilisierung haben und etwa 20 Prozent an einer klinisch relevanten Allergie leiden. Und es scheint aufgrund wiederholter Untersuchungen wirklich so zu sein, dass allergische Sensibilisierungen zumindest geringfügig zunehmen. Bei Erwachsenen finden sich allergische Sensibilisierungen in bis zu 25 Prozent, aber nur etwa 13 Prozent leiden unter einer klinisch relevanten Allergie. Die häufigste allergische Erkrankung ist die Rhinokonjunktivitis, der Heuschnupfen.

Bei allen Daten zu Sensibilisierungshäufigkeit muss man beachten, ob die Untersuchungen an potentiell allergischen Patienten (Atopikern) oder an einer „Querschnittspopulation", also an zufällig ausgesuchten Personen, durchgeführt wurden. Die seit 2017 laufende österreichische LEAD-Studie stellt so eine „Querschnittspopulationsstudie" dar, die Sensibilisierungsdaten bei der Allgemeinbevölkerung erhebt. Eine Untersuchung an potentiell allergischen Personen wurde von Wolfgang Hemmer in unserem Institut durchgeführt, wobei Sensibilisierungsdaten für Ostösterreich erhoben wurden.

Generell sind bei allen Sensibilisierungsstudien auch die Geografie und die damit verbundenen Unterschiede in der Vegetation zu bedenken. Das ist etwa bei der Sensibilisierung auf Birken wesentlich, zumal die Birke ein Gewächs des Nordens ist (z. B. Schweden) und in Südeuropa praktisch nicht vorkommt. Auch die Ragweed-Sensibilisierung ist regional unterschiedlich, wobei hier in Europa die Balkanregion und Ungarn die höchsten Sensibilisierungsraten zeigen. Auch Innenraumallergene wie etwa Hausstaubmilben oder Katze zeigen regionale Unterschiede je nach Klima (kalte Regionen, Höhenlage) und Lebensweise (Süden: Leben auf der Straße – Norden: Leben hauptsächlich in der Wohnung). Zuletzt spielt auch noch der Lebensmittelpunkt eine Rolle, ob dieser im städtischen Bereich oder am Land liegt, da allergische Sensibilisierungen im städtischen Bereich etwas höher als im ländlichen Bereich liegen.

Aber auch die in den Studien angewandten Allergietestungen (Anzahl der getesteten Allergene, Hauttestung, Serologie – spezifische IgE, Allergenchips) beeinflussen die Ergebnisse. Durch Einführung der molekularen in-vitro-Testung können die Sensibilisierungsmuster ohne Störfaktoren – wie Sensibilisierung auf klinisch nicht relevante Panallergene oder Kohlehydratdeterminanten (CCDs) – erhoben werden.

Sensibilisierungsraten – Querschnittsstudien

In einer rezenten österreichischen Studie an 501 Kindern, Jugendlichen und jungen Erwachsenen konnte mittels ISAC-Allergenchip eine Sensibilisierungsrate von 53 Prozent erhoben werden. Die meisten Probanden zeigten eine Polysensibilisierung auf durchschnittlich neun Allergene. Die häufigsten Sensibilisierungen fanden sich mit 26,5 Prozent gegen Gräserpollen, Hausstaubmilben (18,2 Prozent), Birkenpollen (16,3 Prozent) und Katze mit 14,4 Prozent. In der österreichischen Lead-Studie fand sich ein Peak der Sensibilisierungen mit 58,6 Prozent bei der Gruppe der männlichen 19- bis 28-Jährigen, dann fielen die Sensibilisierungen bis auf 21,1 Prozent bei den weiblichen 69+Jährigen ab *(siehe Abbildung 1).*

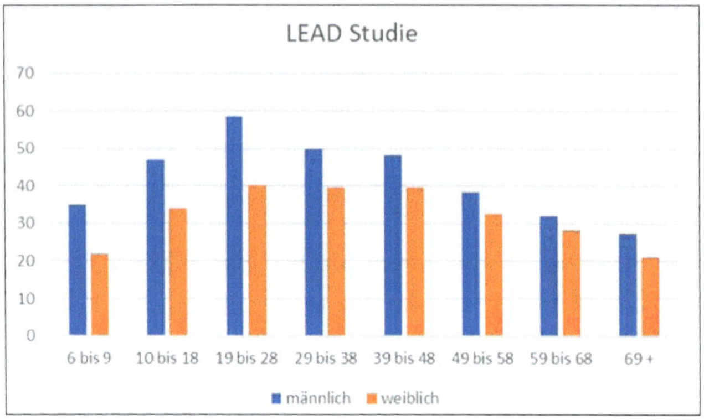

ABB. 1: **LEAD Studie:** Sensibilisierungshäufigkeit bei 11.283 Probanden. Kinder/Jugendliche (6–18 Jahre, n=1.439) und Erwachsene (19–82 Jahre, n=9.844). Daten adaptiert nach Kölli F. et al., Wien Klin Wochenschr 2020: 132: 622-623 (Abstract).

In der deutschen KiGGS Welle 2-Untersuchung (2014–2018) findet sich bei den 3–6-Jährigen bereits eine Sensibilisierungsrate von 23,9 Prozent, die kontinuierlich ansteigt, und bei den männlichen 14–17-Jährigen mit 55,7 Prozent den Gipfel erreicht *(siehe Abbildung 2).*

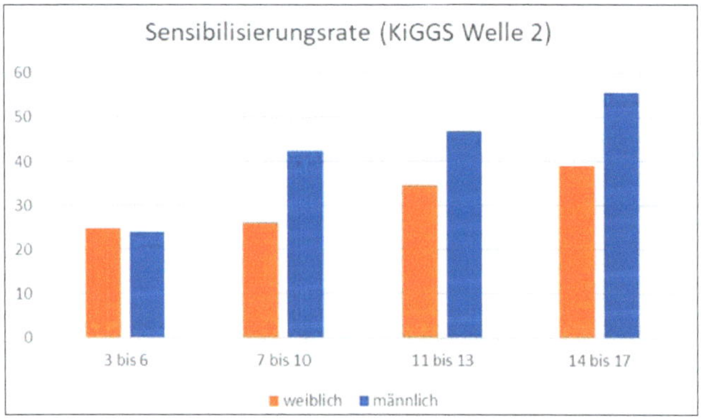

ABB. 2: Sensibilisierungshäufigkeit bei deutschen Mädchen (1–17 Jahre, n=1.499) und Jungen (3–17 Jahre, n=1.463). Daten von KiGGS Welle 2 adaptiert nach Thamm M. et al., J Health Monitor 2018: 3.

Zu dieser Untersuchung gibt es auch eine Voruntersuchung (KiGGS Welle 1), die von 2003 bis 2006 durchgeführt wurde. Dabei findet sich keine signifikante Erhöhung der Sensibilisierungsrate zwischen Welle 1- und Welle 2-Studie.

Die hohe Sensibilisierungsrate von über 50 Prozent fand sich in Österreich bereits vor 20 Jahren (50,8 Prozent, Dorner et al.). Auch im internationalen Vergleich finden sich hohe Raten, wie etwa in den amerikanischen NHANES Studien (54 Prozent Sensibilisierung bei 10.863 Probanden).

Interessanterweise zeigen deutsche Untersuchungen mitunter geringere Sensibilisierungsraten, wie etwa die Untersuchung des Robert Koch-Institutes an 6.925 Erwachsenen aus dem Untersuchungszeitraum der Jahre 2008 bis 2011. Obwohl die Sensibilisierungsrate mit 48,6 Prozent im internationalen Schnitt liegt, ist die Sensibilisierungsrate auf verschiedene Einzelallergene, etwa auf Haustiere, auffallend gering *(siehe Abbildung 3)*. Möglicherweise liegt das am Studiendesign, da in einer Querschnittsuntersuchung sowohl allergische als auch nicht-allergische Probanden nach einer Zufallsverteilung untersucht werden.

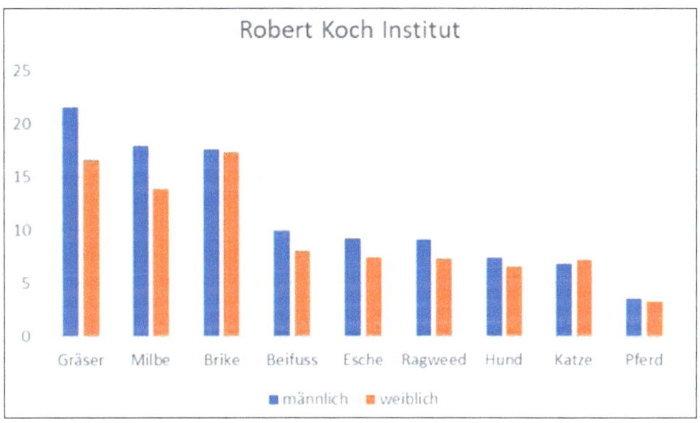

ABB. 3: Sensibilisierungshäufigkeit bei deutschen Erwachsenen (18–79 Jahre, männlich: n= 3.371, weiblich: n=3.654). Daten vom nationalen Gesundheitssurveys des Robert Koch-Instituts „DEGS“ adaptiert nach THAMM M. et al.

Sensibilisierungsraten – Studien an Atopikern

Die häufigsten Sensibilisierungen fanden sich in der ostösterreichischen Atopikerstudie gegen Gräserpollen: 55 Prozent, Birke: 41,7 Prozent, Hausstaubmilben: 37,2 Prozent und Katze mit 33,1 Prozent. Obwohl die Raten höher sind, entsprechen sie ungefähr den Daten der Salzburger Kinder/Jugendlichen *(siehe Abbildung 4)*.

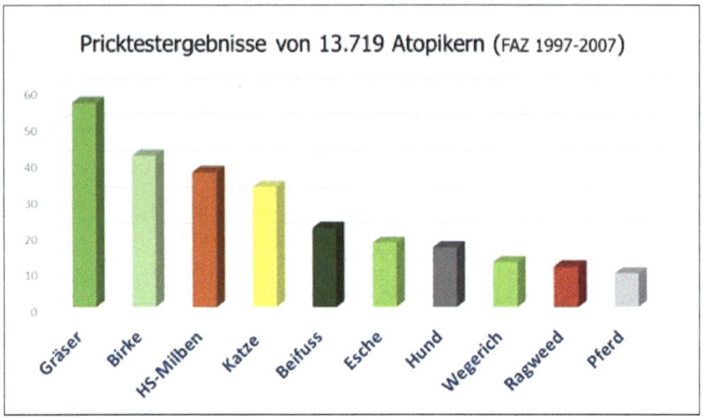

ABB. 4: Die 10 häufigsten Inhalationsallergene in Ostösterreich (Daten adaptiert nach W. HEMMER)

Zusammenfassung 1

- Allergische Sensibilisierungen finden sich in bis zu 50 Prozent der Bevölkerung
- Gräserpollen sind für die häufigsten Sensibilisierungen in Österreich verantwortlich
- allergische Sensibilisierungen nehmen in Österreich minimal zu

Genderaspekte (geschlechtsspezifische Aspekte)

Allergien beginnen zumeist im Kindesalter und bereits hier zeigt sich ein Geschlechtsunterschied. Diverse Untersuchungen haben gezeigt, dass Buben häufiger sensibilisiert sind als Mädchen. Vor 15 Jahren haben wir 465 Kinder zwischen 0 und 5 Jahren im Floridsdorfer Allergieambulatorium untersucht. Die Sensibilisierungsmuster auf inhalative Allergene unterscheiden sich nicht wesentlich von denen erwachsener Patienten, sehr wohl aber die Geschlechtsverteilung. Zwei Drittel der sensibilisierten Kinder waren Buben. In einer kürzlich durchgeführten Untersuchung in unserem Haus fanden wir bei 203 untersuchten 0 bis 4-Jährigen ein gegenteiliges Bild. Diesmal zeigten 25 Prozent der Mädchen, aber nur 16 Prozent der Buben zumindest einen positiven Test auf ein inhalatives Allergen. Allerdings waren die Buben in der Gruppe der 5 bis 14-Jährigen mit 55 Prozent deutlich öfters sensibilisiert als die Mädchen (44 Prozent). Insgesamt wurden 885 Kinder zwischen 5 und 14 Jahren inkludiert. So ist nicht verwunderlich, dass Buben auch häufiger an allergischer Rhinitis leiden.

Mit der Pubertät ändert sich dieser Trend, und die Mädchen – oder jungen Damen – überholen die Buben. Dies wurde zuletzt von Mariona Pinart in einer Metaanalyse aus 67 Studien, die insgesamt 291.726 männliche und 301.781 weibliche Probanden von Kindesalter bis Erwachsenenalter untersuchten, bestätigt. Hier litten die Buben unter 11 Jahren häufiger an allergischer Rhinitis. 36 von 41 Studien zeigten hier eine männliche Dominanz, womit sich ein Verhältnis männlich zu weiblich von 1,21 zu 1,0 ergibt. In der Altersgruppe der 11 bis 17-Jährigen überwiegen die „Mädchen", allerdings weit weniger deutlich. Nur 30 von 47 Studien zeigten eine weibliche Dominanz, womit sich ein Verhältnis männlich zu weiblich von 1,0 zu 0,9 ergibt. Generell ist zu bemerken, dass diese Unterschiede eher gering sind.

Im Widerspruch zu den Durchschnittsdaten von Pinart zeigt eine einzelne Untersuchung des Robert Koch-Instituts, dass sowohl allergische Rhinitis als auch Asthma bronchiale bei den männlichen Probanden bis zum 17. Lebensjahr häufiger auftritt (14.000 Probanden, 0–17 Jahre; *siehe Abbildungen 5 und 6*). Interessant ist, dass in dieser Serienuntersuchung erwähnt wird, dass die Anzahl der männlichen Asthmatiker gegenüber der Ausgangsuntersuchung deutlich zugenommen hat.

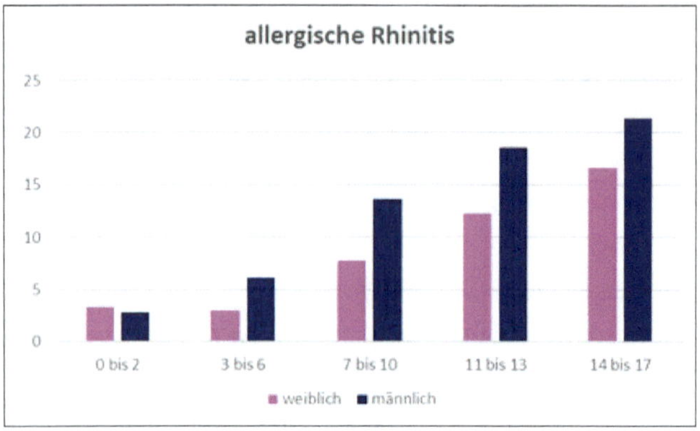

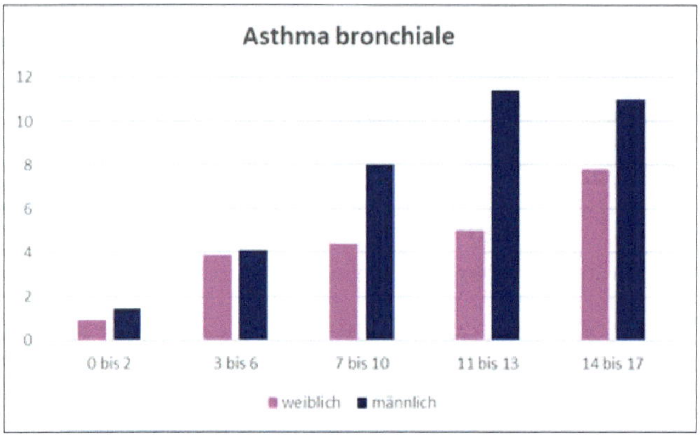

ABB. 5 und 6: Prävalenz von allergischer Rhinitis Asthma bronchiale nach Alter und Geschlecht. (Daten KiGGS Welle 2 2014–2017, adaptiert nach Thamm R et al., J Health Monitor 2018: 3)

In der Pinart Metaanalyse findet sich bei Erwachsenen bemerkenswerterweise kein Geschlechtsunterschied in der Häufigkeit der allergischen Rhinitis. Das ist insofern interessant, als die Sensibilisierungsraten bei Erwachsenen in der LEAD-Studie als auch in unserer Untersuchung eine leichte männliche Dominanz zeigen *(Abbildung 1, 3 und 7)*. Allerdings ist eine allergische Sensibilisierung von einer klinischen Allergie zu trennen, und möglicherweise spielen hier hormonelle Einflüsse, etwa das Testosteron in der Entwicklung der klinischen Symptomatik, eine Rolle.

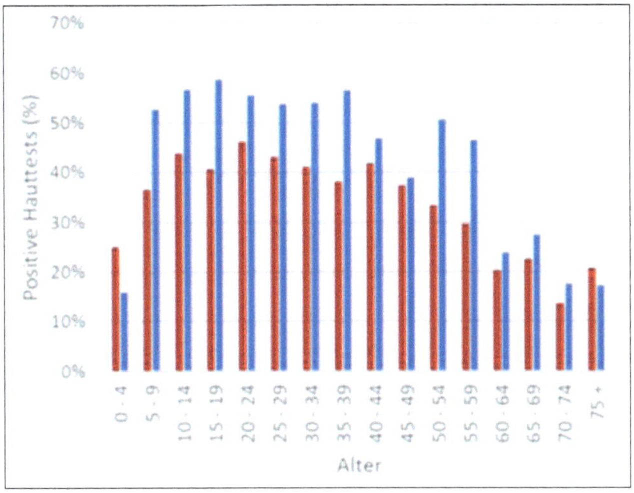

ABB. 7: Positive Pricktests auf inhalative Allergene nach Alter und Geschlecht: männlich ■ weiblich ■, (Daten Floridsdorfer Allergiezentrum 2018; HEINDL B et al., Allergo J. 2022: in press)

Ähnlich wie bei allergischer Rhinitis verhält es sich bei Asthma bronchiale. Buben leiden häufiger unter Asthma als Mädchen. Von den unterschiedlichen Sensibilisierungen haben wir schon gesprochen, möglicherweise spielen bei Buben auch die relativ zur Lungengröße kleineren Atemwege eine Rolle (Dysanapsis). Sobald Mädchen allerdings geschlechtsreif werden, steigt die Zahl der weiblichen Asthmatikerinnen. Studien haben gezeigt, dass eine frühe Menarche mit einem erhöhten Asthmarisiko assoziiert ist, wobei als „früh" der Beginn der Menarche vor dem 12. Lebensjahr zu verstehen ist. Laut Statistik Austria 2019 beträgt die Allergieprävalenz 24,3 Prozent bei Frauen und 21,3 Prozent bei Männern, an allergischem Asthma leiden 4,1 Prozent der Männer und 4,4 Prozent der Frauen.

Geschlechtsreife Asthmatikerinnen haben gegenüber Männern noch ein weiteres Handicap, zumal die bronchiale Hyperreaktivität zyklusabhängig ist. Bekannt ist sowohl ein signifikanter Anstieg um die Menstruation als auch um die Ovulation. Mehrere Studien belegen, dass schwere Asthmaanfälle um die Menstruation, aber auch um die Ovulation signifikant häufiger vorkommen. Östrogen scheint für die vermehrte Symptomatik bei Frauen verantwortlich zu sein, wogegen Testosteron antiallergisch und antientzündlich wirkt. In einer englischen Studie konnte gezeigt werden, dass erhöhte freie Testosteronspiegel sowohl bei Frauen als auch bei Männern mit einer geringeren Asthmawahrscheinlichkeit verbunden sind, bei Frauen zusätzlich die Hospitalisierungsrate senken und bei Männern die Lungenfunktion (FEV1 und FVC) verbessern.

Um bei geschlechtsreifen Asthmatikerinnen eine optimale Asthmakontrolle zu erzielen ist es sinnvoll, auf die möglicherweise vermehrte Symptomatik während der Menstruation und Ovulation mit Erhöhung der Medikation zu reagieren. Über den therapeutischen Nutzen oraler Kontrazeptiva in der Asthmatherapie gibt es widersprüchliche Ergebnisse. In der Literatur wird sowohl die Abnahme als auch die Erhöhung der bronchialen Hyperreaktivität durch Kontrazeptiva beschrieben. Eine orale Kontrazeption kann zur Verbesserung von Asthma bronchiale und zur Reduktion von schweren Asthmaexazerbationen führen.

Die Effekte einer postmenopausalen Hormontherapie auf den Asthmaverlauf sind widersprüchlich. Zwei große Studien zeigten, dass die Etablierung einer postmenopausalen Hormontherapie Einfluss auf die Entwicklung von Asthma bronchiale hat. So zeigte die „nurses health study“ aus dem Jahr 2004, dass sowohl eine Progesteron- als auch eine Östrogentherapie zu einer Verdoppelung des Asthmarisikos führten. Insbesondere trifft das für schlanke Frauen (BMI unter 25) zu. Nach Absetzen der Hormontherapie bildet sich das Asthma aber wieder zurück. In einer französischen Studie konnte zwar eine erhöhte Asthmarate bei Patientinnen unter Östrogen-, nicht aber unter Progesterontherapie gefunden werden. Interessanterweise sind Atopikerinnen neben Nichtraucherinnen mehr gefährdet, Asthma unter Östrogentherapie zu entwickeln.

In einer kürzlich veröffentlichten amerikanischen Kohortenstudie an 353.173 postmenopausalen Frauen konnte sowohl für östrogenhaltige- als auch progesteronhaltige Hormonersatzpräparate eine asthma-protektive Wirkung gezeigt werden, wobei der schützende Effekt mit der Dauer der Hormonersatztherapie zunahm (hazard ratio 0,71).

Lebensmittelallergie, Tryptasespiegel und Gender

In einer großen Serienuntersuchung bei 15.298 Patienten im Floridsdorfer Allergiezentrum konnten wir keinen geschlechtsspezifischen Unterschied in der Verteilung der Serum-tryptasespiegel sehen *(Abbildung 8)*. Die meisten erhöhten Tryptasewerte sind auf alpha-Tryptasämie zurückzuführen. Diese Mutation findet sich in etwa 5 Prozent der weißen Bevölkerung.

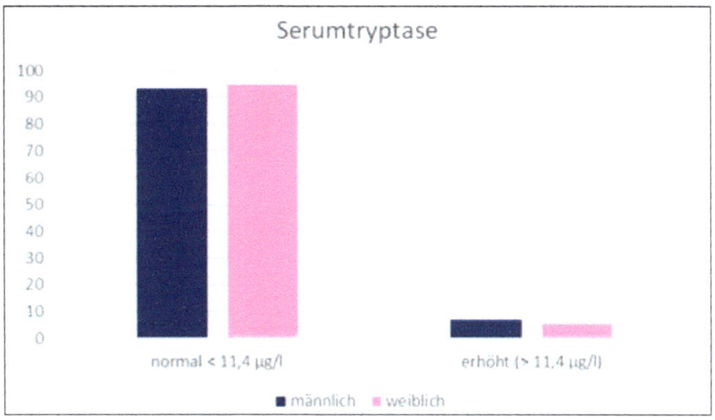

ABB. 8: Serumtryptasewerte nach Höhe und Geschlecht (Daten Floridsdorfer Allergiezentrum; adaptiert nach Fellinger C. et al.)

Bei der echten Lebensmittelallergie gibt es eine leichte weibliche Dominanz (4,2 Prozent weiblich, 2,9 Prozent männlich, wie eine der größten Populationsstudien an 2,714.851 Amerikanern zeigt *(Abbildung 9)*.

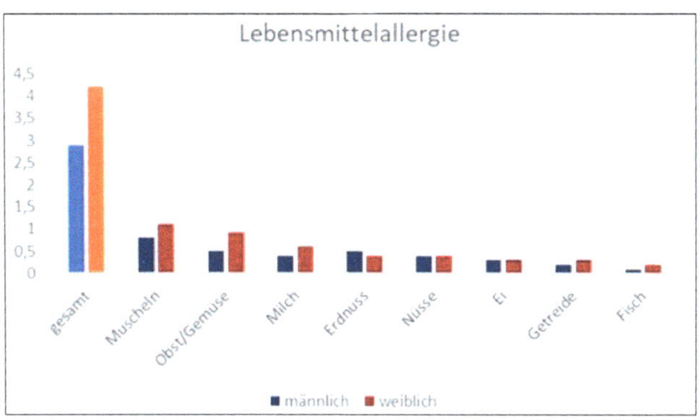

ABB. 9: Lebensmittelallergene nach Geschlecht (Daten von 2,714.851 Amerikanern adaptiert nach Acker WW.)

Bei unseren eigenen Untersuchungen an 5.857 Personen finden sich primäre Lebensmittelallergien in 3,9 Prozent, wobei sich ein gemischtes Verteilungsmuster zeigt *(Abbildung 10)*.

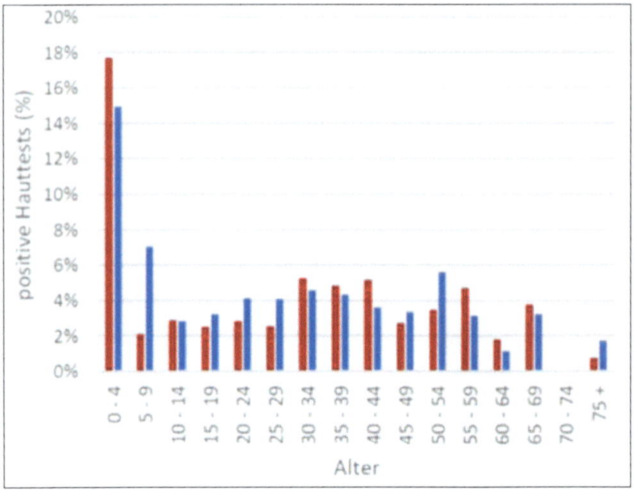

Abb. 10: Positive Pricktests auf Nahrungsmittel nach Alter und Geschlecht: männlich ■ weiblich ■, (Ergebnisse von 233 getesteten Personen, Daten Floridsdorfer Allergiezentrum 2018; Heindl B. et al., Allergo J. 2022: in press)

Zusammenfassung 2

- Buben leiden häufiger an allergischer Rhinitis und Asthma bronchiale
- mit Beginn der Menarche leiden junge Frauen häufiger an allergischer Rhinitis und Asthma bronchiale – zumindest laut Statistik
- allergische Sensibilisierungen finden sich offenbar häufiger bei Männern, deren klinische Relevanz ist aber möglicherweise hormonbedingt geringer

LITERATUR:

ACKER WW, PLASEK JM, BLUMENTHAL KG, et al. Prevalence of food allergies and intolerances documented in electronic health records. J Allergy Clin Immunol 2017; 140: 1587–1591.

BULKHI AA, SHEPARD KV 2ND, CASALE TB, CARDET JC. Elevated Testosterone Is Associated with Decreased Likelihood of Current Asthma Regardless of Sex. J Allergy Clin Immunol Pract. 2020: 8: 3029-3035.e4.

DORNER T, LAWRENCE K, RIEDER A, KUNZE M. Epidemiology of allergies in Austria. Results of the first Austrian Allergy Report. Wien Med Wochenschr 2007: 157: 235–242.

FELLINGER C, HEMMER W, WÖHRL S, SESZTAK-GREINECKER G, JARISCH R, WANTKE F. Clinical characteristics and risk profile of patients with elevated baseline serum tryptase. Allergol Immunopathol (Madr). 2014: 42: 544-552.

FRÖHLICH M, PINART M, KELLER T, REICH A, CABIESES B, HOHMANN C, POSTMA DS, BOUSQUET J, ANTÓ JM, KEIL T, ROLL S. Is there a sex-shift in prevalence of allergic rhinitis and comorbid asthma from childhood to adulthood? A meta-analysis. Clin Transl Allergy. 2017: 7: 44.

FUSEINI H, NEWCOMB DC. Mechanisms Driving Gender Differences in Asthma. Curr Allergy Asthma Rep. 2017: 17: 19.

GLOVER SC, CARTER MC, KOROŠEC P, BONADONNA P, SCHWARTZ LB, MILNER JD, CAUGHEY GH, METCALFE DD, LYONS JJ. Clinical relevance of inherited genetic differences in human tryptases: Hereditary alpha-tryptasemia and beyond. Ann Allergy Asthma Immunol. 2021: 127: 638-647.

HAN YY, YAN Q, YANG G, CHEN W, FORNO E, CELEDON JC. Serum free testosterone and asthma, asthma hospitalisations and lung function in British adults. Thorax. 2020: 75: 849-854.

HEINDL B, BRAUNSTEINER T, KLUG L, WANTKE F, HEMMER W, WÖHRL S. Häufigkeit positiver Allergietests bei Kindern, Erwachsenen und Senioren Allergo J 2022: in press

HEMMER, W., SCHAUER, U., TRINCA, A.M., AND NEUMANN, C. 2010. Endbericht 2009 zur Studie: Prävalenz der Ragweedpollen-Allergie in Ostösterreich. St. Pölten: Amt der NÖ Landesregierung, Landesamtsdirektion, Abteilung Gebäudeverwaltung, Amtsdruckerei.

JAILLON S, BERTHENET K, GARLANDA C. Sexual Dimorphism in Innate Immunity. Clin Rev Allergy Immunol. 2019: 56: 308-321.

KÖLLI F, BREYER MK, HARTL S, BURGHUBER O, SCHROTT A, WOUTERS E, BREYER-KOHANSAL R. Prevalence of positive skin prick test and associated risk factors within a general population – data from the Austrian LEAD study – Abstract. Wien Klein Wochenschr 2020: 132: 622-623.

MENG Q, NAGARAJAN S, SON Y, KOUTSOUPIAS P, BIELORY L. Asthma, oculonasal symptoms, and skin test sensitivity across National Health and Nutrition Examination Surveys. Ann Allergy Asthma Immunol. 2016; 116: 118-125.e5.

NWARU BI, SHAH SA, TIBBLE H, PILLINGER R, MCLEAN S, RYAN D, CRITCHLEY H, HAWRYLOWICZ CM, SIMPSON CR, SOYIRI IN, APPIAGYEI F, PRICE D, SHEIKH A. Hormone Replacement Therapy and Risk of Severe Asthma Exacerbation in Perimenopausal and Postmenopausal Women: 17-Year National Cohort Study. J Allergy Clin Immunol Pract. 2021: 9: 2751-2760.e1.

NWARU BI, PILLINGER R, TIBBLE H, SHAH SA, RYAN D, CRITCHLEY H, PRICE D, HAWRYLOWICZ CM, SIMPSON CR, SOYIRI IN, APPIAGYEI F, SHEIKH A. Hormonal contraceptives and onset of asthma in reproductive-age women: Population-based cohort study. J Allergy Clin Immunol. 2020:1 46: 438-446.

Pali-Scholl I. Adverse reactions to food: the female dominance. Allergologie 2017; 40:101–110.

Pignataro FS, Bonini M, Forgione A, Melandri S, Usmani OS. Asthma and gender: The female lung. Pharmacol Res. 2017: 119: 384-390.

Pinart M, Keller T, Reich A, Fröhlich M, Cabieses B, Hohmann C, Postma DS, Bousquet J, Antó JM, Keil T. Sex-Related Allergic Rhinitis Prevalence Switch from Childhood to Adulthood: A Systematic Review and Meta-Analysis. Int Arch Allergy Immunol. 2017: 172: 224-235.

Romieu I, Fabre A, Fournier A, Kauffmann F, Varraso R, Mesrine S, Leynaert B, Clavel-Chapelon F. Postmenopausal hormone therapy and asthma onset in the E3N cohort. Thorax. 2010: 65: 292-297.

Shah SA, Tibble H, Pillinger R, McLean S, Ryan D, Critchley H, Price D, Hawrylowicz CM, Simpson CR, Soyiri IN, Appiagyei F, Sheikh A, Nwaru BI. Hormone replacement therapy and asthma onset in menopausal women: National cohort study. J Allergy Clin Immunol. 2021: 147: 1662-1670.

Shaheen SO, Hines M, Newson RB, Wheeler M, Herrick DR, Strachan DP, Jones RW, Burney PG, Henderson AJ. Maternal testosterone in pregnancy and atopic outcomes in childhood. Allergy. 2007:62: 25-32.

Stemeseder T, Schweidler B, Doppler P, Klinglmayr E, Moser S, Lueftenegger L, Himly M, Lang R, Zumbach J, Oostingh GJ, Hawranek T, Bathke AC, Gadermaier G. Exposure to Indoor Allergens in Different Residential Settings and Its Influence on IgE Sensitization in a Geographically Confined Austrian Cohort. PLOS ONE | DOI:10.1371/journal.pone.0168686

Stemeseder T, Schweidler B, Doppler P, Klinglmayr E, Moser S, Lueftenegger L, Himly M, Lang R, Zumbach J, Oostingh GJ, Hawranek T, Bathke AC, Gadermaier G. Cross-sectional study on allergic sensitization of Austrian adolescents using molecule-based IgE profiling Allergy. 2017; 72: 754-763.

Stemeseder T, Klinglmayr E, Moser S, Lang R, Himly M, Oostingh GJ, Zumbach J, Bathke AC, Hawranek T, Gadermaier G. Influence of Intrinsic and Lifestyle Factors on the Development of IgE Sensitization. Int Arch Allergy Immunol. 2017; 173: 99-104.

Thamm R, Poethko-Müller Ch, Hüther A, Thamm M, Allergische Erkrankungen bei Kindern und Jugendlichen in Deutschland – Querschnittergebnisse aus KiGGS Welle 2 und Trends. J Health Monitor 2018: 3

Ticconi C, Pietropolli A, Piccione E. Estrogen replacement therapy and asthma. Pulm Pharmacol Ther. 2013: 26: 617-23.

Yung JA, Fuseini H, Newcomb DC. Hormones, sex, and asthma. Ann Allergy Asthma Immunol. 2018: 120: 488-494.

Zein Joe G, Denson Joshua L, Wechsler Michael E. Asthma over the Adult Life Course: Gender and Hormonal Influences. Clin Chest Med. 2019: 40: 149-161.

5.

Wie entstehen Allergien – „was sagt uns die Hygienehypothese“?

Josef Riedler

Einleitung

Allergien sind seit Mitte des letzten Jahrhunderts deutlich angestiegen. Epidemiologische Studien, die in identem Design vor rund 50-60 Jahren und in den letzten drei Jahrzehnten durchgeführt wurden, haben bewiesen, dass dieser Anstieg nicht durch geänderte Diagnosegewohnheiten oder geänderte Krankheitsdefinitionen zustande kommt. Diese allergischen Erkrankungen umfassen die atopische Dermatitis (Neurodermitis), die Nahrungsmittelallergien, den Heuschnupfen und das allergische Asthma bronchiale. In manchen Ländern sind bis zu 30 Prozent aller Kinder davon betroffen. Mehrere Studien zeigten im letzten Jahrzehnt in den industrialisierten Ländern ein Plateau in der Zunahme dieser Krankheiten.

Die wichtigsten Hypothesen für die Häufigkeitszunahme sind die genetische Hypothese, heute ersetzt durch ein Konzept der Gen-Umweltinteraktion, veränderte Umweltfaktoren (Außenluftbelastung, Innenluftbelastung, Passivrauchen), verminderte körperliche Aktivität, veränderte Ernährungsgewohnheiten und die sogenannte „Hygienehypothese“.

Derzeit geht man davon aus, dass Asthma und Allergie von verschiedenen Genloci (Genorten) gesteuert werden. Zu den wichtigsten zählen die Chromosomen 5, 6, 7, 12, 13 und 17. Genetische Veränderungen allein sind sehr unwahrscheinlich als Ursache für den Anstieg der Allergien, geänderte Umweltfaktoren können jedoch bei bestimmten genetischen Polymorphismen zu Gen-Umweltinteraktionen führen, die sich über Jahrzehnte in ihrer Häufigkeit ändern können.

Zusätzlich spielen verschiedene epigenetische Faktoren eine Rolle. Erhöhte Außenluftschadstoffe wie Schwefeldioxid, NOx (Stickoxide) sowie Rußpartikel wurden in mehreren Untersuchungen mit Beeinträchtigungen der Lungenfunktion sowie Entzündungsreaktionen in den Bronchien assoziiert. Feldstudien konnten Effekte von Ozon auf die Aktivierung bestimmter Blutzellen (eosinophile Granulozyten) finden sowie Zusammenhänge mit einer Verschlechterung von schon bestehenden Asthmasymptomen bzw. chronischen Atemwegsentzündungen zeigen. Untersuchungen in Gebieten des früheren Ost- und Westdeutschlands zeigten eine höhere Prävalenz von Bronchitis und Husten bei Kindern in der damals noch stark umweltverschmutzten Region um Dresden, aber eine geringere Asthma- und Allergiehäufigkeit als im westlichen Vergleichsgebiet München.

Hygienehypothese

Unter der „Hygienehypothese"– heute mehr durch den Begriff „Diversitätshypothese" ersetzt – werden jene Überlegungen subsumiert, welche die verbesserten Hygienestandards des westlichen Lebensstils für die Allergie- und Asthmazunahme verantwortlich machen. Welche Bedingungen gelten nun als „unhygienisch" oder „weniger hygienisch" in Bezug auf die Allergieentstehung?

HYGIENEHYPOTHESE VS. DIVERSITÄTSHYPOTHESE

- Nicht die Infektion schützt vor Allergien, sondern die Exposition gegenüber immunmodulierenden Bakterien/Pilzen/Parasiten.
- Der Verlust der Diversität der inhalativen Immunmodulatoren und Darmbakterien sowie Darmparasiten ist der größte Risikofaktor für Allergien und Asthma.

BIODIVERSITÄT

- Green space
- Bauernhofmilieu
- Kaiserschnitt vs. Normalgeburt
- Frühe Antibiotikagaben
- Pro-, Syn-, Präbiotika

➤ Veränderung des Mikrobioms

Ein erster Hinweis auf die Hygienehypothese stammt aus dem Jahr 1989, als Strachan und Mitarbeiter in Großbritannien zeigen konnten, dass die Häufigkeit von Heuschnupfen bei Kindern mit mehr als vier älteren Geschwistern deutlich niedriger war als in kinderarmen Familien. Die Autoren spekulierten, dass die vermehrte Exposition gegenüber viral respiratorischen Infekten in den ersten Lebensjahren in den kinderreichen Familien ein später geborenes Kind vor Allergien schütze. Ein ähnlicher Schutzfaktor vor Allergien und Asthma wurde rund 10 Jahre später in Europa und in den USA für Kinder gefunden, die sich bereits im ersten Lebensjahr regelmäßig in Kinderkrippen aufhielten.

Matricardi et al. stellten fest, dass Erwachsene mit einer positiven Serologie für Hepatitis A, Toxoplasma gondii oder Helicobacter pylori eine verminderte Häufigkeit von allergischer Rhinitis, allergischem Asthma bronchiale, Hausstaubmilben-, Katzen- und Gräsersensibilisierung zeigten. Sie fanden eine negative Dosis-Wirkungsbeziehung zwischen der Anzahl der positiven Serologien und der Prävalenz der erwähnten Krankheiten.

Andere Forschergruppen konnten eine verminderte Allergie- und Asthmahäufigkeit bei Kindern und Jugendlichen feststellen, die in den ersten Lebensjahren mit Hunden oder Katzen aufwuchsen. Dafür wurden zwei unterschiedliche Hypothesen postuliert:

Durch den reichlichen frühkindlichen Kontakt mit Allergenen kommt es zu einer modifizierten Immunzellantwort und Toleranzentwicklung mit Bildung von schützenden IgG4 -Antikörpern und Allergie-regulierenden Zytokinen, wie z. B. IL-10 und TGF-β.

Die Alternativ-Hypothese besagt, dass bakterielle Bestandteile, die vermehrt mit Hund oder Katze in den Wohnraum der Kinder gebracht werden, zu einer Reifung des Th1-Lymphozytenspektrums und zu einer Hochregulierung von Zytokinen wie IL-12 und INF-γ bei gleichzeitig abgeschwächter Typ 2- Inflammation führen.

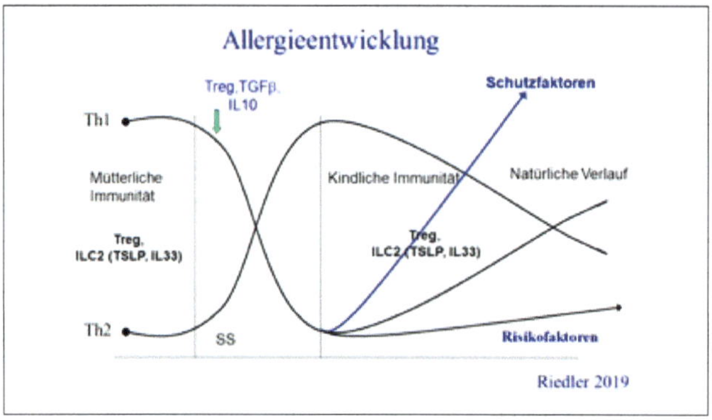

ABB. 1: Beeinflussung des mütterlichen Immunsystems in der Schwangerschaft (SS) und des kindlichen Immunsystems durch Allergene oder immunmodulierende Faktoren (als Schutz- oder Risikofaktoren).

Bauernhofmodell

Charlotte Braun-Fahrländer, Erika von Mutius und Josef Riedler publizierten Ende der 1990iger Jahre unabhängig voneinander, dass Kinder, die an traditionellen Bauernhöfen der Schweiz, Deutschlands und Österreichs aufwachsen und intensiven Tierkontakt in den ersten Lebensjahren hatten, weniger Asthma- und Allergiesymptome im Schulalter zeigten. Dieses „Bauernhofmodell" kann als Variante der Hygiene-/Diversitätshypothese angesehen werden. Inzwischen wurden die Daten auch in Frankreich, Finnland, Polen, Kanada, Australien und den USA (in der Amischen Bevölkerung sowie bei nach Wisconsin ausgewanderten deutschen Bauern) bestätigt.

Die Arbeitsgruppen um Braun-Fahrländer, von Mutius und Riedler führten gemeinsam in den letzten zwanzig Jahren mehrere epidemiologische Querschnittsuntersuchungen und Kohortenstudien zu diesem Thema durch. In der ALEX-Studie wurden 3.504 Kinder zwischen dem 6. und 12. Lebensjahr in ländlichen Gegenden der Schweiz, Bayerns und des Bundeslandes Salzburg untersucht. 2.618 dieser Kinder beantworteten gemeinsam mit ihren Eltern einen standardisierten Fragebogen zu allergischen Erkrankungen und möglichen Ursachen. Bei 1.406 dieser Kinder erfolgten auch IgE-Blut-Untersuchungen auf Allergene und Staubsammlungen in den Ställen und im Wohnbereich.

Riedler et al berichteten 2001 im Lancet, dass der Zeitfaktor der Exposition gegenüber Faktoren des ländlichen Lebens eine sehr große Rolle spielt. Kinder, die sich bereits im ersten Lebensjahr intensiv in den Ställen aufhielten, hatten eine signifikant niedrigere Häufigkeit von allergischen Erkrankungen als Kinder mit entsprechender Exposition erst nach dem ersten Lebensjahr (Asthma: 1 Prozent vs. 11 Prozent, Heuschnupfen 3 Prozent vs. 13 Prozent, atopische Sensibilisierung 12 Prozent vs. 29 Prozent). Besonders intensiv wirkten sich diese Schutzfaktoren aus, wenn das Baby bereits im Mutterleib über die regelmäßig im Stall arbeitende schwangere Bäuerin exponiert war.

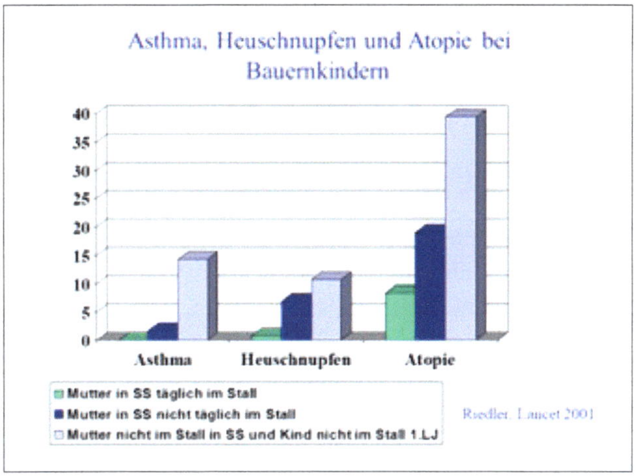

ABB. 2: ALEX Studie: Häufigkeit von allergischen Krankheiten und allergischer Sensibilierung in Abhängigkeit vom Zeitpunkt der Exposition gegenüber schützenden und immunmodulierenen Substanzen auf kleinstrukturierten, traditionellen Bauernhöfen mit unterschiedlichen Stalltieren (Kühe, Pferde, Hühner, Schweine, Ziegen).

Was steckt nun hinter regelmäßigem und frühem Stallkontakt?

BIODIVERSITÄTSHYPOTHESE

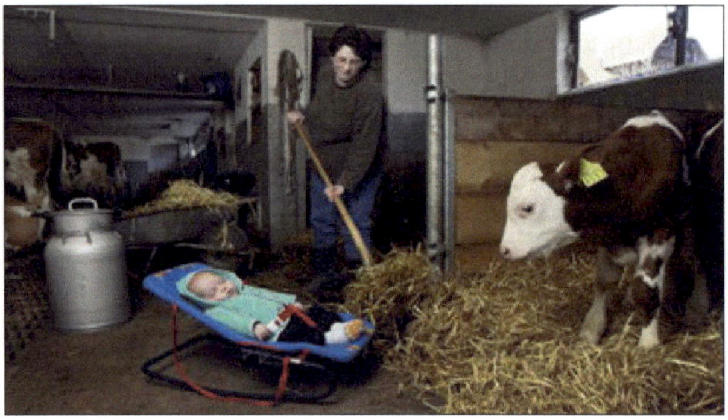

ABB. 3: Diverse natürliche Immunmodulatoren am Bauernhof: Stroh, Heu, frische unverarbeitete Bauernmilch, Kühe, tierische Exkremente (eigene Aufnahme im Rahmen einer multizentrischen Studie).

Die Autoren konnten im Matratzenstaub der Schlafräume auf Bauernhöfen einen Bestandteil von Bakterienzellwänden, nämlich Endotoxin, in hoher Konzentration nachweisen. Die Endotoxinspiegel waren negativ korreliert mit der Häufigkeit von Heuschnupfen, atopischem Asthma und atopischer Sensibilisierung bei den Bauernkindern. Zytokine wie TNF-α, Interferon-γ, IL-10 und IL-12 im Blut der Kinder waren negativ assoziiert mit Endotoxin im Matratzenstaub, was auf eine ausgeprägte Niederregulierung des Immunsystems bei den Kindern hinwies, die stark mit Bakterien bzw. Bakterienbestandteilen in Kontakt waren.

Die Autoren folgerten, dass die frühzeitige Exposition der Kinder gegenüber Endotoxin eine wichtige Rolle in der Entwicklung der Immuntoleranz gegenüber ubiquitär vorkommenden Allergenen in unserer Natur spielt.

In weiteren Studien dieser Forschergruppe stellte sich heraus, dass Endotoxin nur ein Marker für die bakterielle Kontamination oder Exposition auf Bauernhöfen ist. Andere immunmodulierende Bestandteile wie Muramin-Säure, Glykopeptide und Glucane konnten in der Folge vermehrt im Stallstaub und auch im Matratzenstaub nachgewiesen und ähnliche Beziehungen zu immunologischen und allergischen Parametern wie für Endotoxin gefunden werden.

Diese inzwischen schon mit zahlreichen Allergieexperten unterschiedlicher Fachrichtungen stark vernetzte europäische Forschergruppe hat in verschiedenen Tiermodellen die Wirkung des Stallstaubs und der Bauernhofmilch und im Besonderen darin enthaltener bakterieller Bestandteile von Keimen wie Acinetobacter Iwoffii oder Lactococcus lactis untersucht. Inhalierten Mäuse vor der Sensibilisierung und Provokation mit Ovalbumin verschiedene Extrakte des Stallstaubs, so wurde die Entwicklung der Atemwegshyperreaktivität und der Atemwegseosinophilie sowie die Produktion von IL-5 durch Splenozyten und die Bildung von antigenspezifischen IgG1 und IgE unterdrückt. Die Stallstaubextrakte waren auch in der Lage, die Differenzierung humaner dentritischer Zellen in vitro zu unterdrücken. Die Forschergruppe fand weiters heraus, dass bestimmte Zucker wie Arabinogalaktane, die im Futter (Gras und Heu) der Stalltiere vorkommen, eine Schlüsselrolle in der immunologischen Wirkung besitzen.

In der PASTURE/EFRAIM-Studie, einer Kohortenstudie, werden seit 18 Jahren schwangere Bäuerinnen und schwangere Nicht-Bäuerinnen und deren Kinder jährlich untersucht. Die bisherigen Ergebnisse bestätigen, dass die Aktivierung der angeborenen und erworbenen Immunität und die Folgeentwicklung der Th1/Th2- sowie Treg-Zellen sowohl *in utero* als auch in den ersten Lebensjahren durch bestimmte Umweltfaktoren stark beeinflusst werden. Bei all diesen Umweltfaktoren scheint die Biodiversität eine große Rolle zu spielen. So wirken sich eine hohe Anzahl unterschiedlicher Bakterienstämme in der Umgebungsluft der Bauernkinder wie auch eine große Vielfalt von unterschiedlichen Nahrungsmitteln in der Ernährung der Säuglinge und Kleinkinder schützend auf die Entstehung von Asthma und Allergien aus.

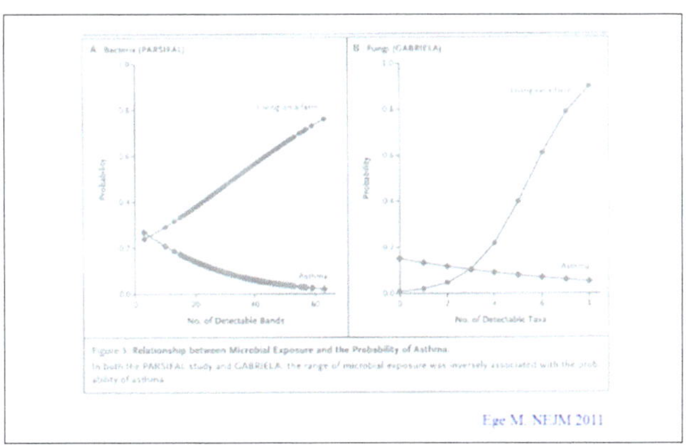

ABB. 4: Die Diversität der verschiedenen Bakterien und Pilze im Stallstaub bewirkt einen Schutz vor Asthma bei den Bauernkindern.

Einen sehr wesentlichen Anteil an diesem Schutz hat das Darmmikrobiom. Bei Kindern, die am Bauernhof aufwachsen, reift das Darmmikrobiom schneller und es werden vermehrt kurzkettige Fettsäuren (Butyrate) im Darm gebildet, die in den Blutkreislauf (mittels Transporterproteinen) kommen und das Immunsystem antiasthmatisch und antiallergisch modulieren. Zurzeit werden mehrere dieser vor Allergie und Asthma schützenden Immunmodulatoren klinisch auf einen möglichen allergiepräventiven Einsatz untersucht.

Konklusion

Allergische Erkrankungen haben in den letzten 70 Jahren stark zugenommen. Die Ursachen der Zunahme sind multifaktoriell, geographisch unterschiedlich und nicht gänzlich geklärt. Besonders vielversprechend ist das Konzept der Hygiene-/Diversitätshypothese. Es scheinen verschiedene immunmodulierende Substanzen, wie z. B. nicht infektiöse bakterielle Bestandteile, in der „hygienischeren und zivilisierteren" westlichen Welt im Laufe des letzten Jahrhunderts abhandengekommen sein, wodurch das reifende Immunsystem des Kindes nicht mehr ausreichend stimuliert wird und dadurch vermehrt Allergien gegenüber natürlichen Bestandteilen unserer Umwelt auftreten. Es zeigt sich, dass die Dosis und der Zeitpunkt der Exposition gegenüber diesen Immunstimulanzien von ganz großer Bedeutung sind. Die Immuntoleranzentwicklung beginnt bereits in utero. Verschiedene Modelle, wie z. B. das Bauernhofmodell, haben die Potenz, solche Immunmodulatoren zu identifizieren und könnten Türen für eine mögliche Prävention öffnen.

ABKÜRZUNGEN:

ALEX: Allergy and Endotoxin Study
PASTURE: Protection Against Allergy: Study in Rural Environments
EFRAIM: Mechanisms of Early Protective Exposures on Allergy Development
SCF: short chain fatty acids =kurzkettige Fettsäuren

LITERATUR

Braun-Fahrländer Ch, Riedler J, Eder W, Schreuer M, Carr D, Maisch S, Waser M, Schierl R, Nowak D, von Mutius E and the ALEX –team. Environmental exposure to endotoxin and its relation to asthma in school-age children. N Engl J Med 2002, 19; 347:869-877

Depner M, Taft DH, Kirjavainen PV, Kalanetra KM, Karvonen AM, Peschel S, Schmausser-Hechfellner E, Roduit C, Frei R, Lauener R, Divaret-Chauveau A, Dalphin JC; Riedler J, Roponen M, Kabesch M, Renz H, Pekkanen J, Farquharson FM, Louis P, Mills DA, von Mutius E; PASTURE study group, Ege MJ. Maturation of the gut microbiome during the first year of life contributes to the protective farm effect on childhood asthma. Nat Med. 2020 Nov; 26(11):1766-1775.

Eder W, Klimecki W, Lizhi Yu, von Mutius E, Riedler J, Braun-Fahrländer CH, Nowak D, Martinez F, and the ALEX Study Team. Toll-like receptor 2 as a major gene for asthma in children of European farmers. J Allergy Clin Immunol 2004; 113:482-488.

Ege MJ, Frei R, Bieli C, Schram-Bijkerk D, Waser M, Benz MR, Weiss G, Nyberg F, van Hage M, Pershagen G, Brunekreef B, Riedler J, Lauener R, Braun-Fahrländer C, von Mutius E: PARSIFAL Study Team. Not all farming environments protect against the development of asthma and wheeze in children. J Allergy Clin Immunol. 2007; 119(5):1140-1147

Riedler J, W Eder, G Oberfeld, M Schreuer. Austrian children living on a farm have less hay fever, asthma and allergic sensitisation. Clinical and Experimental Allergy 2000; 30:194-200

Riedler J, Braun-Fahrländer Ch, Eder W, Schreuer M, Waser M, Maisch S, Carr D, Schierl R, Nowak D, von Mutius E. Exposure to farming in early life and development of asthma and allergy: a cross-sectional survey. The Lancet 2001; 358: 1129-1133.

Roduit C, Frei R, Ferstl R, Loeliger S, Westermann P, Rhyner C, Schiavi E, Barcik W, Rodriguez-Perez N, Wawrzyniak M, Chassard C, Lacroix C, Schmausser-Hechfellner E, Depner M, von Mutius E, Braun-Fahrländer C, Karvonen AM, Kirjavainen PV, Pekkanen J, Dalphin JC, Riedler J, Akdis C, Lauener R, O'Mahony L; PASTURE/EFRAIM study group. High levels of butyrate and propionate in early life are associated with protection against atopy. Allergy, 2019 Apr;74(4):799-809.

Stein MM, Hrusch CL, Gozdz J, et al. Innate immunity and asthma risk in Amish and Hutterite farm children. N Engl J Med 2016, Aug 4; 375(5):411-421

Steimann CA, Evans MD, Lee KE et al. Patterns of farm exposure are associated with reduced incidence of atopic dermatitis in early life. J Allergy Clin Immunol 2020;146(6):1379-1386

6.

Allergien im Alter

Brunello Wüthrich

Das Thema „Allergie im Alter" beansprucht in der letzten Zeit auch das Interesse der Massenmedien. Gibt man diesen Begriff in Google ein, so kommen ungefähr 7.670.000 Ergebnisse zum Vorschein; schränkt man die Suche auf wissenschaftliche Artikel zu „allergies in the elderly" ein, sind es immerhin noch ungefähr 29.400. Im Vordergrund stehen die Fragen der Indikation einer spezifischen Immuntherapie im Alter (Kontraindikationen?), über ihre Nebenwirkungen und zuletzt über die Wirksamkeit der spezifischen Immuntherapie. „Allergien können in jedem Lebensalter auftreten, auch bei Erwachsenen, die bisher nicht daran zu leiden hatten", schreibt die New York Times. „Allergien im Alter. Auch Achtzigjährige können noch neu erkranken", berichtete unlängst der Journalist Horst-Schinzel: „Im Gegensatz zu früheren Erkrankungen ist auch der ältere Mensch nicht vor neuen Erkrankungen durch Überempfindlichkeitsreaktionen gefeit. Die Fachärzte gehen davon aus, dass jeder Fünfte im Alter zwischen 45 und 79 Jahren unter einer Allergie leidet. Und die Patienten werden immer älter. Ein niedergelassener Arzt berichtet von Neu-Patientinnen im Alter von 66 und 77 Jahren" [(1)].

Die Literaturdaten bezüglich Prävalenz und Inzidenz (Anzahl neuer Fälle) von Atopie (definiert als positive Prick und/oder spezifische IgE [Phadiatop bzw. Sx1]) und allergischen Erkrankungen in den Altersklassen über 60 Jahren sind spärlich. In einer Leserzuschrift an Lancet stellten österreichische Kollegen die Forderung, dass „dringender Handlungsbedarf in der Erforschung der Inzidenz und Prävalenz der atopischen Sensibilisierung in einer nicht pädiatrischen Population besteht" und „dass es wichtig ist, die Differentialdiagnose einer Allergie bei älteren Patienten mit einer Respirationssymptomatik nicht zu vergessen" [(2)]. In dieser Arbeit werden die publizierten Daten zu dieser Thematik zusammengestellt.

Es wurde eine Literaturrecherche (Medline, Google) mit den Stickwörtern „Atopy in elderly, atopy in elderly patients, Allergies in elderly, Phadiatop in an elderly population, allergies dans les personnes agées, rhinitis in elderly, asthma in elderly, food allergies in elderly, immunotherapy in elderly usw. durchgeführt und die Empfehlungen von Allergiefachgesellschaften nach entsprechenden Hinweisen auf ältere Atopiker analysiert. Kontaktallergien und medikamentöse Allergien resp. Arzneimittelexantheme bei älteren Patienten wurden nicht berücksichtigt, da diese summarische Übersicht sich auf Soforttyp-Reaktionen beschränkt. Auch auf das atopische Ekzem (Neurodermitis) wird nicht eingegangen. Die Ergebnisse werden nach Epidemiologie der Atopie im Alter und ihren klinischen Manifestationen (Rhinitis, Asthma) sowie auf die Immuntherapie bei älteren Patienten dargestellt *(Abb. 1)*.

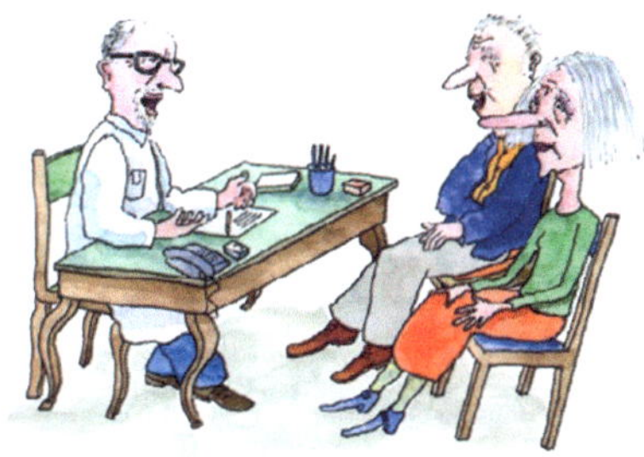

ABB. 1: Sprechstunde mit einem älteren Ehepaar mit verschiedenen, zum Teil neu aufgetretenen Allergieproblemen. Bild im eigenen Besitz

Epidemiologie der Atopie im Alter

Eine Studie bei 859 alten Einwohnern zwischen 15–80 Jahren aus Grönland über die Frequenz der Atopie in der Arktis ergab eine Zunahme der Atopiker (positives Inhalations-Screen Sx1) von 10 Prozent im Jahre 1987 (39 von 392 Probanden) auf 19 Prozent 1998 (87 von 467/139) in der Altersklasse über 50 Jahre. [3]. Es wurde keine Differenzierung der Altersklassen über 60 oder 70 Jahre getroffen. (Eine entsprechende Anfrage an die Autoren blieb unbeantwortet).

In einer Kohorten-Studie von 352 randomisierten Probanden (158 Männer und 194 Frauen) älter als 65 Jahre in der Gironde (Süd-West-Frankreich) hatten 11,9 Prozent (Männer 13,9 Prozent vs. Frauen 10,3 Prozent) einen positiven Phadiatop-Test. (4). Atopiker (positiver Phadiatop-Test) waren etwas jünger als Nicht-Atopiker (72+5 vs. 75+6). Die Serum-IgE-Spiegel betrugen in der gesamten Population 85,2 KU/l (+ SD = 289,8), etwas höher mit 98,1 bei Männern als mit 74,6 kU/l bei Frauen.

In der Schweiz wurden in den Jahren 1991–1993 die Querschnittstudien SAPALDIA (Swiss Study on Air Pollution and Lung Diseases in Adults) mit Erfassung des Atopie-Status und der allergischen Sensibilisierungen (n=8.595, Alter 15–60 J.) (SAPALDIA 1) durchgeführt und im Jahr 2002 die gleiche Kohorte (n = 5.841) (SAPALDIA 2) erneut erfasst [5,6].

Die Tabelle 1 zeigt die rohen Prävalenzen der Phadiatop-Positivität unter den Personen, die sowohl in der SAPALDIA 1 Querschnittsstudie als auch in der SAPALDIA 2 Studie erfasst wurden (n = 5.463). Demnach ergab sich in SAPALDIA 2 eine Prävalenz der Atopie, definiert durch eine Phadiatop-Positivität, bei den über 60-jährigen von 22 Prozent (6). Neusensibilisierungen traten bei rund 18 Prozent der Personen in SAPALDIA 2 auf, welche in SAPALDIA 1 negativ waren. Umgekehrt waren 15 Prozent der in SAPALDIA 1 Positiven in SAPALDIA 2 nicht mehr positiv.

Altersklasse (Jahre)	SAPALDIA 1	SAPALDIA 2
< 30	39%	
30-40	31%	42%
40-50	26%	34%
50-60	23%	28%
> 60	nicht vorhanden	22%

TABELLE 1: Prävalenzraten von Atopie (Phadiatop® positiv) in der SAPALDIA 1 (N = 8.595) und in der SAPALDIA 2 (N = 5.841) Studien unter 5.463 Probanden, die in beiden Studien erfasst wurden [7] (eigene Darstellung).

Allergische Rhinokonjunktivitis und Asthma bronchiale im Alter

Über die Prävalenz der pollen-bedingten Rhinokonjunktivitis und des Pollen-Asthmas im Alter liegt eine frühere Studie aus der Schweiz vor. In einer Stichprobe aus dem Jahr 1985 (N=2.524) betrug die Häufigkeit von Heuschnupfen 9,6 Prozent (95 Prozent-Konfidenzintervall 8,4–10,8 Prozent) und in der Altersklasse über 60 Jahre (n=187.428) 4,2 Prozent (2,2–6,2 Prozent), bei Rentnern und Pensionierten (n= 9/202) 4,5 Prozent (1,4–7,6 Prozent) [8].

Über eine Erstmanifestation der Pollenallergien im Alter wurde ebenfalls aus der Schweiz berichtet: vor mehr als 30 Jahren wurde kein einziger Fall von Rhinoconjunctivits pollinosa ermittelt, welcher erst in der Altersklasse 55–59 Jahre aufgetreten war. Die Inzidenz von Pollenasthma war nur 0,8 Prozent [9].

Die Prävalenz und die Inzidenz von Pollenallergien im Alter sind in den letzten Dekaden zweifellos angestiegen. So wurde in der KORA-Studie (Kooperative Gesundheitsforschung im Raum Augsburg) in ein random sample von 6.640 Einwohnern der Stadt Augsburg in 5,5 Prozent die Manifestation von Heuschnupfen bei über 60-Jährigen gefunden [10]. Interessant in dieser Arbeit ist die Tatsache, dass das Zusammenleben mit einem Partner mit Heuschnupfen das Risiko ebenfalls an Heuschnupfen zu erkranken mit einer von OR 13,7 einhergeht, wenn das Zusammenleben 36–54 Jahre betrug.

In den Ost- und südlichen Ländern ist der Anstieg der Pollenallergie zweifellos durch Pollen von Ambrosia artemisifolia (beifußblättriges Traubenkraut) (Synonyme: Ambrosia elatior L., aufrechtes Traubenkraut, Ragweed), eine aus Nordamerika nach Europa Ende des zweiten Weltkrieges importierte Pflanze, verursacht, wie eine Studie aus Legnano (IT), nahe dem Kanton Tessin (CH), belegt [11] *(Abb. 2)*.

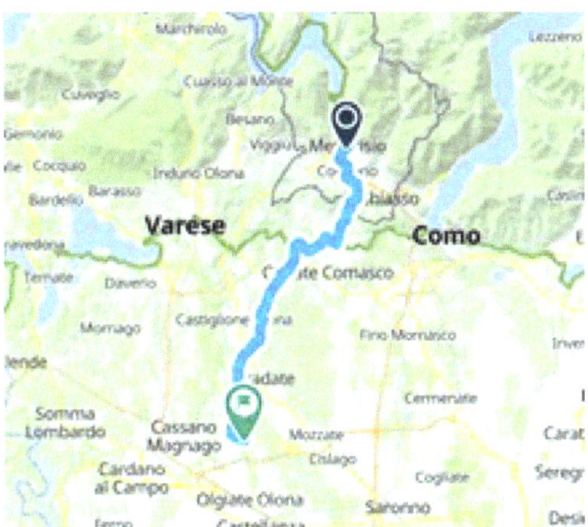

ABB. 2: In Legnano, nahe dem Kanton Tessin, wurden seit 1959 regelmäßig Pollenmessungen durchgeführt und Patienten mit Sensibilisierung/Allergie auf Ambrosia untersucht (12). (eigener Ausschnitt)

Die Anzahl der Pollinosis-Patienten, die positiv auf Ambrosia getestet wurden, stieg von 24 Prozent (134/557) im Jahre 1989 auf 72 Prozent (433/605) im Jahre 2009 (12). Im Jahre 2006 trat die Ambrosiaallergie in 30 Prozent der Fälle nach dem 50igsten, in 9,5 Prozent nach dem 60igsten Altersjahr auf(12) *(Tab. 2).*

		AMBROSIA		GRÄSER	
1999	Manifesta-tionsalter	Anzahl Pa-tienten	% von Total	Anzahl Pa-tienten	% von Total
	< 40	325	67.6	401	77.7
	40 - 50	90	18.7	67	13
	50 - 60	38	7.9	30	5.8
	> 60	28	5.8	18	3.5
	Total	481		516	
2006	< 40	286	56.4	349	74.9
	40 - 50	67	13.2	73	15.7
	50 - 60	106	20.9	25	5.4
	> 60	48	9.5	19	4.1
	Total	507		466	

TABELLE 2: Sensibilisierung auf Ambrosia (Ragweed)- und Gras-Pollen in Legnano, Italien in den Jahren 1999 und 2006 nach Altersklassen (12) (eigene Darstellung).

Eine Studie aus Portugal hat anhand eines detaillierten Fragebogens die Epidemiologie der intermittierenden und der persistierenden allergischen Rhinitis bei 6.834 Personen im Alter zwischen 16 und 95 Jahren – Durchschnittsalter 48 Jahre (+ 18) – untersucht. Die Prävalenz der allergischen Rhinitis gemäß Fragebogen (Allergieteste wurden nicht durchgeführt) betrug bei $\geq$ 65-jährigen 25,9 Prozent (Stichpopulation dieser Altersklasse n=424) (13). Von den Patienten mit anamnestischen Angaben einer Rhinitis waren bei nur 31,9 Prozent Allergietests von ihren Ärzten durchgeführt worden. Gemäß der ARIA (Allergic Rhinitis and its Impact on Asthma)-Nomenklatur litten von den 424 über 65-Jährigen mit allergischer Rhinitis 13,5 Prozent (52,1 Prozent von 25,9 Prozent) an einer intermittierenden allergischen Rhinitis und 12,4 Prozent (47,9 Prozent von 25,9 Prozent) an einer persistierenden allergischen Rhinitis.

Nahrungsmittelallergien im Alter

Sind Studien über die Prävalenz von Respirationsallergien im Alter spärlich, so ist praktisch nichts bekannt über das Vorkommen von Nahrungsmittelallergien in dieser Population. In einer Untersuchung bei geriatrischen Patienten in einem Altersheim wurden die Prävalenz und die Risikofaktoren für eine Nahrungsmittelsensibilisierung bei 109 Probanden mit einem Durchschnittsalter von 77 Jahren erfasst [(14)]. Die Querschnittsstudie umfasste ein persönliches Interview, die Durchführung von Prick-Tests und die Bestimmung der totalen und der spezifischen Serum-IgE, von Interferon und von ST2, ein Marker für die Th2-Lymphozyten-Aktivität. Die meisten Probanden (n=101) litten an Ko-Morbiditäten (Zweiterkrankungen), 14 an einer Typ I-Allergie, 25 an gastrointestinalen Beschwerden, 25 waren chronische Alkoholiker und 21 Raucher. Die Gesamt-Serum-IgE-Spiegel waren signifikant höher bei Männern (P=0,025), unabhängig vom Raucherstatus oder vom Alkoholkonsum. Die Prick-Tests waren in 41,7 Prozent der getesteten Probanden positiv. Die spezifischen IgE gegen Aeroallergene waren bei 40,4 Prozent aller Patienten erhöht und signifikant höher bei Männern (P=0,013) und bei Rauchern (P=0,029). Spezifische IgE gegen Nahrungsmittelallergene wurden bei 24,8 Prozent festgestellt, unabhängig von etwaigen Risikofaktoren. Allerdings korrelierten positive Prick-Tests auf Nahrungsmittel mit einem chronischen Alkoholkonsum (P=0,036).

Die Einnahme von Magen-Darm-Therapeutika (Protonenhemmer) korrelierte signifikant mit erhöhten ST2-Werten und mit einer Th2-Zell-Aktivität (P<0,001). Die Risikofaktoren im Alter für eine Sensibilisierung gegen Aeroallergene waren die chronische Reizung der Atemwege durch das Rauchen und für eine Sensibilisierung gegen Nahrungsmittel der chronische Alkoholkonsum. Allerdings geben die Autoren keine Hinweise über das Vorkommen von klinischen Manifestationen einer Nahrungsmittelallergie.

Indikation und Wirksamkeit der allergen-spezifischen Immuntherapie (SIT) im Alter

Die Fachgesellschaften beurteilen die früher übliche generelle Altersbeschränkung für eine SIT aufgrund klinischer Erfahrung heutzutage nicht mehr als gerechtfertigt, so dass auch ein Alter von über 50 Jahren keine Kontraindikation mehr für die Durchführung einer subkutanen Immuntherapie (SCIT) darstellt. Anderseits fehlen prospektive Studien der SCIT bei Inhalationsallergien in den Altersklassen über 60 Jahre, sodass die Leitlinien nur einen Evidenzgrad D (= Meinungen ohne explizite kritische Bewertung) angeben können (16). Einig ist man darüber, dass eine Medikation mit β-Blockern (auch in lokaler Form, wie Ophthalmika) unter SCIT das Risiko von unerwünschten Atemwegsreaktionen (bronchiale Obstruktion) erhöht und die Gefahr birgt, dass eine im Notfall erforderliche Adrenalintherapie weniger effektiv ist. Über das Absetzen von Angiotensin-Rezeptor-Antagonisten gehen die Meinungen auseinander (16). In einer älteren, retrospektiven Studie fanden wir keine signifikanten Unterschiede der Wirksamkeit der SCIT bei Pollenallergien in den verschiedenen Altersklassen 7–10, 11–20, 21–30, 31–40, 42–50 und 51–75 (17) *(Abb. 1).*

In einer anderen retrospektiven Studie über die SIT bei Rhinitis allergica aus Florida, USA, an 50 Patienten, jünger als 60 (Median 42,18 Jahre) vs. 26 Patienten älter als 60 (Median 7,54 Jahre) wurden keine Unterschiede bezüglich Besserung der klinischen Symptome und des Medikamentenverbrauches zwischen beiden Gruppen festgestellt ($p<0{,}01$) (18). Leider finden sich keine Angaben über die Art der auslösenden Allergene (Pollen oder Nichtpollen). Es gibt meines Wissens nur wenige (prospektive) Studien über die SIT bei älteren Atopikern. In einer spanischen Studie wurde die Prävalenz von Allergien in einer geriatrischen Population, die während eines Jahres die Abteilung für Allergologie und Pneumologie der Universität Vallidolid aufsuchten, gemessen (19). 10,4 Prozent der 80/771 über 60jährigen Patienten hatten eine extrinsische allergische Pathologie. 22 wurden in einer kontrollierten, randomisierten Studie hyposensibilisiert: 14 in der Verum-Gruppe, 8 in der Placebo-Gruppe. Bezüglich Therapieerfolg ergab sich eine signifikante (subjektive) Besserung der klinischen Symptome in der Verum-Gruppe ($p<0{,}01$). In der Verum-Gruppe wurde auch eine signifikante Verminderung der Prick-Test-Reaktivität gegenüber dem hyposensibilisierten Allergen ($p<0{,}001$), eine signifikante Verbesserung der bronchialen Hyperreaktivität im Metacholin-Provokationstest ($p<0{,}1$) und eine signifikante Verminderung der Totals-Serum-IgE und der spezifischen IgE ($p<0{,}01$) festgestellt, während in der Placebo-Gruppe sich keine signifikanten Unterschiede vor und nach SIT ergaben [(19)].

Asero hat in Norditalien die Wirksamkeit der SIT bei älteren Patienten mit einer Ambrosia- oder Birken-Pollinose untersucht [(20)]. 39, sonst gesunde Allergiker, die einer SIT unterzogen wurden, waren älter als 54 Jahre (Median 59 Jahre), 29 (74 Prozent) hatten auch ein Pollenasthma, davon waren 20 auf Birke und 19 auf Ambrosia monosensibilisiert. Von den 33 SIT-Patienten, jünger als 50 Jahre, hatten 26 (79 Prozent) Asthma, wovon 10 monosensibilisiert auf Birke und 33 auf Ambrosia waren. 37 Pollen-Allergiker älter als 54 Jahre (Range 55–79 Jahre) wurden nur symptomatisch behandelt. Bei 37/39 (95 Prozent) und 32/33 (97 Prozent) trat nach 1–5 Jahren SIT eine Besserung der Symptomatik von >50 Prozent ein. Die Median-Wirksamkeit in beiden Gruppen betrug 80 Prozent. In der Kontrollgruppe gaben 27/37 keine Besserung der Symptomatik an. 10/37 Patienten der Kontrollgruppe berichteten über eine Verschlechterung der Symptomatik, trotz Pharmakotherapie, und 4/37 über Neuauftreten eines saisonalen Asthmas. Trotz guter Ergebnisse dieser Studien sind weitere prospektive DBPC-Studien über die Wirksamkeit der SIT bei größeren Kollektiven älterer Atopiker notwendig. Über SLIT bei älteren Atopikern sind keine Studien verfügbar.

Immuntherapie bei Insektenstichallergie im Alter

Allergische Reaktionen auf Insektenstiche bei älteren Patienten verlaufen häufig schwerer als bei Kindern und jungen Erwachsenen und die Todesfälle sind gemäß Review Artikel des „EAACI Interest Group on Insect Venom Hypersensitivity" auch häufiger [(21)]. Epidemiologische Studien geben eine Prävalenz von „selfreported" systemischen anaphylaktischen Insektenstichreaktionen bei einer nicht pädiatrischen Bevölkerung zwischen 0,3 Prozent und 7,5 Prozent an, wobei Zahlen bei einer älteren Population weitgehend fehlen (21). Bei Insektenstichallergien soll auch Risikopatienten in hohem Lebensalter die SIT mit Insektengiften grundsätzlich nicht verwehrt werden (16). Es liegt ein Erfahrungsbericht über SIT mit Hymenopterengiften bei älteren Patienten vor [22]. Zwischen 1979 und 1992 wurden 100 Patienten, älter als 60 Jahre (Range 62–82 Jahre), mit Bienen- bzw. Wespengiftallergie mit SIT behandelt. Bei 28 erfolgten erneute Stiche: 13 während der Erhaltungsphase und 15 nach Abschluss der SIT. Während der EP trat bei 9/13 keine Reaktion auf, jedoch bei 1/13 Bewusstlosigkeit. Nach Abschluss der SIT waren alle 15 Wiedergestochene geschützt.

Ein erhöhter Tryptase-Wert im Alter prädisponiert für schwerere Reaktionen, auch unter der SIT, wie eine Studie an 274 Insektenstichallergikern aus Tübingen, Deutschland, zeigte [23]. Der Schweregrad der allergischen Reaktionen nach einem Wespen- oder Bienenstich stieg mit zunehmendem Alter (P=0,001) und mit zunehmendem Tryptase-Spiegel (P=0,003), wobei mit zunehmendem Alter auch eine kontinuierliche Zunahme der Tryptase-Konzentration über dem Normalwert (cut-off) von 11,4 µg/l festgestellt wurde. Tryptase sollte bei älteren Patienten immer bestimmt werden und bei erhöhtem Wert hat die SIT unter großer Vorsicht zu erfolgen [23].

LITERATUR:

(1) Schinzel H. Allergien im Alter. Auch Achtzigjährige können noch neu erkranken. http://horst-schinzel.suite101.de/allergien-im-alter-a42882

(2) Wohrl S, Stingl G. Underestimation of allergies in elderly patients. Lancet 2004; 363:249.

(3) Krause T, Koch A, Friborg J. et al. Frequency of atopy in the Arctic in 1987 and 1998. Lancet 2002;360:691-2.

(4) Raherison C, Nejjari C, Marty ML et al. IgE level and Phadiatop in an elderly population from the PAQUID cohort: relationship to respiratory symptoms and smoking. Allergy 2004;59: 940–5.

(5) Wüthrich, B., Leuenberger, P., Ackermann-Liebrich, U., et al. und SAPALDIA-Team. Atopische Sensibilisierung, Luftverschmutzung und respiratorische Erkrankungen in der Schweiz (SAPALDIA-Studie). Allergologie 1999;22: 267-74.

(6) Ackermann-Liebrich U, Schindler C, Frei P. et al. and SAPALDIA Team.: Sensitisation to Ambrosia in Switzerland: a public health threat in waiting. Swiss Medical Weekly 2009; 139:70–5.

(7) Wüthrich B, Schmid-Grendelmeier P, Schindler C, Imboden M, Bircher A, Zemp E, Probst-Hensch N and the SAPALDIA Team. Prevalence of Atopy and Respiratory Allergic Diseases in the Elderly SAPALDIA Population. Int Arch Allergy Immunol 2013;162:45-50.

(8) Wüthrich B, Schnyder UW, Henauer SA, Heller A. Häufigkeit der Pollinose in der Schweiz: Ergebnisse einer repräsentativen demoskopischen Umfrage unter Berücksichtigung anderer allergischer Erkrankungen. Schweiz Med Wschr 1986;116:909-17.

(9) Wüthrich B., Annen H. Pollinosis: I. Ermittlungen zur Klinik an 156 Pollenallergikern. Schweiz Med Wschr 1979;109:1212-8.

(10) Schäfer T, Merkl J, Klemm E, Wichmann H.-E, Ring J and Kora Study Group. Does my partner cause my allergy? Allergy 2004;59:781-5.

(11) Bach S, Bircher AJ, Scherer K, Wüthrich B. Ambrosia: Gefahr für Allergiker Traubenkrautpollen sind aggressive Allergene. Ars Medici 2010/9:363-6.

(12) Tosi A, Wüthrich B, Bonini M, Pietragalla-Köhler B. Time Lag between Ambrosia Sensitization and Ambrosia Allergy. A 20-Year Study (1989-2008) in Legnano, North Italy. Swiss Medical Weekly 2011;141:w13253.

(13) Todo-Bom A, Loureiro C, Almeida MM, Nunes C et al. Epidemiology of rhinitis in Portugal: evaluation of the intermittent and the persistent types. Allergy 2007;62:1038-43.

(14) Bakos N, Schöll I, Szalai K, Kundi M, Untersmayr E, Jensen-Jarolim E. Risk assessment in elderly for sensitization to food and respiratory allergens. Immunology Letters 2006; 107:15-21.

(15) Kristina Sam. Quelle: pressetext.austria

(16) Kleine-Tebbe J, Bufe A, Ebner C et al. Die spezifische Immuntherapie (Hyposensibilisierung) bei IgE-vermittelten allergischen Erkrankungen. Leitlinie der Deutschen Gesellschaft für Allergologie und klinische Immunologie (DGAKI), des Ärzteverbandes Deutscher Allergologen (ÄDA), der Gesellschaft für Pädiatrische Allergologie und Umweltmedizin (GPA), der Österreichischen Gesellschaft für Allergologie und Immunologie (ÖGAI) und der Schweizerischen Gesellschaft für Allergologie und Immunologie (SGAI). Allergo J 2009;18:508-37.

(17) Häfner G., Wüthrich B. Zur Pollinosis: Die spezifische Hyposensibilisierung und die medikamentöse Therapie in der Allgemeinpraxis. Schweiz Rundschau Med (PRAXIS) 1980;69:1408-19.

(18) Eidelman F, Darzentas N. Efficacy of allergen imunotherapy in the elderly. J Allergy Clin Immunol 2000;105:313 (Abstract)

(19) Armentia A., Fernandez A., Tapias JA et al. Immunotherapy with allergenic extracts in geriatric patients. Evaluation of effectiveness and safety. Allergol et Immunopathol 1993;221:193-6.

(20) Asero R. Efficacy of injection immunotherapy with ragweed and birch pollen in elderly patients. Int Arch Allergy Immunol 2004;135:332-5.

(21) Biló BM, Rueff F, Mosbech H, Bonifazi F, Oude-Elberink JNG & the EAACI Interest Group on Insect Venom Hypersensitivity. Diagnosis of Hymenoptera venom allergy. Allergy 2005:60:1339–49.

(22) Kiehn M, Ring J. Hyposensibilisierung mit Insektengiftextrakten bei Patienten mit Hymenopterengift-Allergie im höheren Lebensalter. Allergo J. 1993; Vol. 2. Suppl. 2, S. 91–S. 94.

(23) Guenova E, Volz T, Eichner M et al. Basal serum tryptase as risk assessment for Hymenoptera sting reactions in elderly. Allergy 2010;65:919-23.

7.

Von der Immunität zur Allergie

Erika Jensen-Jarolim

Haben Sie schon einmal einen Blutbefund machen lassen? Da ist eine Reihe von Blutzellen gelistet, die man dem roten Blutbild zuordnet, oder die das weiße Blutbild ausmachen. Während die roten Blutzellen, auch Erythrozyten genannt, für den Sauerstofftransport zuständig sind, haben alle „weißen" Zellen eine Aufgabe in der Immunabwehr. Sie beschützen unseren Körper vor Angreifern wie Viren, Bakterien oder Parasiten, die alle als Pathogene gelten und daher ein Potenzial haben, Erkrankungen auszulösen.

Normalerweise funktioniert das gut. Kommen wir mit einem dieser Angreifer in Kontakt, reagiert unser Immunsystem sofort. Es hat zwei Verteidigungsstrategien. Die eine ist quasi angeboren und besteht einerseits aus Eiweißkörpern im Blut und aus Zellen, die – außer bei Immundefekten – immer in gleicher Weise vorhanden sind und in immer gleicher Stärke reagieren können. Man könnte sie als eine solide Heimwehr bezeichnen. Zu den Zellen gehören die neutrophilen Granulozyten, die 70 Prozent der weißen Blutkörperchen ausmachen. Diese Zellen können angreifende Pathogene einfach auffressen wie auch andere große Fresszellen, die buchstäblich übersetzt Makrophagen genannt werden. Andere Zellen wieder vergrößern ihre Oberfläche maximal, damit sie besonders viele potentielle Angreifer abtasten und erfassen können. Die Oberflächenvergrößerung bewirkt eine gezahnte Oberfläche, die Zellen werden daher auch gezahnte Zellen, also dendritische Zellen, genannt.

Man muss sich das Ganze sehr dynamisch vorstellen. Die Abwehrfront patrouilliert andauernd, frisst Angreifer, oder spuckt sie wieder aus, wenn sie ungefährlich sind. Was besonders an den Schleimhäuten zur Abwehr beiträgt, sind die Mastzellen, die gemästet sind mit Entzündungs-Mediatoren, unter anderem mit Histamin. Sie wehren ab, indem sie diese Mediatoren explosionsartig entlassen und benachbarte Blutgefäße erweitern: Rötung und Schwellung entstehen als ein typisches Entzündungszeichen. Dadurch und durch freigesetzte Botenstoffe können auch noch mehr und andere Abwehrzellen wie die Granulozyten oder Makrophagen herankommen und mithelfen.

Das alles geht also in unserem Körper ab, wenn uns etwas ins Auge kommt, eine Biene uns sticht, wir uns einen Schiefer einziehen, oder wenn wir einen Schnupfen haben. Wenn diese erste Abwehrfront ausreicht, ist die Sache eigentlich erledigt und es kehrt Ruhe ein. Bestehen die Angreifer jedoch weiter oder vermehren sich sogar, sind stärkere Waffen notwendig.

Wie macht das unser Immunsystem? Makrophagen haben hier eine Schlüsselrolle. Sie fressen Pathogene oder schleppen sie zum Teil an ihrer Oberfläche weiter in spezialisierte Checkpoints. Das sind unsere Lymphorgane. Alles was über das Blut eindringt, wird in die Milz geschleppt, was über das Gewebe eintritt, z. B. bei Verletzungen, geht über geordnete Lymphbahnen in die Lymphknoten, die man unter den Achseln, in der Leistenbeuge oder am Hals gut kennt, die sich aber nach Bedarf auch in anderen Körperregionen bilden können. Hier wird erst einmal nachgesehen, ob die Angreifer schon aktenbekannt sind. Sie werden hochspezialisierten Beamten vorgeführt, den Lymph-Zellen – Lymphozyten –, die eine Gedächtnisfunktion haben, also Zugriff auf das gespeicherte Daten-Archiv. Wenn das Pathogen schon bekannt ist, kann rasch reagiert werden. Während richtige Polizisten sich ja nicht vermehren können und daher die Cobra oder Wega alarmieren und zum Einsatzort senden müssen, können Lymphozyten das schon: Jede Zelle, die das Pathogen erkannt hat, beginnt sich selbst zu teilen und somit unmittelbare Tochterzellen zu bilden. Man nennt das Klonen.

Wir bemerken dann geschwollene Lymphknoten als Vorboten des Abwehrkampfes. Es dauert etwa 5 Tage, bis es genügende sind. Sie können dann zu den Stellen, wo das Pathogen in den Körper eindrang, ausschwärmen und gezielt angreifen. Zielsicherheit ist wichtig, denn es soll ja kein Kollateralschaden an unseren eigenen Körperzellen passieren. In den allermeisten Fällen gelingt das auch. Man nennt das Ganze „spezifische Immunabwehr".

Einen wesentlichen Aspekt haben wir noch nicht besprochen: Neben Immunzellen gibt es auch lösliche Faktoren, die im Blut und in den Geweben herumschwimmen und Pathogene erkennen können. Wenn sie von Lymphozyten stammen, werden sie Immunglobuline genannt. Das sind Eiweißkörper, die wie kleine Hände in uns herumschwirren. Mit den Fingern kann jeder Immunglobulin-Typ nur ein Pathogen erkennen und abfangen. Das funktioniert tatsächlich so beispielsweise an unseren Schleimhäuten und Drüsen, wo besonders das Immunglobulin vom Typ A (IgA) vorkommt und ausgeschieden wird. Haben wir zu wenig davon, gibt es mehr Schleimhautinfektionen und Pilzerkrankungen in der Folge. IgA und andere Immunglobuline aus der Brustdrüse dienen Babys als Immunschutz, bis das eigene Immunsystem ab ca. dem 6. Lebensmonat gut funktioniert. Kuhmilch ist nicht dazu geeignet, weil zwar IgA vorkommt, aber bei unseren Hochleistungskühen viel zu verdünnt ist, um uns schützen zu können. Im Blut andererseits kommen besonders Immunglobuline der Klasse IgG vor.

Wenn wir wissen wollen, ob unser Körper eine Immunreaktion oder Immunschutz gegen einen Keim aufgebaut hat wie nach einer Infektion oder Impfung, dann wird die Menge dieser IgG bestimmt, die genau gegen den Erreger gerichtet sind, also spezifisch sind. Man nennt das Titerbestimmung. Vielleicht haben Sie schon einmal eine Titerbestimmung gemacht, wenn Sie in einem Krankenpflegeberuf arbeiten und wissen wollten, ob sie noch ausreichend gegen Hepatitis B geschützt sind. Haben wir genügend dieser herumschwirrenden Immunglobulin-Händchen, sind wir gut geschützt. Haben wir noch keine, wenn ein Erreger zum allerersten Mal eindringt, werden sie aus Lymphozyten in den Lymphknoten gebildet. Welches Immunglobulin gebildet wird, hängt vom Erreger ab. Kommt dieser über die Schleimhäute, wird IgA gebraucht und auch gebildet. Kommt er über Injektionen oder über das Blut, reagieren die Lymphozyten mit IgG-Produktion.

Wie aber unterscheidet das Immunsystem eigentlich zwischen Gut und Böse? Es ist die Menge und Art, wie ein Pathogen auf uns auftrifft und in uns eindringt. Oft ist ein Gewebeschaden mit dem Eindringen verbunden, der als Gefahrensignal erkannt wird. Manche Pathogene bringen Gefahrensignale auch selbst mit, die unser Immunsystem seit Millionen von Jahren bereits kennt und wogegen es sofort reagieren kann. Manche Pathogene, die uns bedrohen, haben während der Evolution gelernt, ihre Gefahrensignale unter einem Tarnmantel zu verstecken und entziehen sich gezielt der Immunabwehr.

Die meisten Fremdstoffe, die unser Körper aufnimmt, die wir einatmen oder essen, sind jedoch eigentlich und ursprünglich ungefährlich. Während unser Immunsystem heranreift, werden diese Dinge, von denen wir auch unsere Energie schöpfen, immer wieder den Lymphozyten gezeigt und in Erinnerung gerufen, dass sie ungefährlich sind. Durch ein gleichzeitig eintreffendes Gefahrensignal, beispielsweise eine gleichzeitig stattfindende Virusinfektion, kann es aber zu einem Irrtum kommen und eine – in dem Fall unsinnige – Immunreaktion eingeleitet werden.

Somit haben wir eigentlich die wesentlichen Eigenschaften der Immunabwehr durch und es ergibt sich ein Katalog für vernünftige Immunreaktion, wie sie idealerweise stattfinden.

IMMUNANTWORT SOLL ...

1. nur gegen potentiell gefährliche Eindringlinge vorgehen,
2. möglichst spezifisch sein und
3. sich erinnern können.

Genau das nützt man bei Impfungen aus: Pathogene werden ungefährlich gemacht, dann injiziert oder geschluckt. Durch die Grundimmunisierung (2–3 Impfungen), gefolgt von einer Wiederholung nach einem halben Jahr, entsteht eine solide Immunantwort, die sich noch viele Jahre an die Impfung erinnert, und nur alle 3–5 oder sogar 10 Jahre durch eine einzige Gabe aufgefrischt werden muss. Impfungen haben in einem signifikanten Ausmaß zum Überleben von Menschen und Tieren beigetragen und sind notwendig, weil wir als eine menschliche „Herde“ uns dauernd gegenseitig anstecken. Wenn wir jedoch gut durchgeimpft sind, schützt das die ganze Herde. Man spricht daher auch von Herdenimmunität.

Bei der Allergie gibt es genau mit diesem Leistungskatalog des Immunsystems ein Problem.

DIE IMMUNANTWORT GEHT ...

1. gegen ungefährliche Eindringlinge vor, wie Gräserpollen oder Hausstaubmilben
2. und das hochspezifisch und
3. das Immunsystem kann sich über Jahre an die Allergene erinnern.

Das heißt, dass das Immunsystem des Pollenallergikers im nächsten Jahr zuverlässig wieder allergisch reagieren wird. Oder dass das Immunsystem des Erdnussallergikers die verstecktesten Erdnussspuren effizient aufspürt und somit jedes Küchengeheimnis entlarvt.

Es handelt sich um eine unvernünftige Immunreaktion gegen Pollen, Milben, Insektengifte, Nahrungsmittel oder Medikamente, die allesamt Allergene genannt werden. Die Reaktionen sind dann Heuschnupfen, Asthma, Hautentzündungen, Nahrungsmittelallergien bis zum lebensbedrohlichen Kreislaufversagen, dem anaphylaktischen Schock.

Warum aber entstehen dann Allergien, wenn sie uns nur krank machen?

Das Problem ist, dass harmlose Allergene typischerweise ein oder mehrere Gefahrensignale mitbringen, welche die Lymphozyten täuschen und die Produktion einer bestimmten Klasse von Immunglobulinen anleiern, die sonst selten vorkommt und IgE genannt wird. Während die IgG-Klasse im Rahmen von Versuchen zur Diphterie bereits um 1890 durch EMIL VON BEHRING entdeckt wurde (er dachte, sie seien an Zellen gebunden, während danach LANDSTEINER sie in Wien als lösliche Faktoren in der Blutgruppenserologie weiter charakterisierte), dauerte es noch bis 1967, bis mehrere Gruppen beinahe gleichzeitig IgE entdeckten: die der ISHIZAKAS, S.G.O. JOHANSSON und etwas später BENNETT. Möglicherweise hat die unglaublich geringe Konzentration des IgE im Serum zu dieser fast 70-jährigen Verzögerung beigetragen, obwohl der Begriff der Allergie bereits 1906 durch den Wiener Pädiater CLEMENS VON PIRQUET geprägt wurde.

Man weiß immer noch nicht genau, wozu IgE gut ist. Möglicherweise hilft es bei der Abwehr von Parasiten oder Tumoren, aber das alles ist immer noch wissenschaftlich widersprüchlich. Das Einzige, was man aber sicher weiß ist, dass sie bei Allergien krank machen. IgE ist somit der verlässlichste Biomarker, eine Allergie zu diagnostizieren und sogar vorherzusagen. Denn manche Menschen haben eine genetische Neigung für Allergien. Das wird Atopie genannt. Atopiker und Atopikerinnen haben mehr IgE im Blut und eine dünnere und durchlässigere Haut. Zumeist schon als Kinder leiden sie daher schon an Hautekzemen und Anfälligkeit für Heuschnupfen und Asthma. Sie machen etwa ein Viertel der Allergiker aus. Für alle anderen ist das Allergen mit seinem Gefahrensignal allein genug, krankzumachen und zur IgE-Bildung zu führen. Wir wissen heute, dass nicht nur Kinder und junge Erwachsene Allergien entwickeln können, sondern prinzipiell Menschen bis ins hohe Alter. Voraussetzung ist immer die Exposition, also dass ein Allergen-Kontakt stattgefunden haben muss, um eine spezifische Sensibilisierung einzuleiten.

Wenn nun ein Mensch das ganze Leben Sellerie gegessen und vertragen hat und plötzlich allergisch reagiert, muss man sich fragen, was sich an der Sellerie oder an den Lebensumständen des Patienten denn so signifikant verändert hat, oder welche Gefahrensignale die Selleriesuppe nun mitbringt, die neu sind und machen, dass das Immunsystem sich plötzlich irrt.

Heute bewegt sich die Forschung immer mehr in die Richtung, diese Gefahrensignale zu analysieren, um verstehen zu können, warum Allergene ausgerechnet IgE auslösen.

IgE ist nämlich anders als andere Immunglobuline. Kaum ist es gebildet, setzt es sich auf Entzündungszellen, die dafür ausgerichtet sind, indem sie Rezeptoren für IgE an der Oberfläche tragen. Dazu gehört besonders die Mastzelle, aber auch eine Unterart der Granulozyten, die eosinophilen Granulozyten, die den roten Farbstoffe Eosin „lieben" und so im Blutausstrich dargestellt werden können. Das ist auch der wichtigste Grund, warum so wenig IgE im Blut vorkommt und die Diagnose von Allergien erschwert. Man muss sich also vorstellen, dass die händchenförmigen IgE durch diese Rezeptoren an den Zellen fest am Ellenbogen gepackt und nicht mehr losgelassen werden. Die Entzündungszellen sind nun bewaffnet und wandern solchermaßen in die Gewebe ab: Nase, Augen, Lunge und Magen-Darmtrakt sind nun sensibilisiert, die Waffen entsichert. Noch passiert nichts. Aber der Patient ist „sensibilisiert" wie eine geladene Pistole.

Dann, wenn das eine bestimmte Allergen wiederkommt, vom Allergiker eingeatmet, verschluckt oder über die Haut aufgenommen wird, trifft es auf jene fingerfertigen IgE, die es hochspezifisch erkennen, schnappen, und somit die Entzündungszelle losfeuern lassen. Der Händedruck eines einzelnen IgE ist jedoch zu schwach, es braucht mindestens zwei, besser mehrere Hände, die zugreifen. Damit das klappen kann, müssen die richtigen Händchen nebeneinandersitzen, die alle gegen beispielsweise das Gräserpollen-Allergen gerichtet sind. Im Sensibilisierten kommt es tatsächlich zu einer Anreicherung bestimmter IgE-Spezifitäten, die eine Kreuzvernetzung mehrerer IgEs an der Zelloberfläche begünstigen. Dann werden Entzündungsmediatoren, besonders Histamin, schwallartig ausgeschüttet und führen zu den bekannten Allergiesymptomen: Juckreiz, Rötung, Schwellung, Zusammenziehen von lokalen Muskelzellen, z. B. in der Bronchienwand und Schleimsekretion. Die letzten beiden Mechanismen sind ganz besonders beim Asthmaanfall relevant, wo es zu einer akuten anfallsartigen Atemnot kommt. Und das in Minutenschnelle. Die IgE-vermittelte allergische Reaktion ist also eine Sofortreaktion. Kleinste Mengen eines Allergens genügen, um schon eine Reaktion auszulösen. Es gibt aber einen unteren Schwellenwert, der gerade nicht mehr zu einer Auslösung führt.

Generell gilt daher: Die Dosis macht das Gift: bei größeren Allergenmengen kommt es in der Regel auch zu stärkeren Symptomen. Nicht umsonst hat der Pollenwarndienst seinen Platz in den Medien gefunden.

Wie stark die Reaktion ist, hängt auch davon ab, wie leicht das Allergen eindringen kann. Eine gestörte Hautbarriere, wenn wir zu oft duschen und regelmäßig den Säuremantel der Haut durch Seifen beeinträchtigen, oder die genetische Veranlagung zu einer durchlässigeren Haut des Atopikers favorisieren das Eindringen von Allergenen; ebenso können Entzündungen, z. B. des Darmes oder der Lunge, die Durchlässigkeit fördern. Gemeinerweise bringen manche Allergene Substanzen mit, die Hautbarrieren aktiv aufschneiden, nämlich durch Enzyme. Besonders bei Hausstaubmilben ist das ein relevanter Mechanismus und je mehr wir von ihnen in unseren Betten haben, umso stärker ist diese Enzymwirkung.

Manche Allergene umgehen die Barriere, weil sie injiziert werden und so rasch in die Blutbahn gelangen – wie Medikamente oder Insektengifte. Sie können dann sehr schnell im Körper verteilt werden und viele IgE-bewaffnete Entzündungszellen gleichzeitig erreichen, was letale Folgen haben kann. Massenhaft ausgeschüttetes Histamin führt zu einer starken Blutgefäßerweiterung und Blutdruckabfall. Das kann sehr rasch erfolgen und innerhalb weniger Minuten tödlich sein. Die Ohnmacht ist eine physiologische Gegenregulation, um den Blutfluss zumindest eine Weile aufrecht zu erhalten. Wohl schon mancher Allergiker musste jedoch sein Leben lassen, weil hilfreiche Passanten verfrüht halfen, wieder aufzustehen – „Es geht schon wieder, kommen Sie...". Das Herz bekommt in aufrechter Position aber zu wenig Blut zurück, was zu einem Herzstillstand führen kann.

HALTEN SIE DAHER FOLGENDE REIHENFOLGE EIN:

1. Rettung rufen,
2. Allergenquelle entfernen, falls möglich,
3. flache Lagerung mit Beinen hoch,
4. Herz-Kreislauf-Wiederbelebung.

Atopische Anlage hin oder her, die Allergene sind am Ende schuld am spezifischen IgE. Man hat zwar schon etwa ab 1900 begonnen, die Allergenquellen zu erforschen, hat sich aber lange auf Allergenextrakte bezogen.

Was ist ein Extrakt? Wenn Sie ein Tee-Säckchen ins heiße Wasser hängen, machen Sie eine Extraktion. Wenn ein Pollen auf unsere Nasenschleimhaut auftrifft, findet in den lokalen Sekreten eine Extraktion statt. Das heißt, dass allergene Bestandteile aus der Pollenmatrix herausgelöst werden, welche die eigentlichen Wirkstoffe darstellen. Das Phänomen kann man in der Provokation zur Diagnose und in Studien ausnützen.

Doch halt, nicht alle sind tatsächlich Allergene. Das weiß man seit den 1980er Jahren, als bessere Analysemethoden eingeführt wurden, die zeigen konnten, dass unter den hunderten Eiweißen, die herausgelöst werden, nur ganz wenige als Allergene für die IgE-Erkennung eine Rolle spielen. Das Zeitalter der molekularen Allergologie war angebrochen. Wien nahm dabei von Anfang an eine weltweit führende Rolle ein. Mittlerweile gibt es eine unendliche Fülle von Informationen zu allergenen Molekülen und man braucht eine strenge Katalogisierung, um Zusammenhänge zu verstehen. Nach der ersten Zeit der Sequenzanalysen der genetischen Information folgen nun vermehrt strukturelle Analysen.

Diese Daten erklären nun beispielsweise, was ein Apfel mit der Birke zu tun hat, obwohl es keine botanische Verwandtschaft gibt: Sie beinhalten beide ein praktisch identes Allergen-Molekül. Während das Birkenallergen den Patienten sensibilisiert und die IgE-Bildung anregt, kommt es bei Genuss des Apfels zu einer Verwechslung: IgE erkennt das ähnliche Molekül und es kommt zur allergischen Entzündung an der Mundschleimhaut, wo der Apfel auftraf. Dieses Phänomen nennt man Kreuzreaktivität und die Kliniker kennen es schon lange von ihren Patienten: Viele Birkenpollenallergiker vertragen keine Äpfel, oft genauso wenig wie andere Nahrungsmittel, die ähnliche Moleküle enthalten, so zum Beispiel Karotte, Haselnuss, Sellerie oder Gewürze u.v.m. Das ist jedoch ein sekundäres Problem, die Ursache liegt im Birkenpollen.

Während in Erwachsenen Allergien gegen eingeatmete Allergene und Kreuzreaktivität dominieren, sind für kleine Kinder eher Nahrungsmittelallergene relevant und die allergischen Reaktionen äußern sich oft in Hautekzemen.

Dass wir bisher von Allergikern sprechen, ist nicht nur politisch ungeschickt, es entspricht auch nicht der Wahrheit: Ab der Sexualreife sind Frauen deutlich benachteiligt und haben mehr an Allergien zu leiden, was unter anderem mit einem physiologisch bedingten funktionellen Eisenmangel und dieser wieder mit Veränderungen des Darm-Mikrobioms zusammenhängt, was wieder von Medikamenteneinnahmen herrühren kann, welche die Säure-Situation im Magen-Darmtrakt und daher Lebensbedingungen für Bakterien signifikant ändern.

Somit ergeben sich oft Ketten von bedingten Kausalitäten, bis eine Allergie entsteht. Allergologen und Allergologinnen nehmen die Herausforderung an, die Auslöser und Faktoren zu identifizieren, die das System von vernünftiger Immunität in hysterische Allergie kippen lässt. Damit Sie mit Allergie oder besser noch möglichst ohne Allergie leben können.

8.

Allergie! Ein Fehler im Immunsystem

REINHART JARISCH

Eine Allergie ist ein Fehler im Immunsystem und eine somit völlig unnötige Erkrankung. Aber:

ALLERGIEN SIND DIE HÄUFIGSTE CHRONISCHE ERKRANKUNG IN ÖSTERREICH

Allergene, Auslöser einer inhalativen Allergie, sind mikroskopisch kleine Substanzen, die mit dem freien Auge kaum sichtbar sind. Das sind im Wesentlichen Baumpollen, hier vor allem:

BIRKENPOLLEN:

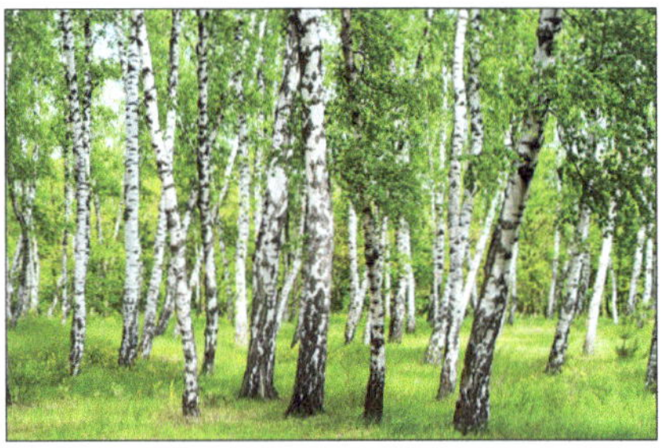

Foto: iStock

GRÄSERPOLLEN:

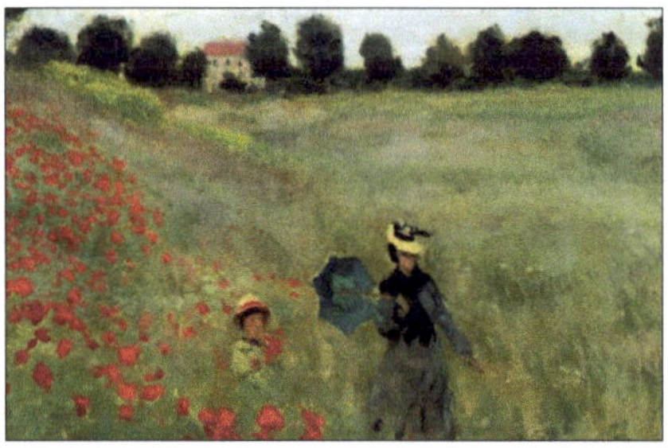

UNKRAUTPOLLEN
(BEIFUSS UND RAGWEED):

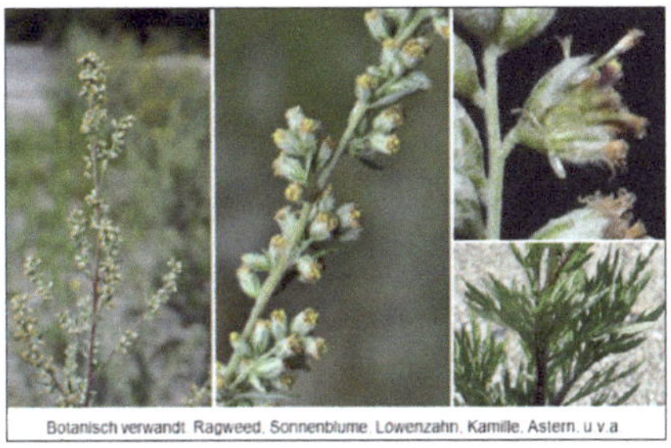

© Wolfgang Hemmer

HAUSSTAUBMILBEN:

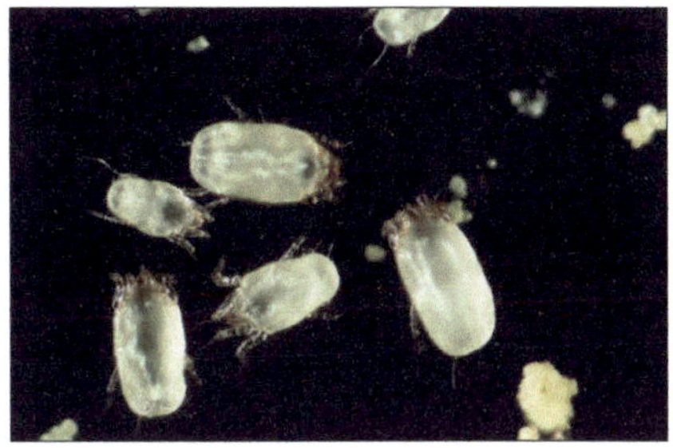

© Wolfgang Hemmer

UND KATZENHAARE:

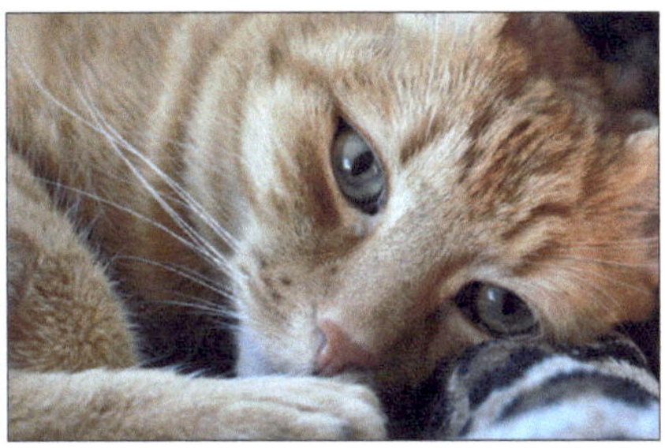

© Wolfgang Hemmers

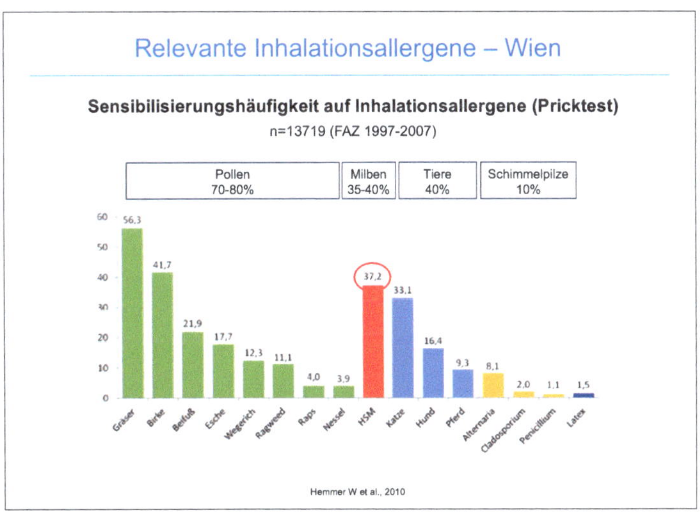

Quelle: nach Hemmer et al. 2010

Die vier wichtigsten Allergene sind Gräserpollen, Birkenpollen, Hausstaubmilbe und Katzenallergene.

Das Immunsystem, also unsere Polizei, glaubt in ihnen Feinde zu erkennen, bildet unter anderem Antikörper der IgE-Klasse aus und reagiert mit einer Entzündungsreaktion. Dabei werden die Entzündungsstoffe Histamin, Interleukine und Leukotriene freigesetzt.

Das wäre vergleichbar mit der Feuerwehr, die wegen einer brennenden Kerze die ganze Wohnung unter Wasser setzt.

Wenn der Mensch Glück hat, bildet das Immunsystem auch sogenannte blockierende Antikörper (IgG-Antikörper) aus, die eine Entzündungsreaktion verhindern können. Dieses Modell kann man am besten bei Imkern sehen, die nach einigen Bienenstichen mit nur leichter Reaktion dann immun werden. Ich habe selbst erlebt, wie sich ein Hobbyimker vor meinen Augen hintereinander von 30 Bienen hat stechen lassen, ohne dass wesentliche Hautreaktionen zu sehen waren. Weitere Stiche wollte er dann, wegen beginnender Kopfschmerzen (Histamin verursacht Kopfschmerzen!), nicht mehr durchführen.

In der folgenden Tabelle kann man die schützende Wirkung der IgG-Antikörper ablesen:

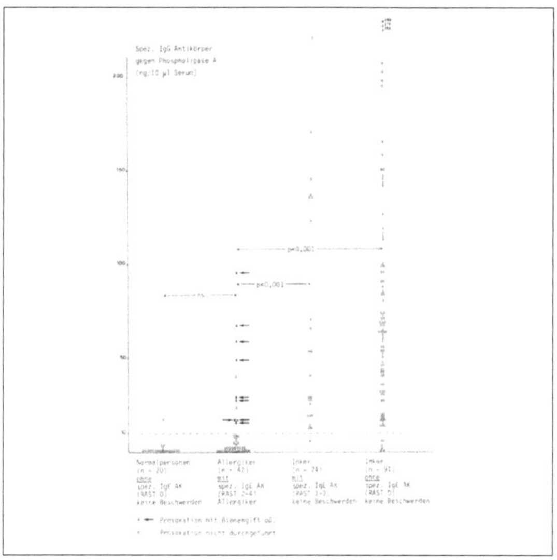

TAB. 1: Aufgelistet sind hier Imker mit und ohne IgE-Antikörper (dritte und vierte Spalte). Personen über der strichlierten Linie hatten keine Symptome. Einige Allergiker (zweite Spalte) entwickelten nach dem Stich IgG-Antikörper und zeigten dann bei der Provokation mit der Bienengift-Menge eines Stiches keine Symptome.

Wie sieht nun die Situation der inhalativen Allergien in Österreich aus?

In einer Studie von Prof. Gadermaier mit 512 Schülern in Salzburg konnte bei 22 Prozent der Jugendlichen eine klinisch relevante inhalative Allergie festgestellt werden und in weiteren 32 Prozent IgE-Antikörper mit vorerst keiner inhalativen Symptomatik.

Das heißt diese Jugendlichen stehen im Wartezimmer einer Allergie (Stemeseder et al., 2017).

IN SUMME IST ALSO DIE HALBE BEVÖLKERUNG GEFÄHRDET.

Allergie und Virusinfekt

Das Auftreten einer inhalativen Allergie beginnt mit Augenjucken und Schnupfen während der Pollenflugzeit. Das wird oft mit einer viralen Infektion verwechselt. Wenn es dann zwischenzeitlich regnet und die Beschwerden verschwunden sind, ist alles vergessen. Das kann sich jahrelang wiederholen.

In der Tat konnte in europaweiten Studien festgestellt werden, dass vom Beginn einer Allergie bis zum sinnvollen Therapiebeginn (AIT, Allergie Immun Therapie) zwischen 6–9 Jahre vergehen können.

Virusinfekte im Kindesalter (RSV Viren) können das Auftreten von Allergien begünstigen. Allerdings zeigen Speichermilben allergische Asthmatiker weniger Symptome bei einem Virusinfekt (Keegan et al., 2016; Lee et al., 2018).

Nun sollte man glauben, dass sich jeder Allergiker rasch impfen lassen will. Das ist aber nicht so, obwohl die Impfung hilft.

Was sind die Gründe des späten Therapiebeginns?

Die betroffenen Patienten wollen nicht glauben, dass Allergien im Laufe der Jahre eher stärker werden, als dass sie wieder vergehen. Aus Augenjucken und Schnupfen kann dann Atemnot, also Asthma bronchiale, werden.

Übliche anfängliche Therapieversuche

Manche probieren Homöopathie, obwohl selbst Homöopathen zugeben, dass es ein Placebo ist.

Dann werden Antihistaminika versucht. Das sind Medikamente, die den Histamin-Rezeptor, also die Andockstelle, blockieren, aber Histamin nicht abbauen können.

Zusätzlich wird Kortison inhalativ für Nase und Lunge gegeben, die gut wirksam sind, aber nur für die Dauer der Anwendung,

Auch wird Kortison intramuskulär injiziert (z. B. Volon A 40). Das hilft kurzfristig für einige Wochen, kann als „Notfalltherapie" eingesetzt werden, wirkt im Wiederholungsfall immer weniger und hat keinen Einfluss auf den Allergiestatus, das heißt die Allergie bleibt bestehen.

Zeitverlust

Inzwischen sind Jahre vergangen, die Allergie ist noch da, meist sind die Beschwerden noch schlimmer geworden.

Welche Therapie heilt (hilft)? Gibt es diese überhaupt?

Bevor wir jedoch eine Antwort darauf suchen, sollten wir überlegen, warum man Allergien behandeln soll.

1) Erstens – logischerweise – damit die inhalativen Beschwerden, die Berufs- und Privatleben massiv behindern können, wieder vergehen.

2) Zweitens soll nicht unerwähnt bleiben, dass inhalative Erkrankungen zu Erstickungsanfällen (Asthma bronchiale) führen können. Insektenallergien (Bienen- oder Wespenstiche) können zum Tod führen. Das tritt in Österreich etwa 10mal im Jahr auf.

3) Wenig bekannt ist, dass junge allergische Patienten (18 Jahre) ein doppelt so hohes Risiko und 40-jährige Patienten ein vierfach höheres Risiko haben, an Atherosklerose zu erkranken.

   Man muss sich nun die Frage stellen, warum das nicht oder kaum bekannt ist. Die Folgen einer Atherosklerose treten erst jenseits des 60. Lebensjahres auf und Herzinfarkt oder Schlaganfall werden dann den üblichen Verdächtigen wie Rauchen, Bluthochdruck oder Diabetes zugeordnet. Kein Arzt sucht dann nach Allergien, obwohl diese mögliche – Jahre zurückliegende – Verursacher sind.

4) Ein weiteres Problem mit Spätfolgen ist die Osteoporose. Allergische Patienten haben durch die erhöhte Histamin-Belastung ein erhöhtes Risiko frühzeitig an Osteoporose zu erkranken.

   Patienten mit Mastocytose haben durch die erhöhte Histamin-Freisetzung ein erhöhtes Risiko vorzeitig an Osteoporose zu erkranken. Histamin fördert den Knochenabbau, fördert die Osteoklastentätigkeit. Im Umkehrschluss kann die Gabe eines Antihistaminikums den Knochenabbau signifikant verzögern. (vgl. Aasbjerg et al., 2013; Knoflach et al., 2005; Kinjo et al., 2008).

Inhalative Allergien können von Nahrungsmittelallergien begleitet sein

Bei Hausstaub-Allergikern kann bei gleichzeitiger Sensibilisierung auf Tropomyosin eine Unverträglichkeit von Muscheln und Austern auftreten. Auf Birkenpollen allergische Patienten vertragen unter anderem oft Äpfel und Nüsse nicht. Beifußpollen allergische Patienten vertragen unter anderem oft Sellerie, Mango, Feige und Banane nicht. Ragweed-allergische Patienten vertragen oft Mango und Melonen nicht.

INHALATIONS-ALLERGIE	KREUZREAKTIVE NAHRUNGSMITTEL	HÄUFIGKEIT EINER NAHRUNGSMITTEL-ALLERGIE BEI SENSIBILISIERTEN	VERANTWORTLICHE KREUZREAKTIVE ALLERGENE
Birkenpollen	Kern- und Steinobst (v.a. Apfel und Pfirsich), Haselnuss, Walnuss, Mandel, Erdnuss, Soja, Feige, Karotte, Sellerie, Gewürze aus der Familie der Doldenblütler (Kümmel, Anis, Petersilie, Koriander, Dille), Paprika, Kartoffel (roh), Kiwi, Kaki/Sharon, Erdbeere, Himbeere, Jackfruit, Maulbeere	sehr häufig	PR-10 Proteine (Bet v 1-Verwandte)
Beifußpollen	Sellerie, Gewürze (Kümmel, Anis, Koriander, Kreuzkümmel, Curry), Mango, Litschi, Honig, Kamille, Pistazie, Cashewnuss	gelegentlich	Defensin, teilweise LTPs
Profilin (Panallergen in Pollen)	Theoretisch alle pflanzlichen Nahrungsmittel; in der Praxis häufig: Melonen, Banane, Tomate, Paprika, Zitrusfrüchte, Mango	gelegentlich	Profilin
Hausstaubmilbe	Krebstiere (Garnelen, Hummer, Krabben) und Weichtiere (Muscheln, Schnecken, Tintenfische), Insekten	selten	Tropomyosin, Argininkinase
Latex	Banane, Avocado, Edelkastanie, Kiwi, Tomate, Feige, Papaya, u.a.	gelegentlich	Hevein (Hev b 6), beta1,3-Glukanase (Hev b 2)?
Ficus benjamina	Feige, selten Kiwi, Papaya, Banane, Ananas	häufig	Cysteinprotease
Katze, Hund	(Schweine)fleisch („Cat-Pork-Syndrom")	sehr selten	Serumalbumin
Ziervögel	(halb)rohes Eigelb („Vogel-Ei-Syndrom"), selten auch Geflügelfleisch	häufig	Serumalbumin

Quelle: Hemmer

Nahrungsmittelunverträglichkeiten bei Allergien

Echte Nahrungsmittelallergien (Ei, Milch und Weizen) können in den ersten Lebensjahren auftreten, verlieren sich aber mit Eintritt in die Volksschule. Die möglichen Kreuzreaktionen zwischen Pollen und Nahrungsmitteln sind schon eingangs beschrieben. Es gibt aber auch Allergien auf Lebensmittel, die erst in den späten Lebensjahren auftreten. Grund dafür ist der Einsatz von PPIs (Protonen Pumpen Hemmer), die den pH-Wert des Magensafts erhöhen. Dadurch werden potentielle Allergene in den Speisen nicht deaktiviert und können im Darm zu Sensibilisierungen Anlass geben.

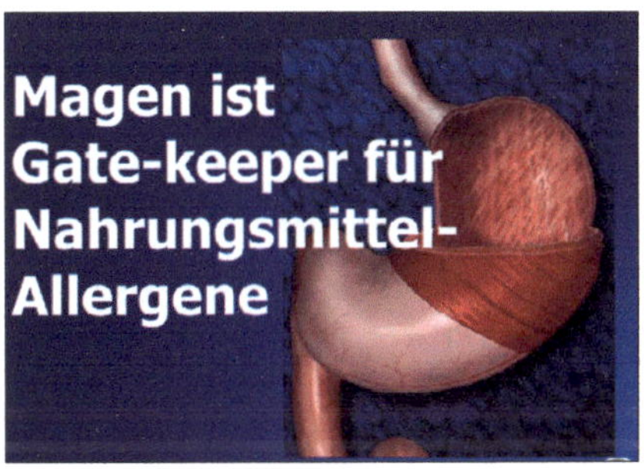

Quelle: Jensen-Jarolim

ABB. 1: Der Magensaft kann Allergene abbauen und Bakterien zerstören

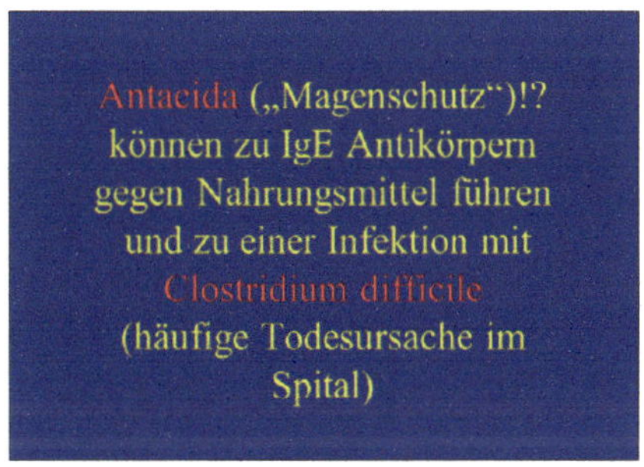

Quelle: Jensen-Jarolim

ABB. 2: Neben der Zunahme von Nahrungsmittelallergien droht eine Infektion durch Clostridium difficile

Verdauungsexperimente mit verschiedenen pH-Werten zeigen, dass die Anhebung des pH-Wertes im Magensaft zu keiner Verdauung der potentiellen Allergene führt.

Somit können Nahrungsmittelallergien auch im hohen Alter auftreten (der so genannte Magenschutz gehört fast zur Standardtherapie von Bewohnern von Seniorenheimen).

SIMULIERTE MAGENFLÜSSIGKEIT

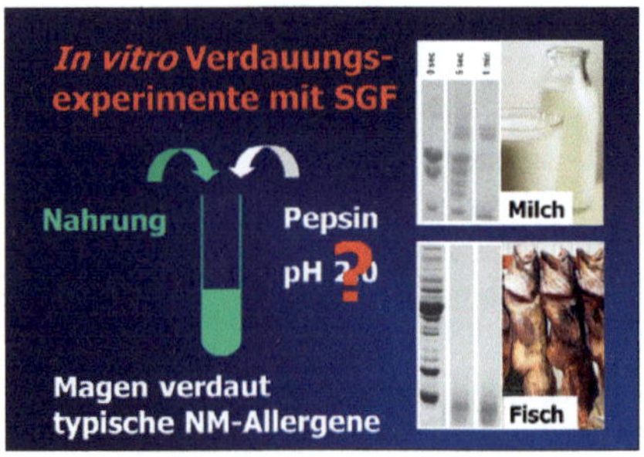

Quelle: Jensen-Jarolim

ABB. 3: Bei normalem pH-Wert des Magensafts werden die potentiellen Allergene Milch und Fisch rasch abgebaut

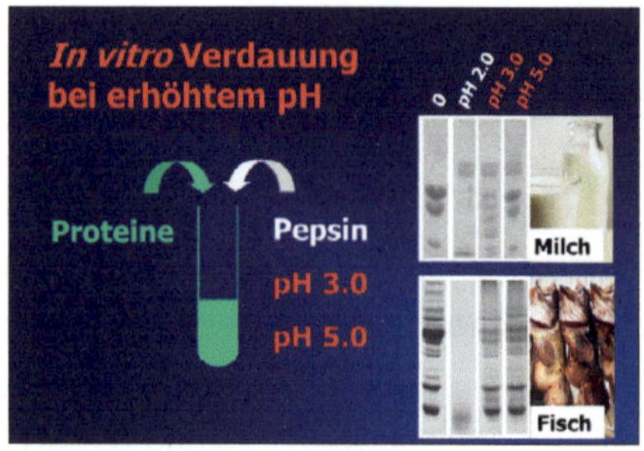

Quelle: Jensen-Jarolim

ABB. 4: Bei Erhöhung des pH-Wertes werden Milch und Fisch-Allergene nicht abgebaut

PPIS (PROTONEN-PUMPEN-INHIBITOREN) FÖRDERN OSTEOPOROSE UND FÜHREN ZU EINEM VIT. B12-MANGEL, DER NEBEN BLUTBILDVERÄNDERUNGEN ZU NEUROLOGISCHEN AUSFÄLLEN FÜHREN KANN.

FAZIT:

PPIS SOLLTEN DAHER DRINGEND DURCH HISTAMIN H^2-REZEPTORENBLOCKER MIT WESENTLICH WENIGER NEBENWIRKUNGEN ERSETZT WERDEN!

LITERATUR:

Aasbjerg K, Torp-Pedersen C, Vaag A, Backer V, et al. Treating allergic rhinitis with depot-steroid injections increase risk of osteoporosis and diabetes. Respir Med. 2013 Dec;107(12):1852-8

Hemmer W, Schauer U, Trinca A, Neumann C. Prävalenz der Ragweedpollen-Allergie in Ostösterreich. Projekt-Endbericht 2009, Amt der NÖ Landesregierung, St. Pölten, 2010. https://www.noe.gv.at/noe/Gesundheitsvorsorge-Forschung/Ragweedpollenallergiestudie.html

Keegan AD, Shirey KA, Bagdure D, Blanco J, Viscardi RM, Vogel SN. Enhanced allergic responsiveness after early childhood infection with respiratory viruses: Are long-lived alternatively activated macrophages the missing link?Pathog Dis. 2016 Jul;74(5)

Kinjo M, Setoguchi S, Solomon DH. Anti-histamine Therapy and Bone Mineral Density: Analysis in a Population-Based U.S. Sample Am J Med. 2008 Dec; 121(12): 1085–1091.

Knoflach M, Kiechl S, Mayr A, Willeit J, Poewe W, Wick G, Knoflach M. Allergic rhinitis, asthma, and atherosclerosis in the Bruneck and ARMY studies. Arch Intern Med. 2005 Nov 28;165(21):2521-6

Lee DCP, Tay NQ, Thian M, Prabhu N, Furuhashi K, Kemeny DM.Lee DCP, et al. Prior exposure to inhaled allergen enhances anti-viral immunity and T cell priming by dendritic cells. PLoS One. 2018 Jan 2;13(1)

Stemeseder T, Klinglmayr E, Moser S, Lueftenegger L, Lang R, Himly M, Oostingh GJ, Zumbach J, Bathke AC, Hawranek T, Gadermaier G.Stemeseder T, et al. Cross-sectional study on allergic sensitization of Austrian adolescents using molecule-based IgE profiling. Allergy. 2017 May;72(5):754-763

9.

Irritatives Kontaktekzem

Reinhart Jarisch

Das irritative Kontaktekzem (IK) ist ein Ekzem (Hautirritation) ohne allergologische Ursache. Das heißt, dass es hier zu keiner Sensibilisierung von Lymphozyten (weißen Blutkörperchen) kommt, sondern dass chemische Reize von außen auf die Haut einwirken.

DAS KLINGT GEFÄHRLICH! – IST ES SCHON UND IST ES NICHT.

Gefährlich, weil das IK ein Vorläufer für das allergische Kontaktekzem (AK) sein kann und nicht gefährlich, weil der häufigste Auslöser eine harmlose chemische Substanz ist:

Wasser!

Durch häufiges Händewaschen und „ewiges" Duschen kommt es zu einer Abschilferung der obersten Hautschicht (Keratinozyten) und einer Verschiebung des Haut pH-Wertes ins Alkalische. Der normale pH-Wert der Haut liegt zwischen 5,5 und 6, ist also sauer (Stichwort Säureschutzmantel der Haut), ein pH-Wert von 7 wird als neutral bezeichnet.

Das qualitative hochwertige Wiener Leitungswasser hat aber einen pH-Wert von 7,8! Das haben ein Chemiker und ich einen Tag lang getestet, weil wir es nicht glauben wollten. Wir hätten eine pH-Wert von 7 (neutral) erwartet.

Das IK zeichnet sich durch eine trockene Haut aus, zeigt leichte Schuppung, kann leicht rissig sein und auch entzündlich gerötet. Betroffene berichten über juckende Hände oder Juckreiz der Haut des Körpers, meinen aber meist, dass sie nur eine trockene Haut haben.

Da stellt sich dann oft die Frage: wie vermittle ich dem Patienten die Diagnose?

Sehr einfach! Im Jahre 1969 haben die Schweizer Dermatologen (Locher und Suter) den sogenannten Nitrazingelbtest (NGT) beschrieben. Diesen haben wir in späteren Jahren wieder aufgegriffen. Der NGT ist ein Farbstofftest, der den pH-Wert der Haut widerspiegelt.

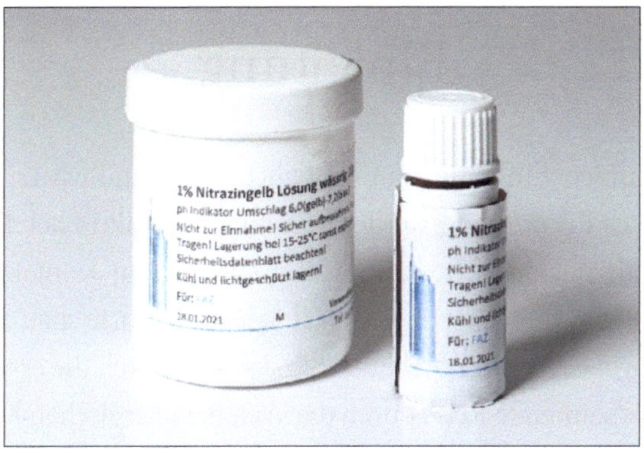

© Simon Klein Photography

Bringt man mit einem Wattestäbchen die dunkelviolette Flüssigkeit auf die Haut auf, dann verfärbt sich die Farbe bei einem sauren pH-Wert in Gelb und ist auf der Haut praktisch nicht sichtbar. Bei Verschiebung des pH-Wertes ins Alkalische, ändert sich die Farbe von gelb auf gelbgrün zu grün und violett.

Wenn man nun zeitgleich die eigene Hand auch mit dem NGT bestreicht und diese gelb ist, – im Gegensatz zu grün bis violett des Patienten –, dann ist die Diagnose beim Patienten angekommen. Die Diagnose lautet „Sauberkeit" (d. h. man kann sich auch zu viel waschen).

Therapeutisch bietet sich dann die Gabe einer Creme, die pH-stabilisiert und im Sauren gepuffert ist, an (Ultrasicc®).

10.

Allergisches Kontaktekzem

BIRGER KRÄNKE

Einleitung

Nach einer kurzen Einleitung und möglichst verständlichen Darstellung der Grundlagen dieser Erkrankung werden wir anhand praktischer Beispiele die für Betroffene oftmals quälende Bedeutung des allergischen Kontaktekzems aufzeigen, verbunden mit wichtigen Hinweisen für den diagnostischen Ablauf und eine hoffentlich gelungene Therapie. Arbeiten Sie sich also durch die ersten Seiten, dann erwartet Sie eine spannende Reise durch die Welt des allergischen Kontaktekzems.

OBWOHL DER BEGRIFF „EKZEM" ALS EIN AUS DEM GRIECHISCHEN ABGELEITETES KUNSTWORT (EKZEIN: AM EHESTEN ZU ÜBERSETZEN MIT „AUFKOCHEN, ANSCHWELLEN") BEREITS SEIT DEM 6. JAHRHUNDERT N. CHR. BEKANNT IST, HAT SICH DIE EIGENTLICHE BEDEUTUNG DIESES KRANKHEITSBILDES SEIT UND VOR ALLEM MIT DER INDUSTRIALISIERUNG – UND DAMIT NATÜRLICH BIS AKTUELL – ZU EINER ART HOCHBLÜTE ENTWICKELT.

Das Ekzem in all seinen klinischen Spielarten zählt zu den häufigsten Hauterkrankungen im (nicht nur) deutschsprachigen Raum mit Prävalenzzahlen von 15 bis zu 20 Prozent, d. h. innerhalb eines Jahres ist ca. jede fünfte Person in der Bevölkerung von einer Ekzemerkrankung betroffen.

Allein für das hier vorgestellte allergische Kontaktekzem wird eine ähnliche Häufigkeit wie für den Diabetes mellitus, die allseits bekannte Zuckerkrankheit, angenommen, kann also als „Volkskrankheit" bezeichnet werden [1-3].

Das allergische Kontaktekzem kann ohne Rücksicht auf Geschlecht oder Abstammung in jeder Altersstufe auftreten, wenn auch im Lebensalter der berufstätigen Bevölkerung sein Vorkommen eine nochmals besondere, auch sozioökonomische Bedeutung hat – als einer der häufigsten Gründe für eine Berufskrankheitenmeldung (in Österreich an die AUVA, in Deutschland an die zuständige Berufsgenossenschaft).

Abseits der gesellschaftlichen Relevanz hat bei diesem Krankheitsbild die persönliche Belastung durch teilweise ausgeprägten Juckreiz und optisch oftmals unschönes Erscheinungsbild an der sichtbaren (oder einer Partner*in zugänglichen) Haut ihren besonderen Stellenwert.

Da für alle Spielarten und Erscheinungsbilder des Kontaktekzems das Meiden der jeweils auslösenden Faktoren für die Therapie wie auch die Prognose wesentlich ist, muss eine genaue Diagnostik, basierend auf möglichst aufschlussreichen Angaben der vom Ekzem Betroffenen, erfolgen. Unbedingt vermieden werden sollten „Eigendiagnosen" und vom Patienten oft selbstständig eingeleitete „Therapie"-Maßnahmen.

Definition und Entstehung des allergischen Kontaktekzems

Üblicherweise wird in der Medizin das Kontaktekzem als eine akute, subakute oder chronische Entzündungsreaktion der Haut (manchmal auch als „Dermatitis" bezeichnet) angesehen, die durch bestimmte Fremdstoffe – zumeist von außen auf die Haut kommend – ausgelöst wird. Sind dies Reizstoffe, wie beispielsweise Seifen, Laugen oder Pflanzenbestandteile, dann sprechen wir von einem irritativen Kontaktekzem, sind dies Allergene, wie beispielsweise Nickel, Chromate oder Duftstoffe, sprechen wir von einem allergischen Kontaktekzem. Und da es ja sonst zu einfach wäre: viele Allergene haben auch reizende Eigenschaften.

Allerdings ist für das Auftreten eines allergischen Kontaktekzems eine entsprechende, wesentliche Beteiligung des Immunsystems unabdingbar. Es handelt sich um eine sogenannte zellvermittelte Typ-IV-Überempfindlichkeitsreaktion. Diese ist nach heutigem Wissensstand nicht vererblich, nicht von Person zu Person im Alltag übertragbar und besteht grundsätzlich aus 2 Phasen [4]:

- ... der zuerst erfolgenden Sensibilisierung gegen ein bestimmtes Allergen (Sensibilisierungsphase), üblicherweise eine sehr kleine (niedermolekulare) Struktur;
- ... der nachfolgenden allergischen Reaktion nach erneutem Kontakt mit dem Allergen oder einem kreuzreagierenden Antigen (Auslösephase).

In der Sensibilisierungsphase werden die Allergene, nachdem sie durch die oberste Hautschicht (Hornschicht, Stratum corneum) gelangt sind, von bestimmten Immunzellen der Haut (dendritische epidermale Zellen, Langerhans-Zellen) aufgenommen, die daran anschließend in die nahegelegenen Lymphknoten wandern. Dort verarbeiten (prozessieren) sie das Allergen und präsentieren es T-Zellen (bestimmte Zellen der Immunabwehr). Dieser Vorgang kann schnell (5–10 Tage bei starken Sensibilisatoren) oder langsam (Monate bis Jahre bei schwachen Sensibilisatoren) ablaufen. Die sensibilisierten T-Zellen wandern anschließend wieder in die Oberhaut (Epidermis) zurück. Für die Betroffenen selbst ist dieser Vorgang nicht zu bemerken.

Bei erneutem Hautkontakt mit dem Allergen (Auslösephase) werden sie aktiviert, setzen Botenstoffe (Zytokine) frei, locken dadurch Entzündungszellen an, und diese verursachen schließlich die nachfolgend beschriebenen Symptome und Beschwerden, zumeist innerhalb von 12–72 Stunden nach dem Kontakt.

Das den Betroffenen in der Auslösephase – die Sensibilisierung selbst verläuft ja klinisch „stumm“ – am ehesten bemerkbare und vornehmlich unangenehme Symptom ist der Juckreiz (Pruritus). Die durch den Kontakt und die anschließende Immunreaktion ausgelösten Hautveränderungen reichen von Rötungen (Erythemen) über Knötchen (Papeln) bis zur Bildung von Blasen (Vesikel, Bullae), Geschwüren (Ulzerationen) und Verkrustungen beziehungsweise Schuppenbildung. Besonders dabei ist, dass das allergische Kontaktekzem mit einem zeitlichen nach- und nebeneinander Auftreten von Rötung, Bläschen, Exsudation, Papeln und Schuppen einhergehen kann, deren jeweilige Anteile nach dem zeitlichen Zustand des Ekzems variieren. Das akute Ekzem ist eher bläschenhaft-nässend, das chronische eher trocken-schuppend.

Hauptsächlich betroffen ist die Haut auf oder nahe den Händen – hier finden sich ja auch häufig Barrieredefekte durch z. B. Nassarbeit, die ein Eindringen von allergenen Stoffen erleichtern – sowie die Gesichtshaut, prinzipiell können aber alle Hautregionen mit entsprechendem Kontakt betroffen sein.

Aber Achtung: der Kontakt kann offensichtlich, fühl- und/oder spürbar sein, es ist aber auch möglich, dass der Kontakt über feinste Substanzspuren in der Umgebungsluft „luftgetragen“ (das nennt man dann: aerogen) erfolgt [(1)].

Bekannte potentiell „luftgetragene“ Allergene sind zum Beispiel [(5,6)]: Acrylate, Epoxidharze, Isothiazolinone (besonders Methylchlorisothiazolinon), Formaldehyd und Formaldehydabspalter, Glutardialdehyd, Pflanzenbestandteile der Compositae, Kolophonium, Primin, Propolis.

Zusammenfassend können also folgende drei wesentliche Bedingungen für die Diagnose eines allergischen Kontaktekzems genannt werden:

1. Es handelt sich klinisch um das Bild eines Ekzems.
2. Es liegt aufgrund des Verteilungsmusters eine Kontakt-bedingte Veranlassung der Beschwerden durch einen nicht-infektiösen Auslöser vor, d. h. es handelt sich in der Regel um lokalisiert auftretende Reaktionen nach Kontakt mit entsprechenden Substanzen.
3. Es muss eine vorherige **Sensibilisierung** stattgefunden haben (nicht „jedermann“ reagiert auf die auslösende Substanz bei einem Hautkontakt, sondern eben nur die Sensibilisierten).

Der Fairness halber sei aber erwähnt, dass das klinische Bild allein oftmals keine eindeutige Zuordnung des Kontaktekzems als allergisch- oder irritativ-bedingt zulässt [(1)].

Abgrenzung anderer (wichtiger) Diagnosen vom Kontaktekzem

In der nachfolgenden *Tabelle 1* sind wichtige abzugrenzende Krankheitsbilder aufgeführt (allerdings ohne Anspruch auf eine komplette Aufzählung aller denkbaren Differentialdiagnosen), die dem Betrachter ebenfalls als Ekzem oder „Ekzem-artig“ erscheinen können. Eine Abgrenzung ist wichtig, da diese Krankheitsbilder auf Grund eines (teils) gänzlich anderen Entstehungsmechanismus (Pathophysiologie) auch (teils) einer gänzlich unterschiedlichen Therapie bedürfen.

TABELLE 1 (modifiziert nach 3, 8–10)

DIFFERENTIALDIAGNOSEN (an die der betreuende Arzt (teils auch nach wesentlichen anamnestischen Hinweisen durch den Patienten) denken sollte)	LOKALISATIONEN (an diesen Körperstellen treten die jeweils genannten Differentialdiagnosen bevorzugt auf, müssen also bei einem Kontaktekzem-Verdacht in diesen Hautregionen berücksichtigt werden)
Alle anderen Ekzemtypen: - Atopisches oder endogenes Ekzem („Neurodermitis") - Dyshidrotisches („bläschenhaftes") Ekzem - Exsiccationsekzem („Austrocknungsekzem") - Seborrhoisches Ekzem („Überfettungsekzem") - Nummuläres („münzartiges") Ekzem - Stasisdermatitis („Stauungsekzem")	 Große Beugen, Stamm, Kopf Hände (besonders Finger), Füße (Untere) Extremitäten, Stamm Gesicht, Dekolleté, hintere Schweißrinne Stamm, Extremitäten Unterschenkel
Ekzematöse (unerwünschte) Arzneireaktionen (Nebenwirkung)	Lokalisiert (Extremitäten), generalisiert
Psoriasis vulgaris („Schuppenflechte") in den verschiedenen Varianten	Kopfhaut, Ellenbogen, Finger, Stamm
Pityriasis rosea („Röschenflechte")	Stamm
Erythrasma („Zwergflechte")	Achselhöhle (axillär), Leistengegend (inguinal)
Lichen ruber („Knötchenflechte")	Unterschenkel, Füße
Lichen simplex chronicus („Umschriebene Neurodermitis")	Unterschenkel, Unterarme, Hände, Stamm
Morbus Bowen, Erythroplasie Queyrat	Gesicht, Hals, Extremitäten, genitoanal
Morbus Paget („Paget-Krankheit (meist) der Brustwarze (Mamille)")	Brust (Brustwarze, Warzenhof)
Morbus Hailey-Hailey („Gutartiger familiärer Pemphigus")	Achselhöhle (axillär), Leistengegend (inguinal)
Mykosen („Hautpilzinfektionen")	Extremitäten, Stamm
Kutane T-Zell Lymphome bzw. Parapsoriasis en plaque („Fingerprint-Dermatose")	Stamm
Periorale Dermatitis, Rosacea-artige Dermatitis	Gesicht (Mundregion (perioral), Nasenregion (paranasal), Stirn)
Polymorphe Lichtdermatose („Sonnenallergie")	Dem Sonnenlicht ohne adäquate Eingewöhnungszeit ausgesetzte Hautareale, üblicherweise aber nicht Gesicht und Hände
Scabies ekzematisiert („Krätze")	Genitoanal, Hände (Zwischenfinger-Bereich), Brustwarzenregion
Systemischer Lupus erythematodes, SCLE („Schmetterlingsflechte")	Gesicht, Extremitäten, Stamm
Dermatozoenwahn („Wahnhafter Ungezieferbefall")	Meist Extremitäten, auch Gesicht

Eigene Darstellung

Zur Unterscheidung dieser Erkrankungen, die alle das Erscheinungsbild „Ekzem“ gemeinsam haben (können), ist der Faktor Zeit sehr wichtig. Denn bei einer zuverlässigen Angabe eines akuten (d. h. innerhalb von Stunden bis wenigen Tagen) Auftretens der ekzematösen Hautveränderungen kommen beispielsweise die folgenden der in Tabelle 1 genannten Krankheitsbilder nicht in Betracht. Diese benötigen nämlich meist Wochen bis Monate zum Entstehen:

Lichen ruber verrucosus, Lichen simplex chronicus, Morbus Bowen, Morbus Paget, Kutane T-Zell-Lymphome, Parapsoriasis, (Systemischer) Lupus erythematodes bzw. SCLE [(10)].

Es kann also betont werden, dass Betroffene durch genaue zeitliche Angaben dem(r) Arzt/Ärztin dabei helfen können, einige andere wichtige Diagnosen schon allein auf Grund des Zeitverlaufs auszuschließen (s. u. unter Diagnostik). Sollten allerdings Zweifel an der Diagnose einer Ekzemerkrankung als solcher aufkommen, ist in den meisten Fällen die Durchführung einer kleinen Probebiopsie erforderlich. Um den Auslöser eines allergischen Kontaktekzems zu finden, ist die Probebiopsie allerdings nicht geeignet.

Wie und wodurch es zum Kontaktekzem kommt

IN DEN MODERNEN, INDUSTRIALISIERTEN LÄNDERN LEBENDE MENSCHEN HABEN NACH SCHÄTZUNGEN MEHR ODER WENIGER REGELMÄSSIG HAUT- ODER SCHLEIMHAUTKONTAKT MIT CA. 50.000 CHEMISCH DEFINIERTEN SUBSTANZEN NATÜRLICHEN ODER AUCH INDUSTRIELLEN URSPRUNGS, VON DENEN ÜBER 4.000 ALS MÖGLICHE KONTAKTALLERGENE BEKANNT SIND.

Nach Kontakt mit einer oder mehreren dieser Substanzen, die für die Immunabwehr Fremdstoffe darstellen, hat die Haut mehrere Möglichkeiten zu reagieren:

- Keine sicht- und fühlbare Reaktion (Toleranz – der bei Weitem häufigste Fall)

- Innerhalb von Stunden brennende bis schmerzhafte Rötung, später vielleicht auch Bläschen, Blasen und Nekrosen (Irritation, toxische Reaktion); tritt die gleiche Reaktion erst nach vielfachem Kontakt und erst nach Tagen oder Wochen auf, spricht man von einer kumulativ-toxischen Ekzemreaktion
- Zuerst scheinbar keine Reaktion, aber die oben beschriebene Sensibilisierung von Abwehrzellen; bei einem wiederholten Kontakt mit der nun allergenen Substanz innerhalb von Stunden oder Tagen Auftreten von Juckreiz, Brennen, Rötung, Bläschen: allergisches Kontaktekzem

Manche Allergene wie Metalle oder Duftstoffe werden sehr häufig, manche wie Haarfarbstoffe oder Konservierungsmittel häufig bis gelegentlich, manche aber wie Chlorhexidin selten bis sehr selten bei betroffenen Patient*innen als Auslöser vermutet bzw. bewiesen [(11)]. Je nach betroffener Körperregion und je nach beruflicher Tätigkeit gibt es bestimmte, ausgewählte Allergene, an die primär als Verursacher gedacht werden sollte *(siehe Tab. 2)*.

WEGEN IHRER BEDEUTUNG SIND FOLGENDE SUBSTANZEN ALS HÄUFIGE AUSLÖSER EINES KONTAKTEKZEMS HERVORGEHOBEN ZU NENNEN:

- Berufsstoffe (Epoxidharze (Bisphenol A, Bisphenol F), Kaliumdichromat, (Methyl)Methacrylate, Konservierungsstoffe (MCI/MI))
- Duftstoffe (Eugenol, Linalool, Perubalsam, Zimtaldehyd, Zimtalkohol)
- Emulgatoren (Wollwachsalkohole (Lanolin, Amerchol L 101), Cetylstearylalkohol)
- Farbstoffe (Para-Phenylendiamin, Para-Toluylendiamin, Resorcinol, können auch in Tattoo-Farben vorkommen)
- Konservierungsmittel (Parabene, Methylisothiazolinon, MCI/MI)
- Lokal angewandte Antibiotika (vor allem Aminoglykoside wie Neomycin)
- Metallsalze (Nickelsulfat, Kaliumdichromat, Kobaltchlorid, Palladiumchlorid)
- Naturprodukte (ätherische Öle, Propolis)

Manchmal kann es auch zu kreuzallergischen Reaktionen zwischen diesen Allergenen (z. B. zwischen Para-Phenylendiamin und Para-Toluylendiamin oder anderen „Para"-Stoffen) kommen. Unter einer Kreuzallergie (oder Kreuzreaktion) versteht man, dass der Kontakt gegenüber einer Substanz B zu einer allergischen Reaktion führt, wenn man zuvor durch eine verwandte Substanz A sensibilisiert wurde und möglicherweise auf diese Substanz A bereits reagiert hat. Ein Sensibilisierungskontakt durch Substanz B ist in diesem Fall also nicht Voraussetzung für eine Reaktion, möglicherweise hatte man auch nie zuvor Kontakt zu Substanz B.

TABELLE 2: Körperregionen und Berufe mit dafür typischen, ausgewählten Allergenen (mod. nach 12, 13)

KÖRPERREGION	ALLERGENE
Kopf, Gesicht	Haarkosmetika (P-Phenylendiamin, P-Toluylendiamin, Duft- und Konservierungsstoffe), Kopfbedeckungen (Leder – Chromate, Farbstoffe – Parasubstanzen), Gesichtskosmetika (Emulgatoren wie Cetylstearylalkohol, Lanolin-Alkohol; Duftstoffe wie Citronellal; Konservierungsmittel wie Parabene), Nagellacke (Formaldehydharze, Acrylate)
Mundregion, Lippen	Lippenkosmetika und Zahnpflegemittel (Duftstoffe, Emulgatoren, Konservierungsmittel, ätherische Öle wie Pfefferminzöl und Menthol)
Achseln	Deodorantien (Duftstoffe, Konservierungsmittel)
Stamm	Körperpflegemittel (Duftstoffe, Emulgatoren, Konservierungsmittel, ätherische Öle), topische Medikamente (Creme, Salbe), Textilfarben
Bauchnabel(region)	Hosenknöpfe aus Metall, z. B. bei Jeans (Nickel)
Arme, Hände (häufigste Lokalisation)	Kosmetika und Pflegemittel (Duftstoffe, Emulgatoren, Konservierungsmittel), Handschuhe (Latex, Carbamate, Thiurame), Nagelkosmetika (Acrylate), Schmuckmetalle (Nickel, Gold)
Genito-Analregion	Hygieneartikel (Duftstoffe, Konservierungsmittel, Emulgatoren), Kondome (Gummi (Latex, Carbamate, Thiurame)), Lokaltherapeutika (Lokalanästhetika – Benzocain; Kortisone, Aminoglykosid-Antibiotika)
Beine, Füße	Topische Medikamente bzw. Wundauflagen (Neomycin, Kolophonium, Wollwachsalkohol (Lanolin-Alkohol)), Cetylstearylalkohol, Dexpanthenol, Propolis), Schuhmaterialien (Chromate, Carbamate, Thiurame), Textil- und Schuhfarbstoffe (P-Phenylendiamin, Dispers blau, Dispers rot)
BERUF, TÄTIGKEIT	**ALLERGENE**
Backgewerbe	Backhilfen (Hefe), Gewürze (Kümmel, Muskat), Mehle, Konservierungsmittel (Benzoesäure, PHB-Ester)
Bauberufe	Zemente (Chromate), Kleber und Epoxidharze (Bisphenol-A, Bisphenol-F, Glycidylether), Handschuhe (Chromate, Carbamate, Thiurame)
Friseure, Kosmetikstudio	Gummihandschuhe (Carbamate, Thiurame), Haarfarben (P-Phenylendiamin, P-Toluylendiamin, P-Aminophenol), Blondiermittel (Ammoniumpersulfat), Metallinstrumente (Nickel), Nagelkleber (Acrylate), Wimpernkleber (Acrylate, Formaldehyd)
Metallarbeit	Handschuhe (Kaliumdichromat, Carbamate, Thiurame), Kühlschmierstoffe und Bohröle (Konservierung durch (Chlor-)Methylisothiazolinon (MCI/MI), Formaldehyd), Metalle (Nickel, Chromat, Kobalt), Mineralöladditive (Alterungsschutz, Konservierung, Emulgatoren), Lötmittel (Kolophonium)
Zahntechnik	Dentalkunststoffe und Superhartgipse (Acrylate, Methacrylate, Melamin-Formaldehydharz), Benzoylperoxid
Haushaltstätigkeit	Metallgegenstände (Nickel, Chromat), Konservierungsmittel (MCI/MI, Parabene), Gummihandschuhe (Carbamate, Thiurame), Gewürze, Gemüse, Proteinreiche Nahrungsmittel (Fleisch, Fisch, Mehl, Ei)

Eigene Darstellung

Welche Komplikationen und Folgen ein Kontaktekzem haben kann

Die meisten allergischen Kontaktekzeme sind mit Juckreiz verbunden, der zum Kratzen an der Haut verleitet. Kratzen jedoch verschlimmert in weiterer Folge den Juckreiz und hält den entzündlichen Prozess aufrecht, so dass eine Abheilung verzögert oder sogar verhindert wird – ein möglicher Teufelskreis entsteht. Daraus resultieren dann meist quälende Beschwerden, die den Schlaf und die nächtliche Erholung beträchtlich stören können. Zusätzlich kann eine psychische Belastung durch die Optik der Hautveränderungen auftreten, besonders, wenn sichtbare Hautstellen (Gesicht!) betroffen sind.

Treten Sensibilisierungen auf wichtige, am Arbeitsplatz vorkommende Berufsstoffe auf, können diese bis zur Berufsunfähigkeit führen beziehungsweise Umschulungs-Maßnahmen notwendig machen.

Eine weitere Komplikation kann die Infektion der entzündeten Hautareale mit zumeist bakteriellen Keimen darstellen, denn durch die Entzündungsreaktion ist die Hautbarriere oft so in Mitleidenschaft gezogen, dass eine effektive Immunabwehr an den Ekzemstellen nur schwer aufrecht zu erhalten ist.

Klinische Fallbeispiele für das allergische Kontaktekzem

Nachfolgend werden beispielhaft einige Fälle aus der allergologischen Praxis vorgestellt, die das breite Spektrum kontaktallergischer Ekzemreaktionen aufzeigen und die damit verbundenen Beschwerden „mit-erlebbar“ darstellen sollen.

Wie beschrieben, sind vom Kontaktekzem am häufigsten die Hände betroffen, so wie auch in diesem Fall bei einer 24-jährigen Nageldesignerin, die bereits 5 Monate nach Aufnahme der Tätigkeit krustige, teils rissig-nässende Ekzemveränderungen an den Fingern, besonders Endgliedern entwickelte *(Abb. 1a und b)*. Dieses Bild und Verteilungsmuster sind typisch für die berufliche Arbeit mit Nageldesign-Produkten, nicht aber für Konsument*innen, wie nachfolgend noch gezeigt.

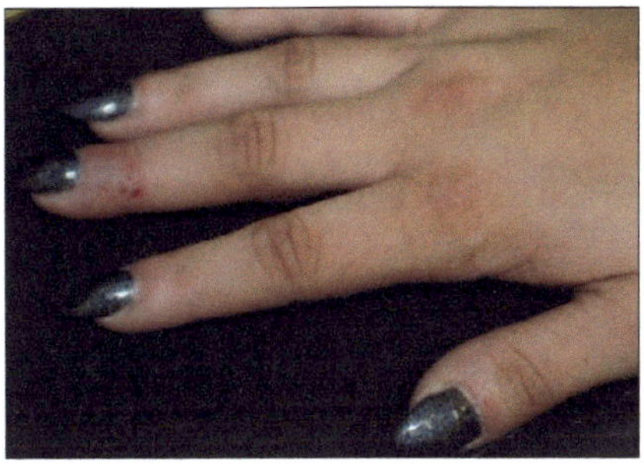

Eigene Aufnahme

ABB. 1a: klinisches Beschwerdebild.

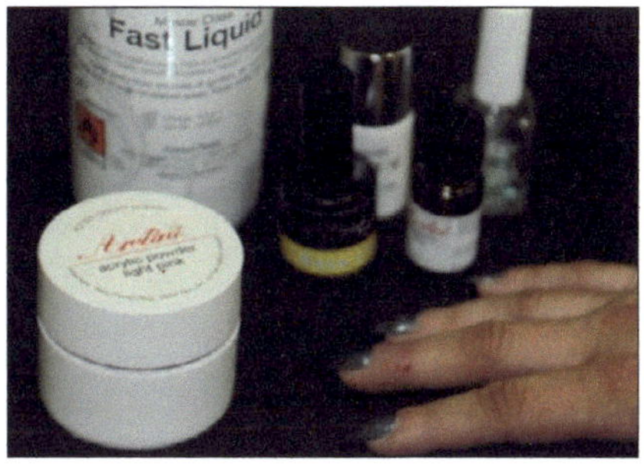

Eigene Aufnahme

ABB. 1b: Auswahl der angewendeten Nageldesignprodukte.

Zumeist findet man dann im Epikutantest Sensibilisierungen auf verschiedene Acrylate und Methacrylate, aber auch Nagellackkomponenten dürfen beim Test nicht vergessen werden, wie *Abb. 2* zeigt.

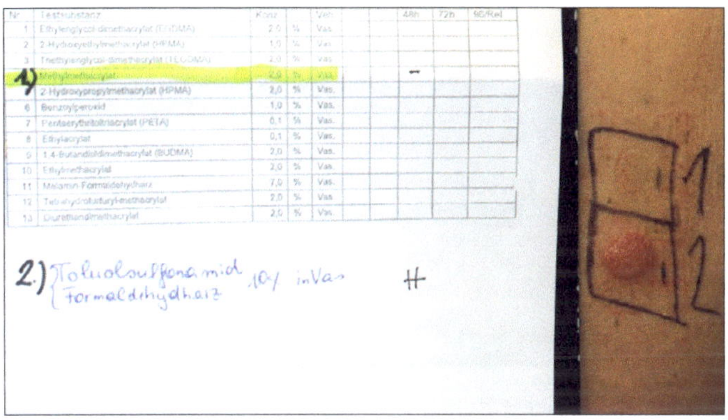

Eigene Aufnahme

ABB. 2: Im Epikutantest ist nicht ein Acrylat (Kleber) positiv, sondern ein Nagellackbestandteil (Toluylensulfonamid-Formaldehydharz) (eigene Aufnahme).

Ist ein*e Konsument*in von einem Kontaktekzem auf Nageldesign-Produkte betroffen, finden sich interessanter Weise die Symptome zumeist nicht an den Fingern, sondern an ganz anderen Körperregionen, wie nachfolgender Fall zeigt.

Eine 36jährige Frau verwendet seit geraumer Zeit mindestens 5 verschiedene Gesichtscremen und Reinigungsprodukte regelmäßig, in den letzten 9 Monaten vor Erstvorstellung bei uns erlitt sie immer wieder teils ausgeprägte Hautrötungen im Gesicht. Deswegen waren von verschiedenen Ärzt*innen auch diverse Kortisoncremen verschrieben worden, doch auch diese und ein Absetzen der vielen Gesichtspflegprodukte brachten keine anhaltende Besserung *(siehe Abb. 3a).*

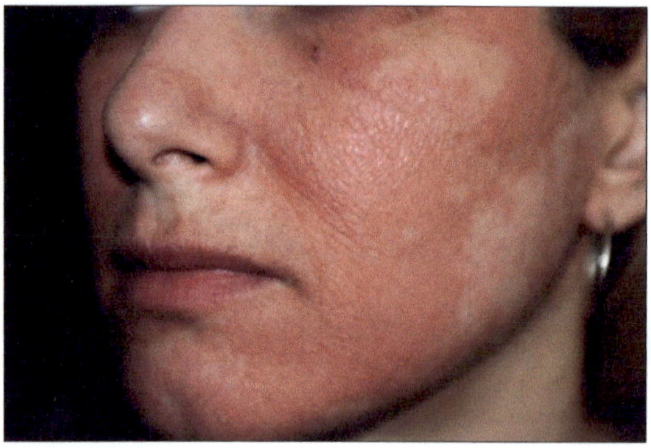

Eigene Aufnahme

ABB. 3a: ausgeprägte erythematöse Ekzemreaktion bei 9-monatigem Leidensweg

Der Blick auf die Hände, die selbst weder von Juckreiz noch Ekzemläsionen betroffen waren, offenbarte den möglichen Auslöser *(Abb. 3b)*.

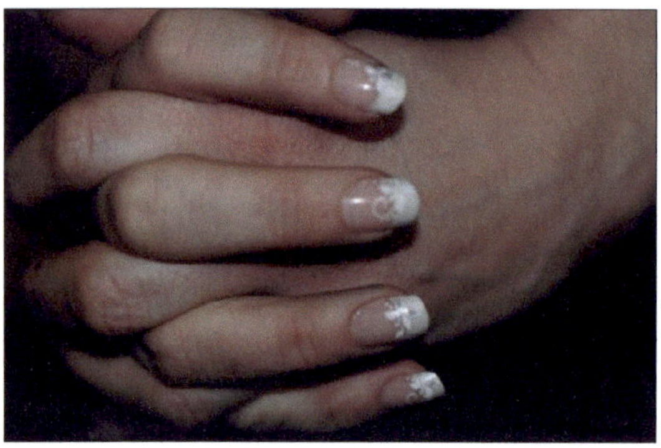

Eigene Aufnahme

ABB. 3b: Schöne und gepflegte Kunstnägel, unproblematisch für die Finger, aber nicht für das Gesicht.

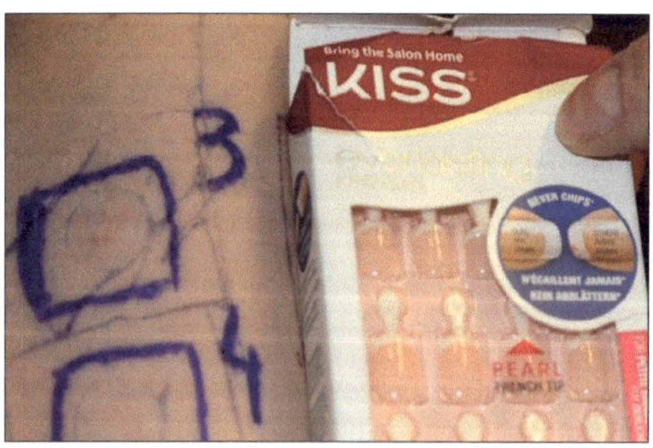

Eigene Aufnahme

ABB. 4: Der Epikutantest mit Kunstnägeln zeigte bereits nach 48 Stunden eine positive Reaktion, die Kunstnägel waren Acrylat-geklebte Produkte.

Bei unklaren (Kontakt-)Ekzemen im Gesicht, an den Ohren bzw. äußeren Gehörgang, am Hals oder im Genitoanal-Bereich lohnt sich immer auch ein Blick auf die Hände, im Speziellen auf die Fingernägel!

Manchmal jedoch wird bei einer im Gesicht auftretenden Entzündungsreaktion gar nicht daran gedacht, dass es sich überhaupt um ein Kontaktekzem handeln kann, sondern der – auch ärztliche – Blick wendet sich zuerst einer möglichen infektiologischen Ursache der Hautveränderungen zu. Dies illustriert der Fall einer 29-jährigen Patientin, die in die Notfallambulanz mit Verdacht auf einen Hautinfekt der Gesichtshaut zugewiesen wurde. Vier Tage vor der Zuweisung hatte sie das erste Mal „Wimmerl" im Gesicht, vor allem an der linken Wange, bemerkt.

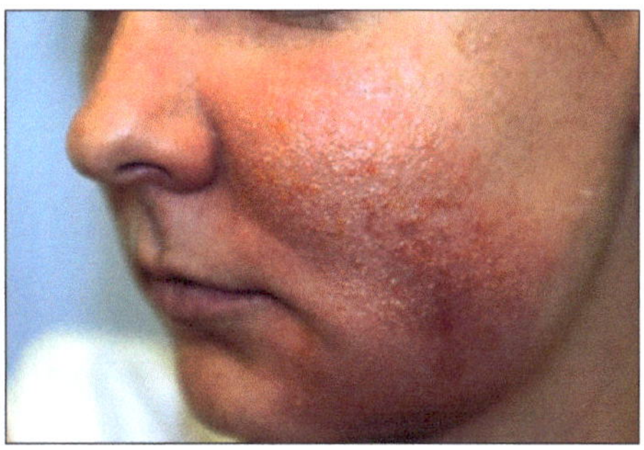

Eigene Aufnahme

ABB. 5: Die Notfallambulanz wurde bei Verdacht auf eine Hautinfektion (Beginn mit „Wimmerl" 4 Tage zuvor) aufgesucht.

In der Untersuchung zeigten sich eine flächenhafte Rötung und viele kleine Bläschen, die zumeist ein gelbliches Sekret freisetzten, das teilweise schon angetrocknet war. Der Blick auf die Stirn allerdings zeigte die Hautveränderungen „wie aufgestrichen".

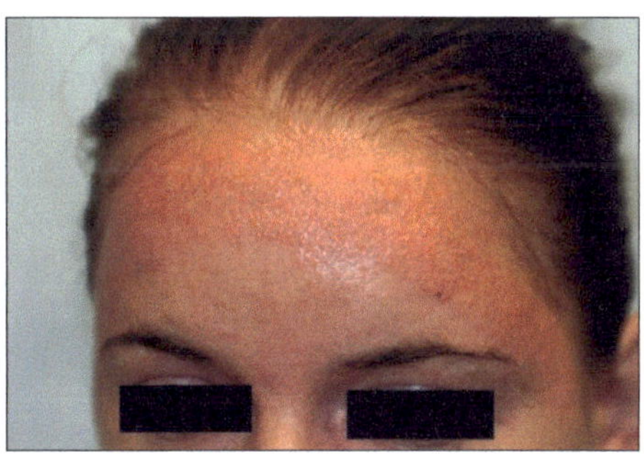

Eigene Aufnahme

ABB. 6: Auf einer flächenhaften, wie aufgestrichenen Rötung an der Stirn zeigt sich eine Vielzahl kleinster Bläschen und Knötchen.

Die sehr rasche Entwicklung, das Nebeneinander von Rötungen, Bläschen und Knötchen sowie die Verteilung der Hautveränderungen lenkten den Blick schließlich auf eine allergische Kontaktreaktion. Die Patientin gab letztendlich an, dass sie bei unreiner Haut (auch hier fiel der Begriff „Wimmerl“) in den letzten Wochen und vor allem verstärkt in den letzten 4 Tagen immer wieder ein „Heilöl“ ihres Lebensgefährten verwendet habe. Dieses Heilöl war leider eine alte Flasche mit Teebaumöl (Melaleuca alternifolia), was deswegen problematisch ist, als dass Teebaumöl beim Altern durch Oxydationsprozesse eine Vielzahl stark sensibilisierender Substanzen bilden kann, sogenannte Terpinole. Durch die beliebte Anwendung solcher Produkte werden vergleichbare, meist heftige kontaktallergische Reaktionen bei uns immer wieder gesehen.

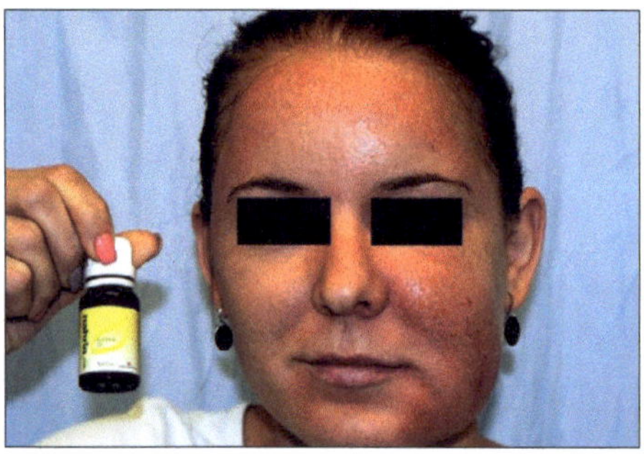

Eigene Aufnahme

ABB. 7: Der Grund für die heftig entzündete, nässende Gesichtshaut ist kein Infekt, sondern die wiederholte Anwendung eines Teebaumöl-Produktes (zur „Wimmerl“-Therapie). Das glückliche Lächeln über die Aufdeckung der Ursache fällt bei einer solchen Entzündung schwer!

Auch wenn Gesicht und Hände vorwiegend von allergischen Kontaktreaktionen betroffen sind, kann natürlich jede Hautstelle des Körpers bei entsprechendem Kontaktereignis eine unerwünschte Reaktion zeigen. Dies wird auch im Fall eines 26-jährigen Patienten demonstriert, der juckende Hautveränderungen im Bereich des Unterbauches in Höhe des Hosenbundes entwickelte. Der Patient vermutete selbst schon den Jeans-Knopf als Auslöser und trug deshalb die Unterwäsche laut eigenen Angaben so, dass ein Hautkontakt mit dem Knopf auszuschließen war. Die Inspektion zeigte, dass sich die Hautveränderungen etwas oberhalb des Hosenbundes befanden.

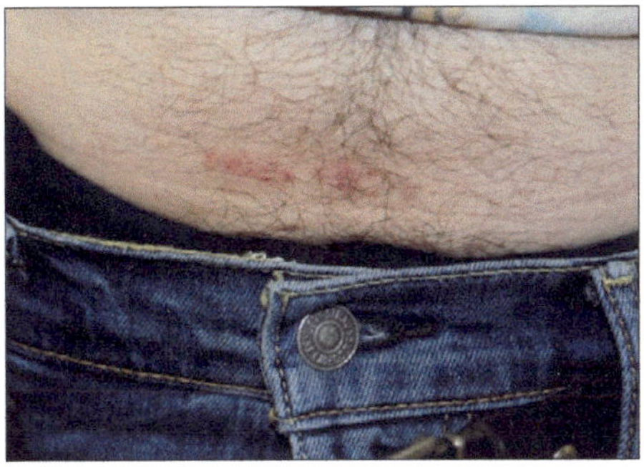

Eigene Aufnahme

ABB. 8: Lästige, juckende, ekzematöse Hautveränderungen im Hosenbundbereich. Die Lage des Ekzems oberhalb des Hosenbundes ließ uns den Gürtel bzw. die Gürtelschnalle genauer untersuchen, denn der Patient trug den Gürtel gewohnheitsgemäß etwas „locker".

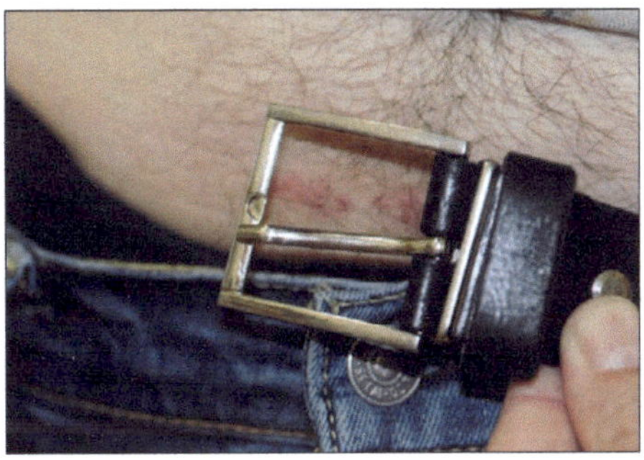

Eigene Aufnahme

ABB. 9a: Diese Metallschnalle lag bei locker getragenem Gürtel immer wieder auf der Bauchhaut auf.

Da Nickel, das seit Jahrzehnten alle Häufigkeitslisten der Kontaktallergene anführende Kontaktallergen, in solchen Metallgegenständen vorkommen kann, haben wir die Gürtelschnalle entsprechend untersucht.

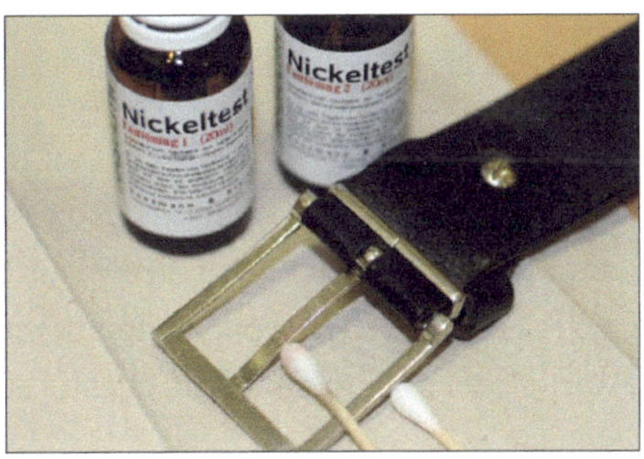

Eigene Aufnahme

ABB. 9b: Positiver Nickel-Nachweistest (erkennbar an der Rosafärbung) im Mittelsteg (Dorn) der Gürtelschnalle.

Es gelang der Nachweis von Nickel am Dorn der Schnalle, was die Form des Kontaktekzems erklärte. Die Nickelallergie ist weiterhin ein allergologisches Problem mit enormer Bedeutung, denn bis zu 20 Prozent der Bevölkerung, vor allem junge Frauen, sind sensibilisiert – meist durch Nickel-haltigen Schmuck oder Body-Piercing. Die EU-weite Begrenzung der Nickelfreisetzung aus Gebrauchsgegenständen inklusive (Mode-)Schmuck auf 0,5µg/cm2/Woche hat leider noch nicht zu einem bedeutsamen Rückgang der Nickelallergie geführt [11].

Ein weiteres häufig relevantes Allergen aus der Gruppe der Metalle ist Chromat. Bis zu einer entsprechenden gesetzlichen Regulierung war dies oftmals problematisch in Bauhandschuhen, die aus Leder bestehen (und kann hier auch heute noch eine Rolle spielen). Doch auch im alltäglichen Leben kann eine Sensibilisierung auf Chromat zu Ekzemreaktionen führen, wie im folgenden Beispiel gezeigt.

Eine 55-jährige Frau verwendete seit 10 Jahren immer wieder das gleiche Hausschuh-Modell, und waren die Schuhe unbrauchbar, wurde exakt das gleiche Paar vom selben Hersteller erneut erworben. In den letzten 2 Jahren vor Erstvorstellung traten plötzlich Juckreiz und dann auch immer wieder Ekzemreaktionen an den Fußrücken auf, die mit teils hochpotenten Kortisoncremen behandelt wurden *(Abb. 10)*.

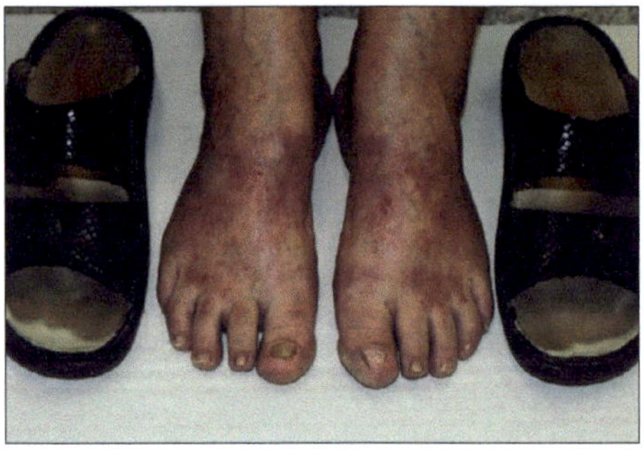

Eigene Aufnahme

ABB. 10: Chronische Ekzeme an den Fußrücken einer 55-jährigen Frau, die seit Jahren das gleiche Hausschuhmodell verwendet (eigene Aufnahme).

Die Betrachtung der Hausschuhe zeigte im Bereich des oberen Anteils zwei breite Riemen aus schwarzem Kunstleder, erst ein Blick in den Schuh offenbarte die wahre Quelle des Allergens: helles Futterleder. Der Epikutantest bewies schließlich die für Ekzemreaktion verantwortliche Sensibilisierung der Patientin auf Kaliumdichromat.

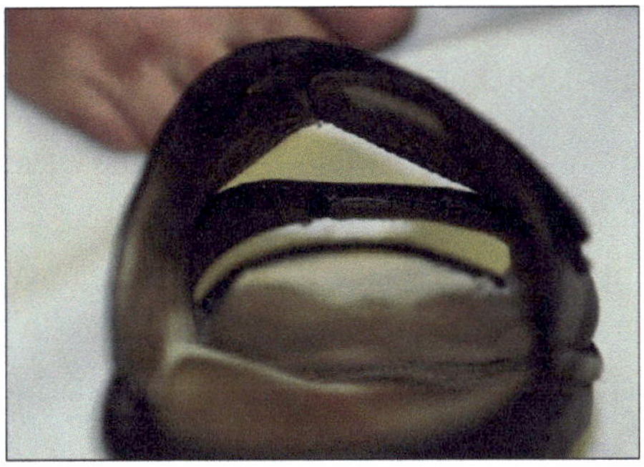

Eigene Aufnahme

ABB. 11: Der untere Anteil der schwarzen Kunststoff-Riemen ist besetzt mit einem echten Futterleder, die Quelle des Chromates (das für die Ledergerbung eingesetzt wurde).

Wird bei einer Patient*in eine kontaktallergische Reaktion auf schwarze oder dunkle Auslöser, z. B. Lederprodukte, Textilien, aber auch Haarfarben oder Tätowierungen vermutet, sollte immer (auch) eine Abklärung auf eine Sensibilisierung gegenüber sogenannten Para-Farbstoffen erfolgen. Prototypisch ist hierbei Para-Phenylendiamin zu nennen, das wahrscheinlich bedeutsamste Farballergen für die Konsument*in.

Eindrucksvoll wird seine Bedeutung im Fall unerwünschter Reaktionen auf Henna-Tätowierungen gezeigt, wie mit dem folgenden Fall illustriert.

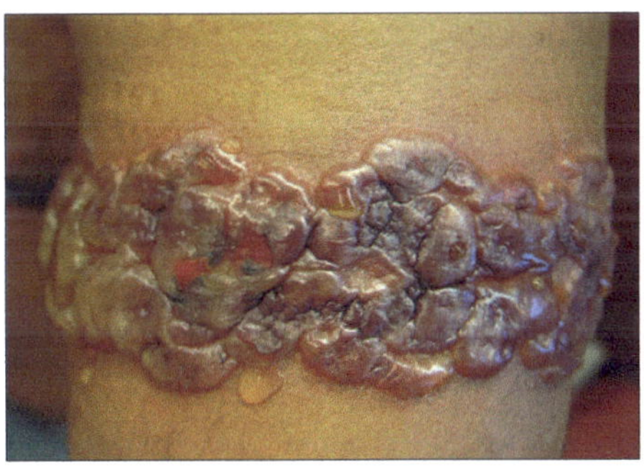

Aufnahme R. Jarisch

ABB. 12: Blasige Kontaktreaktion auf ein Henna-Tattoo, eine ungute Erinnerung an den letzten Urlaub.

Bereits 2004 wurde vom deutschen Bundesinstitut für Risikobewertung (BfR) eindringlich vor temporären Tätowierungen gewarnt, da gesundheitliche Schäden besonders durch allergische Reaktionen zu erwarten waren. Der Grund lag und liegt darin, dass die Farbstoffe für Henna-Tätowierungen neben den pflanzlichen Bestandteilen oftmals mit dem hochpotenten Allergen Para-Phenylendiamin (PPD) in nicht zulässiger, deutlich zu hoher Konzentration versetzt waren bzw. in manchen Reiseländern außerhalb der EU noch sind.

Da nämlich bei temporären (engl. paint-on tattoo) im Gegensatz zu echten Tätowierungen die Farbmittel nicht tief in die Haut eindringen, und traditionelle Henna-Farbe erst nach Stunden ihren vollen Farbeffekt zeigen würde, wird durch die Beimischung von PPD ein tiefschwarzer Farbton präzise dem Auftragen folgend nach wenigen Minuten erreicht – und leider oft auch die nachfolgende, lebenslange Sensibilisierung auf Para-Farbstoffe [(14)].

Da eine solche Sensibilisierung durch Henna-Tattoos oftmals im Kleinkindesalter erfolgt, wird dann später im Laufe des Lebens oft nicht mehr an das frühkindliche unerwünschte Ereignis gedacht – mit möglicherweise bösen Überraschungen. Dies zeigt der Fall einer 25-jährigen Patientin, die sich an einem schönen Frühjahrestag um 11.00 vormittags mit Henna-Farbe die Wimpern färbte, um dann um 14.00 eine Schwellung und nachfolgend Rötung der Oberlider zu bemerken. Das dann rasch auftretende Kontaktekzem zeigt die *Abb. 13* eindrucksvoll.

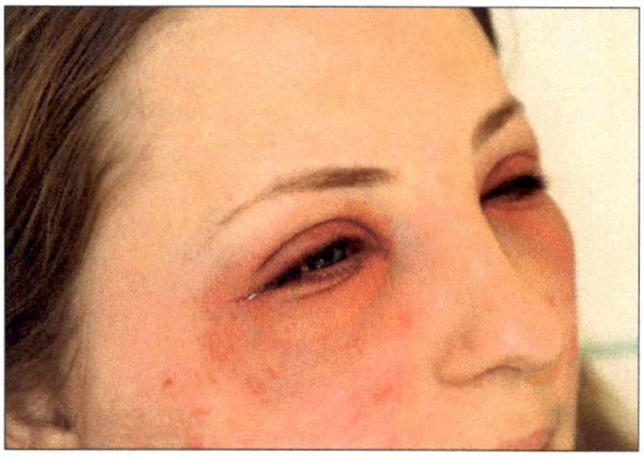

Eigene Aufnahme

ABB. 13: Subakute, ausgeprägte, auf die Wangen streuende Kontaktreaktion auf eine Henna-Farbe zum Wimpernfärben bei einer 25-jährigen Patientin. Die Erinnerung an ein Kontaktekzem auf ein Henna-Tattoo im 5. Lebensjahr war bereits verblasst.

Wurde ein PPD-haltiges Henna-Tattoo versehentlich auf die Haut aufgebracht, so kann zumindest bis in das frühe Stadium einer unerwünschten Reaktion mit einer erst 2020 durch Göttinger Dermatologen beschriebenen Methode – durch medizinisches Personal – versucht werden, die Farbpigmente und damit das auslösende Allergen aus der Haut zu entfernen. Dazu muss ein Wattebausch mit Polyethylen 400-Lösung getränkt, die betroffene Hautstelle abgetupft und anschließend 5 Minuten mit Wasser gespült werden. Bis zu 6 Wiederholungen eines solchen Behandlungszyklus können unmittelbar hintereinander notwendig sein [(15)].

Auch durch medizinische Therapiemaßnahmen selbst kann es zu allergischen Kontaktekzemen kommen. Der auslösende Kontakt kann dabei für die Therapeut*in oder die Patient*in relativ offensichtlich sein, wie beispielsweise bei Reaktion auf medizinische Cremen oder Augentropfen. Für viele der lokal anzuwendenden Arzneimittel sind die möglichen Allergene gut bekannt: Neomycin oder Gentamycin in Augentropfen, Polyvidon-Jod in Wundgelen, um nur einige beispielhaft zu nennen.

Manchmal ist durch die Reaktionsstelle das auslösende Medizinprodukt leicht feststellbar, nur die konkret auslösende Substanz schwer identifizierbar. So bedeutete die Einführung kontinuierlich messender Glucosemesssensoren, besonders der neuen Flash-Glucosemesssysteme, eine deutliche Verbesserung der Therapie wie Lebensqualität von Diabetikern. Deren Sensornadel mit dem verbundenen Messsystem kann bis zu 2 Wochen an einer Lokalisation, meist Haut am Oberarm oder Bauch, verbleiben. Sehr verbreitet ist das System FreeStyle Libre® (Abbott, Chicago, Illinois), nach dessen Markteinführung sehr rasch die ersten Berichte über das Auftreten von Kontaktekzemen erfolgten (16). Erst im Jahr 2017 konnte Isobornylacrylat (IBOA) als in ca. 80 Prozent verantwortlicher Auslöser der Kontaktallergien auf den FreeStyle Libre® identifiziert werden (16). Diese Sensibilisierung konnte auch in einem Fall unserer Ambulanz (69-jähriger Diabetiker) nachgewiesen werden.

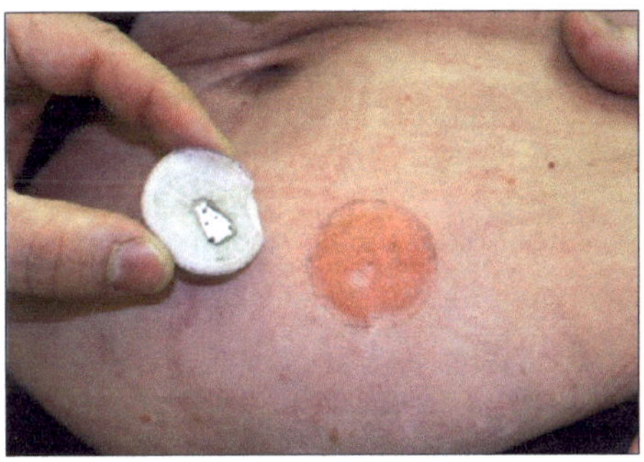

Eigene Aufnahme

ABB. 14a: Subakutes Kontaktekzem auf den Glucosemesssensor FreeStyle Libre®(Abbott, Chicago, Illinois) an typischer Lokalisation – Haut am Unterbauch.

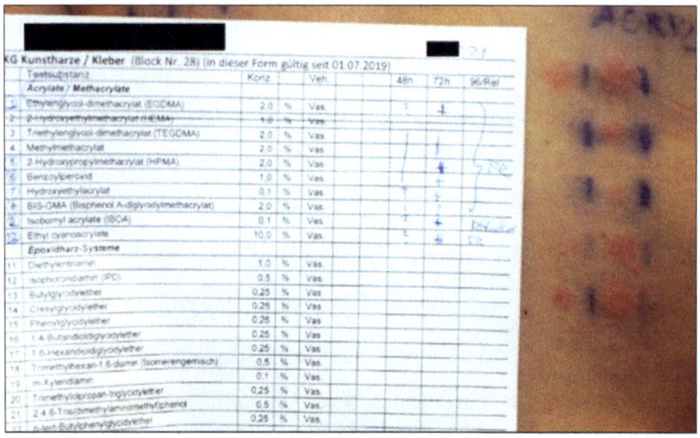

Eigene Aufnahme

ABB. 14b: Im Epikutantest nachgewiesene Sensibilisierungen auf verschiedene Acrylate, an Position 9 das im konkreten Fall wesentliche Isobornylacrylat (IBOA).

Sollte ein solches Sensorsystem nicht toleriert werden, kann eventuell ein vorheriges Aufbringen eines Hydrokolloidpflasters mit nachfolgendem Durchstechen eine Verträglichkeit herstellen.

Diagnostik des allergischen Kontaktekzems

Nicht nur ein allergisches Kontaktekzem zu bekommen und vor allem darunter zu leiden, wird für die meisten Menschen zu einem besonderen „Erlebnis", sondern auch die Diagnostik selbst kann manchmal abenteuerliche Wege gehen, wie wir als Experten in darauf spezialisierten Zentren immer wieder feststellen müssen.

DARUM ZEIGEN WIR IM FOLGENDEN EINE ART ABLAUFPLAN AUF, DAMIT SIE ALS BETROFFENE PERSON MÖGLICHST RASCH ZU EINER BEFRIEDIGENDEN DIAGNOSE KOMMEN, DIE ÜBLICHERWEISE AUS ZWEI TEILSCHRITTEN (MIT LEIDER EINIGEN ZU BEANTWORTENDEN FRAGEN) BESTEHT:

Der erste Schritt ist der der klinischen Einschätzung, d. h. zuerst einmal dem Erkennen, dass es sich um ein allergisches Kontaktekzem handeln könnte.

1. WAS HABEN SIE ALS PATIENT*IN DIESBEZÜGLICH ZU TUN?

Nun, zuerst einmal ehrlich sein. Klingt ungewöhnlich in einer Abhandlung über das Kontaktekzem, ist aber grundsätzlich von Vorteil sich selbst, der (falls vorhanden) Partner*in und auch dem behandelnden Arzt/Ärztin gegenüber (ist ja auch eine Art Partner*in, im gesundheitlichen Sinne jedenfalls). Gemeint ist, dass im ärztlichen Gespräch eine (auch für den nachfolgenden Schritt wichtig) möglichst genaue Angabe zu den Umständen des Auftretens erfolgt, insbesondere sind je nach betroffener Körperregion zu erwähnen: berufliche Tätigkeiten, Hobbys, Haushaltstätigkeiten, Körperpflegeprodukte (ggfs. auch die einer Partner*in), Friseurbesuche, (Selbst-)Anwendung topischer Medikamente, Ferienaufenthalte etc.

Im zweiten Schritt geht es um das Herausfinden des tatsächlichen Auslösers, denn es ist quasi nie ein „Gesamtprodukt" wie eine Hautcreme, Haarfarbe oder Shampoo, das die Symptome auslöst, sondern ein oder mehrere konkrete Einzelbestandteile dieser Produkte (wie Emulgator, Konservierungsmittel, Duftstoff), der bzw. die verantwortlich ist bzw. sind. Diese Identifikation ist sehr wichtig, da der Auslöser natürlich auch in weiteren Produkten anderer Hersteller (Cremen, Farben, Shampoos) oder möglicherweise im ärztlich verordneten Lokaltherapeutikum (Milch, Creme, Salbe) vorkommen kann, und dann beginnen die Symptome von neuem bzw. das Ekzem heilt nicht ab. Der Test, der zum Herausfinden einer Sensibilisierung angewendet wird, heißt Epikutantest (engl.: patch-test).

Beim Epikutantest werden die typischen Kontaktallergene – die Testallergen-Auswahl basiert auf den obigen Angaben – mittels selbstklebender Pflaster mit kleinen Testkammern (meist aus Aluminium, manchmal aus Kunststoff), in die winzige Mengen des Allergens seitens des Testarztes eingebracht werden (Finn Chambers®) bzw. bereits eingebracht sind (TRUE TEST®), am Rücken der Patient*in aufgebracht und für 48 Stunden okkludiert. Anschließend werden die Kontaktstellen an der Haut unter den Pflastern nach 48 und 72, in speziellen Fällen auch nach 96 bzw. 120 Stunden nach der Applikation begutachtet.

2. WAS MÜSSEN SIE DAFÜR SONST NOCH BEIM ARZTTERMIN BERICHTEN?

Unbedingt angeben müssen Sie, ob Kortison und/oder Immunsuppressiva eingenommen werden, z. B. wegen einer Autoimmunerkrankung (Rheuma) oder

Organtransplantation. Auch der Einsatz von Kortison als Creme oder Salbe muss berichtet werden, falls am Testort (Rücken) angewendet. Diese vorgenannten Medikamente können nämlich die Immunabwehr herabsetzen und so zu einem falsch-negativen Testergebnis führen, der Epikutantest wäre in diesem Fall nicht verlässlich in seiner Aussagekraft.

3. MIT WELCHEM ZEITAUFWAND MÜSSEN SIE RECHNEN?

Wie oben beschrieben benötigt die Testung meistens 3 Testtage (beispielsweise Mo-Mi-Do), kann aber auch bis zu gut 1 Woche benötigen (z. B. bei Testung bestimmter Metalle wie Goldverbindungen, von Formaldehyd oder Formaldehydabspaltern oder auch bei verdächtiger Kortisonallergie – diese gibt es tatsächlich, wenn auch eher selten).

Diese Zeit sollten Sie sich nehmen, denn oberstes Grundprinzip und für eine erfolgreiche Therapie meist nicht verzichtbar ist, den oder die Auslöser des allergischen Kontaktekzems zu ermitteln. Und hierfür ist leider das Aussehen des Kontaktekzems wenig hilfreich, da die Haut zwar auf tausende Kontaktstoffe „ekzematös“ reagieren kann, das Aussehen der Ekzeme selbst aber zuallermeist vom konkreten Auslöser unabhängig ist (Rötung, Bläschen, Schuppung, Krusten, Papeln).

4. WAS SOLLTEN SIE VOR ODER WÄHREND DER TESTUNG VERMEIDEN?

Eine UV-Bestrahlung (inkl. Sonnenstudio) ist zumindest ab 2 (laut Leitlinie ab 4) Wochen vor und während der Testung unbedingt zu vermeiden, ebenso ausgeprägtes Schwitzen (Arbeit, Sauna).

5. WAS KANN IHNEN DURCH DIE TESTUNG (THEORETISCH) PASSIEREN?

Das Testpflaster kann jucken, bei Abnahme kann die Haut kurzzeitig rot und warm werden. Die Testantwort bei einer vorbestehenden Sensibilisierung ist das Auftreten einer Ekzemreaktion an der Haut der jeweiligen Teststelle, es kann sich eine Rötung bis Blasen- oder Pustelbildung zeigen. Da die Testfläche ziemlich klein ist (ca. Kleinfingernagelgröße), ist es zumeist auch eine kleinflächige Reaktion. Diese wird nach dem Test dann bei Bedarf lokal anti-entzündlich behandelt. Bei starker Testreaktion kann es manchmal auch zu einem Aufflammen der ursprünglichen Ekzemreaktion, beispielsweise an den Händen, kommen („flare-up"). In seltenen Fällen kann es nachfolgend zu einer Pigmentstörung an der reaktiven Teststelle kommen. Bei starker Neigung zu hypertropher Narben- oder Keloidbildung muss adäquat seitens der Testärzt*in gehandelt werden (lokales Kortison) – daher bitte vor Test darauf aufmerksam machen. Bei einigen wenigen Allergenen (z. B. Acrylate, PPD) besteht ein geringes Risiko, eine Sensibilisierung durch den Test selbst zu erzeugen. Diese Sensibilisierung verläuft meist stumm (ohne Symptome). Sollten Sie später zufällig mit diesem Stoff in Kontakt kommen, könnte evtl. ein Ekzem ausgelöst werden.

Achtung: auch wenn hier jetzt vieles aufgeführt wurde, ist der jährlich zig-tausendfach durchgeführte Test aber insgesamt als **sehr sicher** einzustufen, er wird bereits seit 1895 in der Medizin verwendet.

6. WARUM WERDEN SIE EVENTUELL (NOCH) NICHT GETESTET?

Der Test sollte dann nicht durchgeführt werden, wenn die zugrunde liegende Ekzemerkrankung noch „aktiv", d. h. zumindest nicht weitgehend abgeheilt ist, denn sonst könnte es zu einem Ekzemschub kommen.

Die Testhaut (am Rücken) kann durch UV-Bestrahlung, vorherige Kortisontherapie, Akne(narben), Tätowierungen etc. unter Umständen nicht geeignet sein. Aber oft lässt sich auch in diesen Fällen eine Lösung finden.

Gemäß aktueller deutschsprachiger Leitlinie liegen eindeutige Ergebnisse zu Nutzen und Risiken der Epikutantestung in der Schwangerschaft und Stillzeit nicht vor. Aus Gründen der Vorsicht werden daher Epikutantestungen in der Schwangerschaft und Stillzeit aktuell nicht empfohlen (S3-Leitlinie 2019, 17). Kinder können bei entsprechender Fragestellung ab dem 6. Lebensjahr getestet werden, eine spezielle Kinder-Standardserie wird hierfür eingesetzt.

Obwohl auf vorgeschädigter Haut ein bestimmter Allergenkontakt zu einer Ekzemreaktion führt, stellt in der Testsituation die intakte Oberhaut am Rücken manchmal für die zu testenden Allergene eine zu wirksame Barriere dar. So gelingt dann die Auslösung einer positiven Testreaktion trotz bestehender Sensibilisierung mittels oben beschriebenem Epikutantest nicht, und das Testergebnis wäre falsch negativ. Um dieses Problem zu umgehen, wurde der sogenannte Abrisstest entwickelt, bei dem mit 10-fachem vorherigem Aufkleben und Entfernen eines Klebebandes vor Auftragen des Testallergens die Teststelle „vorbehandelt" wird.

Um schließlich die Bedeutung einer im Test gefundenen Sensibilisierung (Allergen) zu prüfen, besonders im Fall von komplex zusammengesetzten Kosmetika, die dieses Allergen enthalten, kann ein wiederholter offener Anwendungstest erfolgen (ROAT genannt): Dabei erfolgt eine zweimal tägliche, offene Anwendung an einem definierten Areal des Unterarms meist in Ellenbeugen-Nähe über maximal 2 Wochen bzw. bis (vorher) eine Reaktion auftritt. Voraussetzung dafür ist natürlich, dass das zu testende Produkt als allgemein hautverträglich deklariert werden kann (also Vorsicht bei Berufsstoffen!) [18].

Zum Abschluss der Testung wird ein Allergiepass ausgestellt, in dem die im Epikutantest positiv reagierenden Allergene aufgeführt sind. Dadurch wird bestätigt, auf welche Substanzen die getestete Person **sensibilisiert** ist.

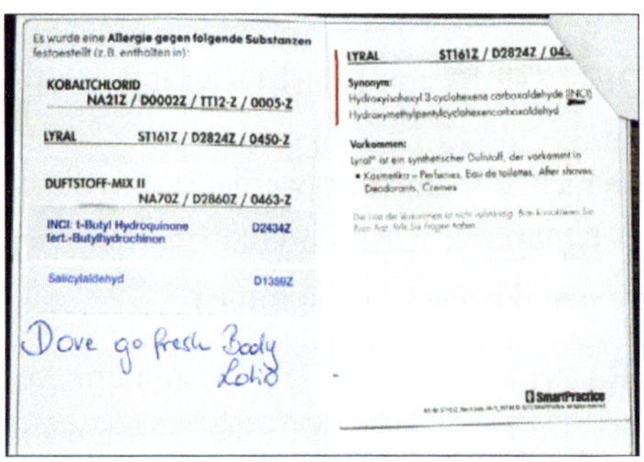

Eigene Aufnahme

ABB. 15: Beispiel für Eintragungen in einem Allergiepass nach erfolgtem Epikutantest. Ein wesentliches Duftstoffallergen wurde markiert, da die Bezeichnung in einem Kosmetikum vom Handelsnamen abweicht (Erläuterung weiter unten).

Die Beurteilung der individuellen Relevanz ist stets kritisch mit Blick auf die Bedeutung für das aktuell abzuklärende Krankheitsbild durchzuführen (18). Nur die Gesamtbetrachtung des klinischen Bildes im Verlauf, die Prüfung der tatsächlichen Allergenexposition im konkret betroffenen Hautareal und das Ansprechen auf die Therapie lassen eine im Epikutantest gefundene Sensibilisierung für das abzuklärende Beschwerdebild (Kontaktekzem) möglich werden.

Therapie und Prophylaxe des allergischen Kontaktekzems

Eine Erscheinungsfreiheit der Haut kann bei einem allergischen Kontaktekzem nur durch eine konsequente Vermeidung der auslösenden Substanz(en) erreicht werden. Bei bestimmten nachgewiesenen Sensibilisierungen kann es notwendig sein, auch kreuzreaktive Allergene zu meiden. Beispielsweise sollte eine auf Nickel(sulfat) sensibilisierte Person auch kein Palladium oder Kobalt, eine auf P-Phenylendiamin sensibilisierte auch kein P-Toluylendiamin in Kontakt mit der Haut bringen.

Im ärztlichen Gespräch bei Testabschluss muss eben darauf hingewiesen werden, genauso wie auch eine allfällige Erläuterung der Eintragungen in den Allergiepass erfolgen muss. Besondere Bedeutung hat dies bei Allergenen, die in Körperpflegeprodukten Verwendung finden, denn es kann sich der Testname des Allergens von der Bezeichnung in der Deklaration unterscheiden. Alle Hersteller von Körperpflegeprodukten, die in der EU auf den Markt kommen, müssen seit bereits 1997 die in den jeweiligen Produkten vorkommenden Stoffe und Substanzen auf dem Produkt, der Verpackung oder einem Beipackzettel angeben. Und zwar nach ihrer sogenannten INCI-Bezeichnung (INCI = Internationale Nomenklatur für kosmetische Inhaltsstoffe (englisch: International Nomenclature of Cosmetic Ingredients)), was manchmal – zumindest für Nicht-Chemiker – verwirrend sein kann:

So werden beispielsweise die nicht seltenen Duftstoff-Allergene „Perubalsam" als „Myroxylon pereirae" und das in Deodorantien zum Einsatz kommende Lyral® als „Hydroxyisohexyl-3-cyclohexene Carboxaldehyde" deklariert. Nur bei Kenntnis dieser Bezeichnungen kann ein Meiden der Allergene bzw. der Kosmetika, die sie enthalten, für die Betroffenen überhaupt möglich werden.

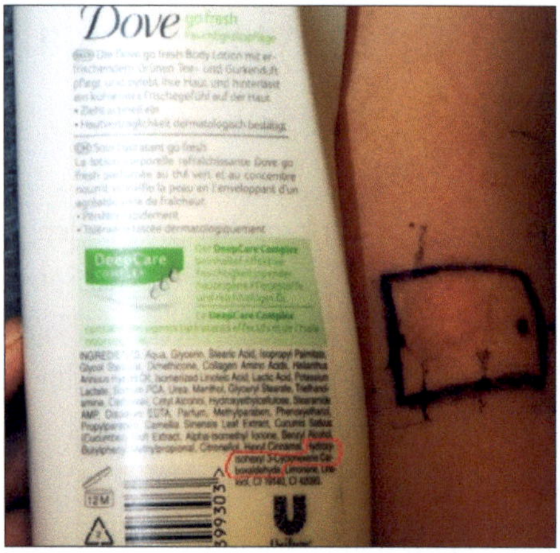

Eigene Aufnahme

ABB. 16: Bestehen Sensibilisierungen auf Kosmetika-Inhaltsstoffe (so wie im Fall des oben gezeigten Allergiepasses), dann müssen Betroffene genau schauen, ob die Substanz, auf die sie sensibilisiert sind, etwa im verwendeten Kosmetikum vorkommt (im vorgestellten Fall besteht eine Sensibilisierung auf den Duftstoff Lyral®, deklarationspflichtig als Hydroxyisohexyl-3-cyclohexene Carboxaldehyde).

Im akuten Stadium, ganz besonders bei nässenden Ekzemen, werden moderne Kortisonpräparate über wenige Tage in einer Zubereitung als Gel, Milch oder Creme eingesetzt, bei den chronischen und zumeist trockenen Ekzemen als Cremen, Salben oder Fettsalben. Wichtig ist es, in Zeiten der Erscheinungsfreiheit für eine gut geschützte und gepflegte Haut – nochmals: unter strikter Vermeidung der gefundenen Allergene – zu sorgen (Prophylaxe).

Sind am Arbeitsplatz die allergenen Arbeitsstoffe nicht zu meiden, muss unbedingt die persönliche Schutzausrüstung angepasst werden (geeignete Schutzhandschuhe, Hautschutzprodukte) oder gar eine Umschulung erfolgen.

LITERATUR:

1. Brasch J, Becker D, Aberer W, Bircher A, Kränke B, Jung K, Przybilla B, Biedermann T, Werfel T, John SM, Elsner P, Diepgen T, Trautmann A, Merk HF, Fuchs T, Schnuch A. Guideline contact dermatitis. S1-Guideline of the German Contact Allergy Group (DKG) of the German Dermatology Society (DDG), the Information Network of Dermatological Clinics (IVDK), the German Society for Allergology and Clinical Immunology (DGAKI), the Working Group for Occupational and Environmental Dermatology (ABD) of the DDG, the Medical Association of German Allergologists (AeDA), the Professional Association of German Dermatologists (BVDD) and the DDG. Allergo J Int 2014; 23: 126–138.

2. Wedi B. Ekzem-Update – klinische Manifestationen, Pathogenese und aktuelle Therapieansätze. Allergo J Int 2016; 25: 219-232.

3. Schnuch A, Uter W, Lessmann H, Geier J. Klinische Epidemiologie und Prävention der Kontaktallergien. Bundesgesundheitsbl 2012; 55: 329–337.

4. Esser PR, Martin SF. Erweitertes Verständnis von Pathogenese und Therapie der Kontaktallergie. Hautarzt 2020; 71:174–181.

5. Santos R, Goossens A. An update on airborne contact dermatitis: 2001–2006. Contact Dermatitis 2007; 57: 353–360.

6. Komericki P, Aberer W, Kränke B. An 8-year experience in airborne contact dermatitis. Wien Klin Wochenschr 2004; 116: 322-325.

7. Klein G. Differentialdiagnosen zum Kontaktekzem. In: Fuchs T, Aberer W (Hrsg.) Kontaktekzem. München-Deisenhofen: Dustri; 2007. p. 239-254.

8. Ehmann LM, Schrumpf H, Gerber PA, Homey B. Arzneimittelreaktionen bei antineoplastischen Substanzen. Hautarzt 2014; 65: 443–449.

9. Summers EM, Bingham CS, Dahle KW, et al. Chronic eczematous eruptions in the aging: further support for an association with exposure to calcium channel blockers. JAMA Dermatol. 2013; 149: 814-818.

10. Kränke B, Schuster C. Differenzialdiagnosen, Simulatoren und ungewöhnliche Formen des Kontaktekzems. JDDG 2015; 13: 1073-1090.

11. Fuchs T, Diepgen TL. Kontaktekzem (syn. Kontaktdermatitis). In: Klimek L, Vogelberg C, Werfel T (Hrsg.) Weißbuch Allergie in Deutschland. Springer Medizin Verlag GmbH, 4. Auflage 2018. p. 168-171.

12. Jung P, Sesztak-Greinecker G, Wantke F, Götz M, Jarisch R, Hemmer W. Eine schmerzhafte Erfahrung: schwarzes Henna-Tattoo verursacht schwere, bullöse Kontaktdermatitis Contact Dermatitis 2006 Apr;54(4):219-20.

13. Szliska C. Kontaktekzeme an den verschiedenen Körperregionen. In: Fuchs T, Aberer W (Hrsg.) Kontaktekzem. Dustri-Verlag, 2. Auflage 2007. p. 175-188.

14. Geier J, Krautheim A, Lessmann H. Allergologische Diagnostik und aktuelle Allergene in der Berufsdermatologie. Hautarzt 2009; 60: 708–717.

15. Stetter C, Plaza T, von den Driesch P. Katzenpfoten bei Typ IV-Allergie auf P-Phenylendiamin nach Henna-Tattoo. Akt Dermatol 2010; 36: 229–231.

16. Ferrari DM, Hoffmann JC, Schön MP, Lippert U. Efficient removal of black henna tattoos. Pediatr Dermatol. 2020; 37: 1063–1067.

17. Wagner N, Kamann S, Oppel E. Kontaktallergie auf Glukosemesssysteme und Insulinpumpen. Hautarzt 2020; 71: 205–210.

18. Dickel H, Mahler V. Leitliniengerechte Diagnostik der Kontaktallergie in der Praxis. Hautarzt 2020; 71: 182–189.

19. Becker D. Das allergische Kontaktekzem. JDDG 2013; 11: 607-62

11.

Neurodermitis

REINHART JARISCH

Einleitung

Die Neurodermitis (AD) ist eine genetisch bedingte Erkrankung der Haut mit Neigung zu trockener Haut und Ekzemen und in 25 Prozent Vorläufer für Rhinitis, Asthma und Nahrungsmittelallergien (1).

Die Prävalenz (also die Häufigkeit des Auftretens) ist klimaabhängig und erreicht 25 Prozent in Nordeuropa (also Skandinavien) und nur 1 Prozent an den Küsten Südeuropas. Luftfeuchtigkeit und Sonnenbestrahlung heilen bzw. verhindern das Auftreten.

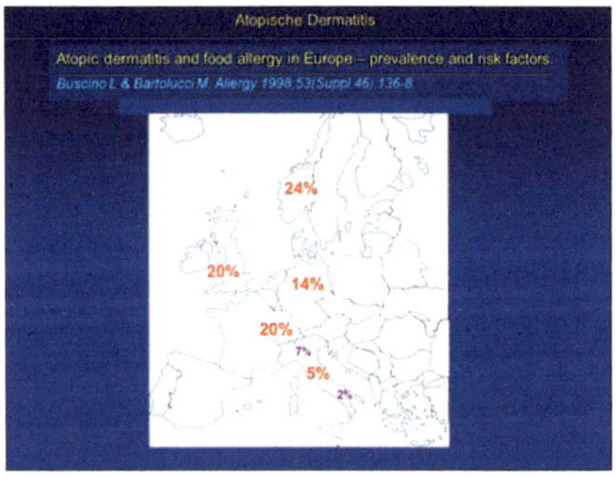

Grundlage der Erkrankung ist eine veränderte Hautbarriere und Fehlregulation des Immunsystems (Immundysregulation). Das Fehlen von Filaggrinen (Bindungssubstanz zwischen den Hautzellen) führt zu einem Feuchtigkeitsverlust des Stratum corneums (Hornzellen) und zu einer Erhöhung des transepidermalen (durch die Haut) Wasserverlusts (2). Es gibt somit Lücken in der Haut. Das heißt, Pollen, Hausstaubmilben und Bakterien (vornehmlich Staphylokokken) können von außen in die Haut eindringen und von innen wird Feuchtigkeit nach außen verloren – die Haut trocknet aus (outside-inside theory) (3)(4).

Veränderungen der angeborenen Immunität („innate immunity") führen zu einer Reduktion der antimikrobiellen Peptide. Antimikrobielle Peptide wirken wie Antibiotika auf der Oberfläche der Haut. Eine Besiedelung der Haut mit den Superantigenen Staphylokokkus aureus und Pityrosporum ovale (ein Hautpilz) führt zu einer Verschlechterung der Ekzeme. Statt Antibiotikagabe empfiehlt sich die Waschung der Haut mit „Stellisept med Waschlotion®", das von orthopädischen Chirurgen präoperativ eingesetzt wird. Neben Reinigung der Haut ist auch die Reinigung der Naseneingänge (besonders starke Besiedelung von S. aureus) wichtig.

Das Adhäsionsmolekül Claudin 1 (verbindet Hautzellen) ist hochsignifikant invers zu den Eosinophilen und dem Gesamt-IgE-Spiegel und kann zur Therapiekontrolle herangezogen werden. Claudin 1-Mangel erhöht das Risiko für das Auftreten viraler Erkrankungen der Haut wie Ekzema herpeticatum (generalisierte Hautinfektion durch das Herpes simplex Virus) und Mollusca contagiosa (Dellwarzen, viral bedingt). Die Entzündungsstoffe IL 4, IL 13 und IL 17 sind erhöht. IL 4- und IL13-Antikörper können therapeutisch eingesetzt werden. „First line"-Therapie sind tägliche Ölbäder (ph 5 Eucerin® Duschöl bzw. Ölbad) und Cremes (Ultrasicc®), die im Sauren gepuffert und pH-stabilisierend sind. Bei Schüben kommen zuerst Kortisonsalben zum Einsatz, gefolgt von Calcineurin-Inhibitoren (Tacrolimussalben zwei Mal wöchentlich).

Die Vitamine B6, C und D sind therapeutisch wirksam. Die Gabe von Vitamin B6 zeigte besonders bei unruhigen Kindern mit Neurodermitis „Zappelphilipp" eine gute Wirkung. Die Kinder schlafen wieder „If I cannot sleep, nobody sleeps" und die Haut wird besser. Der Histaminspiegel ist in schweren Fällen erhöht. Histamin-Intoleranz findet sich in einer Subgruppe der Patienten in etwa 25 Prozent der Fälle. Da Histamin die Differenzierung der epidermalen Keratinozyten (Hornzellen) und die Funktion der Hautbarriere unterdrückt, ist die Gabe von Antihistaminica und eine Histamin-freie Diät sinnvoll. Bei Hausstaubmilben- oder Pollenallergie mit Rhinitis und Asthma, ist eine Allergen-Immuntherapie (AIT) wirksam und indiziert. Therapieerfolge mit der Gabe von monoklonalen anti-IgE Antikörpern (Omalizumab) konnten bei Patienten mit fehlender Filaggrin-Mutation gesehen werden. In Summe ist die AD heute in der Hand des Dermatologen eine gut behandelbare Erkrankung mit Aussicht auf Spontanheilung.

Die Geschichte der Neurodermitis

Die Neurodermitis wurde erstmals von Willan 1808, später von Hebra 1844 beschrieben. Brocq und Jacquet prägten 1891 den Begriff „disseminierte Neurodermitis“ und Besnier 1892 die Bezeichnung „Prurigo diathesique“. Die Erkrankung beschäftigt Ärzte also seit über 200 Jahren. Die früher von Eltern der betroffenen Kinder gefürchtete Diagnose hat heute, da gut behandelbar, seinen Schrecken verloren. Um den Eltern Mut zu machen, hat sich folgendes Eingangsgespräch bewährt: Die Neurodermitis oder Atopische Dermatitis (AD) ist eine genetisch bedingte Erkrankung mit Neigung zu trockener Haut und Ekzemen, beides ist gut behandelbar. Aber blaue Augen sind auch genetisch bedingt. Damit nimmt man die Furcht vor einem Erbleiden. Die Neigung zu Allergien und Histamin-Abbaustörung muss abgeklärt werden, beides ist aber gut behandelbar.

IQ (Intelligenz-Quotient)

Patienten mit AD sind überdurchschnittlich intelligent: „Ihr Kind wird nie Probleme in der Schule haben“. Das macht die Eltern stolz und schon kann man über alles reden. Die Ursache ist allerdings offen: führt AD zu höherer Intelligenz? Oder liegt die Ursache darin, dass Eltern mit höherem IQ eine größere Wahrscheinlichkeit haben, Kinder mit AD zu bekommen?

Genetischer Hintergrund

In einer großen Neugeborenen-Kohortenstudie war das Risiko für AD (Odds Ratio (OR) 3,4), wenn ein oder beide Elternteile AD hatten, im Vergleich zu Asthma (OR 1,5) oder allergischer Rhinitis (OR 1,4) [(3)] doch erhöht. Das heißt, dass diese Eltern mit einer 3,4 Mal häufigeren Wahrscheinlichkeit auch Kinder mit AD bekamen.

Kinder von Müttern, die während der Schwangerschaft mit mehr als drei Tieren am Bauernhof Kontakt hatten, hatten hingegen nur ein halb so großes Risiko für AD [(5)].

TYPISCHE KLINISCHE ZEICHEN: DIDAKTISCH EINPRÄGSAM LASSEN SICH DREI TYPEN UNTERSCHEIDEN:
1) der ekzematöse Typ (E-Typ oder „infantile phase"),
2) der lichenifizierte Typ (L-Typ oder „childhood phase") und
3) der pruriginöse Typ (P-Typ oder „adult phase", in der amerikanischen Literatur).

Typisch sind: trockene Haut und Ekzeme, Juckreiz, weißer Dermographismus in der Akutphase, Ichthyosis-Hand, -Fuß (hyperlineares Muster der Leistenhaut), Dennie-Morgan-Infraorbitalfalte, Ohrläppchen- und Unterlippenrhagade (Einrisse der Haut). Eine Unverträglichkeit von Schafwolle wird regelmäßig angegeben.

Häufigkeit

Deutliche Erkrankungsgipfel werden in den Wintermonaten (virale Infekte) und den Monaten Mai (Gräserpollenallergie) und September (Hausstaubmilbenallergie) gesehen.

ALTES WISSEN: UNTERSCHIED SOMMER – WINTER

Im Winter sind die Symptome am schlimmsten, im Sommer heilt die AD meist ab, das Krankheitsbild ist also reversibel. Im Winter gibt es wenig Sonne und die Luft ist wegen der Kälte trocken. Im Sommer gilt das Gegenteil.

Prof. Bergstresser (Dallas, Texas) hat vor Jahren anlässlich eines Vortrags in Wien gemeint, dass es in Florida keine AD gibt. Dies haben mir Dermatologen in Florida bestätigt. Vergleicht man nun diese Aussage mit der Prävalenz-Karte für AD von Europa, dann trifft das auch für Südeuropa an den Küstengebieten (0-1 Prozent) zu. In Skandinavien sind 24 Prozent betroffen!

Das heißt, Sonne und Luftfeuchtigkeit heilen die AD.
Der gute Effekt auf die AD am Toten Meer (400 m unter dem Meeresspiegel) ist der UVA-Strahlung und nicht dem Salzgehalt des Toten Meeres zuzuschreiben!

Daher sind Badezusätze mit Meersalz sinnlos! In Österreich ist das Ostufer des Neusiedlersees zur Therapie zu empfehlen! Hier wirkt einerseits das pannonische Klima mit viel Sonne, andererseits die Luftfeuchtigkeit des Neusiedlersees.

Atopie, eine minimale Immundefekt-Erkrankung?

Prof. Ring hat 1982 die AD in einer Publikation mit der Frage versehen: „Allergie, minimaler Immundefekt oder immunvegetative Dysregulation?" Hypothetisch könnte man die AD als „Spätreife des Immunsystems mit epidermaler/dermaler Beteiligung" bezeichnen [6]. Tatsächlich gibt es nur wenige Patienten mit AD jenseits des zwanzigsten Lebensjahres.

Heutiges Wissen

DIE HAUT STEHT ALS IMMUNORGAN IM VORDERGRUND.

Das Abwehrsystem gegenüber der Umwelt besteht aus einer Barrierefunktion der Zellen der Epidermis (physikalische und chemische Barriere), dazu kommt die angeborene (innate immunity) und die erworbene (acquired immunity) Immunität.

Das Abwehrsystem gegenüber der Umwelt besteht aus ... ... der physikalischen Barriere

Eine intakte gesunde Hautbarriere ist ein wichtiger primärer Abwehrmechanismus gegen verschiedene Mikroben, Irritantien und Allergene.

Patienten mit AD haben aber eine signifikante Barrierestörung und somit ein erhöhtes Risiko für eine allergische Sensibilisierung und erhöhte bakterielle Besiedelung und Infektionen.

Die Beobachtung, dass topische Calcineurin-Inhibitoren (z. B. Tacrolimussalben) den Barrieredefekt teilweise korrigieren können und dass Gentamycin (ein Antibiotikum) die Produktion von funktionalen Filaggrinketten wiederherstellen kann, unterstreicht die komplexe Verbindung zwischen Hautbarriere und Immunsystem [6].

Filaggrine sind Proteine, die beim Verhornungsprozess der Haut in den Keratinozyten gebildet werden. Durch sie werden Keratin-Filamente über Disulfidbrücken vernetzt und haben somit eine wichtige strukturbildende Funktion in der Epidermis und fördern das Abflachen der Keratinozyten in der oberflächlichen Epidermis. Proteine mit Bedeutung für die Hautbarriere und der „natural moisturizing factor" waren in läsionaler (durch Entzündung betroffene Haut) Haut deutlich reduziert [(7)].

Die Integrität der Hautoberfläche kann durch regelmäßige Ölbäder (z. B. pH 5 Eucerinölbad und Eucerin Körperpflegeöl®) und durch Cremes und Salben, die pH stabilisiert und im Sauren gepuffert sind (z. B. Ultrasicc und Ultrabas®) wiederhergestellt werden. Fettsalben fehlt der wichtige Wassergehalt!

Das Fehlen von Filaggrin führt zu einem Feuchtigkeitsverlust des Stratum corneum und zu einer Erhöhung des transepidermalen Wasserverlusts [(7)]. In diesem Kontext wäre auch an die Wiedereinführung der sogenannten „Mayoklinik-Verbände" zu denken (wet-wrap treatment) [(8)]. Bei dieser Behandlung werden die Patienten mit Cremes oder Salben komplett eingeschmiert und mit Watteverbänden eingewickelt. Das wirkt wie ein Glashauseffekt (Nicol 2014) [(9)]. Die Bedeutung der Feuchtigkeit wird auch durch das Fehlen von Ekzemen im Windelbereich (Harn!) deutlich untermauert!!! Patienten mit AD haben eine trockene Haut und oft eine verminderte Schweißproduktion. Eine Autoantigenität des Schweißes konnte aber im Lymphocyten-Transformationstest nicht untermauert werden [(10)].

... der chemischen Barriere

Filaggrinabbauprodukte sind für den Säuregehalt der Epidermis (pH 5,5 bis 6) verantwortlich. Eine Erhöhung des Haut-pH-Wertes (der pH-Wert des Wiener Leitungswassers beträgt 7,8!) aktiviert eine Reihe von Serin-Proteasen, die einen Zusammenbruch der Hautbarriere und Th2-Entzündung der Haut bei AD fördern [(2)]. Der Antigentransfer, im Besonderen von Haustaubmilbenallergenen durch eine defekte Hautbarriere, ist der Schlüsselmechanismus für die IgE Sensibilisierung und Entzündung der Haut. Das Wachstum von Staphylococcus aureus wird durch saure Filaggrin-Abbauprodukte negativ beeinflusst [(11)].

Ein Haut-pH-Wert im sauren Bereich ist für die Integrität der Hautbarriere wichtig. Der pH-Wert der Haut kann leicht durch den Nitrazingelb-Test festgestellt werden.

Der Nitrazingelb-Farbstofftest zeigt bei normaler Haut eine Verfärbung der Farbe von violett zu gelb, ist also dann auf der Haut fast nicht sichtbar. Bei Verschiebung des pH-Wertes ins Alkalische verfärbt sich das Gelb dann in Gelbgrün, Grün, Grünbraun und Violett. [12]

Die Hypothese, dass die allergische Sensibilisierung durch eine defekte Hautbarriere erfolgt und zu lokaler und systemischer Immunantwort führt, wird durch Studien an Filaggrin-defizienten Mäusen unterstützt [7]. Neben einem intaktem Stratum corneum (Hornschicht) spielen auch Adhäsionsmoleküle (Bindungsmoleküle) in der Epidermis (oberste Hautschicht) eine wichtige Rolle. Allen voran Claudin 1(CLDN 1). CLDN 1 ist hochsignifikant invers, korreliert zu den eosinophilen Blutzellen und zum Gesamt IgE Spiegel ($p<0{,}001$ bzw. $p<0{,}003$) [11].

Der Gesamt-IgE-Spiegel und Eosinphilen (ECP-Messung) können, als Marker der Th2-Polarität, zur indirekten Diagnostik der Funktion der Adhäsionsmoleküle zur Therapiekontrolle herangezogen werden.

Die Bedeutung der Adhäsionsmoleküle, insbesondere von CLDN 1, konnte bei CLDN 1-knockout-Mäusen (bei denen CLDN 1 fehlt) gezeigt werden, die innerhalb von 24 Stunden nach der Geburt an geschrumpfter Haut, ausgeprägter Dehydrierung (Austrocknung) und ausgeprägter Hautdurchlässigkeit starben! Darüber hinaus erhöht sich bei CLDN 1-Defizienz (Mangel) das Risiko für das Auftreten des Ekzema herpeticatums (generalisierte Hautinfektion durch Herpesvirus). Auch kommen Mollusca contagiosa (Dellwarzen, durch ein Virus bedingt) bei AD häufig vor.

CLDN 1-Mangel erhöht das Risiko für virale Entzündungen der Haut (z. B. Ekzema herpeticatum)

Interleukine (Entzündungsstoffe)

Im Mausmodell konnte gezeigt werden, dass IL 4 die Expression vieler Gene herunterreguliert, die mit der angeborenen Immunität assoziiert (gekoppelt) sind. IL 17 ist insbesondere in akuten gegenüber chronischen Läsionen erhöht. Von besonderer Bedeutung bei Atopischer Dermatitis sind IL 4 und IL 13. Antikörper gegen IL 4 und IL 13 (Dupilumab) könnten in Zukunft eine neue therapeutische Alternative werden [13].

Staphylokokken Superantigen (S. aureus)

Die bakterielle Besiedelung durch S. aureus wird in 90 Prozent bei Patienten mit AD und 30 Prozent bei Gesunden gefunden. Insbesondere bei Nichtansprechen von lokalen Steroiden (Kortisonsalben) muss an eine Staphylokokkenbesiedelung gedacht werden. Therapeutisch heißt das, dass man zuerst die Staphylokokken bekämpfen muss und dann mit Kortisonsalben behandeln kann. Veränderungen der angeborenen Immunität („innate immunity") führen zu einer Reduktion der antimikrobiellen Peptide und verminderter Rekrutierung der Neutrophilen (weiße Blutkörperchen zur Abwehr von Bakterien) in der Haut und epidermalen Barrieredefekten und spielen eine wichtige Rolle in der Kolonisierung und Infektion bei der AD (14). Die Wirksamkeit von silberbeschichteter Unterwäsche bei AD konnte in verschiedenen Studien belegt werden (15).

Statt Antibiotikagabe empfiehlt sich die Waschung der Haut mit „Stellisept med Waschlotion®", das von orthopädischen Chirurgen präoperativ eingesetzt wird. Neben Reinigung der Haut ist auch die Reinigung der Naseneingänge (besonders starke Besiedelung von S.aureus) wichtig.

Pityrosporum ovale (Malassezia species) Superantigen

Ebenso ist bei Nichtansprechen auf lokale Steroide an eine Pilzbesiedelung speziell im oberen Körperbereich zu denken und diese ist zuerst zu behandeln.

Vitamin D

Orale Gabe von Vitamin D zeigte bei Kindern ein klinisches Ansprechen in einer Placebo- kontrollierten Studie (17). Darüber hinaus konnte bei Vitamin D-Defizienz (Mangel) eine erhöhte Kolonisierung von MRSA (Methicillin resistenter S. aureus) gefunden werden (18).

Vitamin C

Vitamin C verbessert die Struktur des Stratum corneum, verbessert die epidermale Barrierefunktion und reduziert damit den transepidermalen Wasserverlust. Darüber hinaus erhöht Vitamin C den Profilaggrin- und Filaggrin-Spiegel [(19)].

Antihistaminika

Da Histamin die Differenzierung der epidermalen Keratinozyten und die Funktion der Hautbarriere unterdrückt, ist die Gabe von Antihistaminika bei AD sinnvoll! Derzeit werden Antihistaminika der älteren Generation vor allem wegen der sedierenden (beruhigenden) Wirkung verwendet [(20)].

Cortison

Cortisonsalben sind bei akuten Läsionen „first line" Therapie, gefolgt von Tacrolimussalben, deren Wirksamkeit auch bei Anwendung zwei Mal pro Woche gezeigt werden konnte [(21)]. Unter Stress ist bei Patienten mit Atopischer Dermatitis die Hypothalamus-Hypophysen-Achse abgeschwächt [(22)]. Dies bedeutet, dass das Cortison-bildende Hormon ACTH (Adreno Cortico Tropes Hormon) vermindert ist [(23)]. Das heißt Atopiker können – wenn sie es bräuchten – zu wenig Cortison freisetzen. Die Cortisontherapie kann daher als Substitutionstherapie gesehen werden. Diese Information macht es auch leichter Patienten von einer Cortisontherapie zu überzeugen.

Inhalative Allergien und Immuntherapie

Die bei AD häufige Hausstaubmilbenallergie wird mit Allergenvermeidung, Antihistaminika und inhalativen Steroiden (auch als Kombinationspräparat) und mit Allergieimpfung (spezifische Immuntherapie) behandelt. Letztere wurde lange Zeit nicht angewendet, da es bei der Aufdosierung zu Ekzemschüben kam. Eine langsame Aufdosierung und eine reduzierte Höchstdosis sind jedoch erfolgreich [(24)].

Nahrungsmittelallergie

Bei Verdacht auf Nahrungsmittel-Unverträglichkeiten sind Allergietests (Pricktest und Prick-Pricktest) sowie die Bestimmung von IgE-Antikörpern gegen Nahrungsmittel, speziell bei Kindern, sinnvoll. Eine Histamin-Intoleranz soll durch Bestimmung von Histamin und Diaminoxydase im Blut festgestellt bzw. ausgeschlossen werden (25). Da der Histaminspiegel in einem Drittel der Patienten, insbesondere bei schweren Fällen, erhöht ist (26,27), macht eine histaminfreie Diät und die Gabe von Antihistaminika Sinn.

Zappelphilipp und Vitamin B6

Bei übernervösen Kindern mit AD (Zappelphilipp) fanden wir in vielen Fällen einen verminderten Vitamin-B6-Spiegel. Nach Substitution wurde nicht nur die Haut besser, sondern die Kinder (und auch die Eltern) konnten wieder schlafen (28).

Neue Therapien

Therapieerfolge mit dem monoclonalen anti-IgE-Antikörper Omalizumab (Xolair®) konnten bei Patienten mit fehlender Filaggrin-Mutation gesehen werden (29). Anti IL 4-Antikörper (Dupilumab), die auch gegen IL 13 wirken, scheinen vielversprechend zu sein (14). In Summe ist die Atopische Dermatitis (Neurodermitis) heute in der Hand des Dermatologen eine gut behandelbare Erkrankung mit der Aussicht auf Spontanheilungen.

LITERATUR:

(1) Weidinger S und Novak N. Atopic Dermatitis. Lancet. 2015 Sep 11; 1-14 (Review).

(2) Elias PM. Therapeutic implications of a barrier-based pathogenesis of atopic dermatitis. Ann Dermatol.2010;22:245-254

(3) Elias PM, Hatano Y, Williams ML. Basis for the barrier abnormality in atopic dermatitis: outside-inside-outside pathogenic mechanisms. J Allergy Clin Immunol. 2008;121:1337–1343.

(4) Sullivan M, Silverberg NB. Current and emerging concepts in atopic dermatitis pathogenesis. Clin Dermatol. 2017 Jul-Aug;35(4):349ff

(5) Dold S, Wjst M, von Mutius E, Reitmeir P, Stiepel E. Genetic risk for asthma, allergic rhinitis, and atopic dermatitis. Arch Dis Child. 1992;67:1018–1022.

(6) Ring J. Atopic eczema. Allergy, minimal immunologic deficiency or „immuno-vegetative dysregulation"? Dtsch Med Wochenschr. 1982 Apr 2;107(13):483-5.

(7) Boguniewicz M1, Leung DY. Atopic dermatitis: a disease of altered skin barrier and immune dysregulation.Immunol Rev. 2011 Jul; 242(1):233-46.

(8) Jung T, Stingl G. Atopic dermatitis: therapeutic concepts evolving from new pathophysiologic insights. J Allergy Clin Immunol. 2008;122:1074-1081

(9) Nicol NH, Boguniewicz M, Strand M, Klinnert MD. Wet wrap therapy in children with moderate to severe atopic dermatitis in a multidisciplinary treatment program. J Allergy Clin Immunol Pract. 2014 Jul-Aug;2(4):400-6.

(10) Wodniansky P, Jarisch R, Konrad K. Antigenicity of sweat in disseminated neurodermatitis. Lymphocyte transformation test. Arch Dermatol Forsch. 1972;245(4):295-304.

(11) Miajlovic H, Fallon PG, Irvine AD, Foster TJ. Effect of filaggrin breakdown products on growth of and protein expression by Staphylococcus aureus. J Allergy Clin. Immunol. 2010;126:1184-1190

(12) Sandor I, Jarisch R. Der Nitrazingelbtest Zeitschrift H&G, 1977

(13) Beck LA, Thaçi D, Hamilton JD, Graham NM, Bieber T, Rocklin R, Ming JE, Ren H, Kao R, Simpson E, Ardeleanu M, Weinstein SP, Pirozzi G, Guttman-Yassky E, Suárez-Fariñas M, Hager MD, Stahl N, Yancopoulos GD, Radin AR. Dupilumab treatment in adults with moderate-to-severe atopic dermatitis. N Engl J Med. 2014 Jul 10;371(2):130-9.

(14) De Benedetto A, Rafaels NM, McGirt LY, Ivanov AI, Georas SN, Cheadle C, Berger AE, Zhang K, Vidyasagar S, Yoshida T, Boguniewicz M, Hata T, Schneider LC, Hanifin JM, Gallo RL, Novak N, Weidinger S, Beaty TH, Leung DY, Barnes KC, Beck LA. Tight junction defects in patients with atopic dermatitis. J Allergy Clin Immunol. 2011 Mar;127(3):773-86.

(15) Gauger A, Mempel M, Schekatz A, Schäfer T, Ring J, Abeck D, Silver-coated textiles reduce Staphylococcus aureus colonization in patients with atopic eczema. Dermatology. 2003;207(1):15-21

(16) Lopes C, Silva D, Delgado L, Correia O, Moreira A. Functional textiles for atopic dermatitis: a systematic review and meta-analysis. Pediatr Allergy Immunol. 2013 Sep;24(6): 603-13. Review.

(17) Sidbury R, Sullivan AF, Thadhani RI, Camargo CA., Jr Randomized controlled trial of vitamin D supplementation for winter-related atopic dermatitis in Boston: a pilot study. Br J Dermatol. 2008;159:245–247.

(18) Matheson EM, Mainous AG, 3rd, Hueston WJ, Diaz VA, Everett CJ. Vitamin D and methicillin-resistant Staphylococcus aureus nasal carriage. Scand J Infect Dis. 2010;42: 455–460.

(19) Pasonen-Seppänen S, Suhonen TM, Kirjavainen M, Suihko E, Urtti A, Miettinen M, Hyttinen M, Tammi M, Tammi R. Vitamin C enhances differentiation of a continuous keratinocyte cell line (REK) into epidermis with normal stratum corneum ultrastructure and functional permeability barrier. Histochem Cell Biol. 2001 Oct;116(4):287-97.

(20) Gschwandtner M1, Mildner M, Mlitz V, Gruber F, Eckhart L, Werfel T, Gutzmer R, Elias PM, Tschachler E. Histamine suppresses epidermal keratinocyte differentiation and impairs skin barrier function in a human skin model. Allergy. 2013 Jan;68(1):37-47

(21) Jensen JM, et al. Different effects of pimecrolimus and betamethasone on the skin barrier in patients with atopic dermatitis. J Allergy Clin Immunol. 2009;123:1124–1133.

(22) Buske-Kirschbaum A1, Geiben A, Höllig H, Morschhäuser E, Hellhammer DJ. Altered responsiveness of the hypothalamus-pituitary-adrenal axis and the sympathetic adrenomedullary system to stress in patients with atopic dermatitis. Clin Endocrinol Metab. 2002 Sep;87(9):4245-51.

(23) Koller DY, Pirker C, Götz M, Jarisch R. Pyridoxine increases IL-1 and ACTH in atopic dermatitis: evidence of a dysregulated interrelation between neuroendocrine and immune systems. J Allergy Clin Immunol 1992;89:721(abstr)

(24) Werfel T1, Breuer K, Ruéff F, Przybilla B, Worm M, Grewe M, Ruzicka T, Brehler R, Wolf H, Schnitker J, Kapp A. Usefulness of specific immunotherapy in patients with atopic dermatitis and allergic sensitization to house dust mites: a multi-center, randomized, dose-response study. Allergy. 2006 Feb;61(2):202-5.

(25) Jarisch R. Histamin Intoleranz, Akt Dermatol 2011;37:1-8

(26) Ring J. Plasma histamine concentrations in atopic eczema. Clin Allergy. 1983 Nov;13(6): 545-52.

(27) Worm M1, Fiedler EM, Dölle S, Schink T, Hemmer W, Jarisch R, Zuberbier T. Exogenous histamine aggravates eczema in a subgroup of patients with atopic dermatitis. Acta Derm Venereol. 2009;89(1):52-6

(28) Hippmann G, Jarisch R and Götz M.: ACTH in atopic dermatitis. Abstract ADF (Arbeitsgemeinschaft Dermatologische Forschung) 1988

(29) Hotze M, Baurecht H, Rodríguez E, Chapman-Rothe N, Ollert M, Fölster-Holst R, Adamski J, Illig T, Ring J, Weidinger S. Increased efficacy of omalizumab in atopic dermatitis patients with wild-type filaggrin status and higher serum levels of phosphatidylcholines. Allergy. 2014 Jan;69(1):132-5.

12.

Medikamentenallergie

STEFAN WÖHRL

Einleitung

Befragt man zufällig ausgewählte Personen im Ambulanzbereich eines Krankenhauses, so vermuten 11 Prozent an einer „Allergie auf Antibiotika" zu leiden [(1)]. Nur in 9 Prozent bestätigte sich die Vermutung der Patienten. Es nahmen also 91 Prozent der Menschen fälschlicherweise an, an einer Medikamentenallergie zu leiden. Diese Untersuchung unterstrich ein weiteres Mal ein bekanntes Phänomen der Allergologie. Die unglaubliche Selbstüberschätzung von Medikamentenallergien. Welche Hintergründe gibt es dafür? Ein wichtiger Grund ist die inexakte Verwendung des Wortes „Allergie" in der Alltagssprache und stellvertretend für alle möglichen Formen von unerwünschten Reaktionen nach Medikamenteneinnahme. Ein weiterer Grund mag sein, dass sich nur wenige Ärztinnen/e und Apotheker/innen kritisch mit dem auch für die Wissenschaft unangenehmen Thema von Medikamentennebenwirkungen auseinandersetzen, weshalb auch diese mit einer aus Sicht des Autors übertriebenen Vorsicht ihren Teil zum Problem beitragen.

Medikamente werden seit der Antike zur Heilung, Vorbeugung oder Diagnose von Krankheiten eingesetzt. Ebenso können sie zur Veränderung normaler Körpervorgänge zum Einsatz kommen, wie z. B. bei der Empfängnisverhütung. Arzneimittel können aus Pflanzen- oder Pflanzenteilen oder tierischen Produkten gewonnen werden. In den letzten Jahrzehnten gewinnt man Medikamente aus Qualitätsgründen bevorzugt aus gut definierten, synthetischen Quellen oder reinigt sie aus natürlichen Quellen auf, um Verunreinigungen und veränderliche Wirkstoffkonzentrationen in den natürlichen Quellen zu vermeiden. Das ist die Wissenschaft der Pharmakologie.

Definitionen

Versucht man physiologische Vorgänge im Körper zu verändern oder das Wachstum anderer Organismen wie Bakterien, Parasiten, Pilzen und Viren im Körper zu hemmen, so wird das zwangsläufig nicht unbemerkt bleiben können. Treten solche Veränderungen im Körper nach Medikamenteneinnahme auf, so sind diese fast nie Nebenwirkungen im eigentlichen Sinne, sondern direkte Folgen des Wirkstoffs. Diese werden als sogenannte **Typ A**-Wirkungen von Medikamenten zusammengefasst (siehe Tabelle 1). Solche Effekte sind erwartbar und treten bei allen Menschen nach Erreichen einer gewissen Dosis auf. Sie sind direkt durch ihren Wirkmechanismus erklärbar und unabhängig von individuellen Faktoren der Menschen. Dafür gibt es viel Beispiele. Alle äußeren und inneren Oberflächen des Menschen sind von nützlichen Bakterien besiedelt. Bei einer Behandlung mit Antibiotika werden nicht nur die krankheitsauslösenden Bakterien zerstört, sondern als unbeabsichtigter Nebeneffekt die Nützlinge ebenfalls abgetötet. Deshalb erhalten die gegen Antibiotika unempfindlichen langsam wachsenden Hefepilze ihre Chance und Mund- und Scheidenpilz sowie Durchfall sind eine logische Konsequenz. Typ A-Wirkungen bilden sich mit der Zeit von selbst zurück. Patientinnen und Patienten können trotzdem die Medikamente beim nächsten Mal wieder erhalten, wenn der Nutzen die Typ A-Wirkungen übersteigt. Weitere typische Beispiele sind Fieber 24 Stunden nach COVID- und anderen Impfungen, Müdigkeit auf Antihistaminika, Blutungen auf Blutverdünnungsmedikamente, Übelkeit auf Schmerzmittel der Opiat-Klasse oder Haarausfall auf Chemotherapie.

Mehr als 80 Prozent aller gemeldeten, unerwünschten Arzneimittelwirkungen (die korrekte wissenschaftliche Bezeichnung) stellen Typ A-Nebenwirkungen dar. Diese häufigen Reaktionen fallen bereits bei den Zulassungsstudien von neuen Medikamenten auf und finden sich deshalb im Beipacktext von Medikamenten. Sie werden in Österreich von der Zulassungsbehörde AGES in „Sehr häufig: ≥1/10", „Häufig: ≥1/100", „Gelegentlich: ≥1/1.000", „Selten: ≥1/10.000", unterteilt. Konsequenzen haben Typ A-Nebenwirkungen keine und eine spezielle Aufarbeitung durch Allergiespezialisten nach einer Typ A-Nebenwirkung ist nicht notwendig. Trotzdem sind Typ A Wirkungen auf Medikamente nicht immer harmlos und können unter Umständen auch schwerwiegend sein. Schmerzmittel können selten kritische Blutungen im Magen-Darm-Bereich hervorrufen und sind für ca. 5 Prozent aller Todesfälle in spanischen Krankenhäusern verantwortlich [(2)]. Trotzdem sind sie in Apotheken frei verkäuflich und zum großen Teil nicht rezeptpflichtig.

TYP A NEBENWIRKUNG	TYP B NEBENWIRKUNG
Häufig	Selten
Meist nicht schwerwiegend	Mild bis schwerwiegend
Erwartbar	Nicht vorhersehbar und nicht vermeidbar
Durch den Wirkmechanismus des Medikaments erklärbar	Nicht durch den Wirkmechanismus erklärbar
Tritt dosisabhängig bei allen Menschen auf	Tritt nur bei bestimmten Personen auf
Weil das Immunsystem keine Rolle spielt, ist Allergietestung weder möglich noch sinnvoll	Unter Beteiligung des Immunsystems: Allergietests können sinnvoll sein.
Beispiele: Durchfall nach Antibiotika, Fieber nach Impfungen, Blutung nach Blutverdünnung, Müdigkeit auf Antihistaminika	Arzneimittelallergie im eigentlichen Sinne (Sofort-, Spättyp) Schmerzmittelintoleranz
Konsequenz: Medikament kann nach Kosten-Nutzen-Abwägung erneut gegeben werden	Konsequenz: Medikament soll in Zukunft vermieden werden und nur in dringenden Fällen wieder verwendet werden.

TABELLE 1: Einteilung von unerwünschten Medikamentennebenwirkungen (UAW) in Typ A und Typ B [3, 14].

Typ B-Nebenwirkungen: Arzneimittelallergie/Schmerzmittelunverträglichkeit

Wie aus Tabelle 1 ersichtlich, sind unerwünschte Arzneimittelwirkungen vom Typ B Dosis-unabhängig, unvorhersehbar, schädlich, und unbeabsichtigt und treten bei normalen Dosierungen von Medikamenten auf [4]. Sie sind seltener als Typ A-Nebenwirkungen und stellen nur 15 Prozent der unerwünschten Arzneimittelwirkungen dar. Sie sind meistens durch, manchmal aber auch nicht durch das Immunsystem verursacht.

Arzneimittelallergie

Nur Reaktionen, bei denen das Immunsystem beteiligt ist, sollen als „Arzneimittelallergie" bezeichnet werden[4]. Eine Unterscheidung zwischen allergischen und nichtallergischen Reaktionen hat zwei wichtige, klinische Konsequenzen. Die Voraussetzung für eine allergische Immunreaktion ist eine erste Verabreichung, in der das Immunsystem die schädliche und unnütze Immunantwort „erlernt". In der Immunologie wird das als Sensibilisierungsphase bezeichnet. Erst beim zweiten Kontakt mit einem Fremdstoff kann diese falsche und schädliche Allergie zu für die Person bemerkbaren Symptomen führen. Diese wird als „Auslösephase" bezeichnet. Echte allergische Reaktionen können also erst nach der ersten Medikamentengabe im Leben auftreten.

Nur bei Allergien sind „Booster"-Phänomene möglich. Was heißt das? Im Rahmen der Aktivierung des Immunsystems in der allergischen Auslösephase können die bereits vorhandenen, allergischen Gedächtnis-Immunzellen noch mehr angeregt werden. Deshalb sind bei einer wiederholten Gabe des Medikaments noch mehr Immunzellen vorhanden, die bei einer zweiten Gabe stärkere Nebenwirkungen verursachen können. Zweitens ist die Immunantwort sehr genau und richtet sich nur gegen eine Substanz und nicht gegen eine ganze Medikamentengruppe. Darum kann die Identifizierung des Auslösers der Reaktion im Rahmen einer Allergieaustestung und eine Suche nach möglichen Ausweichmedikamenten Sinn machen.

Zeitdauer

Die verstrichene Zeit zwischen der letzten Verabreichung des Medikaments und dem Beginn einer Typ B-Nebenwirkung ist entscheidend für die Gefährlichkeit und alle weiteren klinischen Konsequenzen. Als Daumenregel gilt: je schneller die Reaktion nach der Medikamentengabe auftritt, desto schwerwiegender kann sie sein; je mehr Zeit verstreicht, desto milder verläuft im Normalfall die Nebenwirkung:

1. weniger als 1 Stunde nach Verabreichung: diese werden als Soforttypreaktionen bezeichnet (Englisch „immediate", auch Typ 1- oder Soforttyp-Allergie). Das Auftreten von Quaddeln/Nesseln und/oder Gesichtsschwellungen (Angioödeme) werden als Urtikaria bezeichnet und stellen die mildeste Variante dieser

Reaktionen dar. Nur wenn diese Reaktionen über den Hautbefall hinaus gehen, können sie einen Teil einer Schocksymptomatik darstellen und werden dann als Anaphylaxie bezeichnet. Glücklicherweise verlaufen sie selten schwer, sind dann aber mit Adrenalin gut und rasch behandelbar. *(siehe Tabelle 2)*

DEFINITION	SCHWERE-GRADE	HAUT	ATEMWEGE	KREISLAUF
Kein Schock	1	Nesselsucht (Urtikaria), Gesichts-schwellung (Angioödem), Juckreiz		
Schock	2		Nasenlaufen, Atemnot	Herzrasen, Blutdruckabfall
	3		Asthma, Blaue Lippen	Schock, Bewusstseinsverlust
	4		Atemstillstand	Kreislaufstillstand

TABELLE 2: Stadieneinteilung der Anaphylaxie. Vereinfacht für die Belange von Medikamentenunverträglichkeit nach Ring et al. [5]. Ein Schock ist eine akut, binnen weniger Minuten einsetzende Reaktion, die sich meistens binnen kurzem, wieder beruhigt und im Schnitt maximal 1 Stunde anhält. Sie ist meistens gut behandelbar. Das wichtigste Gegenmittel ist Adrenalin. Die Gradeinteilung wird nach dem stärksten Symptom bestimmt. Erst ab einer Grad 2-Reaktion spricht man von einem Schock. Eine alleinige Urtikaria und/oder Angioödem (Grad 1) soll **nicht** als Schock bezeichnet werden.

2. Eine Reaktion mehr als 24 Stunden nach der Verabreichung wird als verzögerte Reaktion bezeichnet (Englisch „delayed“, auch Typ 4- oder Spättyp-Allergie). Diese sind die wichtigsten Formen von Typ B-Nebenwirkungen. Am häufigsten ist der Arzneimittel-bedingte Ausschlag (Fachausdruck „Arzneimittelexanthem“). Diese sind mild juckende Ausschläge, die ungefähr nach 10 bis 14 Tagen abheilen *(Abbildung 1)*. Sehr selten sind hingegen die schweren multiformartigen Arzneimittelreaktionen (engl. „Severe cutaneous adverse drug reactions“) und DRESS-Symptome (engl. „Drug reaction with eosinophilia and systemic symptoms). Diese stellen hautärztliche Notfälle dar und die Patientinnen/en müssen meist stationär betreut werden.

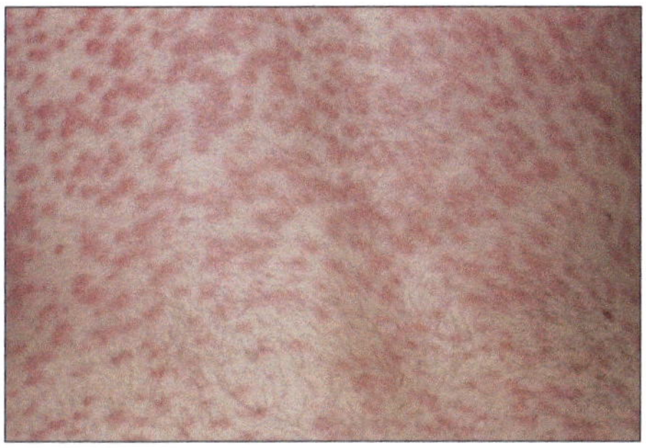

ABBILDUNG 1: Typisches, juckendes aber relativ harmloses Arzneimittelexanthem (Spättypallergie oder Allergie vom verzögerten Typ) bei einer 17-jährigen Patienten am 6. Tag nach Beginn der Einnahme des Antibiotikums Amoxicillin. Dieses Arzneimittelexanthem heilte ohne spezielle Therapie nach 10 Tagen von selbst ab (eigene Aufnahme).

Schmerzmittelunverträglichkeit (Fachbegriff: NSAR Intoleranz)

Die meisten bekannten Schmerzmittel werden auch als Nicht-steroidale-Antirheumatika (abgekürzt NSAR) bezeichnet. Sie werden als Schmerzmittel, Fiebersenker und zur Blutverdünnung eingesetzt und wirken auch antientzündlich. Alle in den Apotheken frei verkäuflichen Schmerzmittel hemmen ein gemeinsames Ziel-Molekül, das Enzym Cyclooxygenase-1 (abgekürzt COX-1). Deshalb wird diese Gruppe von Medikamenten auch unter dem Namen COX-Hemmer zusammengefasst. Das bekannteste Schmerzmittel ist die Acetylsalicylsäure (bekanntester Handelsname Aspirin®, Bayer). Andere Wirkstoffe dieser Gruppe sind unter anderem Paracetamol, Ibuprofen, Naproxen, Metamizol, Diclofenac. Ein bis vier Prozent der Bevölkerung sind betroffen und reagieren nach Einnahme dieser Schmerzmittel einerseits mit Nesselsucht (Urtikaria)/Lid- und Lippenschwellung (Angioödem) und ein kleinerer Teil mit Atemnot (Asthma bronchiale) [(6)]. Betroffene Personen können dosis-abhängig auf alle Schmerzmittel reagieren, weil ja alle das COX-Enzym hemmen und damit ein gleiches Wirkprinzip teilen.

Das Immunsystem spielt im Gegensatz zu anderen Typ B-Reaktionen kaum eine Rolle, weshalb in der Diagnose der NSAR-Intoleranz Allergietests leider nicht hilfreich sind und lediglich aufwändige Provokationstests eine Diagnosestellung ermöglichen (siehe weiter unten).

Häufige andere Erklärungen für Ausschläge bei Medikamenteneinnahme (Fachbegriff: Differentialdiagnosen)

Die wissenschaftliche Literatur zeigt, dass die Anamnese „Medikamentenallergie" in 90 bis 95 Prozent nicht stimmt [4, 7]. Es gibt mehrere Ursachen. Der wichtigste Grund ist, dass es wahrscheinlich nie das Medikament war, das die Reaktion ausgelöst hatte. In der Medizin spricht man von Differentialdiagnosen, wenn man daran denken sollte, welche anderen Erkrankungen noch hinter einem Symptom stecken könnten. Im Falle der Medikamentenallergien sind Differentialdiagnosen sogar wesentlich wahrscheinlicher, als dass der Auslöser der Reaktion das Medikament selbst war:

1. Quaddeln (Urtikaria) im Rahmen einer Allergie vom Soforttyp sehen klinisch exakt gleich aus, wie die sehr häufige Erkrankung akute Nesselsucht (Urtikaria, Angioödem; siehe Kapitel Urticaria). Ursache ist in mehr als 80 Prozent ein Infekt und jede/r Vierte wird einmal im Leben darunter leiden. Wann nimmt ein Patient Antibiotika oder fiebersenkende Schmerzmittel ein? Im Rahmen eines Infekts! So kommt es häufig zur Fehlinterpretation, dass das Auftreten der akuten Urtikaria fälschlicherweise dem Medikament zugeschoben wird. In Wahrheit wäre die Reaktion mit und ohne Medikament aufgetreten und das Medikament hat – richtig formuliert – das Auftreten der Urtikaria nur nicht verhindern können.

2. Viele Virusinfekte führen zu großflächigen Ausschlägen, die mit keinem klinischen Mittel von einem Arzneimittelexanthem zu unterscheiden sind. So könnte Abbildung 1 neben einem Arzneimittellexanthem auch ein durch ein Virus verursachter Ausschlag, zum Beispiel nach der häufigen Epstein-Barr-Virus-Infektion, darstellen, welche auch deutlich häufiger als Spättypallergien sind. Im Nachhinein kann das oft nicht bewiesen werden.

3. Eine seltene andere, aber wichtige Ursache kann eine Mastozytose sein (siehe Kapitel Mastozytose). Dies ist ein gutartiger Tumor der Histamin-produzierenden Mastzellen, der sich meist im Knochenmark oder in der Haut befindet. Diese Zellen sind biologisch hochaktiv und produzieren neben Histamin noch eine Vielzahl weiterer Faktoren, wie zum Beispiel die Tryptase. Die Bestimmung der Tryptase ist ein zuverlässigerer Faktor als die technisch aufwändige und damit

fehleranfällige Bestimmung von Histamin aus dem Serum. Deshalb hat die Bestimmung von Tryptase im klinischen Alltag die Bestimmung von Histamin in weiten Strecken abgelöst. In einer eigenen Studie konnten wir demonstrieren, dass Patienten mit sehr schwerwiegenden Reaktionen auf Allergene wie Insektengift, aber auch auf Schmerzmittel oft in Wahrheit an einer bis dahin noch nicht erkannten Mastozytose litten [8].

4. Gerade bei älteren Menschen mit reduzierter Leber- und/oder Nierenfunktion, bei Frauen, bei besonders kleinen oder besonders leichten Menschen kann eine normale Dosierung eines Medikaments schon zu hoch angesetzt sein. In diesen Fällen kann die Standarddosis für einen großen, normalgewichtigen, jungen Mann schon zu einer giftigen Überdosierung bei einer leichten, kleinen, älteren Dame führen.

5. Zum anaphylaktischen Schock gibt es sehr viele verschiedene Differentialdiagnosen. Im klinischen Alltag kann es bei heftigen Angstreaktionen zur schnellen Atmung und zum Abatmen von Kohlendioxid kommen und dies relativ rasch zu vorübergehenden Bewusstseinsstörungen führen. Weitere wichtige Differentialdiagnosen sind der orthostatische und vegetative Kollaps besonders bei jungen Patienten sowie Blutzuckerentgleisungen. Daneben gibt es noch viele andere, wenngleich auch seltene andere Möglichkeiten.

6. Allergien sind dynamische Reaktionen des Immunsystems und können entstehen und wieder verschwinden. In einer eigenen Studie war der wichtigste Vorhersagefaktor für einen unauffälligen Penicillintest bei Erwachsenen, dass die berichtete Unverträglichkeitsreaktion schon lange Zeit zurück in der Kindheit passiert war [7]. Romano und Kollegen konnten in einer italienischen Studie nachweisen, dass sich 50 Prozent der positiven Allergietests auf Cephalosporin Antibiotika schon nach nur einem halben Jahr wieder zurückgebildet hatten [9].

Die Rolle von Allergietests

Nicht aufgearbeitete Anamnesen von „Medikamentenallergien“ sind für Betroffene von Nachteil, weil sie die Möglichkeiten der medikamentösen Therapie einschränken. Wie oben beschrieben, ist die Anamnese meistens falsch. Im Alltag wird das meistens keine Auswirkungen haben. In ernsten Situationen kann das aber lebensbedrohlich sein, wenn sich behandelnde Ärztinnen und Ärzte aufgrund einer nie hinterfragten Anamnese „Penicillinallergie" nicht trauen, in einer kritischen Situation wie einer akut aufgetretenen Blutvergiftung oder einer schweren Lungenentzündung das am besten wirksamste Antibiotikum zu geben. Überspitzt ausgedrückt ist es egal, welches Medikament ein/e Patient/in verträgt. Es ist viel wichtiger, ob mit dem Antibiotikum überhaupt der Krankheitserreger schnell genug abgetötet werden kann, um dauerhaften Schaden abzuwenden. Es passiert sehr leicht, dass dann nicht auf das wirksamste, sondern auf ein weniger wirksames Alternativ-Antibiotikum zurückgegriffen wird, was die Krankenhausaufenthaltsdauer verlängern und Folgeschäden nach sich ziehen kann [(10)]. In der Phase der Krise besteht keine Möglichkeit, eine zeitaufwändige Diagnostik durchzuführen. Deshalb sollen solche Ereignisse rechtzeitig und ohne dringenden Bedarf für das Medikament aufgearbeitet werden. Diese Aufarbeitung sollte allerdings erst nach dem Verschwinden der Symptome erfolgen, idealerweise aber bis spätestens 6 Monate nach der Reaktion.

Allen Beteiligten muss bewusst sein, dass die Austestung von Medikamenten im Gegensatz zu anderen Allergietests sehr aufwändig ist.

DESHALB SOLLTEN GEMEINSAM MIT HAUSÄRZTINNEN UND -ÄRZTEN VOR EINER ZUWEISUNG ZU SPEZIALISIERTEN ZENTREN FOLGENDE, WICHTIGE FRAGEN DURCHGEGANGEN WERDEN:

1. Ist das Medikament überhaupt wichtig? z. B. keine Austestung auf Vitaminpräparate
2. Wird das Medikament in Zukunft überhaupt noch gebraucht?: z. B. die Chemotherapie ist bereits abgeschlossen und es ist keine weitere Chemotherapie notwendig
3. Wurde das Medikament seit der Reaktion schon wieder eingenommen und vertragen?
4. Gibt es vertragene, andere Therapiemöglichkeiten?
5. Gibt es eine Vorgeschichte einer Unverträglichkeitsreaktion? Testungen nur zur Absicherung, weil z. B. die Mutter an einer Penicillinallergie litt, sind nicht sinnvoll und haben keine Aussagekraft.
6. Ist der Name des verdächtigten Medikaments bekannt? Dokumentation in alten Arztbriefen, alte Medikamentenpackungen, Unterlagen beim Hausarzt

7. Bei vielen Medikamenten braucht es die Markierung des wichtigsten Medikaments. Aus Sicherheitsgründen kann meistens nur ein einziges Medikament geprüft werden.
8. Es sollte große Zurückhaltung bei der Ausstellung von Verdachtsallergiepässen ohne vorherige Abklärung bestehen. Allergiepässe auf Medikamente schaden oft mehr, als dass sie nutzen.

Der Aufwand der klinischen Aufarbeitung einer vermuteten Typ B-Nebenwirkung soll für den Patienten zu einer klaren Antwort auf die wesentliche Frage führen: „Kann ich das Medikament in Zukunft wieder verwenden?" Eckpfeiler der Aufarbeitung sind eine fachkundige Erhebung der Patientengeschichte (Anamnese), wenn möglich Haut- und Bluttests, wenn notwendig in ausgewählten Fällen Provokationstests.

Allen MUSS bewusst sein, dass die Austestung von Medikamentennebenwirkungen sehr aufwändig, teuer und auch für Patient/inn/en unter Umständen nicht ganz risikofrei ist. Deshalb sollten nur für die zukünftige Behandlung der Patient/inn/en WICHTIGE Medikamente abgeklärt werden.

Im Allgemeinen geht man davon aus, dass Antibiotika, Schmerzmittel und lokale Betäubungsmittel dazu zählen. Diese waren auch die wichtigsten Medikamentengruppen in einer eigenen Studie an der Universitätsklinik für Dermatologie in Wien [(11)]. Die Notwendigkeit zur Austestung anderer Medikamentengruppen muss im Einzelfall überprüft werden.

Patientengeschichte (Anamnese)

Als erster und zugleich wichtigster Schritt erfolgt eine fachkundige Anamnese. Durch diese wird entschieden, ob es sich um eine Typ-A- oder -B-Reaktion (siehe Tabelle 1) handelt. Nur Typ-B-Reaktionen, die durch individuelle Patientenfaktoren bedingt sind, stellen einen Grund für eine weitere Abklärung dar. Für spätere Abklärung haben sich Handyfotos, die in der Akutphase aufgenommen wurden, als sehr nützlich erwiesen. Wichtig ist, dass die Fotos bei guter Beleuchtung aufgenommen wurden und dass die Fotos ausreichend scharf sind. Außerdem sollte der Name des verdächtigten Auslösers so genau wie möglich festgehalten werden, z. B. „Amoxicillin" statt „Antibiotikum" oder „Penicillin", 1g, Ausschlag am 3. Tag der Behandlung.

Ist die Reaktion während einer Operation passiert, bei der gleichzeitig sehr viele Medikamente zum Einsatz kommen, ist es wichtig, das sogenannte „Anästhesieprotokoll" ausheben zu lassen, in der der zeitliche Ablauf der Medikamentengaben sehr detailliert vermerkt ist. Diese Informationen sollen für eine effektive Anamnese zu den Allergiespezialist/inn/en mitgebracht werden. Obwohl die Anamnese der Startpunkt ist, ist ihre Aussagekraft für den Ausgang der weiterführenden Testung selbst am Beispiel des „Modellallergens" Penicillin nicht ausreichend (10). Aus diesem Grund sollen Allergiepässe allein aufgrund anamnestischer Angaben durch Nicht-Expert/inn/en nur im Notfall ausgestellt werden. Unbegründete, nur aus Vorsicht ausgestellte Allergiepässe brandmarken Patient/inn/en und schränken die zukünftigen Behandlungsmöglichkeiten meistens zu Unrecht ein. Ein einmal ausgestellter Allergiepass kann nur mit großem Aufwand wieder gelöscht werden.

Hauttests

Jeder Hauttest beinhaltet ein sehr geringes Risiko, den Patienten zu sensibilisieren, also erst zum Medikamentenallergiker zu machen. Unnötige Tests sollten deshalb vermieden werden. Außerdem können nur wenige Medikamente im Hauttest überprüft werden. Stehen Hauttests zur Verfügung, sind diese aber die besten Tests, wie wir in einer Studie mit über 900 Personen und insgesamt 5.700 Hauttests mit Penicillinvarianten zeigen konnten (7). Auch lokale Betäubungsmittel und blutverdünnende Medikamente können sehr gut mit Hauttests aufgearbeitet werden. Je nach Art der berichteten Reaktion, können die behandelnden Allergolog/inn/en unterschiedliche Hauttestverfahren anwenden:

1. Beim „Skin Prick-Test" wird das Medikament in flüssiger Form auf die Haut aufgebracht und die Haut danach angeritzt. Diese Form des Hauttests ist auch für die Abklärung von Pollen-, Hausstaub-, Haustier- und Nahrungsmittelallergien üblich.
2. Beim Intrakutantest wird eine sehr kleine Menge des Medikaments in verdünnter Form in einem sehr flachen Winkel unter die Haut gespritzt. Dieser Test ist ein bisschen schmerzhaft, aber auch bei Kindern meistens gut möglich.
3. Beim Epikutantest wird das Arzneimittel in Vaseline oder Wasser gelöst oder zerstampft unter einem Pflaster für 24–48 Stunden auf die Haut aufgetragen. Haut-

tests werden für Soforttypreaktionen früh (nach 15–20 Minuten) abgelesen, für Spättypreaktionen nach 24–72 Stunden.

Bluttests

Gute, standardisierte Bluttests für die Routineabklärung existieren leider nur für Soforttypreaktionen auf Penicillin-Antibiotika und manche anderen Medikamente. Die Empfindlichkeit der Systeme ist leider sehr niedrig und ein negativer Test kann eine Medikamentenallergie nicht ausschließen. Ist ein Test aber positiv, dann ist seine Aussagekraft sehr hoch. An wissenschaftlichen Zentren können weitere, experimentelle Tests mit sehr unterschiedlicher Zuverlässigkeit für ausgewählte Medikamente zum Einsatz kommen.

Provokationstests

Bleibt die Abklärung bis zu diesem Zeitpunkt unklar und handelt es sich um ein sehr wichtiges Medikament, können Provokationstests durchgeführt werden. Diese werden an Allergieambulanzen von Krankenhäusern mit hautärztlichen Bettenstationen und wenigen kinderärztlichen Abteilungen durchgeführt. Provokationstests gelten als „goldener Standard" in der Abklärung von Medikamentennebenwirkungen und besonders bei Kindern auch bei Fällen schwerer Nahrungsmittelallergien. Da diese Tests beträchtliche Ressourcen im Gesundheitssystem verbrauchen, können sie nur bei wenigen Fällen durchgeführt werden.

Provokationstests beginnen mit einer kleinen Dosis des verdächtigen Medikaments, die allmählich bis zum Erreichen einer normalen Tagesdosis gesteigert wird. Kommt es zu einem ähnlichen, meist schwächeren Reaktionsmuster als bei der ursprünglichen Reaktion, so gilt der Zusammenhang zwischen Einnahme des Arzneimittels und der Nebenwirkung als bewiesen. Wird das Medikament ohne Nebenwirkungen vertragen, so gilt ein Zusammenhang zwischen Einnahme des Arzneimittels und der Nebenwirkung als ausgeschlossen und das Medikament kann in Zukunft wieder eingenommen werden. Wichtig ist, dass diese Aussagen nur für den Zeitpunkt der Provokationstestung gelten. Es kann nicht ausgeschlossen werden, dass später wieder eine neue Medikamentenallergie entstehen kann. Provokationstestungen können bei ängstlichen Patienten auch mit anderen, wahrscheinlich vertragenen, alternativen Medikamenten durchgeführt werden, um die gute Verträglichkeit dieser Medikamente zu beweisen. Solche Provokationstests können auch unter erleichterten Sicherheitsbedingungen durchgeführt werden.

Testergebnis/Allergiepass

Das Ergebnis der Austestung soll schriftlich festgehalten werden. Im deutschsprachigen Raum haben sich dafür Allergiepässe bewährt [(12)]. Interessanterweise ist das Prinzip des Allergiepasses außerhalb des deutschsprachigen Raums sehr wenig verbreitet (13). Diese Allergiepässe erleichtern die Kommunikation mit anderen Ärztinnen und Ärzten. Ob ein Allergiepass notwendig und gerechtfertigt ist, obliegt der Entscheidung der Spezialisten. Die Aktualität dieser Bestätigungen muss aus oben genannten Gründen alle paar Jahre überprüft werden.

LITERATUR:

1. Van Gasse AL, Oulkadi R, Mousati Z, Ebo DG, Chiriac AM, Van Der Poorten MLM, et al. Prevalence of self-reported and confirmed penicillin allergy in a Belgian outpatient population. Allergy. 2020;75(8):2111-5.
2. Carrasco-Garrido P, de Andres LA, Barrera VH, de Miguel GA, Jimenez-Garcia R. Trends of adverse drug reactions related-hospitalizations in Spain (2001-2006). BMC Health Serv Res. 2010;10:287.
3. Pichler WJ, Hausmann O. Classification of Drug Hypersensitivity into Allergic, p-i, and Pseudo-Allergic Forms. International archives of allergy and immunology. 2016;171(3-4):166-79.
4. Demoly P, Adkinson NF, Brockow K, Castells M, Chiriac AM, Greenberger PA, et al. International Consensus on drug allergy. Allergy. 2014;69(4):420-37.
5. Ring J, Beyer K, Biedermann T, Bircher A, Fischer M, Fuchs T, et al. Guideline (S2k) on acute therapy and management of anaphylaxis: 2021 update. Allergo Journal International 2021;30(1):1-25.
6. Wöhrl S. NSAID hypersensitivity – recommendations for diagnostic work up and patient management. Allergo J Int. 2018;27(4):114-21.

7. Wöhrl S, Ostermayer C, Sesztak-Greinecker G, Jarisch R, Hemmer W, Wantke F. Drug-specific history, skin and in vitro tests can reduce the need for drug provocation tests in betalactam-hypersensitivity. Allergology International. 2021;70(2):244-51.

8. Fellinger C, Hemmer W, Wöhrl S, Sesztak-Greinecker G, Jarisch R, Wantke F. Clinical characteristics and risk profile of patients with elevated baseline serum tryptase. Allergol Immunopathol (Madr). 2014;42(6):544-52.

9. Romano A, Gaeta F, Valluzzi RL, Zaffiro A, Caruso C, Quaratino D. Natural evolution of skin-test sensitivity in patients with IgE-mediated hypersensitivity to cephalosporins. Allergy. 2014;69(6):806-9.

10. Macy E, Contreras R. Health care use and serious infection prevalence associated with penicillin „allergy" in hospitalized patients: A cohort study. J Allergy Clin Immunol. 2014;133(3):790-6.

11. Wöhrl S, Vigl K, Stingl G. Patients with drug reactions - is it worth testing? Allergy. 2006;61(8):928-34.

12. Wurpts G, Aberer W, Dickel H, Brehler R, Jakob T, Kreft B, et al. Guideline on diagnostic procedures for suspected hypersensitivity to beta-lactam antibiotics: Guideline of the German Society for Allergology and Clinical Immunology (DGAKI) in collaboration with the German Society of Allergology (AeDA), German Society for Pediatric Allergology and Environmental Medicine (GPA), the German Contact Dermatitis Research Group (DKG), the Austrian Society for Allergology and Immunology (ÖGAI), and the Paul-Ehrlich Society for Chemotherapy (PEG). Allergol Select. 2020;4:11-43.

13. Brockow K, Aberer W, Atanaskovic-Markovic M, Bavbek S, Bircher A, Bilo B, et al. Drug allergy passport and other documentation for patients with drug hypersensitivity - An ENDA/EAACI Drug Allergy Interest Group Position Paper. Allergy. 2016;71(11):1533-9.

14. Pichler W J, Hausmann O. Classification of Drug Hypersensitivity into Allergic, p-i, and Pseudo-Allergic Forms. Int. Allergy Immunol. 2016; 171 (3-4): 166-179.

13.

Allergische Rhinitis und Riechverlust

PETRA ZIEGLMAYER

Was ist eine allergische Rhinitis?

Die allergische Rhinitis ist eine chronische bzw. immer wiederkehrende Erkrankung, an der aktuell etwa jeder Vierte leidet und von der in Zukunft wahrscheinlich fast jeder Zweite betroffen sein wird. Sie tritt etwa ab dem Alter von 4 Jahren in jedem Alter und in allen Bevölkerungsschichten ungeachtet des sozialen Status auf. Die allergische Rhinitis wird im Volksmund auch als „Heuschnupfen" bezeichnet, womit eine Schnupfenform gemeint ist, die unabhängig von der Erkältungssaison und anderen Infektionsgeschehen periodisch wiederkehrend zur immer gleichen Jahreszeit auftritt. Und das muss nicht unbedingt die Zeit der Heuernte sein: da der Heuschnupfen eine Abwehrreaktion des Körpers auf kleine in der Luft schwebende Partikel ist, die man als Inhalationsallergene bezeichnet, kommen hier als Auslöser Schwebeteilchen in Frage, die nicht nur von Pollen stammen können, sondern auch von anderem organischem Material, wie zum Beispiel Tierepithelien, Schimmelpilzen oder Hausstaubmilben. Es sind mannigfaltige Verursacher der allergischen Rhinitis bekannt, und diese können bei jedem Betroffenen unterschiedlich sein. Natürlich gibt es die sogenannten „Top 5"- das sind in unseren Breiten Gräserpollen, Birkenpollen, Hausstaubmilben, Katzenhaare und Beifußpollen. Diese sind die Heuschnupfenverursacher, die besonders häufig Probleme machen und an die man dann natürlich als Erstes denkt. Das Problem dabei ist, dass die allergische Rhinitis oft nicht nur durch eine einzelne Allergenquelle verursacht wird, sondern die Betroffenen im Laufe ihres Lebens Allergien auf mehrere verschiedene Auslöser entwickeln.

Alle inhalativen Allergenquellen finden sich zu unterschiedlichen Jahreszeiten in maximalen Konzentrationen in der Atemluft, wo sie eingeatmet werden und bei

Allergikern Beschwerden auslösen. Dann herauszufinden, was jetzt tatsächlich der Grund für den Heuschnupfen ist, ist nicht immer ganz einfach und erfordert öfters detektivisches Gespür. Dem trotzdem gebührende Aufmerksamkeit zu schenken ist deshalb so wichtig, weil der Heuschnupfen eine chronische Krankheit ist, die nicht von selbst verschwindet und tendenziell schlechter wird, wenn man sie nicht gezielt behandelt.

Wie entsteht eine allergische Rhinitis?

Die allergische Rhinitis gehört zu den Erkrankungen, die durch eine sogenannte spezifische Immunreaktion verursacht werden, das heißt, der Körper lernt erst bei wiederholtem Allergenkontakt im Laufe der Zeit auf den gleichen Auslöser in immer gleicher Weise mit einer allergischen Abwehrreaktion zu reagieren und behält die Erinnerung daran. Wenn der Körper nicht in Kontakt mit dem Allergieauslöser ist, findet keine allergische Entzündungsreaktion statt, weil es nichts zu bekämpfen gibt, und der Patient ist beschwerdefrei. Besteht jahrelang kein Kontakt zum Allergieauslöser, wird die Reaktionsbereitschaft auf diesen grundsätzlich weniger. Allerdings erinnert sich das Immunsystem und reguliert die Reaktionsbereitschaft wieder nach oben, wenn es dann doch wieder zu einem Kontakt kommt. Das heißt also, dass man allergisch nur dann reagiert, wenn das Immunsystem bereits die Möglichkeit hatte, eine allergische Reaktionsbereitschaft zu entwickeln und auch tatsächlich Kontakt mit der Allergenquelle besteht, auf die man allergisch reagiert. Es spielen bei der Entwicklung einer Allergiebereitschaft viele Faktoren eine Rolle: sehr wichtig ist hier zum Beispiel die Vererbung: Kinder, deren beide Elternteile allergisch sind, haben ein viermal so hohes Risiko, eine Allergie zu entwickeln wie Kinder, deren Eltern nicht allergisch sind. Eine ebenso große Rolle spielen Umgebungsfaktoren – Kinder, die in einer natürlichen Umgebung aufwachsen, wo sie mit vielen Fremdproteinen und unterschiedlichsten Reizen für ihr Immunsystem in Berührung kommen, entwickeln viel weniger oft Allergien als Kinder, die in einer sterilen Umgebung aufwachsen. Man spricht hier von der sogenannten „Hygienehypothese“. Es ist für eine gesunde Entwicklung des Immunsystems also durchaus förderlich, wenn Kinder früh mit anderen Kindern, Tieren und unterschiedlichsten Keimen regelmäßig in Berührung kommen. Sehr negativ, und das weiß man ebenfalls aus vielen Studien, wirkt sich allerdings Zigarettenkonsum in der unmittelbaren Lebensumgebung für die kindliche Entwicklung des Immunsystems und nachfolgende allergische Erkrankungen des Atemtraktes aus. Aktuelle Empfehlungen gehen also in die Richtung, Kinder in einer sehr vielfältigen Umgebung, aber ohne Zigarettenrauch aufwachsen zu lassen.

Wie äußert sich eine allergische Rhinitis?

Eine allergische Rhinitis fällt am leichtesten auf, wenn sie sich wie ein typischer Heuschnupfen präsentiert: immer zur gleichen Jahreszeit, zum Beispiel im Frühling, fängt die Nase an zu jucken, man muss ständig niesen, sich die Nase putzen, die dann auch verstopft ist. Oft sind die Augen mitbetroffen und es kommt zusätzlich noch zu juckenden, tränenden Augen bis hin zu einer Lidschwellung. Wenn man sich der Allergenbelastung entzieht, indem man sich im geschlossenen Haus aufhält, verschwinden die Beschwerden relativ schnell von selbst wieder. Viel schwieriger wird es, wenn man auf viele verschiedene Pollen allergisch reagiert und Heuschnupfen vom Frühling bis zum Herbst hat. Es stellt sich nämlich dann schon die Frage, welche Pollen jetzt eigentlich die Hauptverursacher des Heuschnupfens sind. Kommt dann noch eine Allergie auf Auslöser in Innenräumen dazu, leidet man schnell unter einem Dauerschnupfen, den man nicht mehr so leicht als allergisch identifizieren kann. Die Schwierigkeit liegt dann darin herauszufinden, worunter der Betroffene wirklich leidet. Eine dauerhaft verstopfte Nase, die sehr oft einhergeht mit einem eingeschränkten Riechvermögen, gestörtem Schlaf und Schnarchen sowie Tagesmüdigkeit und gegebenenfalls Kopfschmerzen, kann durch Vieles verursacht werden, und an eine Allergie denkt man dabei oft als Letztes. Da diese Beschwerden aber von den Betroffenen, egal wie alt sie sind, als sehr belastend wahrgenommen werden und ihren Alltag, ihre Leistungsfähigkeit in Arbeit und Schule und ihr Sozialleben oft stark einschränken, wäre es wichtig, die Ursache zu identifizieren und adäquat zu behandeln. Patienten, die „nur" während der Vegetationszeit unter Heuschnupfen leiden, haben vor allem mit der akuten Symptomatik Juckreiz, Niesreiz und wässriger Sekretion, die ein wichtiges Unterscheidungsmerkmal zum infektiösen Schnupfen mit trübem bis eitrigem Nasensekret darstellt, zu kämpfen. Bei Patienten mit chronischer ganzjähriger allergischer Rhinopathie, die auf eine Therapie mit Anthistaminika übrigens nicht anspricht, steht die verstopfte Nase mit Riechstörung, Schlafstörungen und Kopfschmerzen im Vordergrund. Hier ist eine

Behandlung mit einem Kortison-Nasenspray (mit oder ohne Antihistaminikum) das Mittel der Wahl zur Linderung der Symptome. Es dauert einige Tage, bis eine Besserung der Nasenatmungsbehinderung eintritt, dafür ist die Behandlung bei konsequenter Anwendung sehr gut wirksam und verträglich.

Was löst eine allergische Rhinitis aus?

Inhalationsallergene sind kleine Fremdeiweißpartikel, die über die Luft eingeatmet werden. Da die Nase einen natürlichen Schmutzfilter darstellt, bleiben sehr viele eingeatmete Partikel auf der Nasenschleimhaut hängen und werden von dort aus dem Körper entfernt. Reagiert das Immunsystem des Patienten nun mit einer Abwehrreaktion, in diesem Fall mit einer allergischen Entzündung, äußert sich das als Heuschnupfen. Grundsätzlich kann der Körper auf jede Art Fremdeiweiß eine immunologische Abwehrreaktion setzen – es gibt aber ganz typische Auslöser von Heuschnupfen. Im Falle von saisonalen Allergien handelt es sich dabei vor allem um Pollen von luftbestäubten Pflanzen, die also nicht durch Insekten bestäubt werden können. Diese Pollen sind so klein, dass sie problemlos mit dem Luftstrom fortgetragen werden können und so leicht eingeatmet werden. Das Allergieprofil der Betroffenen wird durch ihre Lebensumgebung beeinflusst. Das bedeutet, dass sich Kinder auf die Pollen der Pflanzen sensibilisieren, die in der Umgebung vorkommen, in der sie aufwachsen. Beim Polleninformationsdienst, den es bei uns bereits seit über 30 Jahren gibt, werden die Pollen aus der Luft gesammelt, identifiziert und gezählt. Pollenflugzeiten und -konzentrationen können jederzeit aus der Tagespresse oder online abgerufen werden. Somit verfügen wir immer über jene Information, welche allergierelevanten Pollen gerade in der Luft fliegen. Man muss damit rechnen, dass bei Tagestemperaturen über 7 Grad Celsius im Vorfrühling bereits die ersten Haselnusspollen in der Luft sind – und das kann durchaus schon zu Weihnachten der Fall sein. Nach Ostern im April ist in etwa der Zeitpunkt, zu dem Birkenbäume zu blühen beginnen, die in unseren Breiten wichtige Auslöser von Heuschnupfen und allergischem Asthma sind. Ist deren Blütezeit vorbei, werden sie Anfang Mai von den Gräserpollen abgelöst, die uns zumindest bis Ende Juni begleiten. Ihnen folgen die Unkräuterpollen von Beifuß und beifußblättriger Ambrosie bis in den September hinein. In südlicheren Ländern mit höheren Temperaturen sind die Blühzeiten üblicherweise früher.

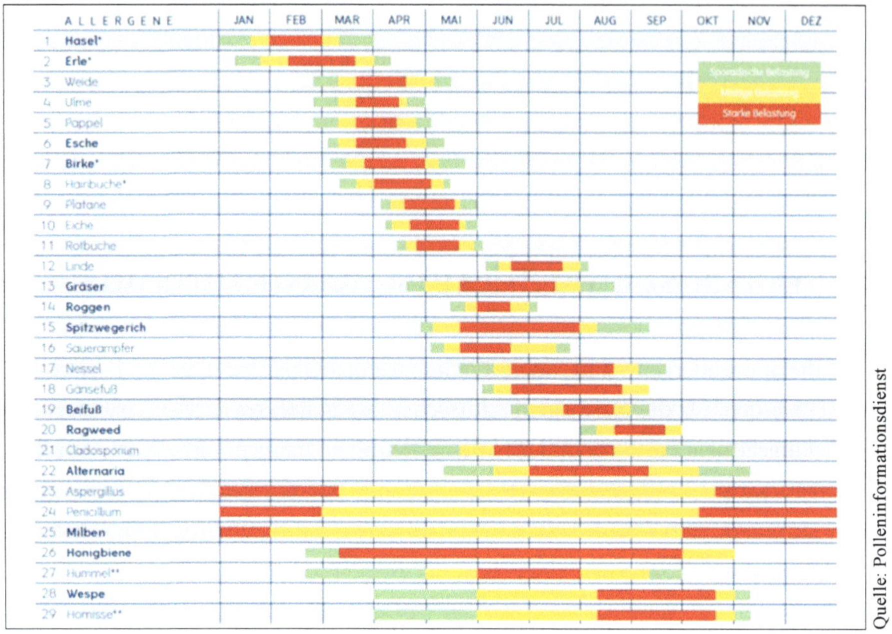

ABB. 1: Graphik Pollenflugzeiten
https://www.pollenstiftung.de/pollenvorhersage.html;
http://www.pollenwarndienst.at/aktuelle-werte.html;
https://www.pollendiary.com

Außerdem gibt es im Außenbereich verschiedene Schimmelpilzspezies, auf die wir allergisch reagieren können. Schimmelsporen-Allergien sind bei weitem nicht so häufig wie Pollenallergien, lösen aber Asthma aus und haben unabhängig davon jedenfalls einen Krankheitswert. Hohe Sporenkonzentrationen finden wir bei feuchtwarmer Witterung vor. Schimmelpilz-Allergiker berichten immer wieder, dass sie immer dann Atembeschwerden entwickeln, wenn sie sich nach dem Regen im Sommer im Wald bewegen. Andererseits finden wir aber auch in Innenräumen Schimmelsporenbelastungen vor, die unabhängig von der Jahreszeit allergische Beschwerden auslösen können. Man kann davon ausgehen, dass eine Schimmelpilz-Belastung mit Krankheitswert dann vorliegt, wenn es in einem Raum modrig riecht.

Die wichtigste Allergenquelle in Innenräumen findet sich allerdings in unserem Bett: es sind dies die Hausstaubmilben. sie sind nur 0,1 Millimeter groß und leben überall dort, wo es in feuchtwarmem Klima Hautschuppen gibt, die sie (idealerweise schon von Schimmelpilzen vorverdaut) fressen können. Somit finden sie in unseren Betten ein ideales Lebensklima vor, und das schon innerhalb weniger Wochen nach dem Kauf einer neuen Matratze. Allergisch reagieren wir auf die Partikel aus dem Körper abgestorbener Milben und deren Kot, die wir immer dann aus der Matratze aufwirbeln, wenn wir uns im Bett bewegen. Hausstaubmilben sind ein wichtiger Asthma-Auslöser bereits bei Kindern und einer der Hauptgründe für Dauerschnupfen mit Riechstörungen. Sie sind bei weitem bedeutender als die Allergene unserer Lieblings-Haustiere, die wir in unterschiedlichen Konzentrationen auch in Haushalten ohne Tiere und im öffentlichen Bereich finden.

Wie diagnostiziert man eine allergische Rhinitis?

Am allermeisten hilft dem Arzt bei der Diagnosestellung die Information, wenn der Betroffene genau angibt, unter welchen Beschwerden leidet und was diese Beschwerden auslöst – also die Anamnese. Mit dieser Information kann man oft schon zuordnen, um welchen Allergieauslöser es sich handelt und die diagnostischen Maßnahmen gezielt setzen. Ein Allergietest geht schnell und ist für den Patienten auch nicht belastend.

Wenn man die Allergenlösungen auf die Haut auftropft und mit einer kleinen Lanzette den Kontakt der Lösung mit den Immunzellen der Haut herstellt, kann man innerhalb weniger Minuten feststellen, ob und wie das Immunsystem des Patienten auf die verschiedenen Allergielösungen reagiert. Der sogenannte Haut-Pricktest erlaubt eine schnelle Orientierung und stellt die Grundlage für weitere spezifische Untersuchungen im Blut dar. Allerdings zeigen diese Tests nur die Sensibilisierung des Patienten an, also ob sein Immunsystem Antikörper gebildet hat, und erlauben noch keinen Rückschluss darauf, wie stark man auf die einzelnen Allergenquellen reagiert. Wenn die Anamnese diesbezüglich nicht klar ist, kann es erforderlich werden, noch einen sogenannten Provokationstest durchzuführen. Dabei wird dem Patienten eine kleine Menge das Allergieauslösers, den man als Verursacher vermutet, entweder ins Auge getropft oder in die Nase gesprüht. Schließlich wird evaluiert, ob der Patient innerhalb der nächsten Minuten eine allergische Reaktion entwickelt. Verläuft der Test negativ, kann man davon ausgehen, dass der getestete Allergieauslöser nicht die Ursache für die Beschwerden ist. Im umgekehrten Fall hat man klinisch bewiesen, was den Heuschnupfen auslöst.

Verschwindet die allergische Rhinitis von selbst wieder?

Da Inhalationsallergien eine erlernte Reaktion des Immunsystems sind, verschwinden sie nicht von selbst wieder, sondern bleiben dem Patienten erhalten und machen ihm immer dann Probleme, wenn er in Kontakt mit einer Allergenquelle kommt, auf die er allergisch ist. Das bringt dann mit sich, dass man immer eine Heuschnupfen-Symptomatik entwickelt, wenn man Pollen einatmet, die sich während der Vegetationsperiode in der Atemluft befinden und auf die das Immunsystem mit einer allergischen Entzündungsreaktion reagiert. Es handelt sich dabei also nicht um ein einmaliges Ereignis, sondern eine immer wiederkehrende Problematik. Wie stark man jeweils reagiert, hängt allerdings auch von anderen Faktoren, wie zum Beispiel Stress, Übermüdung, Hormonschwankungen und anderen Belastungen für das Immunsystem, z. B. Infektionen, ab. Eine Inhalationsallergie kann grundsätzlich in jedem Lebensalter auftreten, die Grundlagen werden aber in der Kindheit gelegt.

Kann man verhindern, dass man eine allergische Rhinitis bekommt?

Gegen die genetische Disposition, also die Veranlagung allergisch zu reagieren, kann man nichts tun. Allerdings spielen die Einflüsse in frühester Kindheit eine sehr große Rolle, ob man tatsächlich Allergien entwickelt. So weiß man, dass ein vielfältiges Lebensumfeld mit unterschiedlichsten Aufgaben für das Immunsystem (andere Menschen, Tiere, unterschiedliche Keime), also das Leben in der Natur, einen guten Trainingseffekt für das Immunsystem darstellen, der sich günstig, also gegen die Entwicklung von Allergien, auswirkt. Gerade die Reize, denen das Immunsystem regelmäßig und idealerweise in höheren Konzentrationen ausgesetzt ist, haben einen besonders guten protektiven Effekt. Das heißt also, dass man durch das Zusammenleben mit Haustieren von frühester Kindheit an besser einer Allergie vorbeugen kann, als wenn man den Tieren aus dem Weg geht.

Was kann man gegen eine allergische Rhinitis tun?

Wenn man bereits einen Heuschnupfen entwickelt hat, gibt es noch immer mehrere Möglichkeiten, damit adäquat umzugehen. Fallweise kann es sehr hilfreich sein, die Allergenbelastung zu minimieren, also eine sogenannte Allergenkarenz anzustreben. Das ist allerdings nur bedingt möglich, wenn die Allergieauslöser, auf die man einen Heuschnupfen entwickelt, überall zu finden sind und man seine persönliche Belastung nicht kontrollieren kann. Nicht jeder hat die Möglichkeit, Urlaub dann und dort zu planen, wo er sicher keinen Allergenquellen ausgesetzt ist, auf die er allergisch reagiert. Wo eine Allergenkarenz möglich und gut umsetzbar ist, sollte diese angestrebt werden.

Es gibt eine ganze Reihe unterschiedlicher Medikamente, mit denen man die Symptome des Heuschnupfens gut beherrschen beziehungsweise unterdrücken kann. Diese antiallergischen Medikamente gibt es in Form von Tabletten, Augen- und Nasentropfen oder Nasensprays. Antihistaminika helfen normalerweise innerhalb weniger Stunden gegen akute Symptome wie Juckreiz, Niesreiz und wässrige Sekretion, nicht aber gegen eine Nasenatmungsbehinderung. Moderne topische Kortikoide zur lokalen Anwendung am Auge oder in der Nase sind heute so formuliert, dass sie innerhalb weniger Tage eine spürbare Verbesserung der chronischen Entzündungsreaktion, die die verstopfte Nase verursacht, bewirken können. Sie sind als Bedarfsmedikation nicht geeignet, aber auch in der dauerhaften Anwendung über Wochen und Monate so sicher, dass Nebenwirkungen, die bei systemischer Einnahme von Kortikoiden erwartet werden, nicht zu befürchten sind. Deshalb können nasale Kortikoide bei allen Allergiepatienten ohne Einschränkungen verwendet werden. Sie müssen aber regelmäßig angewendet werden und beseitigen nicht die Bereitschaft, allergisch zu reagieren. Details zu Antihistaminika werden im gleichnamigen Kapitel näher beleuchtet. Die allergische Reaktionsbereitschaft lässt sich durch spezifische Maßnahmen dauerhaft günstig beeinflussen: die sogenannte „Allergieimpfung“ oder allergenspezifische Immuntherapie bringt das Immunsystem bei einer konsequenten Anwendung über 3 Jahre dazu, nicht mehr auf jeden Allergenkontakt eine allergische Entzündungsreaktion zu entwickeln. Diese Therapie gibt es heute in Form von Tropfen, Tabletten oder als Spritzenkur und wird in einem eigenen Kapitel näher erläutert. Wichtig: jede Therapie kann nur dann gut wirken, wenn man sie auch anwendet!

Fazit

Unter allergischer Rhinitis leidet derzeit jeder Zweite. Der allergische Schnupfen wird nicht nur durch Pollen, sondern auch durch andere inhalierbare Allergieauslöser wie Hausstaubmilben Schimmelpilze und Tierepithelien verursacht. Ein ganzjähriger allergischer Schnupfen ist oft schwierig zu diagnostizieren, da die Symptome unspezifisch und schwer einem Allergieauslöser zuzuordnen sind. Es gibt mehrere therapeutische Optionen, unter denen die allergenspezifische Immuntherapie die Einzige ist, die den Krankheitsverlauf nachhaltig verändern kann und nicht nur vorübergehend Symptome lindert.

LITERATUR:

Savouré M et al. Worldwide prevalence of rhinitis in adults: A review of definitions and temporal evolution. Clin Transl Allergy 2022;12(3):e12130. doi: 10.1002/clt2.12130.

Klimek L. Allergische Rhinitis – Diagnostik und Therapieoptionen. Drug Res (Stuttg) 2020;70 (S 01):S7-S9. doi: 10.1055/a-1119-2665.

Schröder K et al. Seasonal and Perennial Allergic Rhinoconjunctivitis. Laryngorhinootologie 2017;96(2):89-97. doi: 10.1055/s-0043-101391.

Bousquet J et al.- Allergic Rhinitis and Its Impact on Asthma Working Group. Next-generation Allergic Rhinitis and Its Impact on Asthma (ARIA) guidelines for allergic rhinitis based on Grading of Recommendations Assessment, Development and Evaluation (GRADE) and real-world evidence. J Allergy Clin Immunol 2020;145(1):70-80.e3. doi: 10.1016/j.jaci.2019.06.049.

Klimek L et al. ARIA guideline 2019: treatment of allergic rhinitis in the German health system. Allergol Select 2019;3(1):22-50. doi: 10.5414/ALX02120E.

14.

Die Pollenkammer (VCC, Vienna Challenge Chamber) Wien

PETRA ZIEGLMAYER

Entwicklung neuer Allergie-Therapien

Das Ziel der Forschung ist es, neue Behandlungen zu entwickeln, die für die Patienten sicher, gut verträglich und sehr gut wirksam sind.

Auch im Bereich der Allergologie wurden in den letzten hundert Jahren viele gute Behandlungsmöglichkeiten geschaffen, deren wichtigste die sogenannte Allergieimpfung, die allergenspezifische Immuntherapie, ist. Die Allergieimpfung gibt es seit über 100 Jahren, und sie ist derzeit die einzige Form der Behandlung, die den Verlauf von Inhalationsallergien, also Heuschnupfen und Asthma, nachhaltig günstig beeinflussen kann. Bei Insektengiftallergien kann sie sogar lebensrettend sein!

Viel weiter verbreitet sind allerdings die sogenannten Antiallergika, das sind Medikamente, die die Symptome allergischer Erkrankungen unterdrücken und die Beschwerden der Betroffenen lindern. Antiallergische Medikamente gibt es ebenfalls seit mehreren Jahrzehnten auf dem Markt, und sie werden stetig weiter verbessert. Zu diesem Zweck werden sogenannte klinische Studien durchgeführt.

Neue Substanzen durchlaufen mehrere klinische Entwicklungsschritte: zunächst wird in Phase 1 der klinischen Entwicklung ein neues Medikament an gesunden freiwilligen Studienteilnehmern dahingehend untersucht, wie es im Körper verstoffwechselt und wie gut es vom Studienteilnehmer vertragen wird.

In Phase 2 der klinischen Entwicklung wird das neue Medikament beurteilt im Hinblick darauf, wie gut es beim allergischen Patienten wirkt und welche Dosierung ein optimales Nutzen-Risiko-Profil besitzt. Normalerweise ist es nämlich so, dass bei einer definierten Wirkstoffmenge die Wirksamkeit für den Patienten optimal ist und eine weitere Dosissteigerung keinen zusätzlichen klinischen Nutzen mehr bringt, sondern nur zusätzliche Nebenwirkungen verursacht. Eine Abgrenzung zu unspezifischen, substanzunabhängigen Therapieeffekten wird durch die Mitführung einer Placebogruppe, in der die Patienten ein Medikament ohne Wirkstoff (also ein „Scheinmedikament") erhalten, erreicht.

Nach dieser sogenannten „Dosisfindung" finden die Zulassungsstudien statt. An diesen Studien nehmen oft Studienzentren aus mehreren Ländern teil, und es wird an mehreren hundert Patienten die Wirksamkeit der in den vorangegangenen Studien ermittelten, idealen Dosierung bestätigt.

ES MÜSSEN ZUMINDEST ZWEI SOLCHER ZULASSUNGSSTUDIEN DURCHGEFÜHRT WERDEN, DAMIT DIE ZULASSUNG EINES NEUEN MEDIKAMENTES BEI DEN GESUNDHEITSBEHÖRDEN BEANTRAGT WERDEN KANN.

Klinische Forschung

Phase I - II
Pharmakodynamik & Pharmakokinetik (Verträglichkeit, Sicherheit)
Proof of Concept (IIa)- tut das Produkt, was es soll?
Dose Finding (IIb)- welche Dosierung hat das beste Nutzen/Risiko- Profil?

Phase III
Zulassungsstudien (IIIa)- Wirksamkeitsnachweis an größeren Patientenkollektiven
Wirkungsnachweis (onset, duration of action)- wie schnell und wie lange wirkt es?

Phase IV
PMS (Post Market Surveillance):
wie verhält sich das Produkt in der Alltagsanwendung? Langzeiteffekte?
NW- Nachweis am großen Patientenkollektiv

Eigene Darstellung

TABELLE 1: Phasen klinischer Entwicklung neuer Therapien

Die Schwierigkeit bei der Entwicklung neuer antiallergischer Therapien liegt nun darin, dass die Patienten immer nur dann allergische Symptome entwickeln, wenn sie Allergen-exponiert sind. Das bedeutet, dass für die Entwicklung von Heuschnupfenbeschwerden ein ausreichend hoher Pollenflug notwendig ist. Wenn in einem verregneten Sommer die Studienteilnehmer kaum Symptome entwickeln, lässt sich die Wirksamkeit eines Medikamentes gegen Heuschnupfen nicht adäquat untersuchen und die Studien werden bei einem hohen finanziellen Aufwand des Entwicklers dann mit negativem Ergebnis abgeschlossen. Aus diesem Grund hat man sich in den 80er Jahren Gedanken gemacht, wie man das Problem des nicht berechenbaren Pollenflugs umgehen kann und die sogenannte Pollenkammer entwickelt.

Was ist eine Pollenkammer?

Eine Pollenkammer ist ein Raum, dessen Atemluft mit Pollen angereichert wird, womit ein Klima geschaffen wird, das vergleichbar mit einem schönen Sommertag ist, an dem Pollen in der Luft fliegen und bei Allergikern Heuschnupfen-Symptome auslösen. Dieses Allergenklima in der Pollenkammer ist vollkommen unabhängig vom natürlichen Pollenflug und kann genau kontrolliert und gesteuert werden.

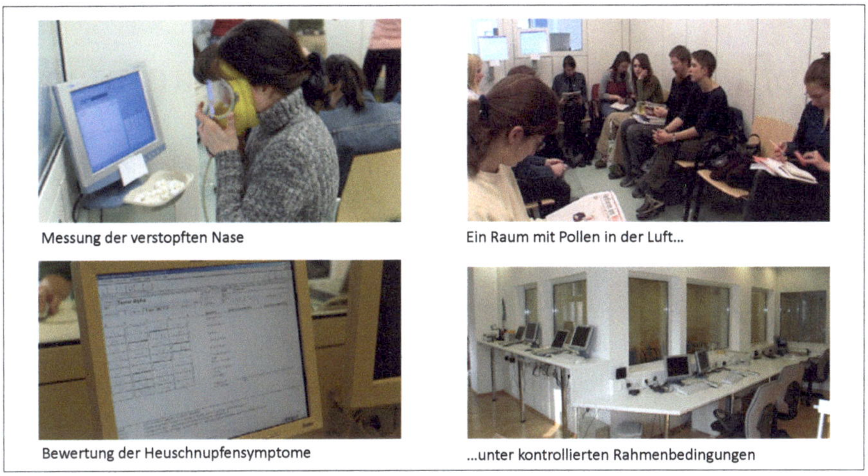
Messung der verstopften Nase
Ein Raum mit Pollen in der Luft...
Bewertung der Heuschnupfensymptome
...unter kontrollierten Rahmenbedingungen

Eigene Aufnahmen

ABBILDUNG 1: Die Wiener Provokationskammer

Man verwendet Pollenmaterial, so wie es in der Natur vorkommt, definiert aber genau die Menge an Pollenkörnern, die notwendig ist, um die Symptomatik zu verursachen, von der Heuschnupfenallergiker im Sommer berichten.

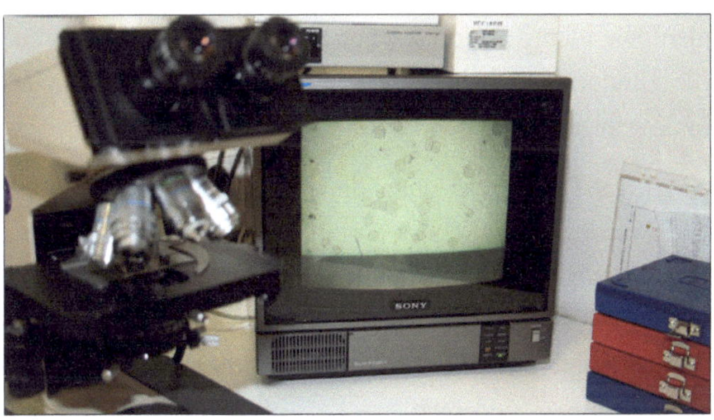
SONY

Eigene Aufnahme

ABBILDUNG 2: In der Provokationskammer gesammelte Pollen im Lichtmikroskop

Das Einsatzgebiet einer Pollenkammer ist übrigens nicht auf Pollen beschränkt: die Atemluft lässt sich genauso mit anderen inhalierbaren Allergenen, Pheromonen, Kaltluft oder anderen Komponenten anreichern, die die Reaktivität der Atemwege beeinflussen können. Man kann so ein System auch als „Klimakammer“ oder noch besser als „Provokationskammer“ bezeichnen. Einrichtungen dieser Art gibt es mittlerweile überall auf der Welt in unterschiedlichsten Größen – so können zwischen 1 und 120 Probanden zeitgleich evaluiert werden.

Wofür braucht man eine Pollenkammer?

In einer Pollenkammer können Studien zu Inhalationsallergien geplant und durchgeführt werden, ohne von den Unwägbarkeiten des Wetters abhängig zu sein.

Man kann beispielsweise genau untersuchen, welche Pollenkonzentrationen notwendig sind, um Heuschnupfen-Symptome hervorzurufen oder eine allergische Augenentzündung, aber auch ein allergisches Asthma zu induzieren. Interessant ist hier zusätzlich zu evaluieren, ob die Patienten bei wiederholter Exposition immer die gleichen Symptome entwickeln oder ob es Unterschiede gibt und wodurch diese Unterschiede hervorgerufen werden. Es ist möglich, genau zu studieren, in welchem zeitlichen Verlauf nach einem Allergenkontakt Heuschnupfen-Symptome auftreten und wie lange diese anhalten.

Für Immunologen besonders spannend ist die Frage nach sogenannten Biomarkern, also Substanzen aus dem Blut, dem Speichel oder dem Nasensekret der Betroffenen, die repräsentativ für die ablaufende Entzündungsreaktion herangezogen werden können. Die Identifikation solcher Biomarker erlaubt dann auch, objektiv das aktuelle Entzündungsgeschehen zu beobachten und einen Therapieerfolg zu beurteilen und zu verfolgen.

Kleine Systeme für 1 bis 20 Personen, die es vor allem in Europa und Asien gibt, werden üblicherweise dafür verwendet, bei einzelnen Betroffenen die Reaktivität auf unterschiedliche Schadstoffe für die Atemwege, die sich zum Beispiel im beruflichen Umfeld finden, zu untersuchen. Sehr große Systeme für bis zu 120 Personen, die es nur in Nordamerika gibt, werden ausschließlich für klinische Studien, an denen sehr viele Patienten teilnehmen, eingesetzt.

Was passiert in einer Pollenkammer?

In einer Provokationskammer untersucht man, wie stark einzelne Personen auf eine inhalierbare Substanz reagieren, die verdächtigt wird, Beschwerden auszulösen und darum der Atemluft zugesetzt wird. Etabliert ist in der klinischen Routine die Abklärung von berufsassoziierten Atemwegserkrankungen, wie z. B. Bäckerasthma, in der Fragestellung einer Berufsunfähigkeit. Hier könnte man zum Beispiel auch die Reaktivität auf kalte oder trockene Luft untersuchen.

Viel häufiger ist aber die Erzeugung eines allergenen Klimas, in dem Pollenbelastungen, Hausstaubmilben- oder Tierepithelien-Konzentrationen in der Atemluft vorherrschen, wie man sie in der natürlichen Lebensumgebung auch vorfindet, aber nur sehr schwer messen kann.

AM BEISPIEL KLINISCHER STUDIEN SOLL ERLÄUTERT WERDEN, WIE EINE PROVOKATIONSSITZUNG IN EINER PROVOKATIONSKAMMER ABLÄUFT:

Die freiwilligen Studienteilnehmer kommen üblicherweise beschwerdefrei zu ihrem Termin und sitzen dann für 2 bis 8 Stunden in der Provokationskammer, wo sie über einen Zeitraum von etwa anderthalb Stunden einen Heuschnupfen entwickeln, wie sie ihn in der Sommerzeit immer erleben. Der Schweregrad dieses Heuschnupfens wird einerseits dadurch bestimmt, dass die Probanden in regelmäßigen Abständen ein Tagebuch ausfüllen, indem sie dokumentieren, wie stark sie sich durch jedes einzelne Symptom des Heuschnupfens belastet fühlen. Diese subjektive Wahrnehmung, die normalerweise viermal pro Stunde erfragt wird, wird, wo es möglich ist, durch objektive Messparameter ergänzt. So kann man beispielsweise genau messen, wie stark verstopft dic Nase auf jeder Seite ist. Außerdem lässt sich dokumentieren, wie viel Nasensekret jeder Patient pro Stunde produziert oder wie sich seine Lungenfunktion durch die inhalative Provokation verändert. Weiß man, wie die Reaktivität des Probanden unter der Pollenbelastung aussieht, kann man genau untersuchen, wie sich diese Reaktivität ändert, sobald der Proband ein wirksames Medikament bekommt. Dies ist eine sehr elegante Möglichkeit, nicht nur zu untersuchen, ob ein Medikament überhaupt eine Wirkung zeigt, sondern auch, wie gut es wirkt und wann es anfängt beziehungsweise aufhört zu wirken.

Für moderne Antihistaminika konnte beispielsweise gezeigt werden, dass sie innerhalb einer halben Stunde nach der Einnahme bereits anfangen zu wirken und dass es absolut ausreichend ist, einmal am Tag eine solche Tablette einzunehmen, um die Heuschnupfensymptome adäquat zu kontrollieren.

Bei der eingangs erwähnten Allergieimpfung konnte man feststellen, das gute Präparate innerhalb weniger Wochen bereits die Beschwerden der Patienten verbessern. Bei anderen anfangs vielversprechenden Neuentwicklungen konnte in einem sehr frühen Entwicklungsstand bereits gezeigt werden, dass das neue Medikament bei weitem nicht so gut wirkt, wie man sich erhofft hatte und man sich die Weiterentwicklung bis zur Marktreife eigentlich sparen kann.

Was gewinnt die Forschung durch die Verwendung einer Pollenkammer?

Wie eingangs erläutert, lassen sich Heuschnupfenmedikamente nur dann aussagekräftig untersuchen, wenn die Studienteilnehmer tatsächlich unter einer Symptomatik leiden, die sich verbessern lässt.

Da die natürliche Pollenexposition von Jahr zu Jahr stark schwankt und sich kaum voraussagen lässt, kann man Studien auch nur schwer planen. Oft genug sorgt ein verregneter Sommer dafür, dass keine aussagekräftigen Studienergebnisse gewonnen werden können und die Studie wiederholt werden muss.

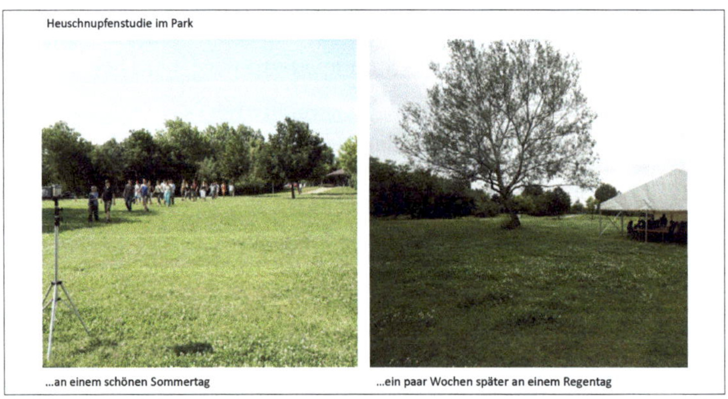

ABBILDUNG 3: Eine Parkstudie - die Allergiestudie in der blühenden Wiese

Fazit

Exponiert man pollenallergische Patienten für die Untersuchung eines neuen antiallergischen Medikamentes stattdessen unter kontrollierten Rahmenbedingungen in einer Provokationskammer, kann man nicht nur Zeit sparen, da man nicht von Pollenblühzeiten abhängig ist.

Die kontrollierten Rahmenbedingungen ermöglichen es außerdem, ein gültiges und aussagekräftiges Studienergebnis zu erzielen mit viel weniger Patienten, als man in einer sogenannten Feldstudie benötigen würde, in der die Studienteilnehmer die Studienmedikation während der Heuschnupfenzeit selbständig zu Hause einnehmen. Das verringert den erforderlichen Zeitaufwand und die Kosten einer klinischen Studie ganz erheblich und ermöglicht Untersuchungen, die unter natürlichen Rahmenbedingungen gar nicht durchführbar wären.

LITERATUR:

Zieglmayer P, Pfaar O. Wofür braucht man Provokationskammern und wie funktionieren sie? Allergologie 2018;4:147-152.

Zieglmayer PU. Are results of environmental exposure units transferable to real-life exposure? Curr Opin Allergy Clin Immunol 2013;13(3):244-8.

Zieglmayer PU, Pfaar O. Update on the use of allergen challenge chambers in immunotherapy: clinical implications. Curr Opin Allergy Clin Immunol 2022;22(2):132-136. doi: 10.1097/ACI.0000000000000808.

Pfaar O et al. Technical standards in allergen exposure chambers worldwide - an EAACI Task Force Report. Allergy 2021;76(12):3589-3612. doi: 10.1111/all.14957.

Pfaar O et al. Allergen exposure chambers: harmonizing current concepts and projecting the needs for the future - an EAACI Position Paper. Allergy 2017;72(7):1035-1042. doi: 10.1111/all.13133.

15.

Allergisches Asthma bronchiale

FELIX WANTKE

Asthma bronchiale ist eine multifaktorielle Erkrankung mit variabler und zumeist reversibler Verengung der Atemwege. Geschätzte 5 Prozent der Erwachsenen und bis zu 10 Prozent der Kinder leiden an Asthma. Nach Schweregrad wird Asthma in gelegentlich auftretendes Asthma und leichtes, mittelschweres und schweres andauernd auftretendes Asthma eingeteilt. Deutlich über 50 Prozent der Asthmaformen sind gelegentlich auftretender oder leichter Natur.

Asthma bronchiale basiert auf einer chronischen Entzündungsreaktion der Bronchien, die je nach Dauer und Stärke der Auslöser zu Umbauprozessen der Bronchien führt (airway remodeling). Die Auslöser (Allergene, Viren, Keime, Chemikalien, Dieselpartikel, Zigarettenrauch,...) führen zu Einwanderung von eosinophilen Granulozyten, Mastzellen, Makrophagen und T-Lymphozyten in die Bronchialschleimhaut. Insbesondere bei schweren Asthmaformen kommt es zu Anreicherung von eosinophilen oder neutrophilen Granulozyten. Gesteuert werden diese Mechanismen über Th2- beziehungswiese ILC-2-Zellen (angeborene lymphoide Typ-2-Zellen) in der Bronchialschleimhaut. Die chronische Entzündungsreaktion führt zu Verdickung der Basalmembran und zum Anwachsen der glatten Muskelzellen (Bronchialmuskelhypertrophie).

Aufgrund der zugrundeliegenden Pathophysiologie teilt man heute Asthma nach Vorhandensein einer Typ 2-Inflammation in Th2 high- und Th2 low-Asthma ein. Als Biomarker für Diagnostik und Therapie können für Asthma mit Typ 2-Inflammation das Gesamt-IgE und spezifisches IgE, weiters die Zahl der eosinophilien Granulozyten (>300 Zellen/μl) und das FeNO (Stickoxid in der Ausatemluft) dienen. Allergiediagnostik und die Bestimmung der Eosinophilenzahl im peripheren Blut sollte bei jedem Asthmatiker durchgeführt werden.

Neue Therapiestrategie: immer Einsatz von Controllern

Das Ziel der modernen Asthmatherapie ist die Asthmakontrolle, also die weitgehende Beschwerdefreiheit ohne Einschränkung des Alltags *(Tabelle 1)*. Dies wird mittels zwei verschiedener Medikamentengruppen erreicht: die bronchienerweiternden Reliever und die entzündungshemmenden Controller.

TABELLE 1: Punktescore zur Feststellung der Asthmakontrolle (www.gina.org):

SYMPTOMATIK	JA		NEIN
Symptome untertags >2x pro Woche	1		0
Betamimetikum >2x pro Woche	1		0
nächtliches Erwachen	1		0
Aktivitätseinschränkungen	1		0

Symptomscore: kontrolliertes Asthma: 0 Punkte, teilkontrolliertes Asthma: 1 – 2 Punkte, nicht kontrolliertes Asthma: 3 – 4 Punkte

Bei ausschließlicher Gabe eines bronchienerweiternden Medikaments (Betamimetikum, Reliever) bei Atemnot wird der Patient zwar symptomatisch behandelt, die zugrundeliegende Inflammation bleibt aber bestehen. Aus diesem Grund soll ein Betamimetikum nicht mehr allein gegeben werden. Der neue Therapieansatz behandelt nun auch immer die Inflammation. Der aktuelle GINA 2021-Therapieplan (GINA = Global INitiative for Asthma)[1] findet sich in *Tabelle 2*. Die Überlegung, ein Steroid bei jedem Bedarfsfall „dazuzugeben" verbessert die Symptomkontrolle deutlich, wie neuere Untersuchungen gezeigt haben.

[1] www.gina.org

TABELLE 2: Stufenplan der Asthmatherapie für Erwachsene und Kinder ab 12 Jahren entsprechend der GINA Guideline 2020. Dynamisches step up-/step down-Prinzip: so viel Therapie wie nötig / so wenig Therapie wie möglich auf Basis der Asthmakontrolle.

STUFE 5	hochdosiertes ICS – Formoterol + LAMA oder + anti-IgE oder + anti-IL5/anti-IL5R oder + anti-IL4R + niedrig dosiertes orales Steroid (OCS)
STUFE 4	mittelgradig dosiertes ICS - Formoterol täglich + hochdosiertes ICS + LAMA + LTRA + SLIT bei Hausstaubmilbenallergie
STUFE 3	niedrigdosiertes ICS - Formoterol täglich + mittelgradig dosiertes ICS + niedrig dosiertes ICS + LTRA + SLIT bei Hausstaubmilbenallergie
STUFE 2	nach Bedarf: niedrigdosiertes ICS - Formoterol alternativ: niedrigdosiertes ICS + SABA
STUFE 1	nach Bedarf: niedrigdosiertes ICS - Formoterol alternativ: niedrigdosiertes ICS + SABA *Minimierung von exogenen Auslösern (z. B. Allergene, Schadstoffe), Asthmaschulung*

SABA kurzwirksames Betamimetikum
LABA langwirksames Betamimetikum
LAMA langwirksames Anticholinergikum
ICS inhalatives Steroid
LTRA Leukotrienantagonist (strenge Indikation Rhinitis + Asthma, CAVE Nebenwirkungen)
SLIT sublinguale Immuntherapie
OCS orales Steroid (strenge Indikation, CAVE Nebenwirkungen)

Der Leukotrienantagonist Montelukast kann bei Patienten mit allergischem Schnupfen und Asthma (one airway one disease-Konzept) eingesetzt werden, allerdings unter strenger Indikationsstellung in Hinblick auf neurologische Nebenwirkungen. Antihistaminika spielen zwar in der Behandlung von Asthma bronchiale keine Rolle, verbessern aber über Erleichterung der Nasenatmung bei Allergikern die Lebensqualität deutlich.

BEI PATIENTEN MIT HISTAMININTOLERANZ IST DIE GABE VON ANTIHISTAMINIKA ANGEZEIGT.

Asthma & Gender

Bei der Asthmaerkrankung findet sich eine spezielle Geschlechterverteilung. Buben leiden häufiger unter Asthma als Mädchen. Sobald Mädchen allerdings geschlechtsreif werden, steigt die Zahl der weiblichen Asthmatikerinnen. Studien haben gezeigt, dass ein frühzeitiger Beginn der Monatsblutung mit einem erhöhten Asthmarisiko verbunden ist, wobei als „früh" der Beginn der Monatsblutung vor dem 12. Lebensjahr zu verstehen ist. In rezenten Studien aus Deutschland wurde aber gefunden, dass Buben und männliche Jugendliche häufiger an Asthma und allergischer Rhinitis leiden wie Mädchen.

Geschlechtsreife Asthmatikerinnen haben aber gegenüber Männern noch ein weiteres Handicap, zumal die bronchiale Überreaktion (Hyperreaktivität) zyklusabhängig ist. Mehrere Studien belegen, dass schwere Asthmaanfälle um die Menstruation, aber auch um den Eisprung (Ovulation) signifikant häufiger vorkommen. Östrogen scheint für die vermehrte Symptomatik der Damen verantwortlich zu sein, wogegen Testosteron eher antiallergisch wirkt. Daraus ergibt sich ein wichtiger therapeutischer Ansatz: zum Zeitpunkt der Menstruation und des Eisprungs sollte die antiasthmatische Therapie erhöht werden.

Hormone können aber auch in der Postmenopause für die Entwicklung von Asthma von Bedeutung sein. Zwei Studien zeigten, dass die Gabe einer postmenopausalen Hormontherapie Einfluss auf die Entwicklung von Asthma bronchiale hat. So zeigte die „nurses health study", dass sowohl eine Progesteron- als auch eine Östrogentherapie zu einer Verdoppelung des Asthmarisikos führten. Insbesondere trifft das für schlanke Damen zu (body mass index < 25). Nach Absetzen der Hormontherapie bildet sich das Asthma aber wieder zurück.

Therapie der Allergie/Asthma in der Schwangerschaft:

Allergien und Asthma können und müssen auch während der Schwangerschaft und der Stillperiode behandelt werden. Unbehandeltes Asthma kann mitunter tödlich sein. Bei Schwangeren ist bei einem Drittel der Patientinnen mit einer Verschlechterung des Asthmas zu rechnen. Bei einem Drittel bleiben die Beschwerden gleich. Die heikelste Phase der Schwangerschaft sind die ersten 3 Monate, wo es zur Entwicklung der Organe beim Kind kommt. Naturgemäß sollte man in dieser Phase nur so viele Medikamente geben wie nötig. Bei Asthma bronchiale sind das inhalative Kortikoid Budesonid (controller) und das Betamimetikum Salbutamol (reliever) als die sichersten Medikamente zu sehen. Auch die von GINA seit 2020 empfohlenen Kombinationspräparate (Formoterol + Budesonid bzw Beclamethason) dürfen in der Schwangerschaft eingesetzt werden **(www.embryotox.de)**. Sie dürfen auch in den ersten drei Monaten der Schwangerschaft gegeben werden. Natürlich dürfen sie auch in der Stillperiode gegeben werden.

Bei der Behandlung von Heuschnupfen (Rhinokonjunktivitis) empfiehlt sich die Gabe des Antihistaminikums Loratadin oder Cetirizin.[2]

Asthmaexazerbationen

Unter „Asthmaexazerbation“ versteht man die akute Verschlechterung des Asthmas, also die deutliche Zunahme der Atemnot und damit verbunden der deutlich erhöhte Bedarf an antiasthmatischer Medikation. Bei schweren Exazerbationen besteht mitunter die Notwendigkeit einer Spitalsaufnahme. Virale Infekte sind die häufigsten Auslöser von Asthmaexazerbationen. Weitere Auslöser einer Exazerbation sind die erhöhte Belastung mit Allergenen, eine massive Belastung mit Luftschadstoffen und bakterielle Infektionen.

[2] Zum Nachlesen empfehlen wir die Homepage der Charitè Berlin: www.embryotox.de.

Daraus ergibt sich, dass Asthmatiker, aber auch COPD-Patienten (chronisch obstruktive Lungenerkrankung) jährlich gegen Grippe (Influenza) geimpft werden sollten. Ab dem 50. Lebensjahr besteht die Indikation zur Pneumokokkenimpfung (Lungenentzündung). Bezüglich der Coronaimpfung ist wohl auch eine jährliche Impfempfehlung zu erwarten, auch wenn Allergiker und Asthmatiker keine Risikogruppe darstellen. Es kann nicht oft genug betont werden, dass Schutzimpfungen eine der größten medizinischen Errungenschaften zur Erhaltung der Gesundheit der Bevölkerung sind.

Corona und Asthma/COPD-Exazerbationen

Die zuletzt gesetzten Quarantänemaßnahmen und das Tragen der Schutzmasken haben zu einer deutlichen Senkung der Asthma- und COPD-Exazerbationen geführt. Worauf ist das zurückzuführen? Durch Quarantäne gibt es weit weniger Übertragungen viraler Infekte von Mensch zu Mensch.

Weniger virale Infekte = weniger Asthma/COPD Exazerbationen. Auch die Anzahl der Influenzaerkrankungen hat massiv abgenommen. Quarantäne ist aus gesellschaftlicher Sicht mühselig, aus medizinischer Sicht aber hochwirksam!

Noch ein Wort zu den unbeliebten Mundnasenmasken: aus allergologischer Sicht sind Masken sehr hilfreich, weil sie die Pollen- beziehungsweise Allergenbelastung an der Nasen-, Rachen- und Bronchialschleimhaut massiv reduzieren.

Allergen-spezifische Immuntherapie bei Asthmatikern

Die Verabreichung der spezifischen, subkutanen Immuntherapie unter Einhaltung der üblichen Sicherheitsmaßnahmen ist mit sehr wenigen Nebenwirkungen verbunden. Bei Asthmatikern ist aber Vorsicht geboten. Laut GINA-Guidelines soll eine spezifische Immuntherapie nur bei Asthmatikern mit einem FEV1-Wert (forciertes expiratorisches Volumen) von größer als 70 Prozent durchgeführt werden. Wesentlich ist, dass eine Immuntherapie nur bei kontrolliertem Asthma bronchiale durchgeführt werden darf und dass der behandelnde Arzt mit der Therapie von Asthma bronchiale Erfahrung hat. De facto ist auf penible Asthmakontrolle, insbesondere während der Aufdosierungsphase zu achten. Da durch die Gabe des Allergens die bronchiale Entzündung verstärkt werden kann, empfiehlt sich die prophylaktische Gabe oder Anhebung der Dosis des inhalativen Steroids (step up des controllers). *(Abbildung 1)*

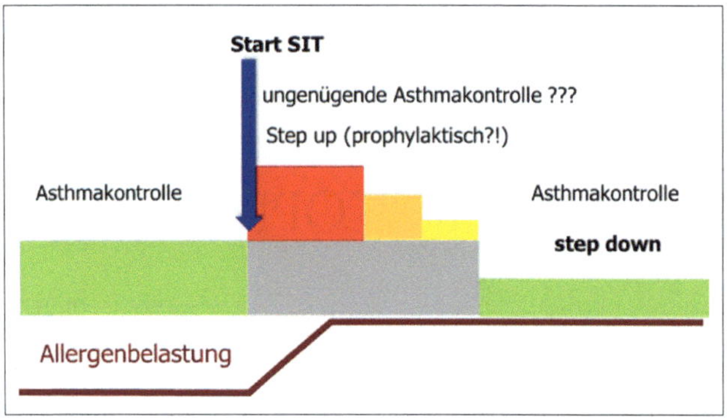

ABBILDUNG 1: Asthmakontrolle und spezifische Immuntherapie: prophylaktische Gabe oder Anhebung der antiinflammatorischen Asthmatherapie zu Beginn der spezifischen Immuntherapie zur Vermeidung von Asthmaexazerbationen. (Wantke F. J Pneumol, 2016: 1: 14-19.)

Die neue sublinguale Immuntherapie mit der Hausstaubmilbentablette hat zu einer bedeutenden Veränderung in unserem Verständnis von Asthma bronchiale und spezifischer Immuntherapie geführt. Bei der Patientenauswahl für die Studien mit der Hausstaubmilbentablette wurden absichtlich Patienten mit Asthma bronchiale ausgesucht. Und zwar nicht nur Patienten mit kontrolliertem Asthma, sondern auch Patienten mit teilkontrolliertem Asthma, die den Großteil der Probanden ausmachten. Die Studien wurden in zwei Schritten durchgeführt. In der ersten Studie wurde der Effekt der spezifischen Immuntherapie auf den Steroidverbrauch der Asthmatiker untersucht. Es zeigte sich, wie bereits zuvor bei Studien mit subkutaner Immuntherapie, dass der Steroidverbrauch der Patienten gesenkt werden konnte, wenn auch eher geringfügig. Allerdings profitierten gerade jene Patienten am meisten, die unter teil- oder nicht-kontrolliertem Asthma litten. Dazu passend verbesserte sich die Lebensqualität der Patienten und das nächtliche Durchschlafen. Das Nebenwirkungsprofil war durchwegs gering, die häufigsten Probleme bereitete das Jucken der Mundschleimhaut. Allerdings verliert sich dieses Symptom zumeist nach Wochen. Nebenwirkungen an den Atemorganen, insbesondere Asthmaanfälle, wurden nicht berichtet.

In einer Nachfolgestudie wurde der Einfluss der Immuntherapie auf das Auftreten von leichten und schweren Asthmaexazerbationen untersucht. Dazu wurde über 3 Monate die Dosis des inhalativen Steroids um 50 Prozent reduziert und dann über 3 Monate gänzlich gestoppt. Die Patienten unter Immuntherapie hatten signifikant weniger Exazerbationen. Somit kann die Milbentablette sowohl den Steroidverbrauch als auch die Exazerbationen vermindern und daher als Controller bei Asthma bronchiale angesehen werden. Darum hat die spezifische Immuntherapie 2017 erstmals in den Stufenplan der GINA-Guidelines (Stufe 3 und 4) Eingang gefunden. Selbstverständlich ergibt die Immuntherapie auch bei Asthmastufe 1 und Stufe 2 bereits Sinn. Zu bedenken ist allerdings, dass eine tägliche Tabletteneinnahme über drei Jahre eine Herausforderung an die Compliance der Patienten darstellt. Zum anderen ermöglicht aber die Tabletteneinnahme eine hohe Flexibilität (Studenten, Geschäftsreisende, Selbständige, ...) und einen Zeitgewinn, da keine regelmäßigen Arztbesuche zur Verabreichung nötig sind.

Aufgrund des geringen Nebenwirkungspotentials und der guten Wirksamkeit sollte die spezifische Immuntherapie bei symptomatischen Asthmatikern mit Hausstaubmilbenallergie, zumindest in Tablettenform, als Therapieschritt breite Verwendung erlangen. Zu bedenken ist auch, dass die spezifische Immuntherapie die einzige kausale Therapie von Asthma bronchiale darstellt (= die einzige Behandlung, die die Ursache der Allergie behandelt).

Schweres Asthma

Bei schwerem und schwierig zu behandelndem Asthma bronchiale geht die fehlende Asthmakontrolle mit massiver Beeinträchtigung der Lebensqualität und der Arbeitsfähigkeit einher. Schweres Asthma bronchiale ist durch mangelnde Therapiekontrolle trotz Ausschöpfung der vollen Therapieoptionen bei guter Compliance des Patienten und Behandlung etwaiger Komorbiditäten definiert. Schwierig zu behandelndes Asthma ist durch mangelnde Therapiekontrolle trotz Ausschöpfung der vollen Therapieoptionen bei lückenhafter Medikamenteneinnahme, mangelndem Meiden von Umweltnoxen, wie etwa Rauchen und unzureichender oder fehlender Behandlung etwaiger weiterer Erkrankungen charakterisiert. Erfreulicherweise sind aber lediglich 5 Prozent der Asthmatiker dem schweren Formenkreis zuzuordnen.

Die Behandlungsrichtlinie favorisiert monoklonale Antikörper (Biologicals) und sieht niedrig dosiertes orales Steroid aufgrund der systemischen Nebenwirkungen als second-line-Behandlung. Inzwischen stehen fünf Biologicals zur Behandlung von schwerem Asthma zur Verfügung.

Anti-IgE war das erste Biological in der Asthmatherapie, wobei die Indikation nach wie vor bei schwerem, therapierefraktärem allergischem Asthma mit und ohne Eosinophilie liegt. Neben der Wirksamkeit ist insbesondere die gute Verträglichkeit an Omalizumab beeindruckend. Zusätzlich konnte gezeigt werden, dass Omalizumab bei allergischem Asthma vor Virusinfekten schützt. Zuletzt hat die Substanz in der Behandlung der chronischen, spontanen Urticaria (CSU) einen Meilenstein gesetzt. Die Patienten sind unter Omalizumab innerhalb von wenigen Tagen beschwerdefrei. Des Weiteren hat Omalizumab eine Zulassung für Patienten mit chronischer Rhinosinusitis und Nasenpolypen.

Für das schwere eosinophile Asthma (Eosinophilie > 300/µl) stehen derzeit insgesamt drei anti-IL-5-Antikörper zur Verfügung, zwei Antikörper gegen zirkulierendes Interleukin-5 (Mepulizumab, Reslizumab) und einer gegen den Interleukin-5-Rezeptor (Benralizumab).

Bisher zeichnen sich die in der Pneumologie verwendeten Biologicals (Omalizumab, Mepulizumab, Reslizumab und Benralizumab) durch ausgezeichnete Verträglichkeit bei Reduktion des Steroidbedarfs, Reduktion der Exazerbationen, Verbesserung der Lungenfunktion und vor allem mit einem deutlichen Gewinn an Lebensqualität aus. Des Weiteren haben die anti-IL 5-Antikörper eine Zulassung zur Behandlung von chronischer Rhinosinusitis und Nasenpolypen.

Zuletzt wurde der anti-IL4/IL13-Rezeptor-Antikörper Dupilumab zur Verwendung bei Erwachsenen und Jugendlichen ab 12 Jahren für schweres Asthma mit Typ-2-Inflammation und erhöhtem FeNO (FeNO > 25 ppm) zugelassen. Diese Substanz, die bisher in der Therapie der schweren atopischen Dermatitis erfolgreich eingesetzt wurde, kann nun in der Doppelindikation für schweres allergisches Asthma mit und ohne Neurodermitis eingesetzt werden. Des Weiteren hat Dupilumab eine Zulassung für Patienten mit chronischer Rhinosinusitis und Nasenpolypen.

Zusammenfassung

Asthma bronchiale beruht auf einer chronischen Entzündungsreaktion der Bronchien und führt zu wiederkehrenden Atemnotattacken. Ziel der Asthmatherapie ist das Behandeln der bronchialen Entzündung und das Erreichen weitgehender Beschwerdefreiheit (= Asthmakontrolle). Mit inhalativer Therapie, spezifischer Immuntherapie und – bei schwerem Asthma – Einsatz von Biologicals ist eine gute Asthmakontrolle mit ausgezeichneter Lebensqualität zu erreichen.

LITERATUR:

Barr RG et al., Prospective study of postmenopausal hormone use and newly diagnosed asthma and chronic obstructive pulmonary disease. Arch Intern Med 2004: 164: 379-386.

Buhl R. et al., S2k-Leitlinie zur Diagnostik und Therapie von Patienten mit Asthma. AWMF-Registernummer 020-009.

Dratva J et al., Perimenstrual increase in bronchial hyperreactivity in premenopausal women: results from the population-based SAPALDIA 2 cohort. J Allergy Clin Immunol 2010: 125: 823-829.

Fitzpatrick AM, Moore WC. Severe Asthma Phenotypes - How Should They Guide Evaluation and Treatment? J Allergy Clin Immunol Pract. 2017:5:901-908.

Jacobsen L. et al., Specific immunotherapy has long-term preventive effect of seasonal and perennial asthma: 10-year follow-up on the PAT study. Allergy 2007: 62: 943-948.

de Marco R et al. Differences in incidence of reported asthma related to age in men and women. A retrospective analysis of the data of the European Respiratory Health Survey. Am J Respir Crit Care Med 2000: 162: 68-74.

Martinez-Moragon E et al. Near fatal asthma related to menstruation. J Allergy Clin Immunol 2004: 113: 242-244.

O'Byrne PM. Et al, Inhaled Combined Budesonide-Formoterol as Needed in Mild Asthma. N Engl J Med. 2018: 378: 1865-1876.

Pfaar O. et al., Leitlinie zur (allergen-)spezifischen Immuntherapie bei IgE-vermittelten allergischen Erkrankungen. Allergo J 2014: 23: 282-319.

Romieu I et al., Postmenopausal hormone therapy and asthma onset in the E3N cohort. Thorax 2010: 65: 292-297.

Salam MT et al. Endogenous and exogenous sex steroid hormones and asthma and wheeze in young women. J Allergy Clin Immunol 2006: 117: 1001-1007.

Shamji MH. et al., Mechanisms of allergen immunotherapy for inhaled allergens and predictive biomarkers. J Allergy Clin Immunol. 2017: 140: 1485-1498.

Valenta R. et al., Molecular Aspects of Allergens and Allergy. Adv Immunol. 2018: 138: 195-256.

Virchow CJ. et al, Efficacy of a House Dust Mite Sublingual Allergen Immunotherapy Tablet in Adults With Allergic Asthma A Randomized Clinical Trial. JAMA. 2016: 315: 1715-1725.

Vrieze A et al. Perimenstrual asthma: a syndrome without known cause or cure. J Allergy Clin Immunol 2003: 112: 271-282.

Wantke F. Asthma bronchiale bei Erwachsenen. J Pneumol, 2016: 1: 14-19.

16.

Allergien auf Katzen und Hunde und Therapie

Thomas Kündig, Pål Johansen

Prävalenz und medizinische Probleme durch Tierhaarallergien

Die Prävalenz IgE-vermittelter Allergien wie Heuschnupfen, allergisches Asthma und Nahrungsmittelallergien hat im letzten Jahrhundert dramatisch zugenommen. Derzeit leidet etwa ein Drittel der Bevölkerung an Allergien [1, 2]. Während die häufigsten Allergene im Freien Pollen sind, stellen Hausstaubmilben und Tierhaare die häufigsten Allergene in Innenräumen dar, wobei die Katzen- und Hundehaarallergie das Hauptproblem bei Tierhaarallergien darstellt.

In den USA, Australien und Neuseeland leben in 50–60 Prozent der Haushalte Katzen, in Deutschland sind es 30–40 Prozent [3]. Die Zahl der in den USA lebenden Katzen wird auf etwa 100 Millionen geschätzt. Etwa 10 Prozent der Allgemeinbevölkerung leiden unter einer Katzenhaarallergie und weitere 5 Prozent unter einer Allergie gegen Hunde [4].

Eine Katzenhaarallergie äußert sich typischerweise in Form von Asthma und gilt als wichtiger Risikofaktor für Asthma sowohl im Kindes- als auch im Erwachsenenalter, während sich eine Hundeallergie durch Atemwegssymptome wie Rhinitis, Konjunktivitis und Asthma äußert [5-10]. Außerdem sind bis zu zwei Drittel aller Asthmapatienten gegenüber Katzen und Hunden sensibilisiert [11].

Streng genommen ist man nicht auf die Tierhaare allergisch, sondern auf feinste Schuppenpartikel (engl. animal dander). Der Begriff bezieht sich auf Partikel, die von der Tierhaut und Tierhaaren abgeschilfert werden. Die wichtigsten Allergene, die vom Tier stammen, werden dann auf einer Vielzahl von Partikeln transportiert [12], die durch eine aerodynamische Größe von 3 Mikrometern gekennzeichnet sind [13]. Solche Partikel können lange Zeit in der Luft schweben [13], und schon eine kleine Störung wirbelt sie wieder in die Luft.

Allergie auf Katzenhaare

Das Hauptallergen der Katzenhaare heißt Fel d 1 und ist ein sehr stabiles Protein. Fel d 1 ist in Haushalten mit Katzen in höherer Menge zu finden als in Haushalten ohne Haustiere [13-15], aber Fel d 1 kann auch in Haushalten ohne Katze nachgewiesen werden [13, 15-18]. In Haushalten ohne Haustiere, einschließlich Haushalten, die nie eine Katze beherbergt haben, sind die Fel d 1-Werte in Innenräumen aufgrund der Kontamination durch Nachbarskatzen beträchtlich.

Tatsächlich korrelieren Fel d 1-Werte mit der Häufigkeit der Katzenhaltung in der Umgebung [13, 15]. Darüber hinaus finden sich Fel d 1-Konzentrationen, die in der Lage sind, Personen zu sensibilisieren oder bei bereits allergischen Personen Symptome auszulösen, an öffentlichen Orten [13] wie Schulen und Kindertagesstätten [19-21], Flugzeugen [22], Kinos [22] und Krankenhäusern [23]. Aufgrund der Omnipräsenz und der hohen Stabilität von Fel d 1 ist eine sekundäre Exposition schwer zu vermeiden [24].

Neunzig Prozent der katzenallergischen Personen bildet IgE gegen Fel d 1 [25]. Obwohl Katzenhaare noch eine Reihe anderer Allergene enthalten, ist Fel d 1 deshalb die Hauptursache für die allergischen Symptome. Dies wird durch die Tatsache belegt, dass Patienten mit Katzenhaarallergie erfolgreich mit rekombinantem Fel d 1 allein desensibilisiert werden können [26].

Fel d 1 ist ein Globulin, das von den Speicheldrüsen [27, 28], den Talgdrüsen [29] und den perianalen Drüsen [30] ausgeschieden wird, wobei Haut und Haare als Reservoir dienen. Da die Fel d 1-Produktion durch Testosteron beeinflusst wird, kann die Talgdrüsenproduktion von Katern nach einer Kastration reduziert werden [31, 32]. Die physiologische Funktion von Fel d 1 bleibt unbekannt.

Eine Spekulation ist, dass Fel d 1 als Sexualpheromon dient. Während frühe Studien die Speicheldrüsen als Hauptquelle von Fel d 1 identifizierten und nahelegten, dass das Allergen durch ständiges Belecken und Putzen über das Fell der Katze [2] verteilt wird [9,10], ist heute aufgrund immunhistochemischer und PCR-basierter Expressionsanalysen klar, dass die Talgdrüsen und die perianalen Drüsen weitere Quellen für Fel d 1 sind [29, 30].

Allergie gegen Hundehaare

Hunde verursachen häufig Allergien der Atemwege mit Rhinitis, Bindehautentzündung und Asthma. Wie oben für Fel d 1 beschrieben, können Hundeallergene nicht nur in Wohnungen nachgewiesen werden, in denen Hunde leben, sondern auch an öffentlichen Orten wie Schulen und Kindertagesstätten, wo Hunde normalerweise nicht anwesend sind [33-35]. Extrakte aus Hundehaaren enthalten eine Mischung aus allergenen und nicht-allergenen Proteinen [35-37]. Die wichtigsten Hundehaarallergene scheinen Can f 1, Can f 2 und Can f 3 zu sein [21]. Während es sich bei den beiden erstgenannten Allergenen um Lipocaline handelt [37, 38], ist Can f 3 ein Hundeserumalbumin [39]. Daher ist eine Impfung gegen Can f 3 nicht möglich.

Die Untersuchung verschiedener Gewebe des Hundes ergab, dass Can f 1 ausschließlich im Zungenepithelgewebe, nicht aber in der Haut oder den Speicheldrüsen exprimiert wird, während Can f 2-mRNA vorwiegend in der Ohrspeicheldrüse gefunden wurde [38].

Aktuelle Behandlung von Katzen- und Hundeallergien

Im Allgemeinen gibt es drei grundsätzliche Strategien zur Behandlung von Tierhaarallergien, wie auch bei den meisten anderen IgE-vermittelten Allergien. Erstens ist die wichtigste und wirksamste Maßnahme die Allergenvermeidung.

Allergikern wird empfohlen, ihre Katze oder ihren Hund wegzugeben und eine gründliche Allergensanierung der Wohnung vorzunehmen. Diese Empfehlung wird jedoch kaum befolgt, da sowohl Katzen- und Hundehalter als auch ihre Familien und Kinder emotional stark an ihre Haustiere gebunden sind.

Zweitens die symptomatische Behandlung mit Antihistaminika und Kortikosteroiden. Schließlich stellt die allergenspezifische Immuntherapie (AIT) aber die einzige Behandlung mit langfristiger Wirkung dar.

Immuntherapie mit Tierhaarextrakten

Wie bereits erwähnt, ist die einzige Behandlung mit Langzeitwirkung, die auch das Fortschreiten der Krankheit, z. B. von Rhino-Konjunktivitis zu Asthma, aufhalten kann, die AIT.

Leider sind für Patienten, die auf Katzen- und Hundeallergene sensibilisiert sind, keine Allergenextrakte für die AIT zugelassen und verfügbar. Daher wird die AIT heute mit diagnostischen Extrakten durchgeführt. Die schlechte Standardisierung der Allergenextrakte ist aber mit einer hohen Rate an allergischen Nebenwirkungen der AIT verbunden.

Hinzu kommt, dass die heutigen AIT-Therapien umständlich und zeitaufwändig sind und zwischen 30 und 60 subkutane Allergeninjektionen über einen Zeitraum von drei Jahren oder mehr erfordern. Selbst bei Pollenallergien, für die hochwertige Extrakte zur Verfügung stehen, entscheiden sich weniger als 5 Prozent der allergischen Patienten für eine AIT, was vor allem auf das mühsame Behandlungsregime zurückzuführen ist. Selbst bei der zu Hause durchgeführten sublingualen Immuntherapie (SLIT) ist die Therapietreue gering: Nur 15 Prozent der Patienten beenden die dreijährige Behandlung [(40)].

Die Kombination dieser drei Probleme, das Fehlen eines standardisierten oder rekombinanten Produkts, Sicherheitsaspekte und lange Therapiedauer führen dazu, dass die Immuntherapie gegen Katzen- und Hundehaare nur selten durchgeführt wird.

Die verfügbaren doppelblinden, placebo-kontrollierten, randomisierten Studien zur subkutanen Immuntherapie (SCIT) mit Hundeallergenen sind begrenzt und von unterschiedlicher Qualität [(41)]. Die AIT mit Hundehaarextrakt zeigte eine reduzierte Hautreaktivität und erhöhte allergen-3-spezifische IgG, aber keine signifikante klinische Wirksamkeit. Auch hier [(42-45)] wird angenommen, dass dies zum Teil auf die Qualität der Extrakte zurückzuführen ist [(41)].

Im Vergleich dazu sind mehr AIT-Studien mit Katzenallergenen durchgeführt worden. Neben einer verringerten Hautreaktivität und erhöhten allergenspezifischen IgGs wurde in den Studien übereinstimmend eine Verringerung konjunktivaler, nasaler und bronchialer Symptome nachgewiesen [(46-49)]. Immuntherapie mit immunregulatorischen Peptiden von Fel d 1, um die Sicherheit zu verbessern, wurde vorgeschlagen, von Fel d 1 abgeleitete Peptide für Katzen-AIT zu verwenden. In-vitro-Daten deuten darauf hin, dass mit einem Cocktail aus MHC Klasse-II-bindenden Peptiden (Major Histocompatibility Complex) praktisch alle MHC-Klasse-II-Moleküle abgedeckt werden können. Da kurze Peptide keine native Konformation haben, binden sie kein IgE mit hoher Affinität, wodurch die allergischen Nebenwirkungen der AIT verringert werden. Dennoch sollte ein solcher Peptidcocktail in der Lage sein, Fel d 1-spezifische T-Zellen und vor allem regulatorische T-Zellen zu stimulieren.

Diese Entwicklung wurde Cat-PAD (Peptide Antigen Desensitization) genannt, und die AIT wird nicht subkutan, sondern intradermal verabreicht. Diese Applikationsoute sowie die Verabreichung höherer Dosen aufgrund der geringeren IgE-Bindung ermöglichten es auch, die Anzahl der erforderlichen Injektionen auf vier zu reduzieren, im Abstand von vier Wochen [(50-52)].

In einer Phase-II-Studie konnten bei 11 Teilnehmern, die Cat-PAD erhielten, die Symptome bis zu zwei Jahre lang reduziert werden. Eine Phase-III-Feldstudie aus dem Jahr 2016 scheiterte jedoch, da Patienten, die ein Placebo erhielten, eine ebenso große Toleranz gegenüber Fel d 1 entwickelten wie diejenigen, die eine aktive Immuntherapie mit Cat-PAD erhielten [(53)].

Es wurde spekuliert, dass ein Teil des Problems darin liegen könnte, dass alle Teilnehmer der Phase III Katzenbesitzer sein mussten und dass diese natürliche Exposition gegenüber Katzenallergenen die Toleranz gegenüber Fel d 1 fördern könnte, was die Verbesserung auch in der Placebogruppe erklären würde. Daher ist eine zukünftige Studie mit Nicht-Katzenbesitzern geplant [(54)].

Immuntherapie durch intralymphatische Verabreichung von rekombinantem Fel d 1

Wir haben versucht, die Immuntherapie zu verbessern, indem wir Allergen nicht subkutan, sondern direkt in die Lymphknoten verabreichten, die sog. intralymphatische Immuntherapie (ILIT). Zudem wurde das Allergen Fel d 1 noch so modifiziert, dass es effizienter auf MHC-Klasse-II-Molekülen präsentiert wird. Rekombinant hergestelltes Fel d 1 wurde mit einer Translokationssequenz (TAT) und einem Teil der menschlichen invarianten Kette fusioniert, wodurch ein modularer Antigentransporter (MAT) Impfstoff (MAT-Fel d 1) entstand [(55)]. Nach präklinischen Tests an Mäusen [(56)] wurde ILIT mit MAT-Fel d 1 in Aluminiumhydroxid als Adjuvant verglichen mit Placebo ILIT (nur Adjuvant).

Diese randomisierte Doppelblindstudie wurde in Katzenhaar allergischen Patienten durchgeführt. Wir konnten zeigen, dass ILIT mit MAT-Fel d 1 gut toleriert wurde. Nach drei Placebo-Injektionen innerhalb von zwei Monaten erhöhte sich die nasale Toleranz um weniger als das Dreifache, während drei intralymphatische Injektionen mit MAT-Fel d 1 die nasale Toleranz um das 74-fache steigerten (P .001 vs. Placebo) [(26)]. Die ILIT mit MAT-Fel d 1 stimulierte eine regulatorische T-Zell-Antwort und erhöhte Fel d 1-spezifische IgG4, und diese IgG4-Reaktion korrelierte positiv mit der IL-10-Produktion [(57)]. ILIT mit MAT-Fel d 1 erhöhte also die Sicherheit der Katzenhaar-AIT und erzeugte bereits nach drei Injektionen Allergentoleranz.

Immuntherapie mit virusähnlichen Partikeln gekoppelt mit Fel d 1

Wir haben auch gezeigt, dass die Kopplung eines Allergens an die Oberfläche eines virusähnlichen Partikels (virus-like particle, VLP) die Immunogenität stark erhöhen kann [(58)]. Schließlich hat sich das Immunsystem ja in erster Linie zur Bekämpfung von Krankheitserregern wie Viren entwickelt. Ein weiterer Vorteil von Allergenen, die an virusähnliche Partikel gekoppelt sind, besteht darin, dass die hohe Organisation der Allergene eine große Anzahl von B-Zell-Rezeptoren quervernetzen kann, was zu einer so potenten Stimulation von B-Zellen führt, dass die Antikörperinduktion unabhängig von T-Zellen wird [59]. In einem frühen klinischen Versuch wurde ein Peptid des Hausstaubmilbenallergens Der p 1 chemisch an die Oberfläche eines VLP gekoppelt, welches vom Bakteriophagen Q abgeleitet war. Es waren nur drei Injektionen erforderlich, um beim Menschen eine signifikante IgG-Antwort gegen Der p 1 zu induzieren [60].

Ein VLP, an dessen Oberfläche Fel d 1 gekoppelt war, wurde bereits erfolgreich in einem Mausmodell getestet [61]. Ebenso konnten mit einem Fel d 1-VLP auch Katzen erfolgreich immunisiert werden, siehe untenliegender Abschnitt [62, 63] und es ist geplant, letzteres auch in die klinische Entwicklung zu bringen.

Immuntherapie durch passive Übertragung von monoklonalen Antikörpern

Während die oben beschriebene AIT mit immunregulatorischen Peptiden (CAT-PAD) auf die Modulation von T-Zellen abzielt, besteht ein immunologisch anderer Ansatz in der passiven Übertragung monoklonaler Antikörper, die das Allergen bei zufälliger Exposition blockieren oder neutralisieren können. Lange bevor die Funktion der T-Zellen verstanden wurde, ging man davon aus, dass die AIT durch so genannte blockierende Antikörper vermittelt wird.

Bereits 1935 legte Cook klare Beweise für die Induktion von blockierenden Antikörpern bei Patienten nach AIT vor [64]. Kürzlich wurde die oft vergessene Evidenz für blockierende Antikörper wieder aufgegriffen [65] und dieses Konzept wird aktuell von der Biotech- und Pharmabranche aufgegriffen.

Die Behandlung basiert auf zwei IgG-Antikörpern, die wichtige IgE-Bindungsstellen des Allergens abdecken. Zusammen können sie bis zu 83 Prozent der IgE-Fel d 1-Interaktionen blockieren. In einem Phase-Ib-Test erhielten Menschen mit einer Katzenallergie eine Einzeldosis der Antikörperkombination [66]. Es wurden nasale Provokationstests im Abstand zwischen acht Tagen und drei Monaten durchgeführt. Bei 60 Prozent der Teilnehmer gingen die Symptome zurück, und zwar um durchschnittlich 60 Prozent.

Dieselbe Gruppe hat nun positive Phase-II-Daten vorgelegt [67], die zeigen, dass eine einzige Antikörperinjektion eine drei Monate anhaltende Wirkung hat. Der Nachteil ist jedoch, dass die Antikörperbehandlung wiederholt werden muss und die Antikörperdosen hoch sind (600 mg), was eine solche passive Immuntherapie bei ganzjährigen Allergien kostspielig macht.

Auf Haustiere ausgerichtete Interventionen

Da Patienten ihre Haustiere immer behalten wollen, gibt es einen großen Markt für alle Arten von Maßnahmen, die auf Haustiere ausgerichtet sind.

Diese Maßnahmen, z. B. Shampoos zum Waschen von Tieren, Sprays und Feuchttücher, sind leider nur begrenzt wirksam [13, 68]. Studien, die die Wirksamkeit des Badens von Haustieren untersuchten, zeigten, dass das Baden sowohl bei Hunden als auch bei Katzen die jeweiligen Allergene signifikant auswäscht, aber das Baden muss mindestens zweimal pro Woche wiederholt werden, um eine relevante Reduktion zu erreichen. Zudem muss man das Tier vollständig ins Wasser tauchen [69, 70].

Es wird allgemein angenommen, dass Hunde, die weniger Haare verlieren, weniger Allergene produzieren [13]. Dies ist jedoch nicht der Fall [71]. In ähnlicher Weise gehen Gerüchte über hypoallergene Katzenrassen in Wellen durch das Internet, wie z. B. das Gerücht, dass die sibirische Tigerkatze hypoallergen sei [72]. Darüber hinaus wird allgemein angenommen, dass Nacktkatzen oder Rex-Katzen, die entweder keine Haare oder nur eine bestimmte Art von Haaren haben, hypoallergen sind. Doch gerade diese Katzenrassen sind in den USA am häufigsten in Tierhaltungen zu finden, weil Allergiker diese Tiere nicht vertragen [33].

Ansätze zur Verringerung der Expression von Fel d 1 bei der Katze

Im Jahr 2006 gab das kalifornische Unternehmen Allerca Lifestyle Pets bekannt, dass Fel d 1 bei Katzen erfolgreich genetisch ausgeschaltet werden konnte, und öffnete seine Bücher für Vorbestellungen. Diese Nachricht sorgte weltweit für Schlagzeilen in allen Medien.

Schon bald wurden diese Behauptungen als Schwindel angesehen [(73)], aber Allerca Lifestyle Pets fuhr fort, „hypoallergene" Katzen und Hunde zu produzieren, und zwar nicht durch Gen-Knock-out-Technologie, sondern durch natürliche Zucht einzelner Katzen und Hunde, bei denen Mutationen in Fel d 1 bzw. Can f 1 festgestellt wurden. Es ist jedoch schwer vorstellbar, wie Punktmutationen in einem Protein dieses hypoallergen machen können. Die Preise für solche sogenannten „hypoallergenen Haustiere" lagen zwischen USD 20.000 und USD 27.000 [(13)]. Erwähnenswert ist, dass Allerca Lifestyle Pets seine Geschäftstätigkeit im Jahr 2015 eingestellt hat.

Einen seriöseren Ansatz zur Schaffung einer hypoallergenen Katze verfolgt eine andere Gruppe um Martin Chapman bei Indoor Biotechnologies. Sie entwickeln eine Gentherapie gegen die beiden Gene, die für die beiden Fel d 1-Untereinheiten kodieren, unter Verwendung der CRISPR-Geneditierungstechnologie. Bislang ist es der Gruppe gelungen, Fel d 1-Sequenzen in einer Katzen-Nierenzelllinie mit einer Effizienz von bis zu 55 Prozent zu inaktivieren [(74)]. Da Katzen individuell behandelt werden müssen, muss eine Möglichkeit gefunden werden, die Gentherapie mit Hilfe eines viralen Vektors in einer injizierten oder topischen Lösung in die Drüsen von erwachsenen Katzen zu bringen.

Impfung von Katzen zur Verringerung der Ausscheidung von Fel d 1 in die Umwelt

Unsere Forschungsgruppe gründete in Zusammenarbeit mit Martin Bachmann HypoPet (heute SAIBA animal health) ein Spin-off-Unternehmen der Universität Zürich. Wir haben einen Impfstoff entwickelt, mit dem man eine Katze gegen Fel d 1 impfen kann, um die Ausscheidung dieses Allergens in die Umgebung zu reduzieren.

Dieser Impfstoff basiert auf virusähnlichen Partikeln des Gurkenmosaikvirus und enthält das von Tetanustoxin abgeleitete universelle T-Zell-Epitop tt830-843. Auf seiner Oberfläche trägt der Impfstoff rekombinantes Fel d 1. Da es sich bei Fel d 1 um ein Selbstantigen der Katze handelt, ist die Impfung des Tieres aufgrund der

T-Zell-Toleranz schwieriger als gegen Nicht-Selbst- oder Fremdantigene. Genau aus diesem Grund wurde ein Impfstoff auf der Basis virusähnlicher Partikel gewählt, der T-Zell-unabhängig ist. Mit einem dichten Array von Fel d 1-Epitopen auf der Oberfläche des Partikels kann es eine ausreichende Anzahl von B-Zell-Rezeptoren quervernetzen und die Antikörperproduktion stimulieren, ohne dass die Hilfe von T-Zellen erforderlich ist, wodurch die T-Zell-Toleranz umgangen wird. Die kovalente Verknüpfung des universellen, von Tetanus-Toxin abgeleiteten T-Zell- Epitops mit Fel d 1 führt zusätzlich zu einer T-Zell-Hilfe. Nach der Impfung von Katzen wurde eine signifikante anti-Fel d 1-Antikörperantwort induziert, und die Fel d 1-Konzentration in der Tränenflüssigkeit der Katzen sank 42 Tage nach der Impfung um mehr als die Hälfte (62). Wichtig ist, dass die Impfung bei den Katzen keine Nebenwirkungen hatte. Hier ist anzumerken, dass eine solche antikörpervermittelte Blockade von Fel d 1 nicht mit dem vollständigen Ausschalten des Fel d 1-Gens verglichen werden kann, und es ist daher keine Überraschung, dass eine solche Impfung für Katzen sicher war. Wie bereits erwähnt, ist die Funktion von Fel d 1 noch unbekannt, und eine partielle Reduktion von Fel d 1 ist sicherlich weniger riskant als das Gen komplett auszuschalten.

Um zu prüfen, ob die beobachtete Verringerung der Fel d 1-Ausscheidung nach der Impfung klinisch bedeutsam war, wurde der Impfstoff an Katzen von Katzenbesitzern mit Katzenallergie (6) getestet. Die Tierhalter berichteten über einen Rückgang ihrer Allergiesymptome, und die Zeit, in der die Besitzer ihre Katzen streicheln konnten, bevor sie Allergiesymptome bekamen, stieg von durchschnittlich 16,9 Minuten vor der Impfung auf 27,7 Minuten danach (63).

Auch wenn diese Daten ermutigend sind, besteht die größte Herausforderung darin, die Regulierungsbehörden von einem Impfstoff zu überzeugen, der das Wohlbefinden der Katze nicht direkt verbessert.

Passive Übertragung von Antikörpern zur Verringerung der Ausscheidung von Fel d 1 bei der Katze

Der Tierfutterhersteller Nestlé Purina hat ein Katzenfutter mit dem Namen Pro Plan Live Clear entwickelt, das aus Hühnereipulver gewonnene Anti-Fel d 1-Antikörper enthält. Bei Katzen, die das Futter sechs Monate lang gefressen haben, traten keine Nebenwirkungen auf [(75)]. In einer anderen Studie [(76)] zeigten Katzen nach drei Wochen mit diesem Futter eine Reduktion der Fel d 1- Konzentration in Haaren und Fell um durchschnittlich 47 Prozent.

Würde ein hypoallergenes Tier vor Allergien und Asthma schützen?

Es ist klar, dass eine Sensibilisierung gegenüber Katzen einen wichtigen Risikofaktor für Asthma im Kindes- und Erwachsenenalter darstellt [(5-10)], aber es gibt kontroverse Daten darüber, ob der Besitz von Haustieren zu einer Sensibilisierung gegenüber Katzen prädisponiert.

Die in Querschnittsstudien berichteten Zusammenhänge zwischen der Katzenexposition und der Prävalenz der Katzensensibilisierung sind widersprüchlich. Während einige Studien einen positiven Zusammenhang beobachteten [(77, 78)], berichteten andere Studien über einen negativen Zusammenhang [(79-81)] oder gar keinen Zusammenhang [(7, 9, 46, 82-84)].

Interessanterweise wurde in einer longitudinalen Studie der Besitz einer Katze als signifikanter Risikofaktor für die Entwicklung einer Katzensensibilisierung im Erwachsenenalter identifiziert [(85)]. Es gibt jedoch Hinweise darauf, dass der Besitz von Haustieren eine schützende Wirkung gegen andere Allergien haben kann [(84, 86, 87)]. In einer bevölkerungsbezogenen Querschnittsstudie war die allgemeine Prävalenz von allergischer Sensibilisierung und Asthma bei Kindern, die einem Katzenallergen ausgesetzt waren, geringer [(84, 86, 87)]. Ebenso reduzierte der Besitz von Haustieren die Sensibilisierung, die bronchiale Empfindlichkeit und die Sensibilisierung für allergische Symptome in einer bevölkerungsbasierten Geburtskohorte (84, 86, 87) und bei Schulkindern (84, 86, 87). Der Mechanismus der schützenden Wirkung von Katzenbesitz ist umstritten. Es wurde nachgewiesen, dass die Katzenhaltung die Exposition gegenüber mikrobiellen Bestandteilen in Innenräumen erhöht (88), wodurch das Immunsystem moduliert wird.

Umgekehrt wird eine erhöhte Hygiene als Hauptgrund für die beobachtete steigende Prävalenz von Allergien in den Industrieländern angesehen (89). Sollte dies der schützende Mechanismus sein, würde eine impfbedingte Verringerung der Fel d 1-Ausscheidung die schützende Wirkung der Heimtierhaltung nicht verringern. Es gibt jedoch auch Hinweise darauf, dass die schützende Wirkung der Katzenhaltung auf eine allergenspezifische Toleranzinduktion durch fortgesetzte hochdosierte Allergenexposition zurückzuführen ist (84). Sollte dies der schützende Mechanismus sein, so ist nicht klar, ob eine durch Impfung hypoallergen gemachte Katze vor der Entwicklung einer Katzenallergie schützen würde.

Schlussfolgerung

Allergien gegen Tierhaare sind zwar nur ein Life-Style-Problem, aber die starke emotionale Bindung von Tierhaltern an ihre Haustiere macht das Problem sehr wichtig. Die Allergenvermeidung durch Weggeben des Haustiers ist nicht einfach. Außerdem sind (7) Katzenhaarallergene praktisch allgegenwärtig, so dass das Weggeben der Katze das Problem nicht vollständig löst.

Derzeit gibt es auf dem Markt keine Produkte zur Durchführung einer AIT für Katzen- und Hundeallergien beim Menschen. Die Entwicklung von Allergieimpfstoffen ist notorisch langsam, aber wir erwarten, dass irgendwann moderne Impfstoffplattformen wie virusähnliche Partikel eingesetzt werden, um die AIT zu verbessern, so dass drei Impfungen für eine langanhaltende Immunität ausreichen werden, wie dies bei allen anderen klassischen Impfstoffen ja auch der Fall ist.

Die Modifikation von Haustieren, sodass diese weniger Allergene abgeben, scheint die ideale Lösung für Tierhaarallergien zu sein, aber die bisherigen Ergebnisse haben nur eine teilweise Reduktion gezeigt, und bei Ansätzen wie einem vollständigen genetischen Knockout muss mit Nebenwirkungen für das Tier gerechnet werden.

Letztendlich erfordert das Problem der Tierhaarallergien möglicherweise sowohl eine AIT beim Menschen als auch einen Ansatz zur Verringerung der Expression und/oder Ausscheidung von Allergenen beim Tier [(8)].

LITERATUR:

1. Asher, M.I., et al. Worldwide time trends in the prevalence of symptoms of asthma, allergic [15] rhinoconjunctivitis, and eczema in childhood: ISAAC Phases One and Three repeat multicountry [15] cross-sectional surveys. Lancet 368, 733-743 (2006).
2. Bjorksten, B., Clayton, T., Ellwood, P., Stewart, A. & Strachan, D. Worldwide time trends for symptoms [67] of rhinitis and conjunctivitis: Phase III of the International Study of Asthma and Allergies in [9] Childhood. Pediatr Allergy Immunol 19, 110-124 (2008). [15]
3. Lau, S., et al. Longitudinal study on the relationship between cat allergen and endotoxin exposure, [29] sensitization, cat-specific IgG and development of asthma in childhood-report of the German Multicentre Allergy Study (MAS 90). Allergy 60, 766-773 (2005).
4. Linneberg, A., et al. Pets in the home and the development of pet allergy in adulthood. The [16] Copenhagen Allergy Study. Allergy 58, 21-26 (2003).
5. Perzanowski, M.S., Ronmark, E., Platts-Mills, T.A. & Lundback, B. Effect of cat and dog ownership on [4] sensitization and development of asthma among preteenage children. Am J Respir Crit Care Med [4] 166, 696-702 (2002).
6. Plaschke, P., et al. Association between atopic sensitization and asthma and bronchial [60] hyperresponsiveness in swedish adults: pets, and not mites, are the most important allergens. J [60] [0] Allergy Clin Immunol 104, 58-65 (1999).
7. Arshad, S.H., Tariq, S.M., Matthews, S. & Hakim, E. Sensitization to common allergens and its [2] association with allergic disorders at age 4 years: a whole population birth cohort study. Pediatrics [16] 108, E33 (2001).
8. Custovic, A., Simpson, B.M., Simpson, A., Kissen, P. & Woodcock, A. Effect of environmental [2] manipulation in pregnancy and early life on respiratory symptoms and atopy during first year of life. a randomised trial. Lancet 358, 188-193 (2001).
9. Lau, S., et al. Early exposure to house-dust mite and cat allergens and development of childhood [2] asthma: a cohort study. Multicentre Allergy Study Group. Lancet 356, 1392-1397 (2000). [2]
10. Simpson, B.M., et al. NAC Manchester Asthma and Allergy Study (NACMAAS): risk factors for asthma [2] [2] and allergic disorders in adults. Clin Exp Allergy 31, 391-399 (2001).
11. Ingram, J.M., et al. Quantitative assessment of exposure to dog (Can f 1) and cat (Fel d 1) allergens: [3] relation to sensitization and asthma among children living in Los Alamos, New Mexico. J Allergy Clin [3] [37] Immunol 96, 449-456 (1995).
12. Erwin, E.A., Woodfolk, J.A., Custis, N. & Platts-Mills, T.A. Animal danders. Immunol Allergy Clin North [0] Am 23, 469-481 (2003).

13. Morris, D.O. Human allergy to environmental pet danders: a public health perspective. Vet Dermatol [14] [14] 21, 441-449 (2010).

14. Giovannangelo, M., et al. Childhood cat allergen exposure in three European countries: The AIRALLERG study. Sci Total Environ 369, 82-90 (2006).

15. Heinrich, J., et al. Cat allergen level: its determinants and relationship to specific IgE to cat across [5] European centers. J Allergy Clin Immunol 118, 674-681 (2006). [4]

16. Arlian, L.G., Neal, J.S., Morgan, M.S., Rapp, C.M. & Clobes, A.L. Distribution and removal of cat, dog [5] and mite allergens on smooth surfaces in homes with and without pets. Ann Allergy Asthma [0] Immunol 87, 296-302 (2001).

17. Heissenhuber, A., et al. Health impacts of second-hand exposure to cat allergen Fel d 1 in infants. [28] Allergy 58, 154-157 (2003).

18. Arbes, S.J., Jr., et al. Dog allergen (Can f 1) and cat allergen (Fel d 1) in US homes: results from the [0] [0] National Survey of Lead and Allergens in Housing. J Allergy Clin Immunol 114, 111-117 (2004). [4]

19. Arbes, S.J., et al. Exposure to indoor allergens in day-care facilities: results from 2 North Carolina [3] [3] counties. J Allergy Clin Immunol 116, 133-139 (2005). [15]

20. Almqvist, C., et al. School as a risk environment for children allergic to cats and a site for transfer of [7] cat allergen to homes. J Allergy Clin Immunol 103, 1012-1017 (1999). [15]

21. Ritz, B.R., Hoelscher, B., Frye, C., Meyer, I. & Heinrich, J. Allergic sensitization owing to ‚second-hand' [43] cat exposure in schools. Allergy 57, 357-361 (2002).

22. Martin, I.R., et al. Cat allergen levels in public places in New Zealand. N Z Med J 111, 356-358 (1998). [27]

23. Custovic, A., et al. Domestic allergens in public places III: house dust mite, cat, dog and cockroach [2] [2] allergens in British hospitals. Clin Exp Allergy 28, 53-59 (1998).

24. Zeidler, M.R., et al. Small airways response to naturalistic cat allergen exposure in subjects with [0] asthma. J Allergy Clin Immunol 118, 1075-1081 (2006).

25. de Groot, H., van Swieten, P., van Leeuwen, J., Lind, P. & Aalberse, R.C. Monoclonal antibodies to the major feline allergen Fel d I. I. Serologic and biologic activity of affinity-purified Fel d I and of Fel d Idepleted extract. J Allergy Clin Immunol 82, 778-786 (1988). [15]

26. Senti, G., et al. Intralymphatic immunotherapy for cat allergy induces tolerance after only 3 [0] injections. J Allergy Clin Immun 129, 1290-1296 (2012).

27. Anderson, M.C., Baer, H. & Ohman, J.L., Jr. A comparative study of the allergens of cat urine, serum, saliva, and pelt. J Allergy Clin Immunol 76, 563-569 (1985). [15]

28. Griffith, I.J., et al. Expression and genomic structure of the genes encoding FdI, the major allergen [0] from the domestic cat. Gene 113, 263-268 (1992).

29. Charpin, C., et al. Fel d I allergen distribution in cat fur and skin. J Allergy Clin Immunol 88, 77-82 [0] (1991).

30. De Andrade, A.D., et al. Fel d I levels in cat anal glands. Clin Exp Allergy 26, 178-180 (1996). [3]

31. Charpin, C., et al. Effects of castration and testosterone on Fel dI production by sebaceous glands of [3] male cats: II--Morphometric assessment. Clin Exp Allergy 24, 1174-1178 (1994).

32. Zielonka, T.M., et al. Effects of castration and testosterone on Fel dI production by sebaceous glands of male cats: I--Immunological assessment. Clin Exp Allergy 24, 1169-1173 (1994).

33. Do Hypoallergenic Cats Exist? http://www.cat-world.com.au/hypoallergenic-cats-do-they-exist.

34. Custovic, A., et al. Domestic allergens in public places. II: Dog (Can f1) and cockroach (Bla g 2) [2] [7] allergens in dust and mite, cat, dog and cockroach allergens in the air in public buildings. Clin Exp Allergy 26, 1246-1252 (1996).

35. Mattsson, L., Lundgren, T., Everberg, H., Larsson, H. & Lidholm, J. Prostatic kallikrein: a new major [14] dog allergen. J Allergy Clin Immunol 123, 362-368 (2009). [21]

36. Spitzauer, S., et al. Characterisation of dog allergens by means of immunoblotting. Int Arch Allergy [0] Immunol 100, 60-67 (1993).

37. de Groot, H., Goei, K.G., van Swieten, P. & Aalberse, R.C. Affinity purification of a major and a minor [0] allergen from dog extract: serologic activity of affinity-purified Can f I and of Can f I-depleted [0] extract. J Allergy Clin Immunol 87, 1056-1065 (1991). [15]

38. Konieczny, A., et al. The major dog allergens, Can f 1 and Can f 2, are salivary lipocalin proteins: [5] cloning and immunological characterization of the recombinant forms. Immunology 92, 577-586 [5] (1997).

39. Boutin, Y., Hebert, H., Vrancken, E.R. & Mourad, W. Allergenicity and cross-reactivity of cat and dog [30] allergenic extracts. Clin Allergy 18, 287-293 (1988).

40. Senna, G., Lombardi, C., Canonica, G.W. & Passalacqua, G. How adherent to sublingual [17] immunotherapy prescriptions are patients? The manufacturers' viewpoint. J Allergy Clin Immunol 126, 668-669 (2010).

41. Davila, I., et al. Consensus document on dog and cat allergy. Allergy 73, 1206-1222 (2018). [32]

42. Hedlin, G., et al. Immunotherapy with cat- and dog-dander extracts. II. In vivo and in vitro [7] [24] immunologic effects observed in a 1-year double-blind placebo study. J Allergy Clin Immunol 77, [37] 488-496 (1986).

43. Lent, A.M., et al. Immunologic response to administration of standardized dog allergen extract at differing doses. J Allergy Clin Immunol 118, 1249-1256 (2006).

44. Valovirta, E., Koivikko, A., Vanto, T., Viander, M. & Ingeman, L. Immunotherapy in allergy to dog: a [14] [14] double-blind clinical study. Ann Allergy 53, 85-88 (1984).

45. Valovirta, E., Viander, M., Koivikko, A., Vanto, T. & Ingeman, L. Immunotherapy in allergy to dog. Immunologic and clinical findings of a double-blind study. Ann Allergy 57, 173-179 (1986). [14]

46. Erwin, E.A., et al. Cat and dust mite sensitivity and tolerance in relation to wheezing among children raised with high exposure to both allergens. J Allergy Clin Immunol 115, 74-79 (2005). [4]

47. Nanda, A., et al. Dose dependence and time course of the immunologic response to administration [14] of standardized cat allergen extract. J Allergy Clin Immunol 114, 1339-1344 (2004).

48. Sundin, B., et al. Immunotherapy with partially purified and standardized animal dander extracts. I. [14] Clinical results from a double-blind study on patients with animal dander asthma. J Allergy Clin [14] Immunol 77, 478-487 (1986).

49. VARNEY, V.A., et al. Clinical efficacy of specific immunotherapy to cat dander: a double-blind placebo- [14] controlled trial. Clin Exp Allergy 27, 860-867 (1997).

50. PATEL, D., et al. Fel d 1-derived peptide antigen desensitization shows a persistent treatment effect 1 [0] year after the start of dosing: a randomized, placebo-controlled study. J Allergy Clin Immunol 131, [0] [21] 103-109 e101-107 (2013).

51. COUROUX, P., PATEL, D., ARMSTRONG, K., LARCHE, M. & HAFNER, R.P. Fel d 1-derived synthetic peptide [0] immuno-regulatory epitopes show a long-term treatment effect in cat allergic subjects. Clin Exp Allergy 45, 974-981 (2015).

52. KIM, Y.W., et al. Immunological changes in peripheral blood following nasal allergen challenge in subjects with allergic rhinitis pre- and post-peptide immunotherapy: An open-label clinical study. Allergy 76, 1907-1911 (2021).

53. DOWN, G., EVANS, K.L., LARCHE, M. & LAIDLER, P. Field Study of a Novel Synthetic Peptide [81] Immunotherapy in Cat Allergic Patients. J Allergy Clin Immun 143, Ab432-Ab432 (2019).

54. DANCE, A. The race to deliver the hypoallergenic cat. Nature 588, S7-S9 (2020). [32]

55. CRAMERI, R., FLUCKIGER, S., DAIGLE, I., KUNDIG, T. & RHYNER, C. Design, engineering and in vitro [68] evaluation of MHC class-II targeting allergy vaccines. Allergy 62, 197-206 (2007).

56. MARTINEZ GOMEZ, J., et al. Modified recombinant fel d 1 allergens for an improved SIT. Allergy 62, 249-249 (2007).

57. ZALESKA, A., et al. Immune regulation by intralymphatic immunotherapy with modular allergen [17] translocation MAT vaccine. Allergy 69, 1162-1170 (2014).

58. ZABEL, F., et al. The kinetics of a memory B cell response to virus like particles in mice. Immunology 137, 340-341 (2012).

59. BACHMANN, M.F., et al. The influence of antigen organization on B-cell responsiveness. Science 262, [33] 1448-1451 (1993).

60. KUNDIG, T.M., et al. Der p 1 peptide on virus-like particles is safe and highly immunogenic in healthy [33] adults. J Allergy Clin Immunol 117, 1470-1476 (2006).

61. SCHMITZ, N., et al. Displaying Fel d1 on virus-like particles prevents reactogenicity despite greatly [0] enhanced immunogenicity: a novel therapy for cat allergy. J Exp Med 206, 1941-1955 (2009). [0]

62. THOMS, F., et al. Immunization of cats to induce neutralizing antibodies against Fel d 1, the major [0] feline allergen in human subjects. J Allergy Clin Immunol 144, 193-203 (2019).

63. THOMS, F., et al. Immunization of Cats against Fel d 1 Results in Reduced Allergic Symptoms of Owners. Viruses 12(2020).

64. COOKE, R.A., BARNARD, J.H., HEBALD, S. & STULL, A. Serological Evidence of Immunity with Coexisting Sensitization in a Type of Human Allergy (Hay Fever). J Exp Med 62, 733-750 (1935).

65. BACHMANN, M.F. & KUNDIG, T.M. Allergen-specific immunotherapy: is it vaccination against toxins [17] after all? Allergy 72, 13-23 (2017).

66. ORENGO, J.M., et al. Treating cat allergy with monoclonal IgG antibodies that bind allergen and prevent IgE engagement. Nat Commun 9, 1421 (2018).

67. De Gaix, F.D., et al. A Single-Dose of REGN1908-1909 Reduced Bronchoconstriction in Cat-Allergic Subjects with Mild Asthma for up to 3 months following a controlled cat allergen challenge: A Phase 2, Randomized, Double-Blind, Placebo-Controlled Study. J Allergy Clin Immun 147, Ab158-Ab158 (2021).

68. Perzanowski, M.S., Wheatley, L.M., Avner, D.B., Woodfolk, J.A. & Platts-Mills, T.A. The effectiveness of [8] Allerpet/c in reducing the cat allergen Fel d 1. J Allergy Clin Immunol 100, 428-430 (1997). [15]

69. Avner, D.B., Perzanowski, M.S., Platts-Mills, T.A. & Woodfolk, J.A. Evaluation of different techniques [0] for washing cats: quantitation of allergen removed from the cat and the effect on airborne Fel d 1. J [0] Allergy Clin Immunol 100, 307-312 (1997).

70. Hodson, T., et al. Washing the dog reduces dog allergen levels, but the dog needs to be washed twice [3] a week. J Allergy Clin Immunol 103, 581-585 (1999).

71. Ramadour, M., et al. Dog factor differences in Can f 1 allergen production. Allergy 60, 1060-1064 (2005).

72. Are siberian cats hypoallergenic? http://thesuburbanjungle.blogspot.ch/2010/06/are-siberian-cats-hypoallergenic-truth.html(2010).

73. Felis enigmaticus. http://classic.the-scientist.com/?articles.view/articleNo/24643/(2007).

74. Brackett, N., Riedy, J., Adli, M., Pomes, A. & Chapman, M. Gene Editing the Major Cat Allergen, Fel d 1, Using CRISPR-Cas9. J Allergy Clin Immun 145, Ab156-Ab156 (2020).

75. Matulka, R.A., Thompson, L. & Corley, D. Multi-Level Safety Studies of Anti Fel d 1 IgY Ingredient in [32] Cat Food. Front Vet Sci 6, 477 (2019).

76. Satyaraj, E., Gardner, C., Filipi, I., Cramer, K. & Sherrill, S. Reduction of active Fel d1 from cats using [32] an antiFel d1 egg IgY antibody. Immun Inflamm Dis 7, 68-73 (2019).

77. Al-Mousawi, M.S., et al. Asthma and sensitization in a community with low indoor allergen levels [2] and low pet-keeping frequency. J Allergy Clin Immunol 114, 1389-1394 (2004).

78. Custovic, A., et al. Current mite, cat, and dog allergen exposure, pet ownership, and sensitization to [4] inhalant allergens in adults. J Allergy Clin Immunol 111, 402-407 (2003). [4]

79. Braback, L., Kjellman, N.I., Sandin, A. & Bjorksten, B. Atopy among schoolchildren in northern and [4] southern Sweden in relation to pet ownership and early life events. Pediatr Allergy Immunol 12, 4- [4] 10 (2001).

80. Clausen, M., Kristjansson, S., Haraldsson, A. & Bjorksten, B. High prevalence of allergic diseases and sensitization in a low allergen country. Acta Paediatr 97, 1216-1220 (2008).

81. Henriksen, A.H., Holmen, T.L. & Bjermer, L. Sensitization and exposure to pet allergens in asthmatics [18] versus non-asthmatics with allergic rhinitis. Respir Med 95, 122-129 (2001).

82. Dharmage, S., et al. Current indoor allergen levels of fungi and cats, but not house dust mites, [6] influence allergy and asthma in adults with high dust mite exposure. Am J Respir Crit Care Med 164, [4] 65-71 (2001).

83. Jarvis, D., et al. Cat and dust mite allergen levels, specific IgG and IgG4, and respiratory symptoms in [6] adults. J Allergy Clin Immunol 119, 697-704 (2007). [4]

84. Platts-Mills, T., Vaughan, J., Squillace, S., Woodfolk, J. & Sporik, R. Sensitisation, asthma, and a [2] modified Th2 response in children exposed to cat allergen: a population-based cross-sectional [6] study. Lancet 357, 752-756 (2001).

85. Olivieri, M., et al. Risk factors for new-onset cat sensitization among adults: a population-based [5] [5] international cohort study. J Allergy Clin Immunol 129, 420-425 (2012). [21]

86. Almqvist, C., et al. Heredity, pet ownership, and confounding control in a population-based birth cohort. J Allergy Clin Immunol 111, 800-806 (2003).

87. Anyo, G., et al. Early, current and past pet ownership: associations with sensitization, bronchial [4] [4] responsiveness and allergic symptoms in school children. Clin Exp Allergy 32, 361-366 (2002).

88. Heinrich, J., et al. Pets and vermin are associated with high endotoxin levels in house dust. Clin Exp [2] Allergy 31, 1839-1845 (2001).

89. Wills-Karp, M., Santeliz, J. & Karp, C.L. The germless theory of allergic disease: revisiting the hygiene hypothesis. Nat Rev Immunol 1, 69-75 (2001).

17.

Allergische Reaktionen auf blutsaugende Insekten

WOLFGANG HEMMER

Einleitung

Im Gegensatz zu den Bienen und Wespen sind blutsaugende (hämatophage) Insekten nur selten Auslöser schwerer allergischer Reaktionen. Hier stehen oft lästige, aber im Grunde ungefährliche Hautreaktionen im Vordergrund. Viele Menschen halten diese kutanen Reaktionen für toxische Reaktionen auf das „Gift" dieser Tiere. Tatsächlich injizieren hämatophage Insekten aber bei der Blutmahlzeit kein „Gift" in unsere Haut, sondern einen komplex zusammengesetzten Speichel, der u. a. die Blutgerinnung verhindern soll. Es handelt sich bei den Hautreaktionen vielmehr um echte allergische, d. h. erworbene immunologische Überempfindlichkeitsreaktionen auf bestimmte Bestandteile im Insektenspeichel, auch wenn die allergischen Symptome in der Regel auf die Stichstelle begrenzt bleiben.

Stechmücken sind die wahrscheinlich bekanntesten Auslöser solche Hautreaktionen. Mehr als 90 Prozent aller Menschen entwickeln nach einem Stich irgendeine Hautreaktion. Streng genommen haben wir es hier wahrscheinlich mit der weltweit häufigsten Allergie zu tun, auch wenn die Reaktionen, abgesehen vom oft quälenden Juckreiz, meist harmlos sind und man sie als „normal" und nicht als „allergisch" empfinden wird. Bei manchen Menschen treten aber auch schwere Lokalreaktionen in Form von Schwellungen, Blasen und Nekrosen auf, und in seltenen Fällen können auch blutsaugende Insekten anaphylaktische Reaktionen auslösen.

Der Insektenspeichel enthält Antigene

Blutsaugende Insekten sezernieren während des Stechakts permanent Speichel, der u. a. verschiedene gerinnungshemmende Substanzen und Verdauungsenzyme enthält. Wird jemand wiederholt gestochen, löst dies beim Wirt regelmäßig eine Immunantwort gegen bestimmte Bestandteile im Speichel aus mit Bildung von antigenspezifischen T-Zellen sowie von IgM und IgG. Das betrifft Mensch und Tier gleichermaßen. Manche Speichelkomponenten haben die Eigenschaft, diese Immunantwort in Richtung einer allergischen Reaktion mit Bildung von IgE-Antikörpern zu polarisieren, möglicherweise als evolutionäre Strategie, durch die dadurch bedingte lokale Gefäßerweiterung die Blutmahlzeit rascher abschließen zu können (Belkaid 2000). Obwohl viele hämatophage Insekten auch andere Nahrungsquellen nutzen (z. B. Blütennektar), ist eine Blutmahlzeit speziell für die Eireifung notwendig.

Bei den Stechmücken und den meisten anderen hämatophagen Insekten sind es daher nur die Weibchen, die stechen und Blut saugen, während die Männchen ausschließlich Nektar und Honigtau zu sich nehmen.

Ihre Mundwerkzeuge sind oft gar nicht in der Lage zu stechen. Laborexperimente haben allerdings gezeigt, dass auch männliche Stechmücken bereitwillig Blut aufsaugen, wenn man es ihnen in geeigneter Form anbietet (Nikbakhtzadeh 2016). Da ihr Speichel aber nicht die notwendigen Enzyme und gerinnungshemmenden Proteine enthält, versterben sie nach kurzer Zeit. Nur bei den Tsetsefliegen, den Wadenstechern (Stomoxys) und den Lausfliegen, die alle in die Gruppe der höherentwickelten „calyptraten" Fliegen gehören, saugen auch die Männchen obligat Blut.

Kutane Sofort- und Spätreaktion als ubiquitäre allergische Reaktionsmuster

Bei der Mehrheit aller Menschen kommt es an der Stichstelle entweder sofort nach dem Stich (Sofortreaktion) oder erst zeitverzögert nach mehreren Stunden (Spätreaktion) zu einem der folgenden Reaktionsmuster:

1. Sofortreaktion: eine kurzlebige Quaddel (Durchmesser wenige mm bis >20 mm) mit Rötung und Juckreiz, die sich innerhalb von 30-60 min wieder völlig zurückbildet (Abb. 1a, b).

2. Spätreaktion: ein induriertes, juckendes Knötchen (Papel) von 3 bis >10 mm Durchmesser, das sich nach 12-24 h bildet und tagelang bestehen bleiben kann (Abb. 1c).

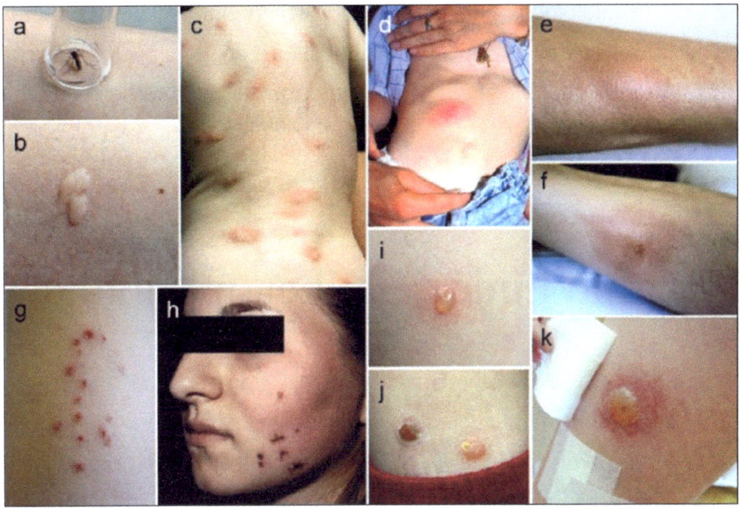

Eigene Aufnahmen

ABB. 1: Hautreaktionen nach Stichen hämatophager Insekten. **a-b** Soforttypreaktion nach Stichprovokation mit Stechmücken, „doppelte“ Quaddelreaktion nach Stichunterbrechung; **c** Typ 4-Spätreaktionen (indurierte Papel) nach Stechmückenstichen bei einem Kleinkind; **d-f** Verstärkte Lokalreaktionen nach Stechmückenstichen; **g** Perlschnurartig angeordnete Stichläsionen durch Flöhe; **h** Bakterielle Sekundärinfektionen und Erysipel nach multiplen Stechmückenstichen; **i-j** Bullöse Hautreaktionen durch Flohstiche nach 3 (i) und 5 (j) Tagen; **k** Massive bullöse Stichreaktion nach (vermutlich) Kriebelmückenstichen (eigene Aufnahmen).

In Mitteleuropa entwickeln mehr als 70 Prozent der Bevölkerung nach Stechmückenstichen eine kutane Sofortreaktionen, 50-60 Prozent eine Spätreaktion und 40 Prozent beides (Hemmer 1997). Bei der kutanen Sofortreaktion handelt es sich nachweislich um eine lokal begrenzte IgE-mediierte Typ 1-Allergie (Peng 1998, Lee 2014). Der Speichel der Stechmücken enthält zwar auch geringe Mengen an toxischen biogenen Aminen (z. B. Histamin), die aber allenfalls marginale Hautreaktionen bewirken. Immunologisch naive, d. h. nicht-sensibilisierte Menschen oder Tiere, zeigen keine nennenswerten Hautreaktionen, diese entwickeln sich erst nach wiederholten Stichen. Im Prinzip lassen sich diese allergischen Sofortreaktionen mit einem Allergie-Hauttest vergleichen, wo ebenfalls kleine Allergenmengen in die Haut eingebracht werden und dort – bei Vorliegen einer entsprechenden Sensibilisierung – eine Quaddelreaktion mit Rötung und Juckreiz auslösen. Die Speichelallergene werden übrigens bereits beim beginnenden Stechakt („probing") sezerniert, sodass Hautreaktionen auch auftreten können, wenn das Tier nicht fündig wird oder früh gestört wird *(Abb. 1b).*

Die Immunmechanismen, die hinter den heterogenen Spätreaktionen stehen, sind weniger gut untersucht. Bei einer histologischen Untersuchung findet man in den Papeln zahlreiche eingewanderte Immunzellen, vor allem Makrophagen, Neutrophile, Eosinophile und CD4+/CD8+ T-Lymphozyten. Vermutlich handelt es sich insgesamt primär um T-Zell-getriebene Reaktionen im Sinne einer Typ 4-Allergie (Allergie vom verzögerten Typ).

Anfang und Ende der Überempfindlichkeit

Bezüglich der beiden oben beschriebenen Reaktionstypen lässt sich epidemiologisch und auch experimentell eine gewisse zeitliche Abfolge verschiedener Sensibilisierungsstadien beobachten *(Tabelle 1).* Demnach entwickeln noch nicht sensibilisierte Menschen (Stadium 1) zuerst eine T-Zell-vermittelte Spätreaktion (Stadium 2), zu der dann später die IgE-vermittelte Sofortreaktion hinzukommen kann (Stadium 3). Bei fortgesetzter Exposition kann schließlich eine Toleranz auf zellulärer Ebene erreicht werden, sodass nur die Sofortreaktion übrigbleibt (Stadium 4), und auch diese kann schließlich verloren gehen (Stadium 5 = sekundäre Toleranz). In der Praxis befinden sich 80–90 Prozent aller Kinder und Erwachsenen in den Stadien 2–4 und die meisten verharren dort meist jahrzehntelang (Oka 2018). Nur etwa 5 Prozent werden sekundär tolerant (Hemmer 1997, Kulthanan 2010). Dies passiert am ehesten, wenn man sehr oft gestochen wird, wie z. B. in Lappland, wo bis zu 50 Prozent der Bevölkerung gar keine Hautreaktionen mehr zeigen (Reunala 1990).

STADIUM	SOFORTREAKTION	SPÄTREAKTION
1 (naiv)	-	-
2	-	+
3	+	+
4	+	-
5 (tolerant)	-	-

TABELLE 1: Stadientheorie zur Progredienz kutaner Überempfindlichkeitsreaktionen auf Stiche hämatophager Insekten (eigene Darstellung).

Schwere Lokalreaktionen

Bei 3-10 Prozent der Bevölkerung sind die Hautreaktionen schwerwiegender und es bilden sich schmerzhafte Schwellungen von bis zu 10 cm Durchmesser, Blasen oder Nekrosen *(Abb. 1d-f, i-k)*. Die dabei ursächlich beteiligten Pathomechanismen sind wenig erforscht. Teilweise können solche schweren Hautreaktionen auch von Allgemeinsymptomen wie Fieber und Lymphknotenschwellung begleitet sein. Weil die meisten Hautreaktionen generell stark jucken, kommt es durch Kratzen manchmal auch zu bakteriellen Superinfektionen und zu einem Erysipel (Rotlauf), was u. U. eine antibiotische Therapie notwendig macht *(Abb. 1h)*.

Eine häufige, speziell in tropischen Gebieten bei Kindern auftretende chronische Form der Überempfindlichkeit ist die sog. Papuläre Urticaria (Garcia 2004). Bei diesem Krankheitsbild treten am ganzen Körper gleichzeitig sehr viele verstreut stehende urticarielle oder papulöse Hautläsionen auf, die ursprünglich durch Stechmücken-, Wanzen- oder Flohstiche verursacht wurden und nach neuen Stichen jedes Mal wieder reaktiviert werden.

Selten auch anaphylaktische Reaktionen

Anaphylaktische Reaktionen nach Stichen hämatophager Insekten sind sehr selten. Wenn man bedenkt, wie viele Menschen gegen Stechmückenallergene sensibilisiert sind und wie regelmäßig die meisten von ihnen jedes Jahr von Mücken gestochen werden, muss man sich fragen, warum solche systemischen Reaktionen so selten sind. Ein wesentlicher Grund dafür dürften die geringen Allergenmengen sein, die bei einem Stich injiziert werden. Am häufigsten werden anaphylaktische Reaktionen nach Stichen von Bremsen und Raubwanzen beobachtet (Hemmer 1998, Sabbah 2000, Quercia 2008, Ma 2011, Klotz 2010], deren Speicheldrüsen etwa 10-30mal mehr Protein enthalten als die von Stechmücken (Volfova 2008). Anaphylaxiefälle sind aber auch für Stechmücken, Tsetse-Fliegen und Lausfliegen glaubhaft beschrieben (Peng 2004, Reiter 2013).

Welche Faktoren nun das gelegentliche Auftreten dieser seltenen systemischen Reaktionen begünstigen, ist wenig untersucht. Ein möglicher Risikofaktor könnte das Vorliegen einer Mastozytose oder eines Mastzellaktivierungs-Syndroms

(MCAS) sein. In diesen Fällen haben die betroffenen Patienten entweder eine erhöhte Zahl an Mastzellen im Körper bzw. ihre Mastzellen weisen eine pathologische Hyperreaktivität auf, sodass auch bei geringen Allergenmengen eine substanzielle Ausschüttung von Histamin und anderen Mediatoren denkbar ist. Von der Bienen- und Wespengiftallergie ist seit langem bekannt, dass solche Patienten ein besonders hohes Risiko für eine schwere anaphylaktische Reaktion nach einem Stich haben. Für die hämatophagen Insekten ist dies noch viel weniger gut gesichert und bisher nur durch Einzelbeobachtungen dokumentiert (Matito 2010, Reiter 2013).

Relevante blutsaugende Insekten

Die meisten hämatophagen Insekten gehören zur Gruppe der Dipteren (Mücken und Fliegen) *(Tabelle 2)*. Unter ihnen sind die Stechmücken (Culicidae) die bekanntesten und wichtigsten. In Mitteleuropa gibt es etwa 50 verschiedene Arten, von denen einige regelmäßig durch Massenvorkommen zum Problem werden, v. a. Arten der Gattungen Aedes und Culex *(Abb. 2a-b)*. Welche Arten dabei dominieren ist lokal unterschiedlich und ändert sich auch jahreszeitlich. Da die Allergene der verschiedenen Arten keineswegs ident sind, können daher Überempfindlichkeitsreaktionen je nach Ort und Jahreszeit variieren.

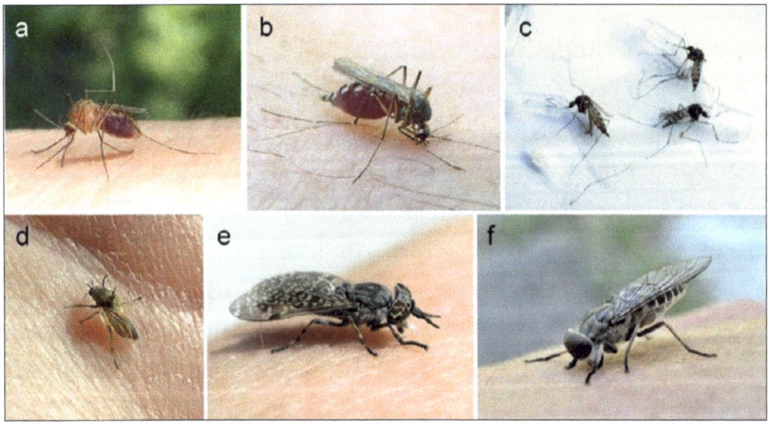

Eigene Aufnahmen

ABB. 2: Heimische blutsaugende Insekten. **a** Culex pipiens (Culicidae, Stechmücken), **b** Aedes vexans (Culicidae, Stechmücken), **c** Speichelgewinnung bei lebenden und mit dem Insektizid Malathion behandelten Stechmücken (Aedes sticticus) **d** Simulium spp. (Simuliidae, Kriebelmücken), **e** Haematopota pluvialis, Regenbremse (Tabanidae, Bremsen), **f** Tabanus bromius, Gemeine Viehbremse (Tabanidae, Bremsen).

Stiche durch Bremsen (Tabanidae) erfolgen in Mitteleuropa am häufigsten durch die kleinen Regenbremsen (Haematopota) *(Abb. 2e)*, seltener durch die großen Tabanus-Arten, zu denen Rinder-, Vieh- und Pferdebremse zählen *(Abb. 2f)*. Bremsen der Gattung Chrysops können wegen ihrer schwarz-gelben Hinterleibszeichnung mit Wespen verwechselt werden. Sie stechen Menschen nur gelegentlich. Lokal massenhaft vorkommen können die 2-5 mm kleinen, tagaktiven Kriebelmücken (Simuliidae) *(Abb. 2d)*, deren Larven sich in Fließgewässern entwickeln. Da die Stichreaktionen lange bestehen bleiben, kommt es im Falle zahlreicher Stiche zum Krankheitsbild der „Simuliose". Gemeinsam mit den Kriebelmücken sind die nur 0,5-2 mm großen Gnitzen (Ceratopogonidae) die wichtigste Ursache des „Sommerekzems" bei Pferden (Kolm-Stark 2002). Das Sommerekzem nimmt seinen Ausgang von den stark juckenden allergischen Hautreaktionen auf die Insektenstiche. Durch fortgesetztes Scheuern und dadurch bedingte bakterielle Superinfektionen kommt es in der Folge zu Haarausfall, Ekzembildung und zum Auftreten offener eitriger Stellen, besonders entlang der Mähne, am Schweifansatz und am Bauch. Manche Pferderassen sind aus genetischen Gründen besonders anfällig, z. B. Isländer. Viele Gnitzenarten parasitieren auch am Menschen.

Wichtig sind auch die Wanzen, unter denen die Bettwanzen (Cimicidae) und manche Raubwanzen (Reduviidae) allergische Reaktionen auslösen können. Bettwanzen (Cimex lectularius) stechen ausschließlich nachts. Häufig sieht man hier, so wie auch bei Flohstichen, nur langsam abheilende Hautreaktionen mit starker Blasenbildung *(Abb. 1i, j, k)*. Weil die Tiere oft mehrmals stechen, sind auch perlschnurartig nebeneinander aufgereihte Stichläsionen typisch („breakfast, lunch and dinner") (Peres 2018) *(Abb. 1g)*. In Mittelamerika und den südlichen USA sind Raubwanzen aus der Unterfamilie Triatominae (z. B. Triatoma protracta) als Auslöser teils schwerer anaphylaktischer Reaktionen bekannt (Klotz 2010). Die 1-3 cm großen Tiere, die in den USA als „kissing bugs" bezeichnet werden, ernähren sich primär vom Blut von Kleinsäugern, sie stechen aber gelegentlich auch Menschen. Ihre Stiche sind nur bei Störung schmerzhaft und erfolgen typischerweise nachts, was zum Auftreten anaphylaktischer Reaktionen während des Schlafens führt („nocturnal anaphylaxis"). Auch in Mitteleuropa gibt es Raubwanzenarten, die sich aber, so wie die meisten Vertreter dieser Gruppe, von Insekten ernähren.

Sind manche Menschen für Mücken besonders attraktiv?

Viele Menschen meinen, sie wären für Mücken besonders attraktiv und würden viel öfter gestochen als andere. Tatsächlich gibt es wissenschaftliche Erkenntnisse, die das untermauern (Carde 2015, Ray 2015). Eine plausible Erklärung ist der unterschiedliche „Hautgeruch" verschiedener Menschen. Wenn blutsaugende Insekten einen potenziellen Wirt suchen, nutzen sie anfangs zur Fernorientierung neben visuellen Stimuli insbesondere den CO_2-Gradienten, weil Menschen und Tiere CO_2 ausatmen und eine erhöhte CO_2-Konzentration auf einen potenziellen Wirt hindeutet. Es können dabei minimale Konzentrationsunterschiede von 0,015 Prozent wahrgenommen werden. Haben die Tiere auf diese Weise einen Wirt lokalisiert, kommen bei der Nahorientierung (ab ca. 1 m) andere Faktoren zum Tragen, nämlich Temperatur- und Feuchtigkeitsunterschiede sowie eben der spezifische Hautgeruch, der sich durch die komplexe Mischung aus Ammoniak, Milchsäure, Essigsäure und diversen Fettsäuren ergibt. Dieser Hautgeruch ist individuell unterschiedlich und wird wesentlich durch genetische Faktoren und die kutane Mikroflora, die zwischen einzelnen Menschen variiert, determiniert. Ein erhöhtes Stichrisiko wurde u. a. auch für Personen mit Blutgruppe AB oder atopischer Dermatitis beschrieben. Ebenso sollen Schwangerschaft, starkes Schwitzen und Bierkonsum die Attraktivität für Mücken erhöhen. Alter und Geschlecht haben wenig Einfluss.

Allergene im Insektenspeichel

Unser heutiges Wissen über die verantwortlichen Allergene im Insektenspeichel stammt nicht nur aus der allergologischen Forschung selbst, sondern zu einem erheblichen Teil aus der Vektorforschung. Hämatophage Insekten sind bekanntermaßen wichtige Überträger (Vektoren) von Krankheiten (z. B. Malaria, Gelbfieber, Schlafkrankheit), und die Kenntnis von Zusammensetzung und Funktion des Speichels hilft bei der Aufklärung der Infektionsmechanismen und liefert Ansatzpunkte für die Entwicklung von Schutzimpfungen.

Wir wissen heute, dass viele potenzielle Allergene im Insektenspeichel ubiquitäre Proteine oder strukturell konservierte Verdauungsenzyme sind, die in sehr vielen, teilweise auch nicht-blutsaugenden Insektenarten vorkommen, z. B. Antigen 5-artige Proteine, Hyaluronidasen, Apyrasen, Maltasen und Amylasen (Calvo 2007). Bei den Proteinen, die speziell für die Bluternährung kritisch sind, besteht eine größere Diversität, weil die Hämatophagie innerhalb der Insekten mehrmals unabhängig voneinander „erfunden" wurde.

In Anpassung an unterschiedliche Wirte sind dabei spezielle Proteine entstanden, die für bestimmte Insektengruppen spezifisch sind (Calvo 2007). Beispielsweise sind aus der Gelbfiebermücke Aedes aegypti drei Majorallergene bekannt: Aed a 1, Aed a 2 und Aed a 3. Aed a 1 ist eine Apyrase, ein Enzym, welches die Verklumpung der Blutplättchen (Thrombozyten) verhindert und in fast allen blutsaugenden Insekten vorkommt. Aed a 2 ist ein sog. D7-Protein. Es gehört einer Proteinfamilie an, die man nur aus Dipteren (Mücken und Fliegen) kennt, nicht aber aus anderen Insektengruppen. Aed a 3 schließlich ist ein sog. „Aegyptin", eine Proteingruppe, die auf die Stechmücken beschränkt ist. Innerhalb der Stechmücken lassen sich sogar weitere evolutionäre Differenzierungen beobachten: so haben sich nach dem Aussterben der Dinosaurier die Gattungen Aedes und Anopheles auf Säugetiere spezialisiert und in der Folge spezifische an das Gerinnungssystem der Säugetiere angepasste Speichelkomponenten entwickelt, die man in der Gattung Culex, die sich auf Vögel spezialisiert hat, nicht findet (Francischetti 2010).

Diese Kenntnisse sind auch für den Allergologen wichtig, weil sie erklären können, warum einerseits manchmal eine breite immunologische Kreuzreaktivität zwischen verschiedenen Insektengruppen zu beobachten ist, andererseits aber auch familien- oder gattungsspezifische Sensibilisierungen vorkommen.

Die Identifizierung einzelner Speichelallergene ist zuerst bei den Stechmücken gelungen, nachdem die Forscher nicht mehr Ganzkörperextrakte als Allergenquelle verwendeten, sondern stattdessen unter dem Mikroskop herauspräparierte isolierte Speicheldrüsen oder überhaupt reinen Mückenspeichel, den man durch Behandlung lebender Mücken mit bestimmten Insektiziden gewinnen kann *(Abb. 2c)* (Brummer-Korvenkontio 1997, Peng 1997). Am besten charakterisiert sind die Allergene der Gelbfiebermücke Aedes aegypti, wo bisher vier Allergene kloniert und in Reinform rekombinant hergestellt wurden.

Auch aus einigen Bremsen sind die Speichelallergene schon im Detail bekannt (Ma 2011). Bei den Kriebelmücken und den Gnitzen stammt unser Wissen über die relevanten Allergene primär aus der veterinärmedizinischen Forschung, weil diese Insekten als Auslöser des Sommerekzems (s. o.) intensiv beforscht werden (Schaf-

FARTZIK 2010). Aus der Raubwanze Triatoma protracta wurde als Hauptallergen ein sogenanntes Lipocalin identifiziert (PADDOCK 2001). Das ist insofern interessant, als die Lipocaline eine große und wichtige Proteinfamilie darstellen, zu der auch wichtige Haupt- und Nebenallergene von Katze, Hund und anderen felltragenden Tieren gehören. Im Detail sind diese Allergene aber so unterschiedlich, sodass keine Kreuzreaktivität besteht.

Diagnostik und Therapie

Die Diagnose einer Allergie auf blutsaugende Insekten basiert hauptsächlich auf der Anamnese. Hauttests und Bluttests sind derzeit kommerziell kaum verfügbar und in ihrer jetzigen Form wenig aussagekräftig, oft sogar irreführend.

Bei der Therapie geht es in der Praxis primär um die Behandlung kutaner Stichreaktionen. Hier werden häufig topische Antihistaminika in Form von Gelen und Salben verwendet, die aber ungeachtet ihrer breiten Anwendung keinen wissenschaftlich nachgewiesenen Nutzen haben. Hartnäckige Spätreaktionen kann man hilfreich mit topischen Steroiden behandeln. Nachweislich effektiv bei Kindern und Erwachsenen ist auch die Gabe von oralen Antihistaminika in üblichen Tagesdosen (als Tablette oder Saft), allerdings nur wenn diese prophylaktisch im Sinne einer Prämedikation gegeben werden (KARPINNEN 2002, KARPINNEN 2006). Juckreiz und Quaddelgröße bei der kutanen Sofortreaktion können dadurch stark abgeschwächt werden.

Eine derartige Prämedikation erscheint speziell bei Personen mit heftigen Stichreaktionen und bei aktuell starker Mückenplage bzw. bei vorhersehbarer Exposition sinnvoll.

Der Effekt auf die Spätreaktionen ist jedoch gering. Eine Immuntherapie (Hyposensibilisierungstherapie) wie bei der Bienen- und Wespengiftallergie ist derzeit nicht verfügbar. Studien dazu wurden in der Vergangenheit wiederholt durchgeführt, allerdings mit begrenzter Aussagekraft und fraglichem Erfolg und ohne dass diese Impfstoffe für die breite Anwendung in der Praxis verfügbar geworden wären.

Wichtig ist die Stichvermeidung

Angesichts der eingeschränkten therapeutischen Möglichkeiten ist eine wirkungsvolle Stichvermeidung (Stichprophylaxe) wichtig. Neben Insektengittern und Moskitonetzen ist hier die Verwendung hochwirksamer Insektenschutzmittel (Repellentien) kritisch. Die nach wie vor zuverlässigsten Wirksubstanzen sind Diethyltoluamid (DEET) und Icaridin/Bayrepel®. Letzteres ist auch für Kleinkinder ab 2 Jahren geeignet, wo die Anwendung von DEET in hoher Konzentration für optimalen Schutz (z. B. in Malariagebieten) nicht möglich ist. Alternative Repellentien wie ätherische Öle haben teilweise ebenfalls gute Wirksamkeit. Als optimal erwiesen hat sich die Kombination Repellent plus Kleiderimprägnierung mittels Permethrin. Permethrin ist ein Kontaktinsektizid aus der Gruppe der Pyrethroide, das zusätzlich auch als Repellent wirkt. Es wird auch bei der Bekämpfung von Läusen und der Scabies (Krätze) eingesetzt und hat unter allen Repellentien die stärkste Wirkung gegenüber Zecken, wo DEET und andere Stoffe nur begrenzt wirksam sind. Für zahlreiche andere propagierte Methoden zur Insektenabwehr (Vitamin B, Ultraschallgeräte etc.) liegen keine seriösen Wirksamkeitsnachweise vor (Goodyer 2010).

Gibt es einen Zusammenhang mit der Bienen- und Wespengiftallergie?

Anhand von klinischen Beobachtungen und der Analyse individueller Sensibilisierungsmuster wurde wiederholt propagiert, dass zwischen dem „Gift" von Bremsen und Mücken und dem Gift der Hymenopteren (Bienen und Wespen) eine Kreuzreaktivität besteht. Dafür wurden Begriffen wie „wasp-mosquito-horsefly-syndrome" oder „bee-mosquito-syndrome" geprägt, die das Auftreten einer gleichzeitigen Allergie auf alle diese Insekten erklären sollten (Sabbah 2000, Quercia 2008, Scala 2018). Tatsächlich zeigen rezente Forschungsergebnisse, dass viele Allergene, die wir seit langem aus dem Bienen- und Wespengift kennen, in ähnlicher Form auch im Speichel hämatophager Insekten vorkommen. Die modernen molekularbiologischen Methoden machen es immer leichter, Proteine in neuen Allergenquellen rasch zu identifizieren bzw. das Vorkommen bestimmter Proteine aus Genanalysen vorherzusagen und die Ähnlichkeit mit bereits bekannten Proteinen zu bestimmen.

Das wichtigste und seit langem bekannte Majorallergen im Gift unserer heimischen Gemeinen Wespe (Vespula vulgaris) ist das Antigen 5 (Ves v 5), ein Protein, das in großer Menge im Gift enthalten ist, dessen biologische Funktion aber nach wie vor unbekannt ist. Es kommt in ganz ähnlicher Form auch im Gift der Hornissen, der Feldwespen und vieler Ameisen vor. Überraschenderweise wurden Antigen-5-artige Proteine später auch im Speichel von Bremsen, Gnitzen, Kriebelmücken, Flöhen und der Tsetsefliege identifiziert. Die Sequenzübereinstimmungen mit Ves v 5 aus dem Wespengift sind aber nur mehr gering und liegen um 30 Prozent, d. h. nur 30 Prozent der Aminosäuren in diesen Proteinen sind ident. Diese Übereinstimmungen finden sich insbesondere in „konservierten" Abschnitten im Inneren der Proteine. Diese Abschnitte sind deshalb konserviert, weil sie für die räumliche Faltung der Aminosäurekette kritisch sind und somit der eigentliche Grund, warum all diese Proteine die gleiche dreidimensionale Grundstruktur, nämlich die eines Antigen-5, aufweisen. Die Oberfläche dieser Proteine aber, die letztlich für die Antikörperbindung entscheidend ist, ist schon sehr unähnlich und für relevante immunologische Kreuzreaktionen nicht mehr ausreichend. Neben dem Antigen 5 wurden auch andere Bienen- und Wespengiftallergene in blutsaugenden Insekten gefunden, z. B. Phospholipase A1, Phospholipase A2 und Serinproteasen, viele von diesen Allergenen auch in anderen Tiergiften (Hemmer 2009). Die Sequenzübereinstimmungen liegen aber auch hier durchwegs unter 50 Prozent, sodass allenfalls schwache Kreuzreaktionen denkbar erscheinen, obwohl alle Proteine die gleiche Faltungsstruktur aufweisen *(Abb. 3)*.

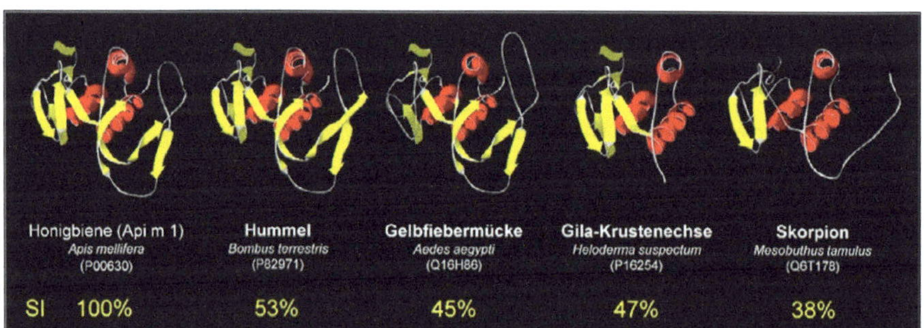

Eigene Darstellung

ABB. 3: Proteinmodelle (Bändermodelle) von Phospholipasen A2 aus verschiedenen Tiergiften, modelliert an der Vorlage der Bienen-Phospholipase A2 (Api m 1), dem Hauptallergen im Bienengift. Trotz teilweise moderater Sequenzidentität (SI) zeigen die Phospholipasen A2 aus Stechmücken, Skorpionen und Reptilien die prinzipiell gleiche Faltstruktur wie Api m 1 (eigene Darstellung).

Am ehesten könnten Kreuzreaktionen zwischen hämatophagen Insekten und Biene/Wespe über die Hyaluronidasen erfolgen. Hyaluronidasen spalten Hyaluronsäure im Gewebe und sollen als „spreading factor“ die rasche Ausbreitung des Giftes ermöglichen. Sie sind in tierischen Giften weit verbreitet und man findet sie regelmäßig auch in Schlangen-, Skorpion- und Spinnengiften, ebenso auch im Speichel fast aller hämatophagen Insekten vor (Hemmer 2009, Volfova 2008). Die Ähnlichkeit zwischen verschiedenen Hyaluronidasen ist generell recht hoch, und die Sequenzübereinstimmung zwischen den Hyaluronidasen von Biene und Wespe und denen aus blutsaugenden Insekten kann 60 Prozent betragen. Das macht Kreuzreaktionen zwischen ihnen durchaus denkbar. Die experimentellen Beweise für solche Kreuzreaktionen und insbesondere auch für deren klinische Relevanz sind jedoch derzeit noch unzureichend belegt.

INSEKTENGRUPPE	DEUTSCHER NAME	ENGLISCHER NAME	WICHTIGE GATTUNGEN/ARTEN	k, s
Diptera (Zweiflügler)				
Nematocera (Mücken)				
Culicidae	Stechmücken	mosquitoes	Aedes, Culex, Anopheles	k, s
Simuliidae	Kriebelmücken	black flies	Simulium	k, s?
Ceratopogonidae	Gnitzen	biting midges	Culicoides, Forcipomyia	k
Phlebotomidae	Sandmücken	sand flies	Phlebotomus, Lutzomyia	k
Brachycera (Fliegen)				
Tabanidae	Bremsen	horse flies, deer flies	Haematopota, Tabanus, Chrysops	k, s
Glossinidae	Tsetsefliegen	tsetse flies	Glossina	k, s
Muscidae	Echte Fliegen	house/stable flies	Stomoxys (Stechfliegen)	k
Hippoboscidae	Lausfliegen	louse flies, keds	Hippobosca, Lipoptena	k, s
Siphonaptera (Flöhe)				
Pulicidae	Flöhe	fleas	Pulex, Ctenocephalides	k
Heteroptera (Wanzen)				
Reduviidae	Raubwanzen	kissing bugs	Triatoma	k, s
Cimicidae	Bettwanzen	bed bugs	Cimex lectularius	k

Eigene Darstellung

TABELLE 2: Allergologisch relevante blutsaugende Insekten. **k:** kutane Reaktionen, **s:** systemische Reaktionen

LITERATUR:

BELKAID Y, VALENZUELA JG, KAMHAWI S, ROWTON E, SACKS DL, RIBEIRO JMC. Delayed-type hypersensitivity to Phlebotomus papatasi sand fly bite: An adaptive response induced by the fly? PNAS 2000;97:6704-6709.

BRUMMER-KORVENKONTIO H, PALOSUO T, FRANCOIS G, REUNALA T. Characterization of Aedes communis, Aedes aegypti and Anopheles stephensi mosquito saliva antigens by immunoblotting. Int Arch Allergy Immunol 1997;112:169-174.

CALVO E, DAO A, PHAM VM, RIBEIRO JM. An insight into the sialome of Anopheles funestus reveals an emerging pattern in anopheline salivary protein families. Insect Biochem Mol Biol 2007;37:164-175.

CARDÉ RT. Multi-cue integration: how female mosquitoes locate a human host. Curr Biol 2015;25:R793-795.

FRANCISCHETTI IM, CALVO E, ANDERSEN JF, PHAM VM, FAVREAU AJ, et al. Insight into the sialome of the bed bug, Cimex lectularius. J Proteome Res 2010;9:3820-3831.

GARCIA E, HALPERT E, RODRIGUEZ A, ANDRADE R, FIORENTINO S, et al. Immune and histopathologic examination of flea bite-induced urticaria. Ann Allergy Asthma Immunol 2004;92:446-452.

GOODYER LI, CROFT AM, FRANCES SP, HILL N, MOORE SJ, et al. Expert review of the evidence base for arthropod bite avoidance. J Travel Med 2010;17:182-192.

HEMMER W, FOCKE M, ASPÖCK H, GÖTZ M, JARISCH R. DIPTEREN-(Mücken)-Allergie. Allergo J 1997;6(S1):15-17.

HEMMER W, FOCKE M, BERG-DREWNIOK B, VIELUF D, GÖTZ M, et al. Anaphylaxis induced by horsefly bites: Identification of a 69 kD IgE-binding salivary gland protein from Chrysops spp. by western blot analysis. J Allergy Clin Immunol 1998;101:134-136.

HEMMER W. Kreuzreaktionen zwischen Hymenopterengiftallergenen. Allergo J 2009;18:359-372.

KARPPINEN A, BRUMMER-KORVENKONTIO H, PETMAN L, KAUTIAINEN H, HERVÉ JP, et al. Levocetirizine for treatment of immediate and delayed mosquito bite reactions. Acta Derm Venereol 2006;86:329-331.

KARPPINEN A, KAUTIAINEN H, PETMAN L, BURRI P, REUNALA T. Comparison of cetirizine, ebastine and loratadine in the treatment of immediate mosquito-bite allergy. Allergy 2002;57:534-537.

KLOTZ JH, DORN PL, LOGAN JL, STEVENS L, PINNAS JL, et al. "Kissing bugs": potential disease vectors and cause of anaphylaxis. Clin Infect Dis. 2010;50:1629-1634.

KOLM-STARK G, WAGNER R. Intradermal skin testing in Icelandic horses in Austria. Equ Vet J 2002;34:405-410.

KULTHANAN K, SIRICHIT WONGKAMCHAI S, TRIWONGWARANAT D. Mosquito allergy: Clinical features and natural course. J Dermatol 2010;37:1025-1031.

LEE MF, YANG KJ, WANG NM, CHIU YT, CHEN PC, et al. The development of a murine model for Forcipomyia taiwana (biting midge) allergy. PloS One 2014;9:e91871.

MA D, LI Y, DONG J, AN S, WANG Y, et al. Purification and characterization of two new allergens from the salivary glands of the horsefly, Tabanus yao. Allergy 2011;66:101-109.

Matito A, Bartolomé-Zavala B, Alvarez-Twose I, Sánchez-Matas I, Escribano L. IgE-mediated anaphylaxis to Hippobosca in a patient with systemic mastocytosis. Allergy 2010;65:1058-1059.

Nikbakhtzadeh MR, Buss GK, Leal WS. Toxic effect of blood feeding in male mosquitoes. Front Physiol 2016;7:4.

Oka K, Ohtaki N, Igawa K, Yokozeki H. Study on the correlation between age and changes in mosquito bite response. J Dermatol 2018;45:1471-1474.

Paddock CD, McKerrow JH, Hansell E, Foreman KW, et al. Identification, cloning, and recombinant expression of procalin, a major triatomine allergen. J Immunol 2001;167:2694-2699.

Peng Z, Beckett AN, Engler RJ, Hoffman DR, Ott NL, et al. Immune responses to mosquito saliva in 14 individuals with acute systemic allergic reactions to mosquito bites. J Allergy Clin Immunol 2004;114:1189-1194.

Peng Z, Simons FE. A prospective study of naturally acquired sensitization and subsequent desensitization to mosquito bites and concurrent antibody responses. J Allergy Clin Immunol 1998;101:284-286.

Peng Z, Simons FE. Cross-reactivity of skin and serum specific IgE responses and allergen analysis for three mosquito species with worldwide distribution. J Allergy Clin Immunol 1997;100:102-108.

Peres G, Yugar LBT, Haddad Junior V. Breakfast, lunch, and dinner sign: a hallmark of flea and bedbug bites. An Bras Dermatol 2018;93:759-760.

Quercia O, Emiliani F, Foschi FG, Stefanini GF. The wasp-horsefly syndrome. Eur Ann Allergy Clin Immunol 2008;40:61-63.

Ray A. Reception of odors and repellents in mosquitoes. Curr Opin Neurobiol 2015;34:158-164.

Reiter N, Reiter M, Altrichter S, Becker S, Kristensen T, et al. Anaphylaxis caused by mosquito allergy in systemic mastocytosis. Lancet 2013;382:1380.

Reunala T, Brummer-Korvenkontio H, Lappalainen P, Räsänen L, Palosuo T. Immunology and treatment of mosquito bites. Clin Exp Allergy 1990;20(S4):19-24.

Sabbah A, Hassoun S, Drouet M, Lauret MG, Doucet M. The wasp-mosquito syndrome: extension of cross-allergeniicity to the horsefly. Allerg Immunol Paris 2000;32:16-19.

Scala E, Pirrotta L, Uasuf CG, Mistrello G, Amato S, et al. Aedes communis reactivity is associated with bee venom hypersensitivity: An in vitro and in vivo study. Int Arch Allergy Immunol 2018;176:101-105.

Schaffartzik A, Marti E, Crameri R, Rhyner C. Cloning, production and characterization of antigen 5 like proteins from Simulium vittatum and Culicoides nubeculosus, the first cross-reactive allergen associated with equine insect bite hypersensitivity. Vet Immunol Immunopathol 2010;137:76-83.

Volfova V, Hostomska J, Cerny M, Votypka J, Volf P. Hyaluronidase of bloodsucking insects and its enhancing effect on leishmania infection in mice. PLoS Negl Trop Dis 2008;2:e294.

18.

Insektenstich von Biene oder Wespe: was soll ich tun?

GUNTER STURM, LISA ARZT-GRADWOHL

Welche Insekten können allergische Reaktionen auslösen?

Insekten zahlreicher Arten können durch ihren Stich örtliche oder generelle Symptome hervorrufen. Die häufigsten Auslöser solcher Reaktionen sind Insekten der Ordnung der Hautflügler (Hymenopteren). Dazu gehören die Honigbienen (Apis mellifera), bestimmte Wespen (Vespula vulgaris, Vespula germanica), Hummeln (Bombus spp.) oder Hornissen (Vespa crabro). Andere Insekten wie Mücken oder Bremsen lösen nur sehr selten klinisch relevante Stichreaktionen aus. Abhängig vom Klima berichten 56,6–94,5 Prozent der erwachsenen Bevölkerung mindestens einmal in ihrem Leben von einer Biene oder Wespe gestochen worden zu sein.

Welche Symptome können auftreten? Örtliche Reaktionen

NORMALREAKTION

Das Gift, das bei einem Bienen- oder Wespenstich abgegeben wird, führt an der Stichstelle zu einer schmerzhaften Rötung und Schwellung. Die Schwellung ist meist klein, überschreitet in der Regel einen Durchmesser von 2 cm nicht, und klingt innerhalb eines Tages deutlich ab *(Bild 1)*.

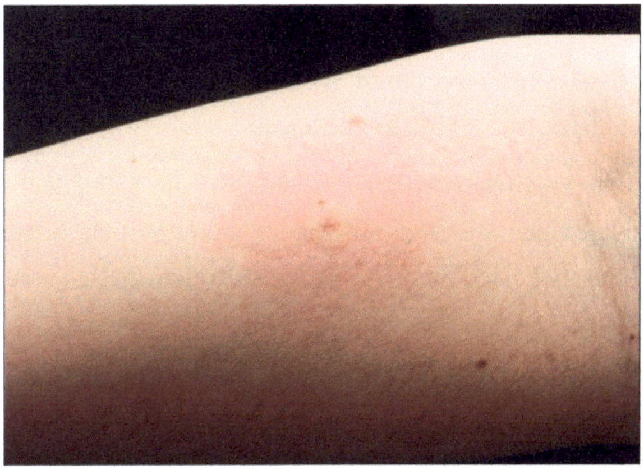

(© Univ.-Hautklinik Graz)

BILD 1: Normalreaktion auf einen Bienen- oder Wespenstich.

GESTEIGERTE LOKALREAKTION

Die gesteigerte Lokalreaktion ist eine Schwellung, die gerötet ist und meist 10 cm oder größer ist. Sie verbleibt mindestens 24 Stunden, bleibt meist aber über eine Woche bestehen. Sie ist schmerzhaft, kann von Unwohlsein und erhöhter Temperatur begleitet sein und auch eine Entzündung der lokalen Lymphgefäße hervorrufen (*Bild 2* – beginnende gesteigerte Lokalreaktion). Diese Reaktion wird nicht nur durch Bienen und Wespen, sondern auch durch Gelsen verursacht. Bei Gelsen besteht dann keine Allergie gegen das Insektengift, sondern gegen Bestandteile des Speichels. In Österreich berichteten 4,6 Prozent der Befragten (immerhin rund 400.000 Personen) eine gesteigerte Lokalreaktion zu haben.

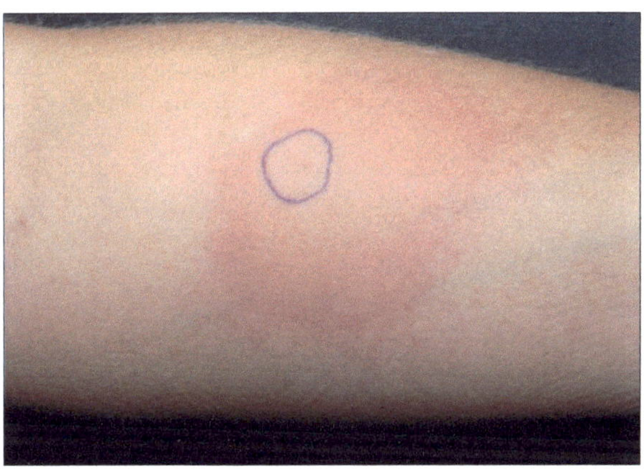

(© Univ.-Hautklinik Graz)

BILD 2: Gesteigerte Lokalreaktion.

SYSTEMISCHE REAKTIONEN

Systemische Reaktionen sind durch Symptome gekennzeichnet, die keinen örtlichen Zusammenhang mit der Stichstelle haben.

Die systemische Stichreaktion (Anaphylaxie) ist die bedeutendste Form einer Überempfindlichkeit auf Stiche durch Bienen und Wespen. Solche Reaktionen können ganz selten auch nach Bremsenstichen auftreten; Gelsen verursachen in der Regel keine systemischen Reaktionen.

Ausgelöst werden die Symptome durch IgE-Antikörper, die gegen das Insektengift gerichtet sind. Werden diese zellgebundenen Antiköper durch das Allergen vernetzt, kommt es zu einer Aktivierung der Mastzellen und schließlich zur Histaminausschüttung. Die Symptome reichen von generellen Hautreaktionen wie ein Nesselausschlag und Schwellungen abseits der Stichstelle bis zum Herz-Kreislauf- oder Atemstillstand.

IN EUROPA LEIDEN CA. 3 PROZENT DER BEVÖLKERUNG AN EINER SYSTEMISCHEN STICHREAKTION.

Je nach Symptomen kann die Schwere der Reaktion in 4 Grade eingeteilt werden *(Tabelle 1)*.

	HAUT	VERDAUUNG	ATEMWEGE	HERZ-KREISLAUF
Grad I	Gen. Juckreiz, Rötung, Nesselausschlag, Schwellung	-	-	-
Grad II	Gen. Juckreiz, Rötung, Nesselausschlag, Schwellung (nicht obligat)	Übelkeit, Krämpfe	Rinnende Nase, Heiserkeit, Schluckbeschwerden	Herzrasen Blutdruckabfall
Grad III	Gen. Juckreiz, Rötung, Nesselausschlag, Schwellung (nicht obligat)	Erbrechen, Stuhlabgang	Kehlkopfschwellung, Asthma bronchiale, Blaue Lippen	Schock
Grad IV	Gen. Juckreiz, Rötung, Nesselausschlag, Schwellung (nicht obligat)	Erbrechen, Stuhlabgang	Atemstillstand	Kreislaufstillstand

TABELLE 1: Einteilung allergischer Reaktionen nach Ring und Messmer

Was soll ich tun, wenn ich gestochen worden bin?

Ruhe bewahren und abwarten. Eine normale Reaktion bedarf keiner Behandlung. Kühlung und das Auftragen von entzündungshemmenden Cremes können eine Linderung des Schmerzes oder Juckreizes bringen. Infektionen sind nach Bienen- und Wespenstichen äußerst selten, da die Insektengifte desinfizierend wirken.

Was soll ich tun, wenn ich eine gesteigerte Lokalreaktion nach einem Stich habe?

Die Schwellung entwickelt sich langsam über einige Stunden. Wenn ein spezieller Hitzestift vorhanden ist, sollte dieser sofort lokal an der Stichstelle angewendet werden. Durch das Erhitzen werden die Allergene des Gifts oder Speichels zerstört und es kann eine Schwellung verhindert werden. Es dürfen aber nur dafür geeignete Geräte verwendet werden, da es sonst zu Verbrennungen kommen kann. Wenn Allergietabletten (Antihistaminika und Kortison) vorhanden sind, können diese ebenfalls eingenommen werden. Ist die Schwellung schon aufgetreten, kann man durch Kühlen und das Anlegen von Kompressionsverbänden eine raschere Abheilung erzielen. Allergiemedikamente haben nur wenig Einfluss auf die Dauer der Schwellung.

Was soll ich tun, wenn ich systemische Reaktionen nach einem Stich gezeigt habe? Notfallmedikation

Alle Patienten sollten eine Notfallmedikation verschrieben bekommen und ständig mitführen. Diese umfasst ein schnellwirkendes Antihistaminikum und ein Kortisonpräparat zum Schlucken. Wenn Atemnot oder eine Kreislaufreaktion nach dem Stich aufgetreten ist, wird noch einen Adrenalin-Autoinjektor zur Injektion in den Muskel verschrieben.

Diagnostik

Vor allem nach Atemproblemen oder Kreislaufreaktionen sollte eine allergologische Abklärung erfolgen. Diese erfolgt meist mittels Bluttests (Bestimmung von IgE-Antikörpern aus dem Blut) und zwei verschiedenen Hauttests. Nicht alle Testungen müssen immer durchgeführt werden.

Beim Pricktest wird Bienen- und Wespengift aufgetropft und die Haut etwas angeritzt. Tritt nach 15 Minuten eine mindestens 3 mm große Quaddel (Schwellung) auf, kann dies für eine Allergie sprechen *(Bild 3)*.

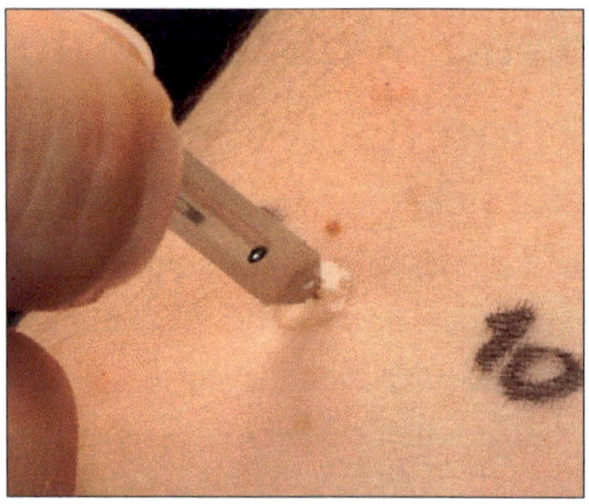

BILD 3: Pricktest. Mit einer Lanzette wird die Haut durch die aufgetragene Lösung etwas angeritzt.

Beim Intrakutantest werden stark verdünnte Insektengiftdosen mittels einer feinen Spritze in die Haut eingespritzt. Tritt nach 15 Minuten eine mindestes 5 mm große Quaddel auf, kann dies für eine Allergie sprechen *(Bild 4)*.

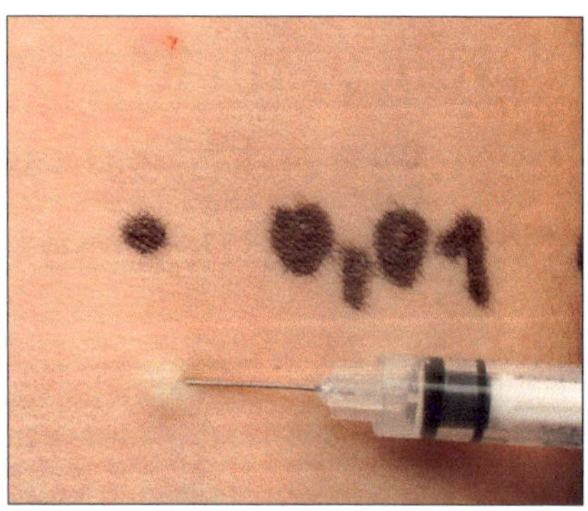

BILD 4: Intrakutantest. Mit einer feinen Spritze werden kleine Mengen an Insektengift in die Haut eingebracht.

Allergen-spezifische Immuntherapie

Wird eine moderate bis schwere Insektengiftallergie diagnostiziert, dann sollte eine Allergen-Immuntherapie (AIT) eingeleitet werden. Die Immuntherapie (auch Hyposensibilisierung genannt) ist eine etablierte Behandlung zur Vorbeugung von allergischen Reaktionen durch Insektenstiche. Sie ist hochwirksam und Nebenwirkungen sind gewöhnlich selten und mild. Die Immuntherapie bietet in den meisten Fällen vollständigen Schutz und gehört wahrscheinlich zu den erfolgreichsten derzeit verfügbaren Behandlungen in der Allergologie.

Allergen Immuntherapie: Einleitung, Dauer, Wirksamkeit und Überprüfung des Impfschutzes Einleitungsphase

Ziel der Einleitung ist eine Gewöhnung des Immunsystems an das Insektengift durch die regelmäßige Verabreichung von ansteigenden Giftdosen. Dies erfolgt entweder stationär über mehrere Tage oder ambulant über mehrere Wochen. Es existieren eine Reihe von Impfschemata für die Einleitungsphase. Bislang wurden jedoch überwiegend stationäre Schemata weiterentwickelt, um schneller die empfohlene Erhaltungsdosis zu erreichen. In letzter Zeit wurden nun auch kürzere ambulante Protokolle zur Aufimpfung etabliert. Mittels 8 wöchentlichen Injektionen über 7 Wochen kann schnell einen Impfschutz erreicht werden. Ist die vorgesehene Höchstdosis (Erhaltungsdosis) erreicht, wird diese monatlich weiter verabreicht. Man geht dann in die sogenannte Erhaltungsphase über.

Erhaltungsphase

Der Schutz vor erneuten allergischen Reaktionen ist schon nach Erreichen der Erhaltungsdosis vorhanden. Nun muss die Therapie für mindestens 3 bis 5 Jahre durchgeführt werden, um den Schutz langfristig zu erhalten. Wurde die Erhaltungsdosis nur für ein Jahr durchgeführt, war in Studien danach fast ein Viertel der Patienten nicht mehr ausreichend geschützt. Eine lebenslange Therapie sollte für Patienten mit sehr schweren Reaktionen in Betracht gezogen werden.

Wirksamkeit

Wespengift ist wirksamer als Bienengift. Nach der Behandlung mit Bienengift sind bis zu 88 Prozent komplett vor neuerlichen allergischen Reaktionen geschützt. Die Immuntherapie mit Wespengift schützt nahezu alle Patienten. Ein Impfversagen ist hier sehr selten.

Erkennen eines Therapieversagens

Während einer Immuntherapie ändern sich zwar die Reaktivität im Hauttest mit Insektengift und die Konzentrationen von spezifischen IgE-Antikörpern im Serum; man kann jedoch nicht prognostizieren, wie die nächste Reaktion auf den Stich ausfallen wird. Auch neuere Laborverfahren erlauben keine zuverlässige Prognose. Um die Patienten, die nicht geschützt sind, zu identifizieren, gibt es nur die Möglichkeit der kontrollierten Stichprovokation mit einem lebenden Insekt unter ärztlicher Aufsicht. Voraussetzung dafür ist, dass der Patient die Erhaltungsdosis (alle 4-6 Wochen) in den Monaten vor der Stichprovokation ohnehin gut vertragen hat. Sollte das nicht der Fall sein, sollte eventuell die Erhaltungsdosis gesteigert werden.

Für das Aufsetzen des Insekts auf die Haut gibt es verschiedene Methoden. Dabei wird das Insekt am Unterarm festgedrückt und somit zum Stechen stimuliert *(Bild 5)*. Das Gift ist erst innerhalb 30-60 Sekunden komplett injiziert, weshalb der Giftsack oder das Insekt so lange belassen werden sollten. Die Stichstelle wird danach in regelmäßigen Abständen untersucht. Schwere Reaktionen treten meist innerhalb von Minuten auf, leichte Reaktionen entwickeln sich manchmal erst innerhalb einer Stunde.

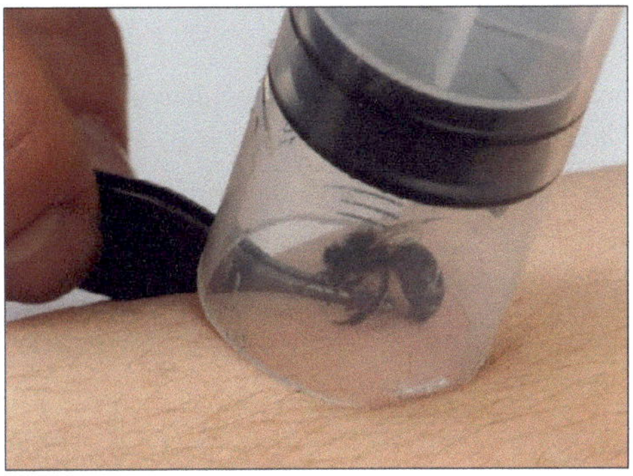

(© Univ.-Hautklinik Graz)

BILD 5: Stichprovokation mit einer Biene.

Zusammenfassung

Insektenstiche können zu gesteigerten Lokalreaktionen oder systemische Reaktionen bei allergischen Personen führen.

Eine allergologische Abklärung ist nur dann zwingend notwendig, wenn es zu ausgeprägten Hautsymptomen, Atemproblemen oder zu Kreislaufreaktionen kommt.

Die Abklärung erfolgt durch eine IgE Antikörperbestimmung aus dem Blut und/ oder Hauttests.

Besteht eine moderate bis schwere systemische Insektengiftallergie, sollte eine Immuntherapie mit dem entsprechenden Insektengift durchgeführt werden.

Die Immuntherapie mit Insektengift besteht aus einer Einleitungs- und Erhaltungsphase und dauert mindestens 3 Jahre.

Vor jeder Injektion ist eine Antihistaminika-Prämedikation notwendig: diese reduziert allfällige Nebenwirkungen deutlich und verbessert darüber hinaus auch den Impferfolg.

Die Immuntherapie mit Insektengift ist, speziell mit Wespengift, gut verträglich und sehr gut wirksam.

Eine verlässliche Überprüfung des Impfschutzes kann nur mittels einer Stichprovokation mit einem lebenden Insekt erfolgen.

LITERATUR:

BILO, M.B. AND F. BONIFAZI, The natural history and epidemiology of insect venom allergy: clinical implications. Clin Exp Allergy, 2009;39: 1467-76.

BILO, B.M., et al., Diagnosis of Hymenoptera venom allergy. Allergy, 2005; 60:1339-49.

RING, J. and K. MESSMER, Incidence and severity of anaphylactoid reactions to colloid volume substitutes. Lancet, 1977; 1: 466-9.

SCHRAUTZER, C., et al., A safe and efficient 7-week immunotherapy protocol with aluminum hydroxide adsorbed vespid venom. Allergy, 2020; 75: 678-680.

STURM, G.J., et al., EAACI guidelines on allergen immunotherapy: Hymenoptera venom allergy. Allergy, 2018; 73: 744-764.

STURM, G.J., et al., Prospective studies are needed to elucidate the clinical impact of predominant Api m 10 sensitization. Allergy, 2022; 77: 687-689.

19.

Anaphylaxie – den Tod vor Augen

Johannes Ring, Martin Vitus
und Knut Brockow

„Unter Anaphylaxie versteht man eine akute systemische Reaktion mit Symptomen einer allergischen Sofortreaktion, die den ganzen Organismus erfassen kann und potentiell lebensbedrohlich ist" (Ring 2021). Sie stellt die Maximalvariante der allergischen Sofortreaktion dar. Meist strömt das Antigen hämatogen an (nach Injektion oder oraler Aufnahme); vereinzelt kann jedoch auch ein ausgedehnter Hautkontakt zu massiver Mediatorausschüttung und damit zu einer Anaphylaxie führen („Kontakt-Urtikaria", „Kontakt-Anaphylaxie") (Ring 2004).

Das Phänomen der Anaphylaxie wurde zu Beginn des zwanzigsten Jahrhunderts von den französischen Forschern Charles Richet und Paul Portier an Tierexperimenten auf der Jacht des Prinzen von Monaco und später im Labor in Paris zum ersten Mal beschrieben (Richet und Portier 1902). Es sollte nach Meinung von Richet den Zustand der Schutzlosigkeit gegen ein verabreichtes Gift beschreiben, was philologisch eigentlich „Aphylaxie" hätte heißen müssen. Der Terminus „Anaphylaxie" kam vom Rhythmus dem Temperament des Erstbeschreibers näher und – ohne dessen Wissen – auch der Pathophysiologie einer überstarken Reaktion (= hinauf, über) (= Wächter, Schutz) (Ring 2010).

In der Geschichte des Begriffs wurde lange Zeit die immunologische Vermittlung oder gar die Auslösung durch Immunglobulin-E-Antikörper als Bedingung gesehen, was für den Kliniker Schwierigkeiten brachte, da der Nachweis der immunologischen Reaktion durch sensibilisierte Zellen oder Immunglobulin-E-Antikörper im Labor oft längere Zeit benötigt. Deshalb waren für die nicht immunologisch vermittelten klinischen ähnlichen Reaktionen die Begriffe „anaphylaktoid, „pseudo-allergisch" oder „allergoid" verbreitet (Ring 1978).

Nach Einführung der neuen Allergie-Nomenklatur durch die World Allergy Organization WAO (Johansson et al. 2004) ist Anaphylaxie als klinischer Begriff von den Symptomen her definiert und kann pathophysiologisch dann in eine immunologische oder nicht-immunologische Anaphylaxie untergliedert werden.

Klinische Symptomatik

Die anaphylaktische Reaktion manifestiert sich an verschiedenen Organen, die hintereinander, gleichzeitig oder einzeln betroffen sein können. Gemeinsam ist das akute Auftreten und die schnelle Progredienz innerhalb von Minuten, je nach Kontaktweg und Resorptionsvorgang. Die Reaktion kann auf jeder Stufe spontan zum Stillstand kommen oder im Verlauf rückläufig sein.

Zur Beschreibung der Intensität der klinischen Symptomatik hat sich eine Schweregradskala zur Klassifikation anaphylaktischer Reaktionen bewährt (Ring und Messmer 1977, Ring et al. 2021) *(Tab. 1)*.

GRAD	HAUT- UND SUBJEKTIVE ALLGEMEINSYMPTOME	ABDOMEN	RESPIRATIONS-TRAKT	HERZ-KREISLAUF
I	Juckreiz Flush Urtikaria Angioödem	–	–	–
II	Juckreiz Flush Urtikaria Angioödem	Nausea, Krämpfe, Erbrechen	Rhinorhoe Heiserkeit Dyspnoe	Tachykardie (Anstieg > 20/min) Hypotension (Abfall > 20 mmHg systolisch) Arrhythmie
III	Juckreiz Flush Urtikaria Angioödem	Erbrechen Defäkation	Larynxödem Bronchospasmus Zyanose	Schock
IV	Juckreiz Flush Urtikaria Angioödem	Erbrechen Defäkation	Atemstillstand	Kreislaufstillstand

TAB. 1: Schweregradskala zur Klassifizierung anaphylaktischer Reaktionen (modifiziert nach Ring und Messmer 1977 und Ring et al. 2021). Die Klassifizierung erfolgt nach den schwersten aufgetretenen Symptomen (kein Symptom ist obligatorisch).

DIE SYMPTOME UMFASSEN VORNEHMLICH:

- das Hautorgan (in 80–90 Prozent der Fälle) mit Juckreiz, Flush, Urtikaria (auch im Schleimhautbereich als Gaumenjucken, Geschmacksmissempfindung)
- den Respirationstrakt (Niesreiz, Rhinorrhoe, Heiserkeit, Dysphorie, Glottisödem, Husten, Bronchospasmus, Atemstillstand)
- den Bauchraum (Nausea, Krämpfe – auch Uteruskrämpfe bei Schwangeren kommen vor – Vomitus, Miktion, Defäkation) sowie
- das Herz-Kreislauf-System (Tachykardie, Blutdruckschwankungen, Herz-Rhythmusstörungen, Schock, Herzstillstand). Eine primäre kardiale Beteiligung wurde beschrieben (Wegmann 1983, Marone 1995).

Im Verlauf der Anaphylaxie kann es zum Myokardinfarkt kommen (Barnard 1973, Delage und Irey 1972, Pavek et al. 1982).

Die klinische Manifestation kann sich im Verlauf unterschiedlich darstellen, ein Patient reagiert einmal lediglich mit Hauterscheinungen (Urtikaria), nach einigen Monaten aber mit schwerer kardiovaskulärer Reaktion (Schock) gegen das gleiche Allergen.

Neben der akut einsetzenden Symptomatik unmittelbar nach Kontakt mit dem Auslöser gibt es auch sogenannte prolongierte oder biphasische Verläufe, die verzögert einsetzen und erst nach einigen Stunden die Maximalsymptomatik erreichen (z. B. bei Anaphylaxie auf rotes Fleisch durch Sensibilisierung gegen Galaktose-alpha-1-3-Galaktose (Commins et al. 2009, Fischer et al. 2017).

Am Anfang einer anaphylaktischen Reaktion werden oft lediglich subjektive Symptome bemerkt, die früher als „Prodromi" eingeordnet wurden, aber heute dem Grad I zugerechnet werden, wie z. B. Juckreiz oder Brennen an Handinnenflächen, Fußsohlen oder Anogenitalbereich, metallischer Geschmack, Angstgefühle, Kopfschmerzen oder Desorientierung (Ring 2021).

Besonders bei schweren Reaktionen (Grad III und Grad IV) sind ausgeprägte Angstgefühle sowie Nahtod-Erlebnisse beschrieben worden (Ring et al. 2021).

URSACHEN FATALER VERLÄUFE ANAPHYLAKTISCHER REAKTIONEN SIND

- obere Atemwegsobstruktion durch Laryngospasmus
- tiefe Atemwegsobstruktion durch akutes schweres Asthma
- kardiovaskuläres Versagen durch direkte Wirkung am Herz (kardiogener Schock) oder
- Schock als Folge der Mikrozirkulationsstörung mit Versackung von Volumen im Gewebe.

In der Autopsie findet man selten spezifische Befunde; vereinzelt wird eine Lungenblähung oder ein Lungenödem mit peribronchialen Infiltraten von eosinophilen Leukozyten beobachtet, manchmal eine Leber- oder Milzstauung.

Bei unklaren Fällen kann es auch bis zu 24 Stunden post mortem gelingen durch erhöhte Plasmakonzentrationen der Mastzell-Tryptase eine Mastzell-Beteiligung und damit Anaphylaxie nachzuweisen (Brockow et al. 2008, Schwartz 2001).

Epidemiologie

Leider gibt es im Gegensatz zu Heuschnupfen, Asthma und Neurodermitis wenig prospektive Populations-bezogene Erhebungen zur Häufigkeit von Anaphylaxien. Das akute Auftreten sowie die Kurzlebigkeit der Symptome erschweren zudem eine systematische Erfassung. Dazu kommen unterschiedliche Diagnose-Gepflogenheiten. In den angelsächsischen Ländern werden in der Regel lediglich Reaktionen ab Schweregrad II als „Anaphylaxie" gewertet, reine Hautreaktionen fallen hier weg.

Aufgrund der Tatsache, dass ein und derselbe Patient jedoch auf das gleiche Allergen, wie z. B. Bienengift, ganz unterschiedlich schwer reagieren können, einmal mit Herzstillstand, ein anderes Mal nur mit Urtikaria, hat sich die Leitliniengruppe der Deutschen Gesellschaft für Allergologie und klinische Immunologie (DGAKI) entschlossen, die oben beschriebene Schweregradskala *(Tab. 1)* beizubehalten und auch eine Grad I-Reaktion als Anaphylaxie einzuordnen.

Je nach Studiendesign variieren die Angaben zur Häufigkeit der Anaphylaxie in der Literatur enorm. Während bei telefonischen Patientenbefragung auch das Risiko der Übererfassung besteht, kann es in Studien, welche lediglich die Vorstellung oder Einweisung im Krankenhaus erfassen, leicht zu einer Untererfassung kommen, da

Anaphylaxien nicht zwingend zur Kontaktaufnahme mit einem Arzt führen (Wood et al. 2014, Lieberman et al. 2006). Die Auswertung von Kodierungsdaten (z. B. ICD-10) birgt ebenfalls das Risiko einer fehlerhaften Klassifizierung. Die Vergleichbarkeit unter den Studien in Metanalysen ist erschwert. Erhebungen aus Notaufnahmen einer deutschen Großstadt (rein kutane Reaktionen ausgeschlossen) ergaben eine Inzidenz von 4,5 pro 100.000 Einwohner (Beyer et al. 2012). Dies deckt sich mit den Ergebnissen einer Übersichtsarbeit (1,5 bis 32 pro 100.000), in welche zehn europäischen Studien eingeschlossen wurden (Panesar et al. 2013).

Die Wahrscheinlichkeit im Laufe des Lebens in der westlichen Welt eine Anaphylaxie zu erleiden, wird mit 0,05 Prozent bis 2,0 Prozent geschätzt (Liebermann et al. 2006).

Insgesamt scheinen anaphylaktische Reaktionen in der Bevölkerung in den letzten Jahrzehnten zuzunehmen, möglicherweise im Zusammenhang mit dem Anstieg von allergischen Atemwegserkrankungen und Pollen-assoziierten Nahrungsmittelallergenen als Auslöser. In England wurde ein Anstieg der Anaphylaxie-Häufigkeit – jedoch nicht von anaphylaktischen Todesfällen – im Zeitraum 2012–2015 beschrieben (Sheikh et al. 2008, Lee et al. 2017).

Auslöser und Allergene

Die häufigsten Auslöser anaphylaktischer Reaktionen sind Arzneimittel, Nahrungsmittel und Insektengifte neben einer ganzen Reihe anderer möglicher Auslöser *(Tab. 2)*. Aus Erhebungen des deutschsprachigen „Anaphylaxie-Registers" stehen bei Kindern Nahrungsmittel als häufigste Auslöser im Vordergrund, während bei Erwachsenen Insektengifte am häufigsten schwere Anaphylaxien auslösen (Worm et al. 2012).

AUSLÖSER	KINDER	ERWACHSENE
Nahrungsmittel	60 %	16 %
Insektengifte	22 %	52 %
Arzneimittel	7 %	22 %
Sonstige	5 %	3 %
Unbekannt	7 %	6 %

TAB. 2: Häufige Auslöser schwerer anaphylaktischer Reaktionen bei Kindern und Erwachsenen (Daten aus dem Anaphylaxie-Register Stand 03/2017, n=8046, Worm et al. 2018, 44)

Seltene Fälle von passivem Transfer von IgE-Antikörpern über Bluttransfusionen sind aus der Anfangszeit der wissenschaftlichen Allergologie (Ring 2010) bekannt.

Mordversuche über eine Anaphylaxie-Auslösung bei bekannter Allergie haben Eingang in die Kriminalliteratur (z. B. Tatort mit Tod durch Nuss-Schokolade in der Sauna) gefunden.

Auch Anaphylaxis factitia als „Münchhausen Syndrom" ist beschrieben; eine eigene Beobachtung eines 17-jährigen Mädchens mit schwerer somatoformer Störung illustriert die Situation: Sie hatte monatelang verschiedene Universitätskliniken beschäftigt, da die dramatische Symptomatik wiederholt Anlass zu Wiederbelebungsmaßnahmen gegeben hatte.

Kontakt zum Anaphylaxie-Auslöser kann nicht nur parenteral oder über Hautkontakt, sondern auch über die Luft erfolgen; z. B. schwere Symptome bei einem Fisch-allergischen Patienten in der Nähe von Fischbratereien oder im Operationssaal durch Latex-Allergene in der Luft oder bei Festivitäten in mit Luftballons dekorierten Räumen.

Augmentation und Summation

Wesentliches Charakteristikum anaphylaktischer Reaktionen ist die starke Beeinflussbarkeit der pathogenetisch zugrundeliegenden Mediatorfreisetzung durch unspezifische äußere Einflüsse, wie z. B. körperliche Anstrengung, akute Infekte, psychischer Stress, Einnahme bestimmter Medikamente oder Alkohol.

Dieses Phänomen wird als Augmentation oder Summation bezeichnet und ist wahrscheinlich häufiger denn ursprünglich vermutet als diese Reaktionen als relativ selten und als Ausnahme eingeordnet wurden. Dieses Summationsgeschehen erklärt auch die unterschiedlich schwere Symptomatik von verschiedenen Reaktionen im Verlauf bei ein und demselben Patienten.

Ein Fehler, der oft gemacht wird: Aus dem Erlebnis, dass ein bestimmter Auslöser, z. B. Haselnuss, zu einem Zeitpunkt symptomlos vertragen wird, darf nicht geschlossen werden, dass diese Substanz nicht dennoch Auslöser einer schweren Reaktion bei Zusammentreffen verschiedener Argumentationsfaktoren sein kann.

Ein besonders in letzter Zeit häufiger beobachtetes Phänomen ist die sogenannte Weizen-abhängige Anstrengungs-induzierte Anaphylaxie oder auch „Food-Dependent-Exercise-Induced-Anaphylaxis" (FDEIA), die am häufigsten durch Weizen oder Unterarten bei Vorliegen einer Sensibilisierung gegen Omega-5-Gliadin in Weizenprodukten hervorgerufen wird (Morita et al. 2007, Scherf et al. 2016). Durch Summations- und Augmentationsphänomene erklären sich unserer Meinung nach auch viele Fälle von sogenannter „idiopathischer" Anaphylaxie (Darsow und Ring 2002, Wiggins et al. 1988).

Risikofaktoren schwerer Anaphylaxie

Bestimmte Faktoren sind geeignet, das Auftreten einer schweren anaphylaktischen Reaktion zu fördern (siehe Abb. 1). Hier sind hohes Lebensalter, Vorliegen schwerer Grunderkrankungen, wie z. B. Herz-Kreislauf-Erkrankungen, schlecht eingestelltes Asthma bronchiale, aber auch die Einnahme bestimmter Medikamente zu erwähnen, ebenso wie Mastozytose. Auch die Einnahme von β-Adrenozeptor-Antagonisten geht mit einem erhöhten Risiko für schwere Anaphylaxien einher (Worm et al. 2018).

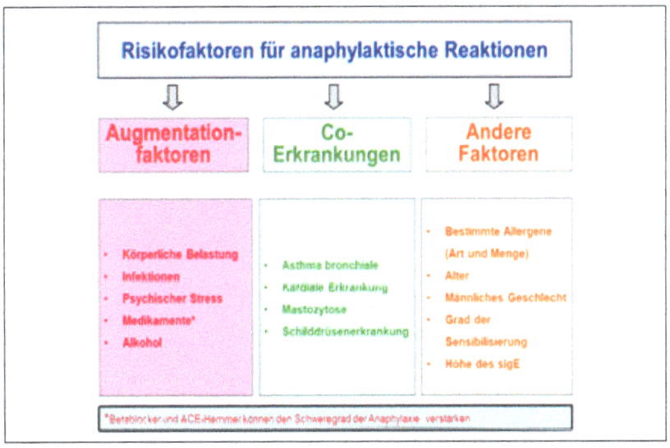

ABB. 1: Risikofaktoren für Anaphylaxie

Auch die auslösende Substanz selbst kann einen Risikofaktor darstellen. Auf dem Boden der molekularen Allergie-Diagnostik ist es gelungen, aus dem Vorliegen von spezifischer IgE-Sensibilisierung gegen bestimmte Einzelallergene in Nahrungsmitteln prognostische Information über den Schweregrad einer möglichen Reaktion abzuleiten (Mullins et al. 2007, Kleine-Tebbe und Jakob 2017).

Diagnose und Differentialdiagnosen

Die klinische Symptomatik einer anaphylaktischen Reaktion ist in der Regel so charakteristisch, dass die Diagnose kaum Schwierigkeiten bereitet. Dennoch sind einige Differentialdiagnosen zu bedenken *(Tab. 3)*.

KARDIOVASKULÄRE ERKRANKUNGEN
- Vasovagale Synkope - kardiogener Schock - Herzrhythmusstörungen - Hypertone Krise - Lungenembolie - Herzinfarkt - hämorrhagischer Schock - Aortendissektion - Spannungspneumothorax
ENDOKRINOLOGISCHE ERKRANKUNGEN
- Karzinoid-Syndrom - Phäochromozytom - Thyreotoxische Krise - Hypoglykämie
NEUROPSYCHIATRISCHE ERKRANKUNGEN
- Hyperventilationssyndrom - Angst- und Panikstörungen - Dissoziative Störungen und Konversion (z. B. Globus hystericus) - Psychosen - Artefakte (Münchhausen-Syndrom) - Somatoforme Störungen (z. B. psychogene Atemnot, „vocal cord dysfunction") - Epilepsie - Koma, z. B. metabolisch, traumatisch
ATEMWEGSERKRANKUNGEN
- Status asthmaticus (ohne Beteiligung weiterer Organe) - Akute stenosierende Laryngo-Tracheitis (Krupp-Anfall) - Tracheale/bronchiale Obstruktion (z. B. Fremdkörper)
HAUTERKRANKUNGEN
- Urtikariaerkrankungen und hereditäres/erworbenes angioneurotisches Ödem *Anmerkung: Bei physikalischen Urtikariaformen kann intensive Einwirkung des jeweiligen Auslösers zu Anaphylaxie führen.*
PHARMAKOLOGISCH/TOXISCHE REAKTIONEN
- Ethanol - Histaminose, z. B. bei Fischvergiftung (Scombroid) - Opiate (Morphin) - Hoigné-Syndrom

TAB. 3: Wichtige Differentialdiagnosen der Anaphylaxie

ALS BESONDERS CHARAKTERISTISCH FÜR ANAPHYLAXIE WERDEN FOLGENDE KRITERIEN BETRACHTET (Sampson 2006):

- plötzliches Auftreten der Symptome an Haut, Atemwegen und Herz-Kreislaufsystem
- plötzliches Auftreten von Symptomen an zwei oder mehreren Organsystemen oder
- nach Kontakt mit einem wahrscheinlichen Allergen oder Anaphylaxie-Trigger
- Blutdruckabfall nach Kontakt mit einem für den betroffenen Patienten bekannten Allergen oder Trigger.

In der Notfallsituation ist die schnelle Einordnung der Vitalparameter entscheidend; hier hat sich die 5-Sekunden-Runde nach dem „Pyramidenprozess" der ärztlichen Leiter der Rettungsdienste Deutschland (www.aelrd.de) bewährt *(Tab. 4)*.

- Stethoskop
- Blutdruckmessgerät
- Pulsoxymeter, evtl. Blutzuckermessgerät
- Stauschlauch, Venenverweilkanülen (in verschiedenen Größen), Spitzen, Infusionsbesteck, Pflaster zur Fixierung der Kanülen
- Sauerstoff und Verneblerset mit Sauerstoffmaske (verschiedene Größen)
- Beatmungsbeutel mit Masken (verschiedene Größen)
- Absaugvorrichtung
- ggf. Guedel-Tubus
- Volumen (z. B. balancierte Vollelektrolytlösung)
- Arzneistoffe zur Injektion: Adrenalin, Glukokortikoid, H1-Rezeptorantagonist
- Kurzwirksamer ß2-Adrenozeptoragonist, z. B. Salbutamol zur Inhalation *(bevorzugt als Inhalationslösung zur Anwendung über Verneblerset mit Maske, ggf. alternativ als Dosieraerosol mit Inhalierhilfe/Spacer/Maske, Autohaler o. ä.)*
- Automatisierter externer Defibrillator

TAB. 4: Notfallausstattung zur Behandlung anaphylaktischer Reaktionen in der Praxis

NACH ERFOLGREICH ERFOLGTER SOFORTBEHANDLUNG IST EINE ALLERGOLOGISCHE DIAGNOSTIK VORDRINGLICH; DIESE HAT DREI ZIELE:

1. Ermittlung des auslösenden Agens
2. Beschreibung des relevanten Pathomechanismus (z. B. IgE-Reaktion)
3. Auffinden einer verträglichen Alternative, insbesondere bei Arzneimittelunverträglichkeiten

Pathophysiologie

Den meisten Fällen von Anaphylaxie liegt eine immunologische Reaktion – am häufigsten als Immunglobulin E-vermittelte Allergie – zugrunde. Dabei aktiviert das an hochaffine Rezeptoren auf Mastzellen und basophilen Leukozyten gebundene IgE die Zellen über Kreuzvernetzung durch das Allergen und führt dadurch zur Sekretion von vasoaktiven Mediatorsubstanzen ebenso wie zu einer erhöhten Expression von Oberflächenmarkern (CD 63, CD 203c), die auf basophilen Leukozyten nachgewiesen werden können. Unter den vasoaktiven Mediatoren sind vor allen Dingen Histamin, Prostaglandine, aber auch Tryptase, Plättchen-aktivierender Faktor (PAF), Serotonin und bestimmte Zytokine zu erwähnen (Galli 2010).

Ein zentraler Mediator ist Histamin; durch die intravenöse Gabe von Histamin kann bei Gesunden eine anaphylaktische Symptomatik hervorgerufen werden (Lorenz et al 1977, Tryba et al 1994).

Neben Immunglobulin-E können auch andere Antikörperklassen, z. B. IgG oder IgM, eine anaphylaktische Symptomatik auslösen als sogenannte Immunkomplex-Anaphylaxie. Dabei werden neben Mastzellen und Basophilen auch Neutrophilen und Natrophagen über Fc-Rezeptoren und Komplementaktivierung miteinbezogen (Kessenbrock et al 2008).

Unter den nicht-immunologischen Reaktionen (früher „pseudo-allergisch“, Dukor et al.) wird eine direkte Mediatorfreisetzung über den „MAS-Related“-G-Protein-gekoppelten Rezeptor diskutiert (Solinski et al. 2014). Hierbei kommt es zu einer direkten Aktivierung des Komplementsystems. Ferner werden eine Interaktion mit dem Kallikrein-Kinin-System, aber auch Veränderungen im Arachidonsäure-Stoffwechsel und psychoneurogene Reflexmechanismen diskutiert. Der Stand des Wissens über die Pathophysiologie der nicht-immunologischen Anaphylaxie ist deutlich geringer als bei der IgE-vermittelten Reaktion.

Akutbehandlung
Allgemeine Maßnahmen

In der akuten Behandlung der Anaphylaxie unterscheidet man allgemeine Maßnahmen und spezielle Pharmakotherapie. Wichtig ist, dass die Behandlung schnell und symptomorientiert nach Schweregraden erfolgt.

Zu den allgemeinen Maßnahmen gehört die sachgerechte Lagerung, bei Bewusstlosigkeit stabile Seitenlage, bei Schock Beine hoch, bei vorwiegend asthmatischer Symptomatik Oberkörper aufrecht. Das Anlegen eines intravenösen Zugangs zur Gabe von Volumen ist vordringlich, solange dies noch möglich ist.

Pharmakotherapie

Bei der Pharmakotherapie steht Adrenalin im Zentrum. Es wird zunächst intramuskulär verabreicht. Adrenalin antagonisiert funktionell die wichtigsten Pathomechanismen der Anaphylaxie durch Vasokonstriktion, Erniedrigung der Gefäßpermeabilität und Bronchodilatation sowie Ödemreduktion und positive Inotropi am Herzen. Es zeigt auch den schnellsten Wirkungseintritt aller Anaphylaxie-Medikamente (Ring et al. 2018).

Die sofortige intramuskuläre Gabe von 0,15–0,6 ml Gramm Adrenalin in die Außenseite des Oberschenkelmuskels ist die medikamentöse Therapie der ersten Wahl. Gegenüber der intravenösen Applikation hat sie ein wesentlich geringeres Risiko schwerer kardialer Nebenwirkungen. Bei fehlender Wirkung und in Abhängigkeit unerwünschter Wirkungen kann die Injektion je nach klinischer Symptomatik in 10-minütigem Abstand wiederholt werden.

Die früher vereinzelt versuchte subkutane Injektion von Adrenalin wird heute wegen des verzögerten Wirkungseintrittes und unzureichender Resorption nicht mehr empfohlen. Sollte man sich bei fehlender Stabilisierung der Symptomatik zu einer intravenösen Adrenalininjektion entschließen, empfiehlt sich hier eine Verdünnung von 1 ml Gramm Adrenalin in 100 ml NaCl 0,9 Prozent, das heißt, eine Lösung von 10 µg/ml wird unter kontinuierlicher Kontrolle der Kreislaufparameter verabreicht. Bei Patienten unter Therapie mit β-Blockern hat sich die Gabe von Glukagon bewährt, da es positiv inotron wirkt und eine Hochregulierung von β-Adrenozeptoren bewirkt (Thomas und Crawford 2005).

Bei Larynxödem, aber auch bei Bronchospasmus, besitzt die inhalative Gabe von Adrenalin Vorteile. Dazu wird eine unverdünnte Lösung von 1 mg/ml (z. B. in der Suprarenin-Ampulle) über einen Vernebler mit Atemmaske oder Mundstück zusammen mit Sauerstoff empfohlen. Die inhalative Adrenalinapplikation ersetzt aber die parenterale Gabe nicht. Bei vorwiegender Symptomatik einer bronchialen Obstruktion werden zusätzlich inhalative β-Adrenozeptor-Agonisten, wie z. B. Salbutamol oder Reproterol in einer Dosierung von anfangs 2, bei ausbleibender Wirkung 4–8 Hüben eingesetzt. In älteren Lehrbüchern findet sich die Empfehlung, während der Schwangerschaft statt Adrenalin Ephedrin einzusetzen. Die Datenlage hierfür ist jedoch unzureichend, so dass in Zusammenschau der modernen Leitlinien Adrenalin auch in der Schwangerschaft bei schwerer Anaphylaxie empfohlen wird (Simons et al: 2012).

Nebenwirkungen von Adrenalin betreffen Herz-Rhythmus-Störungen, insbesondere bei vorbestehender koronarer Herzkrankheit; ebenso wie durch den erhöhten Sauerstoffverbrauch das Entstehen von Herzmuskelnekrosen. Dennoch gibt es bei schwerer lebensbedrohlicher Anaphylaxie keine Kontraindikation für Adrenalin. Die Grad IV-Reaktionen (Herz- und/oder Atemstillstand) erfordern die sofortige sachgemäße Reanimation nach den entsprechenden Leitlinien (Nolan et al: 2010, Dtsch Rat für Wiederbelebung 2015).

Andere vasoaktive Substanzen wie Dopamin, Noradrenalin und Vasopressin werden in bedrohlichen Fällen von Notärzten oder unter intensivmedizinischen Bedingungen vereinzelt eingesetzt (Ring et al. 2021). Bei manifesten kardiovaskulären oder pulmonalen Reaktionen (Grad II und III) empfiehlt sich die sofortige Applikation von Sauerstoff über eine Atemmaske am besten mit Reservoirbeutel. Eine Larynxmaske oder ein Larynxtubus können beim prähospitalen Atemwegsmanagement hilfreich sein (Ring et al. 2021, Timmermann et al. 2019).

Die relative Hypovolämie durch Mikrozirkulationsstörung und Kreislaufschock wird durch Volumengabe behandelt. Dazu ist über großlumige intravenöse Zugänge die Applikation großer Mengen von balancierter Voll-Elektrolyt-Lösung empfehlenswert.

Kolloidale Volumenersatzmittel sind in ihrer Bedeutung zurückgetreten; Gelatine- und Dextranlösungen können selbst Anaphylaxien auslösen. Hydroxyethylstärke (HES) ist in der neuesten Bewertung durch die europäische Arzneimittelagentur bei kritisch Kranken kontraindiziert. Deshalb wird auch im akuten Einsatz bei Anaphylaxie die Gabe zurückhaltend gesehen (Ring et al. 2021, Myburgh et al. 2012).

Nachdem die zentrale Rolle von Histamin als mindestens einem Mediator anaphylaktischer Reaktionen unstrittig ist, werden Antihistaminika, insbesondere Histamin H1-Rezeptor-Antagonisten, vor allem bei Grad I-Reaktionen eingesetzt – am besten intravenös. Zur intravenösen Applikation sind allerdings in Mitteleuropa nur die Histamin H1-Antagonisten der ersten Generation, z. B. Dimetinden (0,1 mg/kg KG) und Clemastin (0,05 mg/kg KG) verfügbar. Antihistaminika der zweiten Generation, die nicht sedierend sind, sind zur Therapie der Anaphylaxie eigentlich nicht zugelassen, werden jedoch aufgrund ihrer Wirksamkeit bei Urtikaria und Placebo-kontrollierten Hautteststudien oft eingesetzt. Dabei wird in Einzelfällen auch eine höhere Dosierung als zugelassen (bis zu vierfacher Dosis!) von Experten empfohlen (Zuberbier 2009).

In der Prophylaxe anaphylaktischer Reaktionen hat die kombinierte Gabe von H1- und H2-Rezeptor-Antagonisten in einzelnen Studien positive Effekte gezeigt (Ring et al: 1985, Brockow et al. 1997, Winbery and Lieberman 2002).

Glukokortikoide spielen aufgrund der langsamen Wirkungseintrittsphase in der Akutbehandlung eine untergeordnete Rolle. Allerdings sind sie sehr effektiv bei der Behandlung von Asthma und bei entsprechend respiratorischen Symptomen. Die unspezifische membranstabilisierende Wirkung hoher Kortisondosen ist in klinischen Studien wenig belegt, wird aber in Übersichtsartikeln postuliert (Choo et al. 2010). Die Therapie mit Glukokortikoiden hat ihren Platz nach Einsatz von Adrenalin, Sauerstoff und Stabilisierung der Vitalfunktion.

Für das praktische Management haben sich symptomorientierte Algorithmen bewährt, die in den entsprechenden Leitlinien abgedruckt sind *(Abb. 2)* (Ring et al. 2021). Am häufigsten sind dabei folgende Symptomkonstellationen bzw. Schweregrade:

- Anaphylaxie mit systemischer Hautmanifestation und subjektiven Symptomen (Grad I)
- Anaphylaxie mit führender gastrointestinaler Beteiligung (Grad II)
- Anaphylaxie mit führender Obstruktion der unteren Atemwege (Grad II/III)
- Anaphylaxie mit führender Obstruktion der oberen Atemwege (Grad II/III)
- Anaphylaxie mit führender Herz-Kreislauf-Reaktion (Grad II/III)
- Anaphylaxie mit Herz-Kreislauf- und/oder Atemwegsversagen (Grad IV).

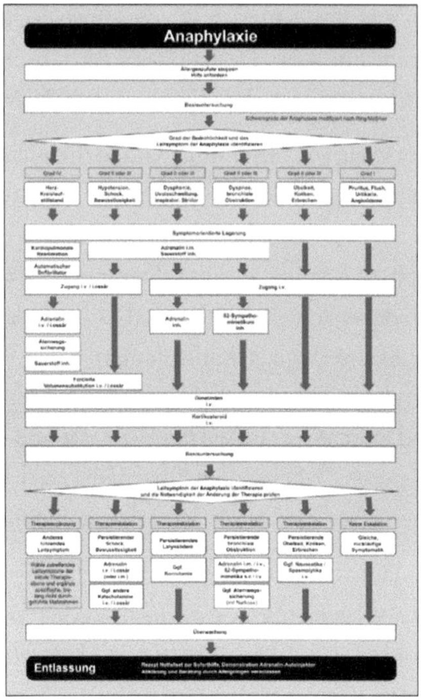

ABB. 2: Akutmaßnahmen (Akutmaßnahmen zur Behandlung der Anaphylaxie, gegliedert nach vorwiegender Symptomatik (aus Leitlinie RING et al. Allergo J Int 2021)

Für die Praxis ist wichtig, die notwendigen Medikamente zur Akutbehandlung einer anaphylaktischen Reaktion vorrätig zu halten *(Tab. 5)*. Dazu gehört auch ein regelmäßiges Training zur Erkennung von Anaphylaxie sowie zur Akutbehandlung durch die Mitarbeiter.

5 Sekunden Runde	Prüfung von Lebenszeichen (spontane Bewegung)
A- Atemwege	Kloßige Sprache, geschwollene Zunge
B- Belüftung	Beurteilung der Atmung (Sprechdyspnoe, Stridor, Giemen; optional: Auskultation, Pulsoximetrie
C- Circulation	Beurteilung von Rekap-Zeit (vorzugsweise an Stirn oder Sternum), Puls (Stärke, Frequenz, Regelmäßigkeit) und Blutdruck,
D- Disability	Bewusstsein, Blutzuckermessung
E- Exposure	Inspektion leicht einsehbarer Hautareale sowie der Schleimhäute, Erfragen weiterer Beschwerden (z. B. Übelkeit, Brechreiz, Kopfschmerzen, thorakales Druckgefühl, Sehstörung, Pruritus).
Secondary Survey	AMPLE Schema: bekannte Allergien, mögliche Auslöser der akuten Reaktion, Risikofaktoren (Asthma, andere Vorerkrankungen), Medikation Patientenvorgeschichte Letzte Mahlzeit Ereignisse

TAB. 5: 5-Sekunden-Runde zur schnellen Prüfung der Vitalparameter (unter Mitarbeit von A Bohn, Bundesverband Ärztliche Leiter Rettungsdienst Deutschland (ÄLRD)

Entlass-Management

Nach erfolgreicher Behandlung einer akuten anaphylaktischen Reaktion ist das Entlass-Management entscheidend für die Zukunft des Patienten.

Es sollte eine Identifikation des Auslösers und des relevanten Pathomechanismus angestrebt werden (Allergie-Diagnostik) *(Tab. 6)*. Ferner sollten Empfehlungen zur Verhinderung erneuter Reaktionen gegeben werden; dies gilt insbesondere für Nahrungsmittel- und Arzneimittel-induzierte Anaphylaxie.

IDENTIFIKATION DES AUSLÖSERS	Allergologische Anamnese Wenn nötig Allergie-Diagnostik (spezifisches IgE und/oder Haut-Test) planen
EMPFEHLUNGEN ZUR VERHINDERUNG ERNEUTER REAKTIONEN:	Bei Nahrungsmittelallergie: individuell angepasste therapeutische Eliminationsdiät (DAAB–Arbeitskreis Diätetik in der Allergologie, Deutsche Ges Ernährungsmedizin) Bei Insektengiftallergie: Überprüfen der Indikation zur allergenspezifischen
IMMUNTHERAPIE	Bei Arzneimittelallergie Meidungsempfehlung und Allergiepass
EMPFEHLUNGEN ZUM MEDIKAMENTÖSEN SELBSTMANAGEMENT:	Ausstellung eines schriftlichen Planes zum medikamentösen Selbstmanagement (Anaphylaxiepass)Verordnung der Notfallmedikamente in gewichtsadaptierter Dosis Schulung der Anwendung
EMPFEHLUNGEN ZUM ALLTAGSMANAGEMENT:	Verweis auf Hilfestellungen durch Patientenorganisationen zu Betreuung in Kita/Schule, Einkauf, Reisen Warnhinweise bei nicht gekennzeichneten Allergenen in Lebensmitteln Vermittlung von spezialisierten allergologisch geschulten Ernährungsfachkräften

TAB. 6: Maßnahmen beim Entlass-Management

Bei schweren anaphylaktischen Reaktionen ist eine Aufklärung des Patienten sowie die Gabe von Medikamenten zur Selbstmedikation („Notfallset zur Soforthilfe") vordringlich. Ein solches Notfallset enthält einen Adrenalin-Autoinjektor, sowie ein Histamin H1-Antihistaminikum und Glukokortikoid (am besten in löslicher Form zur schnellen Einnahme).

Ferner soll ein schriftlicher Plan zum medikamentösen Selbst-Management (Anaphylaxie-Pass) erstellt werden *(Abb. 3)*.

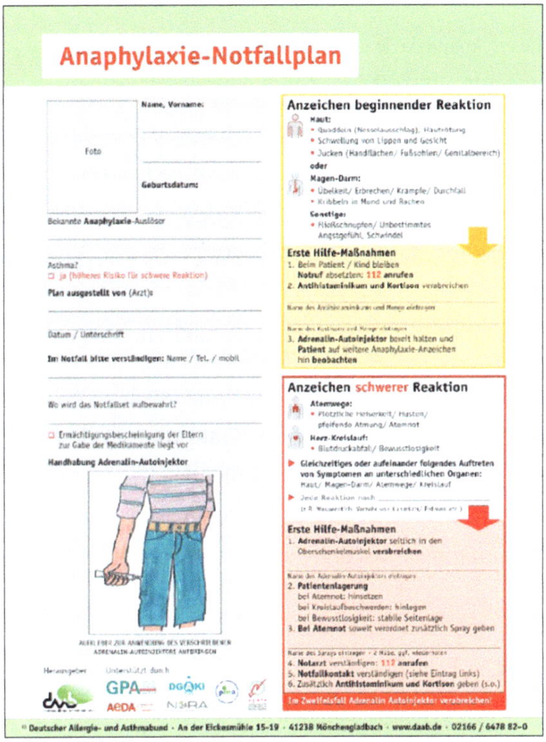
Anaphylaxie-Notfallplan

Foto

Name, Vorname:

Geburtsdatum:

Bekannte **Anaphylaxie**-Auslöser

Asthma?
☐ ja (höheres Risiko für schwere Reaktion)

Plan ausgestellt von (Arzt):

Datum / Unterschrift

Im Notfall bitte verständigen: Name / Tel. / mobil

Wo wird das Notfallset aufbewahrt?

☐ Ermächtigungsbescheinigung der Eltern zur Gabe der Medikamente liegt vor

Handhabung Adrenalin-Autoinjektor

Herausgeber

Unterstützt durch

GPA DGAKI AeDA

Anzeichen beginnender Reaktion

Haut:
- Quaddeln (Nesselausschlag), Hautrötung
- Schwellung von Lippen und Gesicht
- Jucken (Handflächen/ Fußsohlen/ Genitalbereich)

oder

Magen-Darm:
- Übelkeit/ Erbrechen/ Krämpfe/ Durchfall
- Kribbeln in Mund und Rachen

Sonstiges:
- Fließschnupfen/ Unbestimmtes Angstgefühl, Schwindel

Erste Hilfe-Maßnahmen
1. Beim Patient / Kind bleiben
   Notruf absetzten: **112 anrufen**
2. **Antihistaminikum und Kortison** verabreichen
3. **Adrenalin-Autoinjektor** bereit halten und **Patient** auf weitere Anaphylaxie-Anzeichen hin **beobachten**

Anzeichen schwerer Reaktion

Atemwege:
- Plötzliche Heiserkeit/ Husten/ pfeifende Atmung/ Atemnot

Herz-Kreislauf:
- Blutdruckabfall/ Bewusstlosigkeit

▶ **Gleichzeitiges oder aufeinander folgendes Auftreten von Symptomen an unterschiedlichen Organen:** Haut/ Magen-Darm/ Atemwege/ Kreislauf

▶ Jede Reaktion nach

Erste Hilfe-Maßnahmen
1. **Adrenalin-Autoinjektor** seitlich in den Oberschenkelmuskel **verabreichen**
2. **Patientenlagerung**
   bei Atemnot: hinsetzen
   bei Kreislaufbeschwerden: hinlegen
   bei Bewusstlosigkeit: stabile Seitenlage
3. **Bei Atemnot** soweit verordnet zusätzlich Spray geben
4. **Notarzt** verständigen: **112 anrufen**
5. **Notfallkontakt** verständigen (siehe Eintrag links)
6. Zusätzlich **Antihistaminikum und Kortison** geben (s.o.)

Im Zweifelsfall Adrenalin Autoinjektor verabreichen!

© Deutscher Allergie- und Asthmabund · An der Eickesmühle 15-19 · 41238 Mönchengladbach · www.daab.de · 02166 / 6478 82-0

ABB. 3: Anaphylaxie-Notfallplan

DIE ANWENDUNG, INSBESONDERE DES AUTOINJEKTORS, MUSS GEÜBT WERDEN.

Bei Fragen zum Alltags-Management soll die Hilfe von Patientenorganisationen zugezogen werden. Im deutschen Sprachraum sind derzeit vier verschiedene Adrenalin-Autoinjektoren verfügbar, die sich in Handhabung und Nadellänge sowie Dosierung unterscheiden. Deshalb müssen in entsprechenden Schulungen diese spezifischen Gegebenheiten bedacht werden. Es ist auch wichtig, dem Patienten den ihm bekannten Autoinjektor bei einer erneuten Rezeptur wieder zu verschreiben und nicht nach wirtschaftlichen Gründen zu wechseln.

In vielen Fällen besteht eine Indikation für die Verschreibung von zwei Adrenalin-Autoinjektoren, z. B. bei besonders schwerer Anaphylaxie, hohem Körpergewicht, unkontrolliertem Asthma bronchiale, besonders hohem Risiko für schwere Anaphylaxie oder aus organisatorischen Gründen bei schlechter Erreichbarkeit der nächsten notfallmedizinischen Versorgung *(Tab 7)*.

- Besonders schwere Anaphylaxie in der Vergangenheit
- Hohes Körpergewicht >100 kg/KG
- Unkontrolliertes Asthma bronchiale
- Schlechte Erreichbarkeit der nächsten Klinik
- Besonders hohes Risiko für schwere Anaphylaxie (z. B. Erwachsene mit Mastozytose nach Anaphylaxie)
- Organisatorisch: Für Kinderbetreuungsstätte/Schule sowie gemäß familiärer Situation

TAB. 7: Indikationen für die Verschreibung eines zusätzlichen zweiten Adrenalin-Autoinjektors:

Patienten mit schwerer anaphylaktischer Reaktion (mindestens Schweregrad III und IV) sollten über Nacht in stationärer Kontrolle bleiben, insbesondere auch wegen der nicht so seltenen biphasischen Reaktionen, wo es nach 6–8 Stunden erneut zur Ausbildung von anaphylaktischen Symptomen kommen kann.

Schulungsmaßnahmen

Auch wenn in den allermeisten Fällen eine anaphylaktische Reaktion gut zu behandeln ist oder sogar von selbst rückläufig ist, kann es auch dem Erfahrensten passieren, dass letale Ausgänge eintreten. Deshalb ist es außerordentlich wichtig, das Wissen um Natur und Behandlungsmöglichkeiten der Anaphylaxie nicht nur bei den Betroffenen, sondern auch in der Gesellschaft zu verbreiten.

Es ist erschütternd, dass bei Analyse von anaphylaktisch bedingten Todesfällen in vielen Fällen die Krankheit und die Gefährlichkeit der Situation dem Betroffenen zwar bekannt war, aber nicht die richtigen Maßnahmen ergriffen oder nicht richtig umgesetzt wurden.

Die Anzahl der Fehlermöglichkeiten ist groß. Deshalb haben sich Schulungsprogramme mit nicht nur theoretischer Wissensvermittlung, sondern auch praktischen Übungen in der Handhabung der Medikamente bewährt.

Für Patienten mit schwerer Anaphylaxie oder wiederholten Reaktionen hat sich eine Anaphylaxie-Gruppenschulung nach dem Programm der Arbeitsgemeinschaft Anaphylaxie-Training und Edukation (AGATE) (Brockow et al. 2015) als wirksam erwiesen.

Addendum: Anaphylaxie und COVID-19 Impfung

Im Zuge der Corona-Pandemie und der damit einhergehenden Anstrengungen, die Bevölkerung gegen SARS-CoV-2 zu immunisieren, kommt es immer wieder zur Verunsicherung von Patienten und Impfärzten, wenn starke Allergien in der Vorgeschichte bestehen.

In einem Positionspapier auf deutschsprachiger und internationaler Ebene haben sich Expertengruppen ganz klar dahingehend ausgesprochen, dass allergische Erkrankungen primär keine Kontraindikation gegen eine COVID-19-Impfung darstellen.

Lediglich bei schwerer Anaphylaxie auf Impfstoffe oder auf Inhaltsstoffe bestimmter COVID-19-Vakzine (z. B. Polyethylenglycol PEG) soll eine vorherige Allergie-Testung erfolgen und gegebenenfalls ein anderer Impfstoff ausgewählt werden (Worm et al. 2021, Ring et al. 2021, Klimek et al. 2022).

Fazit

Zwei Studien mögen die Wichtigkeit eines sachgerechten Entlass-Managements mit Empfehlung zur unbedingt erforderlichen Allergie-Diagnostik unterstreichen:

- Eine Studie in München im Zusammenhang mit dem Notarzt-Rettungs-System im Jahr 1994 erfasste schwere anaphylaktische Reaktionen (Grad III und IV) nach Insektenstichen. Erfreulich war, dass alle 70 Patienten überlebten; bedenkenswert war, dass nur 10 Prozent der erfolgreich Behandelten den Weg in die Allergie-Diagnostik und zur kurativen Allergen-spezifischen Immuntherapie mit hochgereinigten Insektengiften fanden (Bresser et al. 1995).
- Eine ähnliche Studie an einem großen Krankenhaus in Brüssel von 2014 ergab, dass ca. 140 Patienten mit schwerer Anaphylaxie in der Notaufnahme erfolgreich behandelt wurden; allerdings erhielten auch hier nur 10 Prozent ein Notfallset so wie die Aufforderung, eine Allergie-Diagnostik anzustreben (Mostmans et al. 2015).

Was schließen wir daraus? Die Akutbehandlung funktioniert, aber die lebensnotwendigen Konsequenzen für das weitere Leben der Betroffenen haben sich in 20 Jahren nicht verbessert, es muss noch viel getan werden!

LITERATUR:

BARNARD JH. Studies of 400 Hymenoptera sting deaths in the United States. J Allergy Clin Immunol 1973; 52:259-264

BERNHARD M, BEIN B, BÖTTIGER BW, BOHN A, FISCHER M, GRÄSNER JT, HINKELBEIN J, KILL C, LOTT C, POPP E, ROESSLER M, SCHAUMBERG A, WENZEL V, HOSSFELD B (2015) S1-Leitlinie Handlungsempfehlung zur prähospitalen Notfallnarkose beim Erwachsenen*, Anästh Intensivmed 2015;56:317-335 Aktiv Druck & Verlag GmbH

BEYER et al. Anaphylaxis in an emergency setting - elicitors, therapy and incidence of severe allergic reactions. Allergy. 2012 Nov;67 (11):1451-6

BEYER K, GRABENHENRICH L, BEDER A, KALB B, ZIEGERT M, FINGER A, et al. Predictive values of component-specific IgE for the outcome of peanut and hazelnut food challenges in children. Allergy 2014. Doi: 10.1111/all.12530

BEYER K, NIGGEMANN B [Food allergy in childhood]. Bundesgesundheitsblatt Gesundheitsforschung Gesundheitsschutz 2016;59(6):732–6. Doi: 10.1007/s00103-016-2353-2354

BRESSER H, SANDER CH, RAKOSKI J. Insektenstichnotfälle in München. Allergo Journal 1995; 4: 373-376

BROCKOW K, JOFER C, BEHRENDT H, RING J. Anaphylaxis in patients with mastocytosis: a study on history, clinical features and risk factors in 120 patients. Allergy 2008; 63:226-232

BROCKOW K, KIEHN M, RIETHMULLER C et al. Efficacy of antihistamine pretreatment in the prevention of adverse reactions to Hymenoptera immunotherapy: a prospective, randomized, placebo-controlled trial. J Allergy Clin Immunol 1997; 100:458-463

BROCKOW K, SCHALLMAYER S, BEYER K, BIEDERMANN T, FISCHER J, GEBERT N, GROSBER M, JAKOB T, KLIMEK L, KUGLER C, LANGE L, PFAAR O, PRZYBILLA B, RIETSCHEL R, RUEFF F, SCHNADT S, SZCZEPANSKI R, WORM M, KUPFER J, GIELER U, RING J. Effects of a structured educational intervention on knowledge and emergency management in patients at risk for anaphylaxis. Allergy 2015; 70:227-235

CHOO KJ, SIMONS E, SHEIKH A. Glucocorticoids for the treatment of anaphylaxis: Cochrane systematic review. Allergy 2010; 65:1205-1211

COMMINS SP, PLATTS-MILLS TA. Anaphylaxis syndromes related to a new mammalian cross-reactive carbohydrate determinant. J Allergy Clin Immunol 2009; 124: 652-657

DELAGE C, IREY NS. Anaphylactic deaths: a clinicopathologic study of 43 cases. J Forensic Sci 1972; 17:525-540

Deutscher Rat für Wiederbelebung (eds). Reanimation 2015 – Leitlinie kompakt 2015; 132-153

DUKOR P, KALLOS P, SCHLUMBERGER HD, WEST GB (eds) Pseudo-allergic reactions. Karger, Basel 1980 vol 1-3

FINKELMAN FD, KHODOUN MV, STRAIT R. Human IgE-independent systemic anaphylaxis. J Allergy Clin Immunol 2016; 137:1674-80

FISCHER J, BIEDERMANN T. Anaphylaxie auf allergologische Testung oder Therapie - ein Handlungsleitfaden zum Notfallmanagement. Allergo Journal 2009; 18: 24-131

Fischer J, Lupberger E, Hebsaker J, Blumenstock G, Aichinger E, Yazdi AS, Reick D, Oehme R, Biedermann T. Prevalence of type I sensitization to alpha-gal in forest service employees and hunters. Allergy 2017; 72:1540-1547

Johansson SG, Bieber T, Dahl R et al. Revised nomenclature for allergy for global use: Report of the Nomenclature Review Committee of the World Allergy Organization, October 2003. J Allergy Clin Immunol 2004; 113: 832-836

Kalesnikoff J, Galli SJ. Anaphylaxis: mechanisms of mast cell activation. Chem Immunol Allergy. 2010; 95:45-66

Kemp SF, Lockey RF. Anaphylaxis: a review of causes and mechanisms. J Allergy Clin Immunol 2002; 110:341-348

Kessenbrock K, Fröhlich L, Sixt M, Lämmermann T, Pfister H, Bateman A, Belaaouaj A, Ring J, Ollert M. Proteinase 3 and neutrophil elastase enhance inflammation in mice by inactivating antiinflammatory progranulin. J Clin Invest 2008; 118:2438-2447

Kleine-Tebbe J and Jakob T (eds) Molecular allergy diagnostics. Springer, Berlin, New York, 2017

Klimek L, Novak N, Worm M, Hammelmann E, Werfel T, Wagenmann M et al. AeDA/DGAKI/GPA. Stellungnahme zu schweren allergischen Reaktionen nach COVID-19-Impfung mit dem Impfstoff von Pfizer/BioNTech in Großbritannien. Allergo J Int 2021

Klimek L, Bergmann KC, Brehler R. Allergien auf Impfstoffe. HNO-Nachrichten 2022; 52:20-27

Lee S, Hess EP, Lohse C, Gilani W, Chamberlain AM, Campbell RL. Trends, characteristics and incidence of anaphylaxie in 2001 – 2010: a population-based study. J allergy clin immunol 2017; 139: 182-188

Lieberman P, Camargo CA Jr, Bohlke K, Jick H, Miller RL, Sheikh A, Simons FE. Epidemiology of anaphylaxis: findings of the American College of Allergy, Asthma and Immunology Epidemiology of Anaphylaxis Working Group. Ann Allergy Asthma Immunol. 2006 Nov;97(5):596-602. doi: 10.1016/S1081-1206(10)61086-1.

Lommatzsch M, Buhl R, Korn S. The treatment of mild and moderate asthma in adults. Dtsch Aerztebl Int 2020; 117:434-444

Lorenz W, Doenicke a, Dittmann I, Hug P, Schwarz B. Anaphylaktoide Reaktionen nach Applikation von Blutersatzmitteln beim Menschen. Verhinderung dieser Nebenwirkung von haemaccel durch Praemedikation mit H1 und H2-Antagonisten. Anaesthesist 1977, 26.644-654

Morita E, Kunie K, Matsuo H. Food-dependent exercise-induced anaphylaxis. J Dermatol Sci 2007; 47:109-117

Mostmans Y, Grosber M, Blykers M, Mols P, Naeije N, Gutermuth J. Adrenalin in anaphylaxis treatment and self-administration: experiences from an inner city emergency department. Allergy 2017; 72:492-497

Mullins et al. Increases in anaphylaxis fatalities in Australia from 1997 to 2013. Clin Exp Allergy. 2016 Aug; 46(8):1099-110

Mullins RJ, Dear KB, Tang ML. Characteristics of childhood peanut allergy in the Australian Capital Territory, 1995 to 2007. J Allergy Clin Immunol 2009; 123: 689-693

Myburgh JA, Finfer S, Bellomo R et al. Hydroxyethyl starch or saline for fluid resuscitation in intensive care. N Engl J Med 2012; 367:1901-1911

Nolan JP, Soar J, Zideman DA et al. European Resuscitation Council Guidelines for Resuscitation 2010 Section 1. Executive summary. Resuscitation 2010; 81:1219-1276

Panesar SS, Javad S, de Silva D, Nwaru BI, Hickstein L, Muraro A, Roberts G, Worm M, Bilò MB, Cardona V, Dubois AE, Dunn Galvin A, Eigenmann P, Fernandez-Rivas M, Halken S, Lack G, Niggemann B, Santos AF, Vlieg-Boerstra BJ, Zolkipli ZQ, Sheikh A; EAACI Food Allergy and Anaphylaxis Group. The epidemiology of anaphylaxis in Europe: a systematic review. Allergy. 2013;68:1353-61.

Poulos LM, Waters AM, Correll PK et al. Trends in hospitalizations for anaphylaxis, angioedema, and urticaria in Australia, 1993-1994 to 2004-2005. J Allergy Clin Immunol 2007; 120: 878-884

Pumphrey RS, Roberts IS. Postmortem findings after fatal anaphylactic reactions. J Clin Pathol 2000; 53:273-276

Reber LL, Hernandez JD, Galli SJ. The pathophysiology of anaphylaxis. J Allergy Clin Immunol. 2017 140:335-348

Ring J, (ed) Anaphylaxie, Karger, Basel 2010

Ring J, Brockow K, Kugler C, Gebert N, Grando K, Götz D, Huttegger I, Lüthi H, Münch M, Spindler T, Schmid-Grendelmeier P, Gieler G. Neue Aspekte zur Allergie-Edukation: Beispiel Anaphylaxie. Allergo Journal 2017; 7:33-40

Ring J, Klimek L, Worm M. Adrenalin in der Akutbehandlung der Anaphylaxie. Dtsch Ärztebl Int 2018; 115: 528-534

Ring J, Messmer K. Incidence and severity of anaphylactoid reactions to colloid volume substitutes. Lancet 1977; 1:466-469

Ring J, Rothenberger KH, Clauss W. Prevention of anaphylactoid reactions after radiographic contrast media infusion by combined histamine H1- and H2-receptor antagonists: results of a prospective controlled trial. Int Arch Allergy Appl Immunol 1985; 78:9-14

Ring J. Angewandte Allergologie. Muenchen: Urban & Vogel 2004

Ring J, Beyer K, Biedermann T, Bircher A, Fischer M, Fuchs T, Heller A, Hoffmann F, Huttegger I, Jakob T, Klimek L, Kopp MV, Kugler C, Lange L, Pfaar O, Rietschel E, Rueff F, Schnadt S, Seifert R, Stöcker B, Treudler R, Vogelberg C, Werfel T, Worm M, Sitter H, Brockow K Acute treatment and management of anaphylaxis S2k guidelines of the German Society for Allergology and Clinical Immunology DGAKI. Allergo J Int. 2021; 30: 1–25.

Ring J, Farschtschi M, Grosber M, Brockow K. subjective symptoms of anaphylaxis. Allergo Journal 2021

Rohacek M, Edenhofer H, Bircher A, Bingissen R. Biphasic anaphylactic reaction: occurrene and mortality. Allergy 2014; 69:791-797

Rueff F, Przybilla B, Bilo MB et al. Predictors of severe systemic anaphylactic reactions in patients with Hymenoptera venom allergy: importance of baseline serum tryptase-a study of the European Academy of Allergology and Clinical Immunology Interest Group on Insect Venom Hypersensitivity. J Allergy Clin Immunol 2009; 124: 1047-1054

SAMPSON HA, MUNOZ-FURLONG A, CAMPBELL RL et al. Second symposium on the definition and management of anaphylaxis: summary report--Second National Institute of Allergy and Infectious Disease/Food Allergy and Anaphylaxis Network symposium. J Allergy Clin Immunol 2006; 117: 391-397

SCHERF KA, BROCKOW K, BIEDERMANN T, KOEHLER P, WIESER H. Wheat-dependent exercise-induced anaphylaxis. Clin Exp Allergy. 2016; 46:10-20

SCHUCH A, BROCKOW K. Mastocytosis and Anaphylaxis. Immunol Allergy Clin North Am 2017; 37:153-64

SCHWARTZ LB. Clinical utility of tryptase levels in systemic mastocytosis and associated hematologic disorders. Leuk Res 2001; 25:553-562

SHEIKH A, HIPPISLEY-COX J, NEWTON J, FENTY J. Trends in national incidence, lifetime prevalence and adrenaline prescribing for anaphylaxis in England. J R Soc Med 2008; 101: 139-143

SHEIKH A, TEN BROEK V, BROWN SG, SIMONS FE. H1-antihistamines for the treatment of anaphylaxis: Cochrane systematic review. Allergy 2007; 62: 830-837

SIMONS FE, ARDUSSO LR, BILO MB et al. World Allergy Organization anaphylaxis guidelines: summary. J Allergy Clin Immunol 2011; 127: 587-593 e581-522

SIMONS FE, SCHATZ M. Anaphylaxis during pregnancy. J Allergy Clin Immunol 2012; 130:597-606

SOLINSKI HJ, GUDERMANN T, BREIT A. Pharmacology and signaling of MAS-related G Protein coupled receptors. Pharmacol Rev 2014; 66:570-597

STARK BJ, SULLIVAN TJ. Biphasic and protracted anaphylaxis. J Allergy Clin Immunol 1986; 78:76-83

STÖLTING RK: Systemic circulation. Pharmacology & physiology in anesthetic practice. J.B. Lippincott Company, Philadelphia 2006; 61-678

STURM GJ, VARGA EM , ROBERTS G, MOSBECH H, M. BILÒ MB, AKDIS CA, ANTOLÍN-AMÉRIGO D, CICHOCKA-JAROSZ E, GAWLIK R, JAKOB T, KOSNIK M, LANGE J, MINGOMATAJ E, MITSIAS DI, OLLERT M, OUDE ELBERINK JNG, PFAAR O, PITSIOS C, PRAVETTONI V, RUËFF F, SIN BA, AGACHE I, ANGIER E, ARASI S, CALDERÓN MA, FERNANDEZ-RIVAS M, HALKEN S, JUTEL M, LAU S, PAJNO GB, VAN REE R, RYAN D, SPRANGER O, GERTH VAN WIJK R, DHAMI S, ZAMAN H, SHEIKH A, MURARO A. EAACI Guidelines on Allergen Immunotherapy: Hymenoptera venom allergy. Allergy, 2018; 73:744–764

THOMAS M, CRAWFORD I. Best evidence topic report. Glucagon infusion in refractory anaphylactic shock in patients on beta-blockers. Emerg Med J 2005; 22:272-273

TIMMERMANN A, BÖTTIGER BW, BYHAHN C, DÖRGES V, EICH C, GRÄSNER JT, HOFFMANN F, HOSSFELD B, LANDSLEITNER B, PIEPHO T, NOPPENS R, RUSSO SG, WENZEL V, ZWISSLER B, BERNHARD M (2019) AWMF Leitlinie „Prähospitales Atemwegsmanagement"

TOOGOOD JH. Risk of anaphylaxis in patients receiving beta blocker drugs. J Allergy Clin Immunol 1988; 81:1-5

TRYBA M, AHNEFELD F, BARTH J et al. Akuttherapie anaphylaktoider Reaktionen. Ergebnisse einer interdisziplinären Konsensuskonferenz. Allergo Journal 1994; 3: 211-222

TURNER et al. Increase in anaphylaxis-related hospitalizations but no increase in fatalities: an analysis of United Kingdom national anaphylaxis data, 1992-2012. J Allergy Clin Immunol 2015; 135:956-63

Vadas P, Perelman B, Liss G. Platelet-activating factor, histamine, and tryptase levels in human anaphylaxis. J Allergy Clin Immunol 2012

Vincent JL, De Backer D. Circulatory shock. N Engl J Med 2013; 369:1726-1734

Weins AB, Eberlein B, Biedermann T. Diagnostics of alpha-gal syndrome: Current standards, pitfalls and perspectives. Hautarzt 2019; 70:36-43

Westfall and Westfall. Catecholamines, sympathomimetic drugs and adrenergic receptor anatagonists. In: Goodman & Gilman: The pharmaceutical basis of therapeutics. Eds: Hardman JG, Limbird LE, Goodman A. Mc Graw Hill, NewYork 2002

Winbery SL, Lieberman PL. Histamine and antihistamines in anaphylaxis. Clin Allergy Immunol 2002; 17:287-317

Wood RA, Camargo CA Jr, Lieberman P, Sampson HA, Schwartz LB, Zitt M, Collins C, Tringale M, Wilkinson M, Boyle J, Simons FE. Anaphylaxis in America: the prevalence and characteristics of anaphylaxis in the United States. J Allergy Clin Immunol. 2014 Feb;133(2):461-7. doi: 10.1016/j.jaci.2013.08.016. Epub 2013 Oct 18. PMID: 24144575.

Worm et al. First European data from the network of severe allergic reactions (NORA). Allergy. 2014 Oct;69(10):1397-404

Worm M, Edenharter G, Rueff F et al. Symptom profile and risk factors of anaphylaxis in Central Europe. Allergy 2012; 67: 691-698

Worm M, Francuzik W, Renaudin JM, Bilo MB, Cardona V, Scherer Hofmeier K, Köhli A, Bauer A, Christoff G, Cichocka-Jarosz E, Hawranek T, Hourihane JO', Lange L, Mahler V, Muraro A, Papadopoulos NG, Pföhler C, Poziomkowska-Gęsicka I, Ruëff F, Spindler T, Treudler R, Fernandez-Rivas M, Dölle S. Factors increasing the risk for a severe reaction in anaphylaxis: An analysis of data from The European Anaphylaxis Registry. Allergy. 2018 Jun;73(6):1322-1330

Worm M, Ring J, Klimek L, Jakob T, Lange L, Treudler R et al. Anaphylaxie-Risiko bei der COVID-19-Impfung: Empfehlungen für das praktische Management. MMW" Fortschr Med 2021; 163:48-51

Worm M. Epidemiology of anaphylaxis. Chem Immunol Allergy 2010; 95: 12-21

Worm PDM, Reese I, Ballmer-Weber B, Beyer K, Bischoff SC, Classen M, et al. Guidelines on the management of IgE-mediated food allergies. Allergo J Int 2015; 24 (6):256–93

Zuberbier T, Asero R, Bindslev-Jensen C et al. EAACI/GA(2)LEN/EDF/WAO guideline: management of urticaria. Allergy 2009; 64: 1427-1443

20.

Urtikaria ist keine Allergie

Marcus Maurer

Fast jeder Vierte von uns bekommt im Laufe des Lebens eine Urtikaria. Von heute auf morgen treten juckende Quaddeln auf, manchmal auch Schwellungen. Das kann unangenehm sein und auch beängstigend, ist aber nicht gefährlich und geht fast immer innerhalb von wenigen Tagen bis Wochen von allein wieder weg. Fast alle Menschen, denen das passiert, denken in dieser Situation: „Ich bin allergisch, habe gegen irgendetwas allergisch reagiert". Das ist jedoch nicht so, und das hat wichtige Folgen für die Behandlung.

Hier wollen wir klären:

- Was ist eine Urtikaria?
- Warum bekommt man sie?
- Was kann man tun, um sie wieder loszuwerden?
- Warum ist es wichtig, Allergien und Urtikaria zu unterscheiden?

Was ist Urtikaria?

Urtikaria wird auch Nesselsucht genannt und ist eine sehr häufige Erkrankung. Insgesamt gibt es 10 verschiedene Formen der Urtikaria und bei allen kommt es zum Auftreten von Quaddeln, von Angioödemen oder beidem. Jeder, der schon einmal mit Brennnesseln Berührung hatte, kennt Quaddeln, also kleine erhabene Hautveränderungen, die stark jucken und für Minuten bis Stunden anhalten und sich dann von allein wieder zurückbilden. Angioödeme hingegen sind tiefer in der Haut liegende Schwellungen, können auch die Schleimhäute betreffen und bleiben länger bestehen als Quaddeln. Anders als Quaddeln jucken Angioödeme nur selten und sind dafür eher einmal schmerzhaft. Bei weit mehr als der Hälfte aller Fälle von Urtikaria handelt es sich um die sogenannte spontane Urtikaria. Hier gibt es, anders als bei den anderen 9 Formen der Urtikaria, keinen spezifischen Auslöser für das Auftreten von Quaddeln und Angioödemen. Bei den anderen 9 Formen der Urtikaria, auch induzierbare Urtikaria genannt, ist jeweils ein spezieller Auslöser mit dem Auftreten von Quaddeln verbunden. Bei der Kälteurtikaria ist das zum Beispiel der Hautkontakt mit Kälte und bei der solaren Urtikaria (Sonnenurtikaria) das Sonnenlicht.

Wichtig zu wissen ist, dass fast alle Fälle einer Urtikaria von allein wieder abheilen. Am häufigsten geschieht dies in den ersten Tagen und Wochen nach Beginn der Erkrankung.

Man spricht hier auch von einer akuten Urtikaria, und eine akute Urtikaria heilt definitionsgemäß innerhalb von 6 Wochen wieder ab, meist schon nach wenigen Tagen. Nur wenige Fälle einer akuten Urtikaria, weniger als 5 Prozent, werden chronisch. Weil aber die akute Urtikaria so häufig ist und eine chronische Urtikaria meist für mehrere Jahre anhält, gibt es viele Patienten mit einer chronischen Urtikaria. Ungefähr jeder hundertste Mensch ist derzeit von einer chronischen Urtikaria betroffen. Die beiden wichtigsten Fragen, die sich also Urtikaria-Patienten stellen sollten, sind erstens, wie lange die Urtikaria schon andauert und zweitens, ob die Beschwerden, also juckende Quaddeln oder Angioödeme, durch einen bestimmten Reiz ausgelöst werden können.

Warum bekommt man eine Urtikaria?

Wir wissen mittlerweile recht genau, was zu dem Auftreten von Urtikaria-Beschwerden führt. Verantwortlich hierfür sind die Mastzellen der Haut. Mastzellen sind Zellen des Immunsystems. Wenn sie aktiviert werden, führt das zu einer Entzündung. Verantwortlich hierfür sind Botenstoffe wie Histamin, die von Mastzellen freigesetzt werden. Diese Botenstoffe führen durch ihre Effekte auf Blutgefäße dazu, dass diese weitgestellt werden, also mehr Blut durch die Haut fließt. Das ist die Rötung, die man sieht, wenn sich eine Quaddel entwickelt. Außerdem werden die Blutgefäße der Haut durchlässiger gemacht. So kommt es zum Austritt von Flüssigkeit aus den Gefäßen in die Haut. Das zeigt sich dann in Form einer Quaddel oder eines Angioödems, wenn tiefer in der Haut liegende Mastzellen aktiv werden. Die Botenstoffe der Mastzelle reizen außerdem die Nerven der Haut. Dies wird verstärkt durch die Entzündungsreaktion und erklärt den Juckreiz. Ganz entscheidend ist, dass durch die Freisetzung von Botenstoffen durch Mastzellen weitere Entzündungszellen in die Haut gelockt werden. Diese Entzündungszellen heißen Basophile, Eosinophile, Neutrophile und T-Zellen. Sie führen dazu, dass die Entzündungsreaktion verstärkt und verlängert wird.

Auch auf die Frage, warum Mastzellen bei einer Urtikaria aktiviert werden, gibt es mittlerweile Antworten. Hierbei spielen Autoantikörper eine große Rolle. Autoantikörper werden vom Immunsystem gebildet. Sie greifen körpereigene Zellen so an, als handle es sich um einen gefährlichen Erreger.

Die Urtikaria ist also eine Erkrankung des Immunsystems.

Abhängig davon, welche Antikörper vorliegen, spricht man von einer Autoimmunerkrankung oder einer autoallergischen Erkrankung. Neben der Aktivierung von Mastzellen durch Autoantikörper spielen aber auch andere Faktoren eine Rolle. Hierzu zählen Medikamente, aber auch körpereigene Stoffe. Diese werden zum Beispiel bei Infektionen oder als Reaktion auf Stress gebildet. Sie verstärken die Effekte der Autoantikörper und können zu einem Anstieg der Krankheitsaktivität beitragen, also zu einem Schub.

Welche Untersuchungen sind bei Urtikaria sinnvoll?

Zunächst ist es wichtig, sicher zu sein, dass eine Urtikaria vorliegt. Das ist relativ einfach, denn bei allen Urtikaria-Patienten treten Quaddeln, Angioödeme oder beides auf.

Man hat aber als Urtikaria-Patient meist nicht durchgehend Quaddeln oder Angioödeme. Deshalb ist es sinnvoll, diese zu fotografieren und beim Arztbesuch zu zeigen.

Quaddeln oder Angioödeme können auch bei anderen Erkrankungen auftreten. Diese Erkrankungen sind aber deutlich seltener als Urtikaria und gut voneinander zu unterscheiden.

Wenn klar ist, dass es sich um eine Urtikaria handelt, können weiterführende Untersuchungen sinnvoll sein. Welche Untersuchungen sind das? Warum sind sie sinnvoll? Das hängt davon ab, welche Form der Urtikaria vorliegt. Bei einer spontanen Urtikaria sind meist keine Untersuchungen notwendig. Zumindest ist das so, wenn diese akut ist, also seit weniger als 6 Wochen besteht. Nur wenn es einen klaren Hinweis auf einen vermeidbaren Auslöser gibt, kann sich eine weiterführende Untersuchung lohnen. Dies ist aber selten.

Wie ist es, wenn die spontane Urtikaria chronisch geworden ist, also schon länger als 6 Wochen andauert?

Hier sollte mit dem behandelnden Arzt eine genaue Anamnese erhoben werden. Dabei sollte unter anderem besprochen werden, ob die Einnahme von Schmerzmitteln zu einer Verschlechterung führt. Auch sollte geklärt werden, ob andere Autoimmunerkrankungen vorliegen oder ob neben den Quaddeln oder Angioödemen noch andere Beschwerden auftreten, was allerdings selten ist. Wichtig ist es außerdem, die Auswirkungen der Erkrankung zu besprechen. Liegen Schlafstörungen vor? Ist die Leistungsfähigkeit beeinträchtigt ist oder leidet die Lebensqualität in anderer Weise? Weiterhin ist es wichtig, die Krankheitsaktivität zu bestimmen, ebenso wie die Krankheitskontrolle. Das ist für die Planung der Therapie entscheidend.

Was kann man tun, um eine Urtikaria wieder loszuwerden?

Urtikaria ist bisher nicht heilbar. Sie heilt aber bei so gut wie allen Patienten von allein ab. Wann das im Einzelfall passiert, lässt sich nicht vorhersagen. Es gibt aber ein paar Dinge, die wichtig sind zu wissen. Je kürzer eine Urtikaria besteht, umso höher ist die Chance, dass sie schnell wieder verschwindet.

Wenn eine Urtikaria einmal abgeheilt ist, dann kommt sie auch in der Regel nicht wieder.

Das Ziel der Behandlung einer Urtikaria ist es, Beschwerdefreiheit zu erreichen, die vollständige Kontrolle der Urtikaria. Dies wird erreicht, indem man dem Auftreten der Beschwerden mit Medikamenten vorbeugt. Das macht man so lange, bis die Urtikaria von selbst verschwindet, was eine Weile dauern kann. Deshalb ist es notwendig, dass die verwendeten Medikamente nicht nur wirksam, sondern auch bei langfristiger Einnahme sicher sind und gut vertragen werden. Das ist sowohl für Antihistaminika auch für Omalizumab der Fall. Die Behandlung mit einem Antihistaminikum ist die Therapie der ersten Wahl. Die Behandlung mit Omalizumab ist die einzige empfohlene Zweitlinientherapie.

Ein Antihistaminikum verhindert die Effekte von Histamin. Es verhindert also, dass sich juckende Quaddeln und Angioödeme entwickeln können. Wichtig ist, dass ein modernes Antihistaminikum verwendet wird. Moderne Antihistaminika machen nicht müde, anders als ältere Antihistaminika. Viele neuere Antihistaminika machen auch in erhöhter Dosierung nicht müde. Das ist wichtig, weil viele Patienten mit der empfohlenen Tagesdosis keine komplette Kontrolle ihrer Urtikaria erreichen. So fängt man also mit der normalen Dosis an und erhöht diese nach zwei Wochen, wenn die Wirkung nicht ausreichen ist. Geprüft wird dies mit dem Urtikaria-Aktivitätsscore. Hierfür schreiben Patienten jeden Tag auf, wie viele Quaddeln sie haben und wie stark ihr Juckreiz ist.

Wenn die Urtikaria auch durch die Behandlung mit einem höher dosierten Antihistaminikum nicht komplett kontrolliert wird, sollte mit Omalizumab behandelt werden. Omalizumab wird als Spritze unter die Haut gegeben, einmal pro Monat. Es bindet IgE und verhindert damit die Aktivierung von Mastzellen.

Wenn Omalizumab in der Standarddosierung keine Komplettkontrolle bringt, dann sollte die Dosis bis zu vierfach erhöht werden. Alternativ oder zusätzlich kann es in kürzeren Abständen gespritzt werden, zum Beispiel alle zwei Wochen.

Bei den meisten Patienten kommt die Urtikaria so komplett unter Kontrolle. In diesem Fall wird die Behandlung weitergeführt. Alle 6 bis 12 Monate wird die Behandlung ausgesetzt, um zu sehen, ob die Urtikaria noch da ist. Kommt es nach dem Absetzen wieder zum Auftreten von Quaddeln oder Angioödemen, wird mit der Behandlung wieder begonnen. Das macht man so lange, bis die Urtikaria ganz abheilt.

Urtikaria ist keine Allergie

Wenn Sie bis hierher gelesen haben, dann wissen Sie jetzt, dass eine Urtikaria keine Allergie ist, aber durchaus so aussieht und Ähnlichkeiten aufweist. Lassen Sie uns noch einmal die Gemeinsamkeiten und Unterschiede zusammenfassen.

Bei einer allergischen Reaktion, zum Beispiel auf ein Nahrungsmittel oder auf einen Bienen- oder Wespenstich, kann es, genau wie bei einer Urtikaria zu Quaddeln, Angioödemen, oder beidem kommen. Fast alle Urtikariapatienten haben Quaddeln und die meisten haben Angioödeme. Alle haben mindestens eines dieser beiden Symptome, so ist die Urtikaria definiert. Auch bei allergischen Reaktionen können Quaddeln und Angioödeme auftreten, müssen es aber nicht. Bei bis zu einem Drittel aller schweren allergischen Reaktionen treten keine Quaddeln und kein Angioödem auf. Ein weiterer Unterschied ist, dass es bei einer Allergie zu schweren allergischen Reaktionen bis hin zum allergischen Schock kommen kann. Das passiert bei einer Urtikaria nicht.

Einzige Ausnahme hiervon ist die Kälteurtikaria, bei der es zum Beispiel beim Schwimmen in kaltem Wasser zu Quaddeln am ganzen Körper und dann auch zu Kreislaufbeschwerden und Bewusstlosigkeit kommen kann.

Auch bei dem, was im Körper passiert, gibt es Gemeinsamkeiten und Unterschiede zwischen einer Allergie und einer Urtikaria. Bei beiden spielen Mastzellen die entscheidende Rolle beim Auftreten von Beschwerden. Bei beiden führt deren Aktivierung durch IgE zur Freisetzung von Histamin und anderen Entzündungsstoffen. Der große und wichtige Unterschied ist, dass das IgE, das bei der Allergie die Mastzellen aktiviert, gegen Allergene aus der Umwelt gerichtet ist. Dieses IgE aktiviert die Mastzellen nur, wenn diese Umweltallergene da sind. Bei der Urtikaria ist es dagegen IgE gegen körpereigene Allergene. Diese sind, anders als Umweltallergene, immer da. So erklärt sich auch, dass es bei einer Allergie nur dann zu Beschwerden kommt, wenn man das Allergen isst oder trinkt oder einatmet. Bei einer Urtikaria ist das nicht so. Die Quaddeln und Angioödeme sind nicht vorhersagbar und treten unabhängig von Umweltallergenen auf.

Das führt uns zur Rolle von Allergietests bei Urtikaria und Allergie. Wenn der Verdacht auf eine Allergie besteht, dann ist es sinnvoll zu suchen, wogegen man allergisch ist. Das passiert, in dem man Hauttests mit vermutlichen Allergenen macht oder im Blut nach IgE gegen diese sucht. Bei einer Urtikaria ist das jedoch nicht sinnvoll. Zwar kann es sein, dass man als Urtikaria-Patient zusätzlich noch eine Allergie hat, einen Heuschnupfen zum Beispiel. Dann fallen Allergietests positiv aus. Sie erklären dann auch den Heuschnupfen, nicht aber die Urtikaria.

ALLERGIETESTS FÜR URTIKARIA SIND IN DEN ALLERMEISTEN FÄLLEN EINE ZEIT- UND GELDVERSCHWENDUNG.

Sie führen außerdem oft dazu, dass mit dem Beginn einer wirksamen Therapie gewartet wird, um das Ergebnis der Tests nicht zu verfälschen. Darüber hinaus besteht die Möglichkeit, dass durch den Hauttest eine Sensibilisierung gegen das Allergen entsteht, also eine Allergie verursacht wird. Das ist allerdings nur selten der Fall. Auf Allergietests bei chronischer spontaner Urtikaria sollte deshalb allgemein verzichtet werden. Auch bei einer akuten spontanen Urtikaria sind sie in aller Regel nicht sinnvoll. Bei den induzierbaren Formen der Urtikaria spielen sie überhaupt keine Rolle.

Die größten und wichtigsten Unterschiede zwischen einer Allergie und einer Urtikaria betreffen die Therapie. Zwar kann ein Antihistaminikum bei beiden helfen, aber das Meiden von Allergenen oder gar eine Hyposensibilisierungsbehandlung oder das Mitführen eines Adrenalinautoinjektors bleibt den Allergien vorbehalten und spielt bei Urtikaria keine Rolle.

	ALLERGIE[1]	URTIKARIA[2]
juckende Quaddeln	ja	ja
Angioödem	ja	ja
Schock	möglich	nein
Beschwerden durch Allergenkontakt	ja	nein
Mastzellen wichtig	ja	ja
Histamin wichtig	ja	ja
IgE wichtig	ja	ja
IgE gegen Umweltallergene wichtig	ja	nein
Allergietest sinnvoll	ja	nein
Allergen-Provokationstest	kann sinnvoll sein	nicht sinnvoll
Antihistaminika	wirken	wirken
Epi-Pen	kann sinnvoll sein	nicht sinnvoll
Hyposensibilisierung	kann helfen	hilft nicht
Allergen-Vermeidung	kann sinnvoll sein	nicht sinnvoll

Eigene Darstellung

[1] Mit Allergie ist hier Nahrungsmittelallergie gemeint und Allergien gegen Insekten, z. B. Wespen oder Bienen. Vielen anderen Erkrankungen liegen Allergien zugrunde, zumindest bei vielen Patienten mit diesen Erkrankungen, zum Beispiel Asthma, Heuschnupfen, und Neurodermitis. Bei diesen Erkrankungen kommt es nur sehr selten oder gar nicht zum Auftreten von Quaddeln, Angioödemen oder beidem. Sie können deshalb nicht mit einer Urtikaria verwechselt werden.

[2] Mit Urtikaria ist hier die akute und chronische spontane Urtikaria gemeint. Auch die anderen Urtikariaformen wie Kälteurtikaria sind keine Allergien, werden aber nur sehr selten mit einer Allergie verwechselt.

21.

Nahrungsmittelallergien bei Kindern

Zsolt Szépfalusi

SCHLÜSSELWÖRTER: NAHRUNGSMITTELALLERGIE, KINDESALTER, IGE-ANTIKÖRPER, NICHT-IGE-VERMITTELT, IGE-VERMITTELT, ANAPHYLAXIE, KOLITIS, ENTEROPATHIE

Zusammenfassung

Nahrungsmittelallergien können zu lebensbedrohlichen Symptomen führen und vermindern die Lebensqualität betroffener Kinder. Die Prävalenz der Nahrungsmittelallergie ist zunehmend. Wenige Nahrungsmittel sind für die meisten IgE- und nicht-IgE-vermittelten Allergien verantwortlich (Kuhmilch, Hühnerei, Weizen, Soja, Fisch, Meeresfrüchte, Nüsse und Erdnüsse). Nahrungsmittelintoleranzen (zumeist auf Laktose und Fruktose-Basis) sind deutlich häufiger, weisen vorwiegend gastrointestinale Beschwerden auf und sind insgesamt nicht bedrohlich. Eine genaue Diagnostik ist für die Differenzierung einer Allergie oder einer Intoleranz essentiell. Ein positiver Sensibilisierungstest allein beweist noch keine Allergie. Die Behandlung basiert auf einer Allergenkarenz (strikt oder Dosis-reduziert). Medikamentöse Notfallmaßnahmen helfen die Symptomatik zu kontrollieren. Eine kurative Therapie steht zurzeit noch nicht routinemäßig zur Verfügung, jedoch sind orale/sublinguale/epikutane Immuntherapieapplikationen mit ausgewählten Nahrungsmitteln als vielversprechende Therapieoptionen anzusehen.

Einleitung

Die tägliche Aufnahme von Nahrungsmitteln ist ein lebensnotwendiger physiologischer Prozess. Viele Organsysteme sind daran beteiligt (Magen-Darm-Trakt, Stoffwechselorgane, Immunsystem), sodass eine ausgewogene Koordination für einen physiologischen Ablauf dieser Prozesse erforderlich ist. Abweichungen von diesen Abläufen können sich je nach zugrunde liegenden Defekten an unterschiedlichen Organen auswirken. Hautveränderungen wie Flush, Urtikaria oder Verschlechterung eines atopischen Ekzems, kolikartige Bauchschmerzen, Übelkeit, Erbrechen, Durchfall, verlegte Nase, Atemwegs- und Kreislaufbeschwerden bis hin zur Anaphylaxie können Symptome einer IgE- oder nicht-IgE-vermittelten Nahrungsmittelallergie (NMA) sein, differentialdiagnostisch kommen andere Erkrankungen auch in Frage. Einen nachweislichen Zusammenhang einer Nahrungsaufnahme und dem Auftreten spezifischer Beschwerden nachzuweisen, ist letztlich die Herausforderung in der Abklärung von Nahrungsmittelunverträglichkeiten.

Führen im Erwachsenenalter meist Unpässlichkeiten und manchmal Intoleranzen zur Annahme einer NMA – manchmal bestehen auch sekundäre pollenassoziierte NMA mit bevorzugt oraler Allergiesymptomatik – stehen im Kindesalter primäre NMA zahlenmäßig deutlich im Vordergrund. Dabei ist die Symptomatik klarer, stärker und häufig auch bedrohlich. Die Herausforderung der Abklärung von NMA liegt gerade darin eine differenzierte Diagnose zu erarbeiten [1-5]. Als Leitfaden für die Bearbeitung von Diagnostik und Management von NMA bei Kindern dient in dieser Arbeit eine Hitliste „häufig gestellter Fragen" von Betroffenen. Auf Epidemiologie, detaillierte Definitionen und Pathophysiologie der jeweiligen IgE- und nicht-IgE vermittelten NMA wird nicht eingegangen und auf die einschlägige Literatur verwiesen [6-14].

HÄUFIG GESTELLTE FRAGEN BEI VERDACHT AUF EINE NAHRUNGSMITTELALLERGIE:

1. Wann soll eine Nahrungsmittelallergie vermutet werden?
2. Wann soll eine Nahrungsmittelintoleranz/-malabsorption vermutet werden?
3. Welche Fragen sollen in der Anamnese gestellt werden?
4. Worauf ist bei der körperlichen Untersuchung zu achten?
5. Wie ist bei Verdacht auf eine IgE-vermittelte Nahrungsmittelallergie diagnostisch vorzugehen? (Haut-Prick-Testung, spezifische IgE-Testung, Atopy-Patch--Testung, Eliminationsdiät)

6. Welche Testverfahren sollen nicht verwendet werden?
7. Wann und wie ist die Nahrungsmittelprovokation einzusetzen?
8. Wie ist bei Verdacht auf nicht-IgE-vermittelte Nahrungsmittelallergien vorzugehen?
9. Wie sind IgE-vermittelte und nicht-IgE-vermittelte Nahrungsmittelallergien zu behandeln?
10. Ist die Diät das einzige zielführende Verfahren?

Wann soll eine Nahrungsmittelallergie vermutet werden?

An eine IgE-vermittelte Nahrungsmittelallergie (NMA) ist bei raschem Auftreten der Symptomatik (innerhalb von 0–2 Stunden) nach Exposition zu denken (10, 15) *(Tab 1)*.

TAB 1. UNERWÜNSCHTE REAKTIONEN AUF NAHRUNGSMITTEL						
primäre/sekundäre Nahrungsmittelallergie (immunologisch)			Nahrungsmittelintoleranz (nicht allergisch/nicht immunologisch)			
IgE-vermittelt	gemischt IgE/ nicht IgE vermittelt	nicht IgE vermittelt	toxisch	Enzymmangel, Malabsorption	pharmakologisch	irritativ
Urtikaria, Angioödem Exanthem, Flush Rhinokonjunktivitis, Asthma bronchiale Gastrointestinale allergische Sofortreaktion (allerg. Ösophagitis, Gastritis, Enteritis, Kolitis) sekundäre Kreuzallergie Anaphylaxie	eosinophile Ösophagitis/Gastroenteritis/ Enteritis/ Kolitis Atopisches Ekzem/ Dermatitis	Ekzem-Verschlechterung Enteropathie Proktokolitis/ Proktitis Nahrungsmittel-induziertes Enterokolitis Syndrom (FPIES) (Erbrechen 1-4 Stunden nach Aufnahme, Lethargie) Zöliakie	z. B. Fisch	z. B. Laktose, Fruktose, Sorbit	z. B. Histamin	z. B. periorale Rötung (Säure)

TABELLE 1: Zuordnung von NM-assoziierten Krankheitsbildern gemäß der Pathophysiologie mit Bezug auf allergisch und nicht-allergische Ursachen (nach Leitlinie in Worm et al., 2021; Ref #1)

Eine nicht-IgE vermittelte NMA kann bei verzögertem Auftreten der Beschwerden (2-24/48 Stunden) nach Exposition vermutet werden *(Tab. 1, Tab. 2, Tab. 3, Tab. 6)*. Bei einer IgE-vermittelten Sofortreaktion können die Symptome meist sehr genau geschildert werden, bei einer Spätreaktion ist die Anamnese selten schlüssig.

LISTE DER NAHRUNGSMITTEL, DIE IM KINDESALTER AM HÄUFIGSTEN IGE-VERMITTELTE SYMPTOME AUSLÖSEN:	
häufig transient	**zumeist persistierend**
Kuhmilch Hühnerei Weizen Soja	Erdnuss Baumnüsse Fisch Meeresfrüchte Samen

TABELLE 2: Liste der Nahrungsmittel, die im Kindesalter am häufigsten IgE-vermittelte allergische Symptome auslösen, eingeteilt nach Prognose einer natürlichen Toleranzentwicklung (nach Leitlinie in Worm et al., 2021; Ref #1)

HAUT/SCHLEIMHÄUTE	GASTROINTESTINAL
– Urtikaria, Exanthem – Angioödem – Zungenschwellung – Juckreiz – Flush – Ekzemverschlechterung	– Übelkeit, Erbrechen – Durchfall – Obstipation, Meteorismus – Kolikartige Bauchschmerzen – Gewichtsverlust, Dystrophie – Gastroösophagealer Reflux
RESPIRATORISCH	DIVERSE
– Bronchiale Obstruktion – Thorakales Engegefühl – Rhinokonjunktivitis – Larynxödem, Stridor – Heiserkeit, Husten	– Kopfschmerzen (Migräne) – Müdigkeit – Fieber – Unruhe, Irritabilität – Benommenheit, Schwindel
ANAPHYLAKTISCHE REAKTION	

TABELLE 3: Einteilung der NM-assoziierten Symptome gemäß Organbezug (nach Leitlinie in Worm et al., 2021; Ref #1)

ZIELORGAN	SOFORTTYP SYMPTOME (0-2 STUNDEN)	VERZÖGERTE SYMPTOME (>2 STUNDEN)
Haut	Flush Erythem Juckreiz Urtikaria Angioödem Exanthem	Erythem Juckreiz Exanthem Ekzemverschlechterung
Augen	Juckreiz Conjunktivale Injektion Tränenfluss Periorbitale Schwellung	
Obere Atemwege	Nasale Schwellung Juckreiz Schnupfen (Rhinorrhoe) Niesen Larynxödem Heiserkeit Trockener Husten	
untere Atemwege	Husten Thorakales Engegefühl Atemnot Pfeifende Atmung (Giemen) Interkostale Einziehungen Einsatz von Atemhilfsmuskulatur	Asthma Spätreaktion
Oropharynx	Lippen,- Zungen-, Gaumenschwellung Juckreiz	
Gastrointestinaltrakt	Übelkeit Koliken Erbrechen Durchfall Reflux	Übelkeit Bauchschmerzen Erbrechen Durchfall Reflux, Hämatochezie (Blut im Stuhl) NM Verweigerung mit Gedeihstörung
Kardiovaskulär	Tachykardie Hypotension Schwindel Bewusstseinsverlust	

TABELLE 6: Einteilung der NM-assoziierten Symptome nach Organbeteiligung und Auftreten der Symptome (nach Leitlinie in Worm et al., 2021; Ref #1)

Bis zu 20 Prozent der Eltern glauben, dass ihr Kind allergisch auf ein Nahrungsmittel (NM) reagiert. Tatsächlich leiden, unterschiedlich je nach Ländern, (nur) 0,5–4,2 Prozent an einer IgE-vermittelten NMA [6, 8, 11, 15]. Häufig zu Unrecht vermutet wird eine NMA bei unspezifischen Symptomen sowie einer Erkrankung bei einem Geschwisterkind. Zu differenzieren ist zwischen einer IgE-vermittelten und einer nicht-IgE-vermittelten NMA, daneben sind auch noch die Intoleranzen zu berücksichtigen *(Tab. 1)* [11, 15].

Wann soll eine Nahrungsmittelintoleranz/ -malabsorption vermutet werden?

An eine Nahrungsmittelintoleranz/-malabsorption ist zu denken, wenn die hauptsächlich gastrointestinal manifestierenden Beschwerden wie Übelkeit, Erbrechen, Durchfall, Blähungen, Inappetenz, Bauchschmerzen 1–4 Stunden nach Nahrungsaufnahme (bei Laktose, Fruktose, Sorbit) oder eine Obstipation vorliegen *(Tab. 1)* [11]. Die Beschwerden treten zumeist im späten Vorschul- und Schulalter erstmalig auf.

Welche Fragen sollen in der Anamnese gestellt werden?

Die Anamneseerhebung umfasst die Familienanamnese, die Eigenanamnese und die spezielle Ernährungsanamnese. Berichtete Symptome sollten mit ihrem örtlichen, zeitlichen und situativen Auftreten (wo, wann, wodurch, wie lange, wie oft, wiederholt) sowie im Zusammenhang mit der Zubereitung der NM erfasst werden. Wichtig ist auch die Erhebung von konsumierten NMn in Zeiten völliger Beschwerdefreiheit. Stabile Phasen sind sehr wichtig, um eine Reaktion auf ein NM ausschließen zu können. Bei gestillten Säuglingen ist die Ernährung der Mutter zu erfragen, da Proteine eines jeden von der Mutter gegessenen NMs in individuell unterschiedlicher Konzentration in der Muttermilch enthalten sind. Ein prospektiv geführtes Symptomtagebuch hilft oft Zusammenhänge zu klären *(Tab. 4, Tab. 7)*.

DIAGNOSTISCHE ABKLÄRUNG BEI VERDACHT AUF NAHRUNGSMITTELALLERGIE (IGE UND NICHT-IGE-VERMITTELT)
1. Anamnese 2. Ernährungs- und Symptomprotokoll 3. Sensibilisierungstest (auch „Allergietest“ genannt – IgE-Bestimmung – Haut-Prick-Test (inkl. Prick-zu-Prick) 4. Ermittlung der klinischen Relevanz – Plausibilität – ev. diagnostische Eliminationsdiät – Provokationstest

TABELLE 4: Diagnostisches Vorgehen bei Verdacht auf NMA (nach Leitlinie in WORM et al., 2021; Ref #1)

ANAMNESEFÜHRUNG BEI VERDACHT AUF NAHRUNGSMITTELALLERGIE	
Eigenanamnese	Bekannte allergische Erkrankungen Medikamente Körperliche Anstrengung Infekte Körperliche und psychische Belastung
Fremdanamnese	Allergische Erkrankungen bei Verwandten 1. Grades
Symptome bzw. spezifische Auslöser	wann wo wodurch wie lange wie oft wiederholt
Ernährungs- und Symptomtagebuch	Dokumentation (exakte Beschreibung der NM/Getränke, Art der Zubereitung sowie verzehrte Menge) der zugeführten Ernährung und das Auftreten von Beschwerden in zeitlichem Zusammenhang

TABELLE 7: Inhalte eines strukturierten Anamnesegespräches (nach Leitlinie in WORM et al., 2021; Ref #1)

Worauf ist bei der körperlichen Untersuchung zu achten?

Die körperliche Untersuchung folgt einer strukturierten physikalischen Untersuchung. Neben den Symptomen, die mit einer NMA assoziiert sein können, sind alle weiteren Auffälligkeiten zu erfassen. In Zusammenschau der spezifischen Anamnese und der physikalischen Untersuchung (aktuelle Symptome) ist eine Verdachtsdiagnose zu formulieren. Die klinische Untersuchung ist selten ergiebig, da zum Zeitpunkt der Untersuchung meist keine Symptome vorliegen. Eine Fotodokumentation der Eltern kann sehr hilfreich sein und soll auch prospektiv unterstützt werden. Zur Erhärtung dieser Verdachtsdiagnose sind dann weiterführende diagnostische Maßnahmen einzusetzen *(Tab. 3, Tab. 6)*.

Wie ist bei Verdacht auf eine IgE-vermittelte Nahrungsmittelallergie diagnostisch vorzugehen?

Die Anamnese gibt die weiteren Abklärungsschritte vor *(Tab. 4)*. Umfang und Reihenfolge der Sensibilisierungstestungen orientieren sich an der Krankengeschichte, am Alter des Patienten und an der Verfügbarkeit von Testextrakten. Ein einzelner Test (spezifisches IgE oder Haut-Prick-Test) reicht zumeist aus, um eine Sensibilisierung auf ein NM festzustellen. Ist bei hinweisender Anamnese auf eine Kuhmilch- oder Hühnereiallergie der erste dieser beiden Tests negativ, sollte immer der jeweils andere auch durchgeführt werden, da sIgE und SPT bei diesen NM im Kindesalter bei einem Viertel der Patienten nicht übereinstimmen [16]. Werden beide Tests durchgeführt und stimmen diese nicht überein, ist das positive Ergebnis eher richtig als das (falsch) negative. Ergibt sich aus der Anamnese ein klarer Verdacht einer Reaktion auf ein NM und erbringt der Sensibilisierungstest ein passendes Ergebnis, kann die Diagnose zumeist gestellt werden. Der Atopy Patch-Test mit zumeist nutritiven Allergenquellen hat sowohl für die IgE- wie auch die nicht-IgE-vermittelte NMA eine sehr eingeschränkte Bedeutung und wird daher generell nicht empfohlen [1, 5]. Bleibt die Problematik unklar, kann als weiterer Schritt eine diagnostische Eliminationsdiät hilfreich sein. Wenn unter dieser eine Symptomverbesserung erzielt worden ist, sollte als letzter, aber wichtiger Schritt im Anschluss eine NM-Provokation unter ärztlicher Aufsicht, vorzugsweise unter stationären Bedingungen, erfolgen. Bei positivem Sensibilisierungstest auf bisher oder über eine längere Zeit eliminierte NM kann der Test in seiner Wertigkeit nur mit einer Provokation überprüft werden.

Aber auch der Nachweis von spezifischen IgE-Antikörper besagt lediglich eine Sensibilisierung und ist keinesfalls mit dem Beweis einer klinischen Relevanz gleichzusetzen [17]. Auch nach Entwicklung einer Toleranz (d. h. der Körper verträgt ein bisher nicht vertragenes NM wieder) können die IgE-Werte (zumindest) über Jahre positiv bleiben. Die Vorteile der Bestimmung der spezifischen IgE-Antikörper gegenüber dem Haut-Prick-Test liegen in der Gefahrlosigkeit der Untersuchung, in der Unbeeinflussbarkeit durch momentane allergische Symptome und einer Unabhängigkeit von einer antiallergischen Therapie sowie einer allgemein besseren Akzeptanz durch Kind und Eltern.

Die Auswahl der untersuchten spezifischen IgE-Antikörper orientiert sich in der Regel an der Anamnese und kann bei (noch) eingeschränkter Ernährung primär meist auf einige wichtige NM beschränkt werden (z. B. Kuhmilch, Hühnerei, Erdnuss, Weizen, Nüsse, seltener Fisch, Soja). Falls kein spezieller Verdacht vorliegt, wird eine Abklärung mit den eben genannten NMn durchgeführt. Viele relevante NM sind molekular charakterisiert und es lassen sich zahlreiche allergene Moleküle auf deren IgE-Reaktivität bestimmen. Mithilfe des IgE-Erkennungsprofils soll die individuelle klinische Relevanz einer Sensibilisierung und eine Risikoabschätzung ermöglicht werden. Es wurden für einige NM-Allergene Markermoleküle identifiziert, deren klinische Treffsicherheit noch zu prüfen ist [1, 18–23].

Hauttests mit verschiedenen NM werden meist als Haut-Prick-Tests durchgeführt. Diese sollten – soweit möglich – mit dem nativen NM und nicht mit kommerziellen Allergenextrakten durchgeführt werden, da die Qualität der Extrakte durch die unterschiedliche Stabilität der NM-Allergene eingeschränkt ist. Dieses Verfahren lässt sich nicht nur mit flüssigen NM (wie Kuhmilch, Ei, Sojadrink) verwirklichen, sondern als sog. Prick-zu-Prick-Test auch mit festen NMn (z. B. Nüssen) durchführen. Dabei wird die Prick-Lanzette zuerst in das entsprechende NM gestochen („geprickt") und dann in die Haut des Patienten gestochen. Es wird genügend Allergen übertragen, um bei sensibilisierten Kindern eine Hautreaktion zu provozieren. Haut-Prick-Tests mit NM können prinzipiell in jedem Alter durchgeführt werden. So ist es z. B. bei Säuglingen mit Kuhmilchallergie sinnvoll, auch verschiedene Hydrolysatformula direkt auf der Haut zu testen, bevor sie oral verabreicht werden. Ein Hauttest ist dann als positiv zu werten, wenn die Allergenquaddel > 3 mm ist oder im Verhältnis zur Histaminquaddel ein Verhältnis von mindestens 0,6 erreicht (Hautindex). Bei Histaminquaddelreaktionen < 3 mm sollte der Hauttest nicht ausgewertet werden (DD negativ oder falsch negativ bei beeinflussender Begleittherapie, z. B. bei Antihistaminika-Einnahme). Nicht eingesetzt werden kann ein Haut-Prick-Test bei Testung auf hauttestungeeignete NM (bestimmte, potenziell irritative NM, z. B. Tomate und Gewürze), bei bedrohlichen Reaktionen auf NM-Allergenquellen (schweres Asthma oder Kreislaufreaktionen in der Anamnese) und bei Bedingungen, die eine Hauttestung bzw. deren Auswertung nicht zulassen (z. B. Urticaria factitia, generalisierte Hauterkrankung, Gabe von Medikamenten, die das Hauttestergebnis beeinträchtigen) [1].

Welche Testverfahren sollen nicht verwendet werden?

Nachweislich untauglich zur Diagnostik von Nahrungsmittelallergien sind a) wegen fehlender Validität und ohne Reproduzierbarkeit: Bioresonanz, Kinesiologie, Elektroakupunktur, Haaranalyse, Iridologie, zytotoxischer Lebensmitteltest, und b) wegen irreführender Dateninterpretation:, Bestimmung von Immunglobulin G (IgG) oder IgG4-Antikörper bzw. Lymphozytentransformationstests mit Nahrungsmitteln [1, 24, 25].

Wann und wie ist die Nahrungsmittelprovokation einzusetzen?

Eine NM-Provokation ist der letzte und beweisende Schritt in der Abklärung einer NMA *(Tab. 4)*. Sie ist Grundlage für eine gesicherte Erweiterung des Nahrungsspektrums, ermöglicht die Instruktion hinsichtlich einer Allergen-Elimination und eine Einschätzung des Risikos für schwere Reaktionen. Sie ist indiziert u. a.

a) bei unklarer diagnostischer Gesamteinschätzung trotz detaillierter Anamnese und Testresultate;
b) bei vermuteter allergischer Reaktion, bei welcher der Auslöser trotz Allergiediagnostik unklar bleibt;
c) bei Nachweis einer Sensibilisierung, wenn das entsprechende NM bisher nicht oder nur in kleinen Mengen gegessen wurde;
d) bei Bestätigung der klinischen Verträglichkeit nach Besserung der klinischen Symptome unter einer diagnostischen Eliminationsdiät, z. B. atopisches Ekzem und
e) zur Überprüfung einer natürlichen Toleranzentwicklung [26].

Der „Goldstandard" der NM-Allergiediagnostik ist die doppel-blind Placebokontrollierte orale NM-Provokation (DBPCFC) [1, 27, 28]. An der DBPCFC müssen sich alle anderen Methoden messen. Nur mit diesem Testverfahren kann, unabhängig von subjektiven Faktoren, die klinische Aktualität von Sensibilisierungen oder vermeintlich beobachteten Symptomen gesichert werden. Patienten mit klar zuzuordnenden (anaphylaktischen) Reaktionen auf ein NM und entsprechend positivem Sensibilisierungstest werden keiner Provokationstestung unterzogen. DBPCFC können in jedem Alter durchgeführt werden, also auch bereits im Säuglingsalter.

GENERELL VERFOLGEN NM-PROVOKATIONEN ZWEI ZIELE:

- Einerseits verursachende Allergene zu entdecken, um sie in der Folgezeit (bis zu einer eventuellen Toleranzentwicklung) zu eliminieren und
- andererseits zu beweisen, dass NM für das Beschwerdebild keine Rolle spielen und somit unnötige Diäteinschränkungen verhindern werden können.

In der täglichen Praxis ist Letzteres zahlenmäßig ebenso häufig und als Indikation zur DBPCFC genauso wichtig wie Ersteres. Ein negatives Ergebnis einer Provokationstestung kann für die zukünftige Ernährungssituation ebenso wichtig sein wie ein positives, da unnötige Diäten dem Kind wertvolle Bausteine der Ernährung vorenthalten [28].

Praktische Durchführung einer Nahrungsmittelprovokation

Ist die Indikation zur Provokation gestellt, muss vor der Testung des verdächtigen NMs dieses durch eine konsequent eingehaltene komplette Elimination vermieden werden. Die Dauer der diagnostischen Eliminationsdiät richtet sich nach der bestehenden Symptomatik, und beträgt bei einer akuten Reaktion (NM sind in diesem Fall ohnedies eliminiert) wenige Tage, bei einer chronischen Symptomatik 2–4 Wochen. Gerade bei nicht-IgE-vermittelten Reaktionen kann ein längerer Zeitraum indiziert sein. Um das in Verdacht stehende Nahrungsmittelallergen komplett aus der Ernährung zu eliminieren, ist eine Diätberatung mit exakter Instruktion zur Durchführung bereits vor der stationären Austestung erforderlich. Gegebenenfalls muss ein adäquater Ersatz angeboten werden.

Es gibt verschiedene Vorgehensweisen bei der oralen Provokation. Diese kann offen, einfach blind oder als Goldstandard doppelblind, Placebo-kontrolliert durchgeführt werden.

Vorteile der DBPCFC sind einerseits, dass dadurch subjektive Einflussfaktoren ausgeschlossen werden können und bei einer Reprovokation das jeweilige NM vom Kind, das zur Elimination erzogen ist, eher akzeptiert wird. Nachteile sind der hohe zeitliche Aufwand und die damit verbundenen höheren Kosten. Da beweisende Laborparameter fehlen, ist der Aufwand jedoch gerechtfertigt, um Fehldiagnosen zu verhindern.

Die zu provozierenden NM werden in Geschmack, Geruch, Konsistenz und Farbe verblindet. Placebo und Verum sollten vom Kind nicht unterschieden werden können. In der Vorbereitung einer Provokation wird mit den Eltern besprochen, wie das zu gebende Lebensmittel „verpackt" werden kann. Die Testmahlzeit sollte möglichst realistisch die üblich gegessene Form des NM beinhalten, welches die Reaktion auslöste. Insbesondere ist dabei die Verarbeitung z. B. bei rohem oder verbackenem Ei zu berücksichtigen. In der Testmahlzeit dürfen keine weiteren Allergene enthalten sein, auf die der Patient reagieren könnte. Als Placebo empfiehlt sich ein NM, welches bereits im Speiseplan des Kindes – ohne klinische Symptome hervorzurufen – enthalten ist. Es sollten möglichst wenige Zutaten in der Testmahlzeit enthalten sein.

Die im Säuglings- und Kindesalter am häufigsten getesteten NM sind: Kuhmilch, Hühnerei, Erdnuss, Baumnüsse (Walnuss, Haselnuss) und Weizen.

Wenn mit Placebo getestet wird, muss der Geschmack dem Verum so weit wie möglich gleichen. Dies gelingt bei Kindern häufig mit Aminosäureformula-Nahrungen, denn der bittere Geschmack dieser Nahrungen vereinfacht das „Verpacken" des zu testenden Nahrungsmittels. Um die Akzeptanz zu verbessern, wird bei Kleinkindern zum Süßen etwas Birnendicksaft, Zucker oder zerdrückte Banane hinzugefügt. In leicht gekühlter Form werden geschmacksintensive Nahrungen eher vom Kind akzeptiert. Idealerweise wird das zu testende NM in flüssiger oder breiiger Konsistenz verabreicht. Als Placebo finden bei Breien diverse Getreideflocken, Reisschleim, Maisstärke oder milch- und sojafreie Spezialbreie – je nach Verträglichkeit – Anwendung. Die Farbe z. B. bei Hühnerei zu blinden, gelingt mit Karottensaft oder Kakaopulver/Schokopudding sehr gut.

Basisrezepte für die Zubereitung zum Verblinden sind im Ringbuch Diätetik in der Allergologie nachzulesen [29]. Um schwere Reaktionen zu vermeiden, erfolgt die Verabreichung titriert in sieben Stufen [30]. Die Menge wird, wenn keine klinische Reaktion eintritt, alle 30 Minuten gesteigert. Die kleinen Anfangsmengen werden mit der Spritze oder einem Löffel, größere Mengen bevorzugt in einer blickdichten Flasche verabreicht.

Im klinischen Alltag ist eine Anfangsdosis von 3 mg NM-Protein für die meisten NM vorgesehen. Die Gesamtmenge (*Tab. 8* als Beispiel für flüssige NM) entspricht einer durchschnittlich aufgenommenen Menge, insgesamt ca. 5 g Protein. Bei Kuhmilch und Soja sind das jeweils 150 ml, bei Hühnerei ein ganzes Ei, bei Weizen ca. eine Semmel, bei Erdnüssen ca. 10 Stück. Jedoch genügen manchmal wegen der altersentsprechenden Portionen bereits 3 g NM-Protein.

VERUM (ML)		PLACEBO (ML)	GESAMTMENGE (ML)	ALLERGENMENGE (G PROTEIN)
0,1	+	0,1	= 0,2	0,003
0,3	+	0,3	= 0,6	0,01
1,0	+	1,0	= 2,0	0,033
3,0	+	3,0	= 6,0	0,1
10	+	10	= 20,0	0,33
30	+	30	= 60,0	1,0
100	+	100	= 200,0	3,3
144,4	+	*144,4*	*= 288,8*	*4,8*

TABELLE 8: Dosierungsangaben einer strukturierten Provokation;

Quelle: Leitlinie der DGAKI, ÄDA, GPA – Standardisierung von oralen Provokationstests bei Verdacht auf NMA [26]

An dem der Titration folgenden Tag wird die gesamte Allergenmenge in einer Mahlzeit gegeben. Diese kumulative Dosis zu geben hat sich bewährt, da auf diese etwa 10 Prozent der unter der Titration negativen Patienten reagieren. Die Verabreichung und eventuell auftretende Reaktionen werden genau protokolliert.

Der Aufwand einer stationär durchgeführten NM-Provokation ist gerechtfertigt, denn dadurch kann eindeutig geklärt werden, ob der Patient auf ein NM mit klinisch relevanten Symptomen reagiert oder nicht. Fragwürdige, nicht gerechtfertigte und oftmals zu Mangelernährung führende einschneidende Diätmaßnahmen können hierdurch verhindert werden. Bei positiver Reaktion sollte je nach Alter des Patienten und NM, im Säuglings- und Kleinkindesalter etwa 1–2 Jahre später, mittels Re-Provokation festgestellt werden, ob mittlerweile eine Toleranz eingetreten ist [1, 28].

Wie ist bei Verdacht auf nicht-IgE vermittelte Nahrungsmittelallergien vorzugehen?

Das Vorgehen bei IgE- und nicht-IgE-vermittelten NMA unterscheidet sich prinzipiell nicht voneinander. Ein negativer Sensibilisierungstest schließt eine klinisch relevante NMA nicht sicher aus. Da „Hilfsuntersuchungen“ fehlen, ist für die Diagnose ein klarer und reproduzierbarer Zusammenhang zwischen Auftreten der Beschwerden und Aufnahme bestimmter NM sowie eine Besserung der Symptome unter Karenz noch wichtiger. Dabei helfen eine diagnostische Eliminations- und Provokationstestung.

Da bei nicht-IgE-vermittelten NMA (z. B. eosinophile Gastroenteropathie, Nahrungsmittel-induzierte Enterocolitis – FPIES), eine Toleranzentwicklung rascher eintreten kann, ist es sinnvoll eine solche in kürzeren Abständen zu überprüfen.

Wie sind IgE-vermittelte und nicht-IgE-vermittelte Nahrungsmittelallergien zu behandeln?

Für die Ernährungstherapie, d. h. für die Elimination des symptomauslösenden NM spielt es keine Rolle, ob eine IgE- oder nicht-IgE-vermittelte Ursache zu Grunde liegt. Das zu meidende NM muss bis zur Toleranzentwicklung strikt gemieden werden. Davon abzugrenzen sind die Nahrungsmittelintoleranzen (nicht immunologisch) *(Tab. 1)*. Hierbei gilt in der Beratung besonderes Augenmerk auf die Mahlzeitenzusammenstellung, die Portionsgröße, den Tagesablauf und allgemeines Essverhalten zu berücksichtigen, denn eine Laktose-, Fruktose-, und/oder Sorbitunverträglichkeit sind sehr stark dosisabhängig. Auf eine vollwertige, bedarfsgerechte und altersentsprechende Ernährung ist immer zu achten. Bei IgE-vermittelter NMA ist gemäß Schweregrad die Versorgung mit einem Adrenalin-Autoinjektor und weiteren Akutmedikamenten zu bedenken. Bei akuter nicht-IgE-vermittelter NMA ist für eine rasche Hydrierung (oral, iv) im Akutfall zu sorgen.

Ist die Diät das einzige zielführende Verfahren?

Therapiemöglichkeiten bei NMA umfassen Eliminationsdiäten, Pharmakotherapien und Allergen-Immuntherapien *(Tab. 5)* [(1)]. Eine Beeinflussung des natürlichen Verlaufes von NMA ist nach heutigem Verständnis nicht zu erzielen. Diätempfehlungen für therapeutische Eliminationsdiäten müssen auf einer präzisen Diagnostik durch Spezialisten beruhen und sind im Kindesalter für einige NM nur für 12–24 Monate aufgrund der Möglichkeit einer Toleranzentwicklung gültig. Nach dieser Zeit muss die klinische Aktualität neu evaluiert werden. Ärztlich verordnete Diätempfehlungen können nur in Form einer ausführlichen Instruktion – durch geschulte DiätologInnen – umgesetzt werden. Dabei wird auch auf die Vermeidung einer Mangelernährung geachtet. Insbesondere bei der Kuhmilchallergie stehen uns heute gute, extensiv-hydrolysierte Formula-Nahrungen oder Aminosäure-Nahrungen zur Verfügung. Die Schulung der Patienten und ihrer Familien umfasst neben der diätetischen Schulung auch das Erkennen von allergischen Frühsymptomen und die Behandlung allergischer Reaktionen nach dem versehentlichen Genuss zu eliminierender NM [2, 7, 15].

THERAPIE DER NAHRUNGSMITTEL-ALLERGIE	
Eliminationsdiät und Ernährungstherapie	Instruktion durch allergologisch versierte DiätologInnen
Pharmakotherapie im Notfall (durch Patienten/Eltern/ Betreuer anzuwenden)	Adrenalin (im Autoinjektor) Antihistaminika Kortikosteroide Schulung für Notfall Notfallplan Rasche Hydrierung (oral, iv)
Immuntherapie	Orale/sublinguale/epikutane Immuntherapie (Desensibilisierung/Toleranzinduktion)

TABELLE 5: Therapie der NMA (nach Leitlinie in Worm et al., 2021; Ref #1)

Eine Pharmakotherapie (z. B. Verabreichung von Antihistaminika oder Steroiden bei leichteren Symptomen) ist nur als kurzfristige, symptomatische Therapie beim Auftreten allergischer Symptome zu betrachten. Eine prophylaktische Dauertherapie mit Antihistaminika oder Steroiden ist nicht zielführend und nicht indiziert. Antihistaminika mögen zwar einige IgE-vermittelte Reaktionen an der Haut oder Schleimhaut abschwächen, haben aber wenige Effekte auf systemische Reaktionen, die über die Haut hinausgehen [31]. Die Behandlung NM-induzierter anaphylaktischer Reaktionen ist immer ein Notfall.

Patienten, die früher anaphylaktische Reaktionen hatten, unter Asthma bronchiale leiden oder allergisch auf Erdnüsse, Nüsse, Fisch oder Schalentiere sind, haben ein erhöhtes Risiko eine anaphylaktische Reaktion zu erleiden [2].

Diese Patienten sollten immer Epinephrin (Adrenalin) als Autoinjektor dabeihaben. Bei den ersten Anzeichen einer anaphylaktischen Reaktion muss Epinephrin frühzeitig eingesetzt werden. Es wurde gezeigt, dass bei verzögertem Behandlungsbeginn die Komplikations- und Sterblichkeitsrate deutlich zunimmt [2]. Wichtig ist es, die Kinder und deren Eltern ausreichend zu schulen. In den letzten Jahren hat sich ein standardisiertes Schulungsprogramm etabliert (AGATE – Arbeitsgemeinschaft Anaphylaxie – Training und Edukation e. V.). Besonders zu bedenken ist, dass die Schulung von Laien durch Experten (Kindergarten, Hort, Tagesmutter, ...) immer auf freiwilliger und individueller Basis zu erfolgen hat und auch als persönliche Befähigung zu bestätigen ist.

Anders als bei Inhalationsallergien scheint eine Immuntherapie mit subkutanen Injektionen des Allergens bei der NMA aufgrund eines erhöhten Nebenwirkungsprofils (noch) nicht umsetzbar. Neue Immuntherapieformen (z. B.: OIT – spezifische orale Immuntherapie, sublinguale (SLIT) oder epikutane (EPIT) Applikation) sind zurzeit in Testung, aber sie stehen derzeit für den Routineeinsatz mangels Verfügbarkeit zugelassener Präparate nur eingeschränkt zur Verfügung. Als Hauptzielgruppe sind jene Patientengruppen im Blickfeld, welche trotz strenger Diät immer wieder anaphylaktische Durchbrüche durch geringe NM-Mengen erleben und Patienten, bei denen die NMA persistiert. Rezente Studien zeigen zum Teil Erfolge, jedoch ist der Anteil an relevanten Nebenwirkungen hoch (bis zu 30 Prozent), sodass das Angebot in guter Absprache mit den Patienten und deren Eltern getroffene werden muss [(32–36)].

Eine neue Therapieform kann die Verabreichung von Anti-IgE-Antikörpern darstellen, welche in Einzelfällen als Dauertherapie (subkutan in regelmäßigen Abständen) dazu führen kann, dass hoch sensibilisierte Patienten nach vermeintlichem und unwillentlichem Genuss von z. B.: Erdnüssen deutlich abgeschwächte Beschwerden aufweisen. Als zugelassene Standardtherapie steht diese Maßnahme jedoch zurzeit (noch) nicht zur Verfügung [(1, 31, 37)].

Als weitere Therapiestrategie wurde die frühzeitige Einführung von Erdnüssen ab dem ersten Lebensjahr zur Verhinderung der Entwicklung von Erdnussallergien propagiert. Die Zielgruppe sind Kinder mit mittelschwerer-schwerer Neurodermitis und/oder Eiallergie in Ländern mit einer sehr hohen Inzidenz für eine Erdnussallergie. Die Ergebnisse dieser Studie sind überzeugend und weitere Studien sollen zeigen, für welche erweiterte Zielgruppe diese Maßnahmen zu empfehlen sein werden [(38)].

LITERATUR:

1. Worm M, Reese I, Ballmer-Weber B, et al. Update of the S2k guideline on the management of IgE-mediated food allergies. Allergol Select 2021;5:195-243.
2. Ring J, Beyer K, Biedermann T, et al. Guideline (S2k) on acute therapy and management of anaphylaxis: 2021 update: S2k-Guideline of the German Society for Allergology and Clinical Immunology (DGAKI), the Medical Association of German Allergologists (AeDA), the Society of Pediatric Allergology and Environmental Medicine (GPA), the German Academy of Allergology and Environmental Medicine (DAAU), the German Professional Association of Pediatricians (BVKJ), the Society for Neonatology and Pediatric Intensive Care (GNPI), the German Society of Dermatology (DDG), the Austrian Society for Allergology and Immunology (OGAI), the Swiss Society for Allergy and Immunology (SGAI), the German Society of Anaesthesiology and Intensive Care Medicine (DGAI), the German Society of Pharmacology (DGP), the German Respiratory Society (DGP), the patient organization German Allergy and Asthma Association (DAAB), the German Working Group of Anaphylaxis Training and Education (AGATE). Allergo J Int 2021;30:1-25.
3. Boyce JA, Assa'ad A, Burks AW, et al. Guidelines for the Diagnosis and Management of Food Allergy in the United States: Summary of the NIAID-Sponsored Expert Panel Report. J Allergy Clin Immunol 2010;126:1105-18.
4. Szepfalusi Z. [Food allergy in childhood]. Wien Med Wochenschr 2012;162:525-32.
5. Nowak-Wegrzyn A, Katz Y, Mehr SS, Koletzko S. Non-IgE-mediated gastrointestinal food allergy. J Allergy Clin Immunol 2015;135:1114-24.
6. Rona RJ, Keil T, Summers C, et al. The prevalence of food allergy: a meta-analysis. J Allergy Clin Immunol 2007;120:638-46.
7. Boyce JA, Assa'ad A, Burks AW, et al. Guidelines for the diagnosis and management of food allergy in the United States: report of the NIAID-sponsored expert panel. J Allergy Clin Immunol 2010;126:S1-58.
8. Sicherer SH, Sampson HA. Peanut allergy: emerging concepts and approaches for an apparent epidemic. J Allergy Clin Immunol 2007;120:491-503; quiz 4-5.
9. Burks AW, Tang M, Sicherer S, et al. ICON: food allergy. J Allergy Clin Immunol 2012;129:906-20.
10. Sicherer SH, Sampson HA. Food allergy: A review and update on epidemiology, pathogenesis, diagnosis, prevention, and management. J Allergy Clin Immunol 2018;141:41-58.
11. Nwaru BI, Hickstein L, Panesar SS, et al. The epidemiology of food allergy in Europe: a systematic review and meta-analysis. Allergy 2014;69:62-75.
12. Sackeyfio A, Senthinathan A, Kandaswamy P, Barry PW, Shaw B, Baker M. Diagnosis and assessment of food allergy in children and young people: summary of NICE guidance. Bmj 2011;342:d747.
13. Urisu A, Ebisawa M, Mukoyama T, Morikawa A, Kondo N. Japanese guideline for food allergy. Allergol Int 2011;60:221-36.

14. Fiocchi A, Schunemann HJ, Brozek J, et al. Diagnosis and Rationale for Action Against Cow's Milk Allergy (DRACMA): a summary report. J Allergy Clin Immunol 2010;126:1119-28 e12.

15. Muraro A, Roberts G, Worm M, et al. Anaphylaxis: guidelines from the European Academy of Allergy and Clinical Immunology. Allergy 2014;69:1026-45.

16. Mehl A, Niggemann B, Keil T, Wahn U, Beyer K. Skin prick test and specific serum IgE in the diagnostic evaluation of suspected cow's milk and hen's egg allergy in children: does one replace the other? Clin Exp Allergy 2012;42:1266-72.

17. Fritscher-Ravens A, Pflaum T, Mosinger M, et al. Many Patients With Irritable Bowel Syndrome Have Atypical Food Allergies Not Associated With Immunoglobulin E. Gastroenterology 2019;157:109-18 e5.

18. Bartnikas LM, Sheehan WJ, Tuttle KL, Petty CR, Schneider LC, Phipatanakul W. Ovomucoid specific immunoglobulin E as a predictor of tolerance to cooked egg. Allergy Rhinol (Providence) 2015;6:198-204.

19. Fiocchi A, Nowak-Wegrzyn A. The fascinating world of molecular diagnosis in the management of food allergy: nondum matura est. Curr Opin Allergy Clin Immunol 2011;11:200-3.

20. Sanz ML, Blazquez AB, Garcia BE. Microarray of allergenic component-based diagnosis in food allergy. Curr Opin Allergy Clin Immunol 2011;11:204-9.

21. Nicolaou N, Custovic A. Molecular diagnosis of peanut and legume allergy. Curr Opin Allergy Clin Immunol 2011;11:222-8.

22. Ballmer-Weber BK, Hoffmann-Sommergruber K. Molecular diagnosis of fruit and vegetable allergy. Curr Opin Allergy Clin Immunol 2011;11:229-35.

23. Lange L, Lasota L, Finger A, et al. Ana o 3-specific IgE is a good predictor for clinically relevant cashew allergy in children. Allergy 2017;72:598-603.

24. Kleine-Tebbe J, Ballmer-Weber B, Beyer K, et al. In-vitro-Diagnostik und molekulare Grundlagen von IgE vermittelten Nahrungsmittelallergien. Allergo J 2009;18:132–46.

25. Stapel SO, Asero R, Ballmer-Weber BK, et al. Testing for IgG4 against foods is not recommended as a diagnostic tool: EAACI Task Force Report. Allergy 2008;63:793-6.

26. Niggemann B, Beyer K, Erdmann S, et al. Standardisierung von oralen Provokationstests bei Verdacht auf Nahrungsmittelallergie. Allergo J 2011;20:149–60.

27. Ahrens B, Niggemann B, Wahn U, Beyer K. Organ-specific symptoms during oral food challenge in children with food allergy. J Allergy Clin Immunol 2012;130:549-51.

28. Kansen HM, Le TM, Meijer Y, et al. The impact of oral food challenges for food allergy on quality of life: A systematic review. Pediatr Allergy Immunol 2018;29:527-37.

29 Reese I, Schäfer T, Werfel T, Worm M. Diätetik in der Allergologie. Allergologie 2013;4:127-30.

30. Purington N, Chinthrajah RS, Long A, et al. Eliciting Dose and Safety Outcomes From a Large Dataset of Standardized Multiple Food Challenges. Front Immunol 2018;9:2057.

31. Finkelman FD. Peanut allergy and anaphylaxis. Current opinion in immunology 2010;22:783-8.

32. Nurmatov U, Devereux G, Worth A, Healy L, Sheikh A. Effectiveness and safety of orally administered immunotherapy for food allergies: a systematic review and meta-analysis. Br J Nutr 2014;111:12-22.

33. Soller L, Abrams EM, Carr S, et al. First Real-World Effectiveness Analysis of Preschool Peanut Oral Immunotherapy. The journal of allergy and clinical immunology In practice 2021;9:1349-56 e1.

34. Beyer K. A European perspective on immunotherapy for food allergies. J Allergy Clin Immunol 2012;129:1179-84.

35. Groetch M, Nowak-Wegrzyn A. Practical approach to nutrition and dietary intervention in pediatric food allergy. Pediatr Allergy Immunol 2013;24:212-21.

36. Trendelenburg V, Blumchen K, Bellach J, et al. Peanut oral immunotherapy protects patients from accidental allergic reactions to peanut. The journal of allergy and clinical immunology In practice 2020;8:2437-41 e3.

37. Bannert C, Gaupmann R, Schmidthaler K, et al. Anti-IgE - omalizumab as an important and permanent therapy option for severe peanut allergy. Allergologie 2021;44:542-7.

38. Du Toit G, Roberts G, Sayre PH, et al. Randomized trial of peanut consumption in infants at risk for peanut allergy. N Engl J Med 2015;372:803-13.

22.

Wenn das Essen zu schweren, ja tödlichen Reaktionen führt

BRUNELLO WÜTHRICH

Die schwerste Erscheinung einer Nahrungsmittelallergie ist der anaphylaktische Schock, einhergehend mit Blutdruckabfall, Atemnot bis zur Ohnmacht. Er kann tödlich verlaufen, wie aus Berichten in Tageszeitungen der letzten Jahre hervorgeht. Auch ist eine drastische Zunahme der Notfalleinweisungen in Spitäler wegen lebensbedrohender durch Nahrungsmittelallergie bedingter Reaktionen zu verzeichnen. Der Allergiker sollte immer ein Notfallset bei sich tragen, bestehend aus Antihistamin- und Kortison-Tabletten sowie einer Adrenalin-Fertigspritze.

LUCIA STARB EINEN TRAGISCHEN TOD

Große Bestürzung löste in der Deutschen Schweiz ein Bericht der Aargauer Zeitung vom 27. Juni 2009 aus, um ein 16jähriges Mädchen aus Biberstein, das aus Versehen auf der Tower-Brücke in London Erdnüsse aß, auf die es allergisch war, in der Meinung, es seien gebrannte Mandeln. Sie erlitt akute Atemnot, Haut- und Schleimhautschwellungen und Blutdruckabfall, jegliche Hilfe kam leider zu spät *(Abb. 1)*.

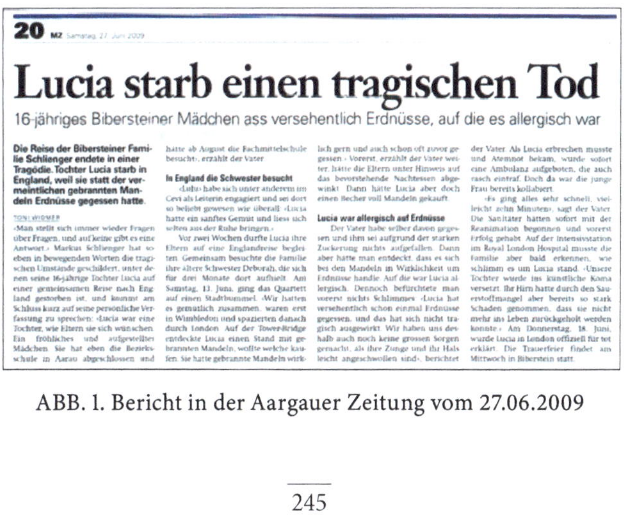

20 MZ Samstag, 27. Juni 2009

Lucia starb einen tragischen Tod

16-jähriges Bibersteiner Mädchen ass versehentlich Erdnüsse, auf die es allergisch war

Die Reise der Bibersteiner Familie Schlienger endete in einer Tragödie. Tochter Lucia starb in England, weil sie statt der vermeintlichen gebrannten Mandeln Erdnüsse gegessen hatte.

TONI WIDMER

«Man stellt sich immer wieder Fragen über Fragen, und auf keine gibt es eine Antwort.» Markus Schlienger hat soeben in bewegenden Worten die tragischen Umstände geschildert, unter denen seine 16-jährige Tochter Lucia auf einer gemeinsamen Reise nach England gestorben ist, und kommt am Schluss kurz auf seine persönliche Verfassung zu sprechen: «Lucia war eine Tochter, wie Eltern sie sich wünschen. Ein fröhliches und aufgestelltes Mädchen. Sie hat eben die Bezirksschule in Aarau abgeschlossen und hatte ab August die Fachmittelschule besucht», erzählt der Vater.

In England die Schwester besucht

«Lulu» habe sich unter anderem im Cevi als Leiterin engagiert und sei dort so beliebt gewesen wie überall: «Lucia hatte ein sanftes Gemüt und liess sich selten aus der Ruhe bringen.»

Vor zwei Wochen durfte Lucia ihre Eltern auf eine Englandreise begleiten. Gemeinsam besuchte die Familie ihre ältere Schwester Deborah, die sich für drei Monate dort aufhielt. Am Samstag, 13. Juni, ging das Quartett auf einen Stadtbummel. «Wir hatten es gemütlich zusammen, waren erst in Wimbledon und spazierten danach durch London. Auf der Tower-Bridge entdeckte Lucia einen Stand mit gebrannten Mandeln, wollte welche kaufen. Sie hatte gebrannte Mandeln wirklich gern und auch schon oft zuvor gegessen.» Vorerst, erzählt der Vater weiter, hätte die Eltern unter Hinweis auf das bevorstehende Nachtessen abgewinkt. Dann hätte Lucia aber doch einen Becher voll Mandeln gekauft.

Lucia war allergisch auf Erdnüsse

Der Vater habe selber davon gegessen und ihm sei aufgrund der starken Zuckerung nichts aufgefallen. Dann aber hätte man entdeckt, dass es sich bei den Mandeln in Wirklichkeit um Erdnüsse handle. Auf die war Lucia allergisch. Dennoch befürchtete man vorerst nichts Schlimmes: «Lucia hat versehentlich schon einmal Erdnüsse gegessen, und das hat sich nicht tragisch ausgewirkt. Wir haben uns deshalb auch noch keine grossen Sorgen gemacht, als ihre Zunge und ihr Hals leicht angeschwollen sind», berichtet der Vater. Als Lucia erbrechen musste und Atemnot bekam, wurde sofort eine Ambulanz aufgeboten, die auch rasch eintraf. Doch da war die junge Frau bereits kollabiert.

«Es ging alles sehr schnell, vielleicht zehn Minuten», sagt der Vater. Die Sanitäter hätten sofort mit der Reanimation begonnen und vorerst Erfolg gehabt. Auf der Intensivstation im Royal London Hospital musste die Familie aber bald erkennen, wie schlimm es um Lucia stand. «Unsere Tochter wurde ins künstliche Koma versetzt. Ihr Hirn hatte durch den Sauerstoffmangel aber bereits so stark Schaden genommen, dass sie nicht mehr ins Leben zurückgeholt werden konnte.» Am Donnerstag, 18. Juni, wurde Lucia in London offiziell für tot erklärt. Die Trauerfeier findet am Mittwoch in Biberstein statt.

ABB. 1. Bericht in der Aargauer Zeitung vom 27.06.2009

Tatsächlich sind Todesfälle auf Grund einer Nahrungsmittelallergie ein Phänomen der letzten 3 Jahrzehnte. Der erste Fall einer tödlich verlaufenden Nahrungsmittelallergie bei Erwachsenen in der medizinischen Literatur ist datiert auf 1988 und betraf eine 24jährige Frau mit bekannter Erdnussallergie nach Genuss eines Haselnuss-Cakes mit Marzipan (Mandel)-Glasur. Die kanadische Patientin hatte wiederholt das Gebäck in dieser Bäckerei gekauft und reaktionslos ertragen. Die gerichtsmedizinische Abklärung dieses außerordentlichen Todesfalles ergab, dass die Paste für die Herstellung der Glasur inzwischen „arachides" enthielt; diese Bezeichnung wurde vom englischsprechenden Bäcker nicht erkannt. Es folgten regelmäßige Berichte in der medizinischen Literatur und in der Laien-Presse über tödliche Fälle, wie aus den folgenden Zeitungsartikeln hervorgeht.

MÄDCHEN STIRBT AN KUSS

Ein 15jähriges Mädchen mit einer Erdnuss-Allergie ist nach einem Kuss seines Freundes gestorben. Auch eine sofortige Adrenalinspritze konnte den Teenager nicht mehr retten. Der Junge hatte vorher ein Erdnussbutterbrot gegessen *(The Edmonton Journal, Saturday, November 26, 2005; Spiegel Online, 25.11.2005).*

GETÖTET DURCH EINE EISCRÈME

Katrina, 37 J., gestorben in einem Restaurant nach Genuss eines einzigen Löffels von Eiscreme (mit Walnuss), obwohl sie einen Ausweis über ihre Nussallergie in verschiedenen Sprachen bei sich trug und denselben dem Servicepersonal vorgelegt hatte *(Daily Telegraph, 5.5.1995).*

TRAGÖDIE EINER NUSSALLERGISCHEN STUDENTIN

Nicola, eine 18jährige Studentin mit bekannter Nussallergie, starb nach einer Mahlzeit mit ihrem Freund in einem indischen Spezialitäten-Restaurant *(The Northern Echo, 22.1.2000).*

BRÄUTIGAM MIT EINER FISCHALLERGIE STIRBT ANLÄSSLICH DER HOCHZEITSPARTY IM HOTEL

Der Bräutigam, Meeresfischallergiker, starb nach Essen einer Frühlingsrolle – offenbar mit Seafood kontaminiert – anlässlich der Cocktail Party zur Hochzeit, obwohl er dem Chef de Service vorgängig über seine Allergie orientiert hatte *(Daily Mirror, September 27, 1996).*

TOD DURCH ERDNUSSALLERGIE NACH KONSUM EINES EINZELN VERPACKTEN MÜSLIRIEGELS, GESETZKONFORM OHNE DEKLARATION DER INHALTSSTOFFE

Die Schülerin, schwere Erdnussallergikerin, kaufte auf dem Schulareal einen Müsliriegel, der auf der Packung keine Deklaration der Inhaltstoffe aufwies. Nur die Multipackung, aber nicht das Einzelriegel, deklarierte gesetzeskonform ihre Zusammensetzung, inkl. Erdnuss *(Allergo Journal, 2006; 15: 521-608).*

Welche sind die risikoreichen Nahrungsmittel und auf was soll der Nahrungsmittelallergiker achten?

Die oben geschilderten Beispiele veranschaulichen, welche die risikoreichen Nahrungsmittel sind und die Umstände der tödlichen Reaktionen:

- In den verschiedenen Statistiken stehen Erdnüsse und Nüsse, Soja, Eier, Milch, Fisch, Schalentiere, Sellerie u. a. als Risiko Nahrungsmittel für den entsprechenden Allergiker in den Vordergrund.
- Nahrungsmittel mit „versteckten" Allergenen wie Pizza (Abb. 2), Hamburger, Kuchen, Gebäcke, Saucen, Salat Dressings, orientalische Spezialitäten sind für Allergiker besonders gefährlich.
- Konfektionierte Nahrungsmittel mit unbefriedigender Etikettierung („kann ...enthalten") sind heimtückisch oder der Allergiker beachtet nicht die Etikette.

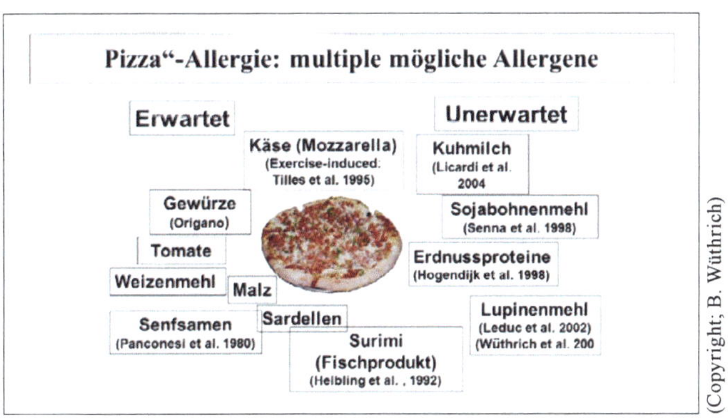

ABB. 2. Pizza: eine Quelle möglich versteckter Nahrungsmittelallergene.

Behandlung von Nahrungsmittelallergien

Die einzige wirksame Therapie einer Nahrungsmittelallergie ist die Eliminationsdiät: aber trotz der neuen, verschärften Lebensmittelverordnung (LV), die seit dem 1. Mai 2018 in der Schweiz verpflichtend ist *(Tab. 1)*, bleiben weiterhin für den Nahrungsmittelallergiker Restrisiken: Allergene, die nicht auf der Liste figurieren, z. B. Buchweizen oder Verunreinigungen von <1000 mg/kg, welche bei hochgradigen Allergikern noch Reaktionen auslösen können sowie beim Auswärtsessen und bei „take-away" food. Die Etikettierung: „kann ... enthalten" ist keine Lösung.

TABELLE 1. Der Gesetzgeber hat in der LV folgende 14 Lebensmittel und ihre Zubereitungen, aufgeführt, welche immer speziell deklariert werden müssen*

- Glutenhaltige Getreide
- Krebstiere
- Eier
- Fische
- Erdnüsse
- Sojabohnen
- Milch (einschließlich Laktose)
- Hartschalenobst (Nüsse)
- Sellerie
- Senf
- Sesamsamen
- Schwefeldioxid und Sulfite
- Lupinen
- Weichtiere

**Ob Speisen oder Getränke, ob verpackte oder lose Ware, jede Zutat, in der sich eines der 14 Hauptallergene befindet, gehört in der Schweiz ordnungsgemäß gekennzeichnet.*

*(https://www.fedlex.admin.ch/817.022.16 Verordnung des EDI betreffend die Information über Lebensmittel (LIV) vom 16. Dezember 2016 (Stand am 1. Juli 2020)

Der Nahrungsmittelallergiker lebt deshalb in großer Unsicherheit: er sollte daher nach schweren Reaktionen in der Vergangenheit sich vom Hausarzt ein Notfallset mit Kortison- und Antihistaminika-Tabletten oder –Lösungen sowie eine Adrenalin-Fertigspritze (Autoinjektor) verschreiben lassen, die er immer auf sich tragen muss *(Abb. 3)*. Die Handhabung des Adrenalin-Autoinjektors sollte vom Arzt oder vom Apotheker genau instruiert und kontrolliert werden *(Abb. 4)*.

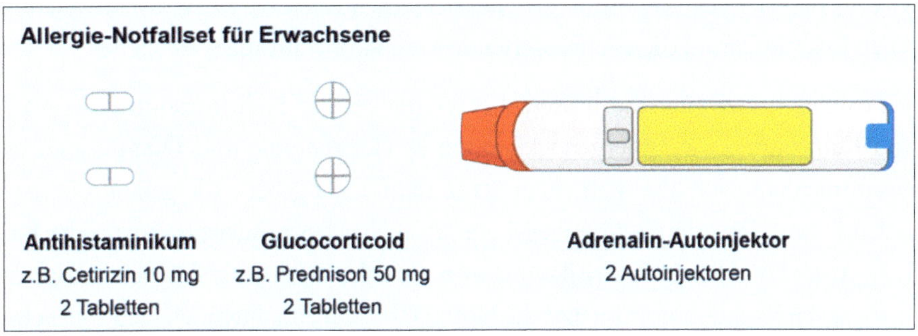

Illustration © PharmaWiki

ABB. 3. Notfallset für Allergiker: 2 Tabletten Cetirizin 10 mg oder andere Antihistaminika wie Levocetirizin, Loratadin, Desloratadin oder Fexofenadin; 2 Kortisontabletten: Prednison oder Prednisolon 50 mg. 1 oder 2 Adrenalin-Autoinjektoren (EpiPen®, Jext®), als Mittel der 1. Wahl für die Behandlung einer Anaphylaxie. Die Zusammensetzung des Sets ist nicht einheitlich geregelt und unterscheidet sich zwischen Regionen und Ländern. Adrenalin-Autoinjektor: In der Schweiz stehen zwei Präparate zur Verfügung: EpiPen Inj Lös 0.300 bzw. Epipen, Junior Inj Lös 0.150 mg (MEDA Pharma GmbH) sowie Jext 300 Mikrogramm bzw. Für Kinder Jext 150 Mikrogramm, Injektionslösung in einem Fertigpen (ALK-Abelló AG)

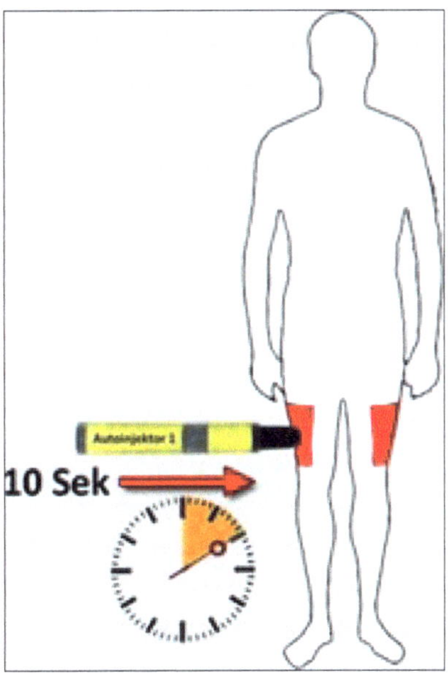

ABB. 4. Applikation der Adrenalin-Fertigspritze (gohelp.org/de – Erste Hilfe im Internet)

Leider zeigt die Analyse der tödlichen und der schwersten Anaphylaxie-Fälle, dass Adrenalin nur sehr wenig unter Real-Life-Bedingungen eingesetzt wird. Es ist wichtig, dass der Hausarzt immer wieder bei seinen Patienten mit schweren allergischen Reaktionen auf diese lebensrettende Maßnahme hinweist.

Lösungsansätze für eine bessere Lebensqualität der Nahrungsmittelallergiker sind Kampagnen wie „Allergendeklaration in Gastronomie und Offenverkauf in Zusammenhang von aha!-Patientenorganisation“ , „Ratgeber: Allergene im Offenverkauf“ und das Allergie-Gütesiegel von aha. Aber beim Auswärtsessen oder bei Take-Away-Food ist ein Restrisiko immer vorhanden, sodass bei Zeichen von einer allergischen Reaktion unmittelbar die Notfalltabletten einzunehmen sind – sie wirken leider erst nach einer halben Stunde nach Auftreten der Symptome – und bei Schwindel, Schweißausbruch, Juckreiz an Kopf und an Händen und Füssen oder Atemnot die Adrenalin-Fertigspritze zu verabreichen ist.

23.

Glutenallergie? Überbewertet?

Eine Standortbestimmung zur Rolle des Weizens bei verschiedenen Unverträglichkeitsreaktionen in der modernen Gesellschaft

MARTIN RAITHEL, ANJA ROSSMEISSL
UND KATHARINA HOTFIEL

ABKÜRZUNGEN IM TEXT: AMYLASE-TRYPSININHIBITOREN (ATIS), FRUKTO-OLIGOSACCHARIDE (FOS), GALAKTO-OLIGOSACCHARIDE (GOS), GASTROINTESTINALTRAKT (GIT), NAHRUNGSMITTELALLERGIE (NMA), NICHT-ZÖLIAKIE-GLUTENSENSITIVITÄT (NZGS)

Einleitung und Hintergrund

In der Geschichte der Menschheit geht die Nutzung von Getreideprodukten bis auf einen Zeitraum 7000–1000 Jahre vor Christi Geburt zurück. Aus dieser Zeit ist überliefert, dass Gerste zum Brauen von Bier verwendet, dass Getreidequellen in Bereich des Vorderen Orients gefunden wurden (Irak, Mesopotamien). Die Benutzung von alten Getreidesorten wie Wildemmer, wilde Gerste, Wildeinkorn setzte sich fort zur Entwicklung von Dinkel, Emmer, Einkorn, während Roggen, Weizen, Hafer und Gerste zirka 2000 Jahre vor Christus auftauchten [1]. Sie sind mit die ältesten Lebensmittel des Menschen und halfen als wenig verderbliche Nahrung den Menschen zur Energiegewinnung und Entwicklung, gerade über schlechte kalte Jahreszeiten.

Getreide wie Weizen und Roggen, Mais und Reis sind die wichtigsten Grundnahrungsmittel des Menschen weltweit. Der Weizen ist eine der ersten Kulturpflanzen, die der Mensch systematisch zum Erwerb von Nährstoffen züchtete. Er galt in der Evolution als ein Grundnahrungsmittel. Heute wird nach verschiedenen Züchtungen zur Verbesserung der Qualität des Weizens zwischen Hartweizen und Weichweizen unterschieden [1, 2].

Im Gegensatz zu dieser evolutionsbiologisch wichtigen und eindeutigen Rolle der Getreideprodukte steht heute der Weizen in der modernen Gesellschaft im Zentrum zahlreicher Diskussionen und Beobachtungen bezüglich der Auslösung von Krankheitsmechanismen, Unverträglichkeitsreaktionen, Stoffwechselproblemen und psychischer Störungen etc. [3–6]. Diese Aspekte werden heute besonders in der westlichen Gesellschaft mit dem Hintergrund einer großen industriellen Produktion heftigst diskutiert.

Im Folgenden sollen daher die verschiedenen durch Getreideprodukte und besonders die durch den glutenhaltigen Weizen hervorgerufenen Mechanismen für mögliche Krankheitserscheinungen dargestellt und unterschieden werden. Dabei darf nicht vergessen werden, dass nicht nur der Weizen einen agrarbiologischen Reifungs- und Züchtungsprozess innerhalb der letzten Jahrtausende durchlaufen hat, sondern dass auch der Mensch vielen Veränderungen mit Sesshaftigkeit, industrieller Revolution und industriell hergestellter Nahrung, Zugang zu Genussgiften, Antibiotika, Bewegungsmangel, einseitigen Ernährungsformen, erhöhtem Salzkonsum etc. eine evolutionsbiologische und umweltbezogene Entwicklung erfahren hat, die die biologische Gesundheit an ihre Grenzen bringt. In der Summe können sich solche Veränderungen in der Mikrobiota des Darms, der Immunregulation, der neurovegetativen Stressregulation und dem psychischen Empfinden niederschlagen. Wenn es um die Beurteilung von Krankheitsprozessen geht, sollte auch stets zwischen tatsächlicher Kausalität (gesicherte Auslösung einer Krankheit durch ...) und den oft überbewerteten Assoziationen (Beobachtung eines häufigeren Krankheitsauftretens bei ...) unterschieden werden [3, 4].

Erkrankungen durch Weizen und Getreideprodukte: Begriffserklärungen zu Zöliakie, Getreideallergien und Weizen- bzw. Getreidesensitivität

Die Gluten- bzw. Getreide-bedingten Erkrankungen sind individuell ausgeprägte, nicht-toxische immunologische oder nicht-immunologische Erkrankungen. Hier sind die Zöliakie (heute Autoimmunerkrankung), die Getreide- und Weizenallergie sowie die sog. Nicht-Zöliakie-Nicht-Weizenallergie bezogene Gluten- bzw. Getreidesensitivität (kurz Nicht-Zöliakie-Glutensensitivität, abgekürzt NZGS) zu unterscheiden [3–6].

Die spezifische Beteiligung des Immunsystems zeigt sich bei der Zöliakie (früher Sprue; umgangssprachlich „Glutenunverträglichkeit") darin, dass sie früher als eine langsam verzögerte zelluläre Allergie (Typ IV-Allergie) aufgefasst wurde, heute gilt sie als eine spezifische Autoimmunreaktion auf das Gluten bzw. Gliadin (Klebereiweiß) des Weizens.

Bei der Getreide- und Weizenallergie ist die spezifische Immunreaktion eine allergische Überempfindlichkeitsreaktion, die prinzipiell über vier verschiedenen Allergietypen (Typ I- bis Typ IV-Allergie), in isolierter oder kombinierter Form, vermittelt werden können.

Bei der nicht-immunologischen Unverträglichkeit einer Weizen- oder Gluten- bzw. Getreidesensitivität (NZGS) lässt sich keine spezifische Immunreaktion erkennen, vielmehr reagieren diese Menschen auf andere Bestandteile des Getreides mit unspezifischen entzündlichen Mechanismen [6–9].

Die oben genannten immunologischen bzw. nicht-immunologischen Krankheitsmechanismen sind von Vergiftungserscheinungen (toxischen Effekten) abzugrenzen, welche ab einem bestimmten Schwellenwert bei allen Personen auftreten (*Abb. 1,* [3–6]), wenn Getreide giftige Stoffe enthält oder verdorben ist. Dies kann z. B. eine Verunreinigung des Getreides mit Schimmelpilzgiften, toxischen Bakterienarten oder Mutterkornalkaloiden (z. B. Ergotamin, Ergometrin) betreffen, wenn beim Herstellungs- bzw. Lagerungsprozess Feuchtigkeit oder Verunreinigungen auftreten. Obwohl Vergiftungserscheinungen in der westlichen Welt mit präziser industrieller Herstellung heute extrem selten geworden sind, so sind Toxinwirkungen in ärmeren Ländern der Welt, bei Eigenverarbeitung oder auch bei nachträglicher Lagerung von Getreideprodukten (z. B. Schimmel am Brot) zu berücksichtigen. Die akuten Vergiftungserscheinungen zeigen in der Regel eine andere Symptomatik als die Zöliakie und die Weizenallergie [3–7].

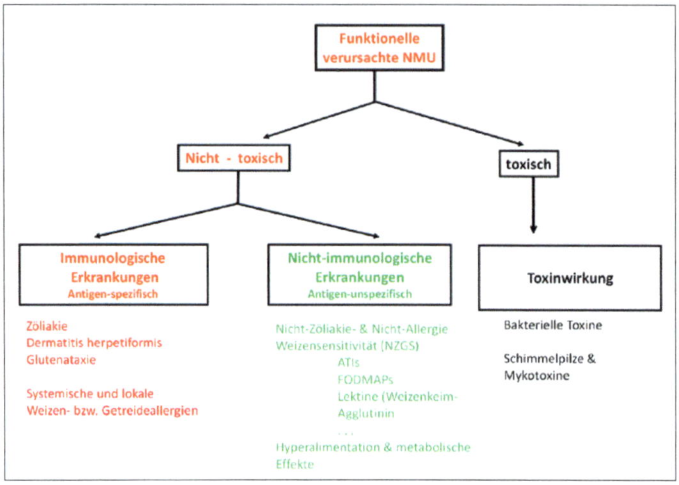

(Eigene Darstellung)

ABB. 1: Klassifikation der immunologischen, nicht-immunologischen und toxischen Reaktionen bei Weizen- und Getreideunverträglichkeiten.

Weizen bzw. Getreide-induzierte Krankheitsbilder gehören zu den funktionell verursachten Ursachen einer Nahrungsmittelunverträglichkeit, d. h. sie zeigen zu Krankheitsbeginn anfangs keine organ-pathologischen Schäden am Magendarmtrakt (z. B. Geschwüre, Engstellen). Die verantwortlichen Unverträglichkeitsmechanismen können spezifisch auf das Immunsystem zurückgeführt werden (rot), können unspezifischen Unverträglichkeitsmechanismen entsprechen (grün) oder können aus Vergiftungserscheinungen resultieren (Toxinwirkung).

ATI Amylase-Trypsininhibitoren; FODMAPs steht für „Fermentierbare Zuckerverbindungen wie Oligosaccharide, Disaccharide, Monosaccharide und mehrwertige Alkohole (Polyole)

Zöliakie

Mit einer Frequenz von ca. 1:500 stellt die Zöliakie (früher Sprue, Glutenenteropathie) in Europa eine wichtige Differentialdiagnose bei Personen mit Malabsorption, Abdominalbeschwerden, Diarrhoen, Reizdarmcharakteristik, Eisenmangelanämie, extraintestinalen Störungen wie Dysthymie, Infertilität, Osteoporose etc. oder/und Nahrungsmittelunverträglichkeiten (NMU) dar [6–10]. Die Zöliakie betrifft heute in Europa ungefähr 1 Prozent der Bevölkerung und ist damit seltener als Nahrungsmittelallergien (NMA; 2–5 Prozent der Bevölkerung) und andere Unverträglichkeitsreaktionen (z. B. Laktoseunverträglichkeit bei 15 Prozent der Bevölkerung) [4–6].

Die Zöliakie kann ein breites Spektrum von gastrointestinalen Symptomen, aber auch von Krankheitserscheinungen außerhalb des Darms (z. B. Ekzeme wie Dermatitis herpetiformis), von verschiedenen untypischen Verläufen (z. B. Anämie, Osteoporose, Depression) induzieren. In extrem seltenen Fällen führt die Erkrankung hin zur refraktären kollagenen Zöliakie, einer schweren Verdauungsstörung mit erheblichem Gewichtsverlust oder zu einer Lymphomerkrankung.

Klinisch ist die Zöliakie mit anderen Autoimmunerkrankungen (z. B. Schilddrüsenentzündungen, Diabetes mellitus, Gelenkerkrankungen) assoziiert, aber auch mit einigen Vererbungskrankheiten (z. B. Down-Syndrom Trisomie 21). Sie beinhaltet besonders im nicht- bzw. unzureichend behandelten Stadium ein erhöhtes Risiko für Makro- und Mikro-Nährstoffdefizite, Gewichtsverlust, gastrointestinale Tumore, Hauttumore und eine 2-4fach erhöhte Mortalität [3–6].

Die Zöliakie wird heute als Autoimmunreaktion verstanden und führt bei besonderer genetischer Ausstattung (z. B. HLA-DQ2 und -8 prädisponierten Personen) durch den Kontakt mit Gliadinen des Weizens über eine initial vorwiegend zelluläre Th1-Immunreaktion und eine nachfolgende Antikörperantwort (Th2) zu unterschiedlichen Stadien einer Dünndarmentzündung, die in ihrer Maximalform bis zum kompletten Verlust der Schleimhaut (Zottenatrophie) führen kann [4–9].

Mit geeigneten Bluttests (Bestimmung der IgA-Antikörper gegen Gewebstransglutaminase, Endomysium und deamidierte Gliadinpeptide) kann bei ausreichender Glutenzufuhr die Diagnose zuverlässig gesucht und gestellt werden. Vor allem, wenn mehr als 10-fach erhöhte Antikörpertiter vorliegen und ein zweiter zöliakiespezifischer Antikörper *(Abb. 2)* gleichzeitig erhöht ist, kann mit hoher Sicherheit von einer Zöliakie ausgegangen werden [4, 6, 10, 11]. Dies kann vor allem bei Kindern genutzt werden, um eine endoskopische Beurteilung und Biopsie zu vermeiden. Bei Erwachsenen hat die endoskopische Beurteilung, Gewebeuntersuchung und das Auffinden von anderen Schäden einen wichtigen Stellenwert, da in diesem Alter gewöhnlich auch chronische Entzündungen und Tumorerkrankungen ausgeschlossen werden müssen [4, 6, 10].

	Serum-IgA-Antikörper	Serum-IgG-Antikörper
Zöliakie-spezifische Antikörper	• Gewebstransglutaminase 2 (Anti-TG2 IgA) • Anti-Endomysium (Anti-EMA IgA) • Anti-Gliadin deaminiert (Anti-DPG IgA)	• Gewebstransglutaminase 2 (Anti-TG2 IgG) • Anti-Endomysium (Anti-EMA IgG) • Anti-Gliadin deaminiert (Anti-DPG IgG)
Unspezifische Antikörper	• Anti-Gliadin konventionell (AGA-IgA)	• Anti-Gliadin konventionell (AGA-IgG)
Zöliakie (klassisch, oligo- und/oder monosymptomatisch)	95-100% positiv	90-97% positiv
Silente Zoeliakie	90% positiv	90% positiv
Latente Zoeliakie	Grenzwertig - Negativ	30-60% positiv
Nahrungsmittelallergie Reizdarm	(Grenzwertig) – Negativ (Grenzwertig) – Negativ	Teilweise nachweisbar (15-40% positiv) Teilweise nachweisbar (30-36% positiv)
Normalbevölkerung	Negativ	25-30% positiv (falsch positiv)

(Eigene Darstellung)

ABB. 2: Moderne serologische Zöliakiediagnostik und diagnostische Sensitivität bei verschiedenen Zöliakieformen und anderen Differentialdiagnosen

Zur rationellen Diagnostik auf Zöliakie sollten heute nur die Zöliakie-spezifischen Antikörper bestimmt werden. In erster Linie gilt dies für den IgA-Antikörpertyp. Im Falle eines IgA-Antikörpermangels (ca. 5 Prozent aller Personen) muss auf die IgG-basierte Diagnostik ausgewichen werden. Die Zöliakie-spezifischen Antikörper sind bei der manifesten Zöliakie in 95-100 Prozent der Fälle positiv, die beste Trefferquote wird dabei mit der Bestimmung der anti-Gewebstransglutaminase 2 Antikörper erreicht.

Im Fall eines IgA-Antikörpermangels muss auf die IgG-basierte Serologie gegenüber obigen Antigenen ausgewichen werden *(Abb. 2)*. Dabei sollten heute nur zöliakiespezifische Antikörper getestet werden, nicht mehr die zu unspezifischen Gliadinantikörper.

Da die IgG-basierten Antikörper auch bei Reizdarm und Gesunden z. T. nachweisbar sein können, gilt die IgA-Testung auf die zöliakiespezifische Antikörper als zuverlässiger (außer beim IgA-Antikörpermangel).

Bei nicht eindeutiger Serologie kann die Bestimmung der Gewebsantigene (HLADQ2 und -D8) diagnostisch weiterhelfen, denn 98 Prozent aller Zöliakiepatienten mit dieser genetischen Grundausstattung bekommen eine Zöliakie. Der klinische Nachweis kann auch mit der Provokation mit Weizen erfolgen, vor allem weist die Antikörperbestimmung nur dann eine hohe Empfindlichkeit auf, wenn man noch Weizen bzw. Gluten zu sich nimmt. Bei Glutenprovokationen sollen mindestens 2–4 Scheiben Brot pro Tag eingenommen werden, soweit vom klinischen Zustand vertretbar. Während bei der Weizenallergie oft rasch Symptome innerhalb von 1–3 Tagen auftreten, erscheinen diese bei Zöliakie im Allgemeinen oft erst nach einer etwas längeren Zeitspanne (z. B. nach einer Woche) in zunehmendem Maße.

Die Diagnose der Zöliakie – ebenso wie die der nicht-immunologischen Getreideerkrankungen, also der NZGS – muss vor Einleitung einer glutenfreien Kost definitiv und sichergestellt sein [1–4, 9, 11]. Denn es ist eine lebenslange Diät mit Karenz von Gluten (Gliadin; <20mg/kg Lebensmittel), Getreideprodukten (Weizen, Roggen, Gerste) oder glutenhaltigen Zubereitungen und Getränken erforderlich. Bei effektiver Elimination von Gluten liegt eine gute Prognose bei der Zöliakie bezüglich der kompletten Abheilung der Dünndarmentzündung vor.

Weizen- und Getreideallergien

In der Allgemeinbevölkerung ist bei ca. 0,3–0,8 Prozent mit einer klinisch reproduzierbaren Getreideallergie zu rechnen. Interessanterweise ist diese Frequenz bei ausgewählten Patientengruppen mit Beschwerden auf Getreideprodukte deutlich höher *(Abb. 3)*. In der Studie von Kaukinen et al. wurde unter Personen mit Unverträglichkeitsreaktionen auf Getreide bei ca. 9 Prozent eine manifeste Zöliakie gefunden, bei ca. 8 Prozent eine atypische oder latente Zöliakieform und bei ca. 5 Prozent lag eine Getreideallergie vor [11]. Dies zeigt, dass bei symptomatischen Patienten tatsächlich alle relevanten Differentialdiagnosen überprüft werden müssen [10, 11, 13].

Die hohe Anzahl verschiedener Proteine und verschiedener anderer Inhaltsstoffe im Weizen belegt ein hohes Potential für verschiedenartige Immunreaktionen bzw. auch anderer Unverträglichkeitsreaktionen *(Abb. 3)*. Allerdings ist die aktuelle Zunahme von Getreidesensibilisierung und -allergien seit ca. 1960 unklar, da in früheren Jahrhunderten Getreideprodukte stets zur Basisernährung des Menschen galten und im 19. Jahrhundert Zöliakie und Weizenmehlallergie deutlich seltener auftraten [2, 3, 8, 10].

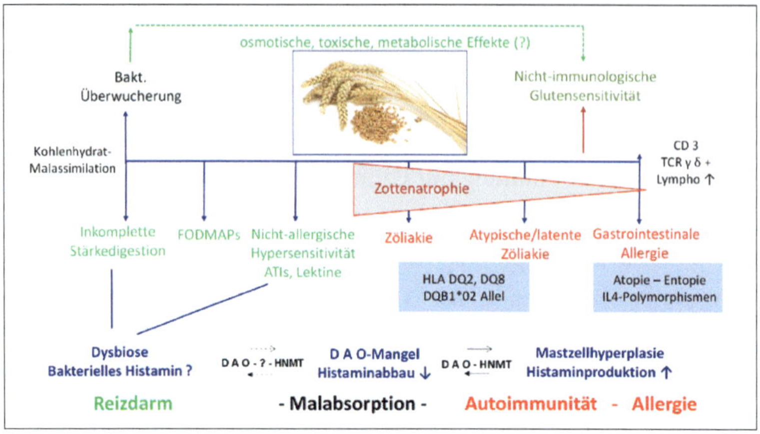

(Eigene Darstellung)

ABB. 3: Pathophysiologisches Spektrum und Überschneidungen von immunologischen und nicht-immunologischen Krankheitsmechanismen bei Weizen- und Getreideunverträglichkeiten.

Das Spektrum Getreide- oder Weizen-induzierter Erkrankungen erfordert heute eine genaue Beurteilung nach allergischen, autoimmunologischen und nicht-allergischen Reaktionsmechanismen. Patientenvorgeschichte, Familienanamnese, genetische Marker (HLA-DQ 2, 8), histologische Ergebnisse (CD3 Lymphozyten im Darm), IgE-Bildung etc. müssen berücksichtigt werden. Auch Veränderungen der Darmflora (Dysbiose der Darmbakterien), übermäßiger Konsum und Unverträglichkeitsmechanismen auf komplexe Kohlenhydrate wie FODMAPs können zur Unverträglichkeit beitragen ATI Amylase-Trypsininhibitoren; FODMAPs steht für „Fermentierbare Zuckerverbindungen wie Oligosaccharide, Disaccharide, Monosaccharide und mehrwertige Alkohole (Polyole); Histaminabbauenzyme: DAO Diaminoxidase; HNMT Histamin N Methyltransferase.

Auslösende Molekülstrukturen bei Zöliakie und Weizen- bzw. Getreideallergien

Die für die Zöliakie relevanten Antigenstrukturen resultieren aus dem hohen Prolamingehalt des Getreides und befinden sich in der alkohollöslichen Form. Hierzu gehören die Gliadine beim Weizen und die sehr ähnlich verwandten Proteine Secalin beim Roggen, Hordein bei der Gerste und Avenin beim Hafer. Aufgrund dieser

Eiweißähnlichkeit müssen bei der für die Zöliakie notwendigen Glutenkarenz auch die anderen Getreideprodukte Roggen und Gerste gemieden werden; hochgereinigter reiner Hafer kann bei weniger empfindlichen Personen vertragen werden.

Die für die Getreideallergien verantwortlichen Allergenstrukturen sind andere Eiweißstrukturen wie Albumin- und Globulinproteine, alpha-Purothionin, stabile verdauungsresistente Lipid-Transferproteine (LTP) etc. Die meisten Allergene resultieren aus den unlöslichen Glutenen *(Abb. 4)*.

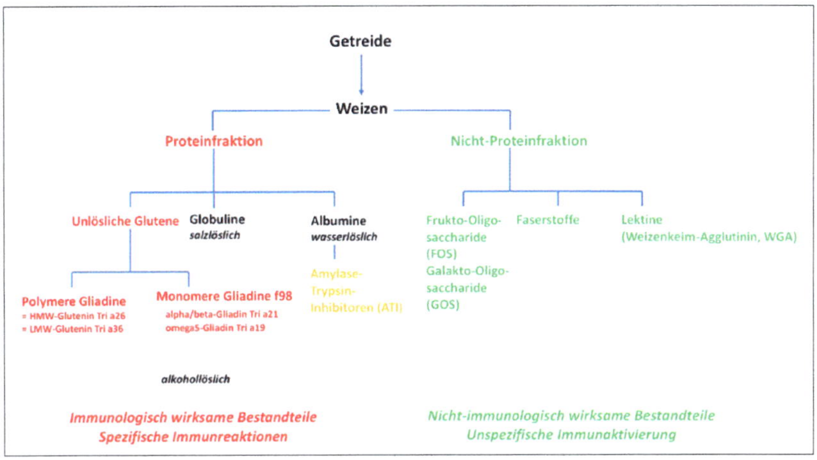

(Eigene Darstellung)

ABB. 4: Immunologisch und nicht-immunologisch wirksame Bestandteile des Weizens.

Beim Mahlen des Weizenkorns werden die ballaststoffhaltigen Bestandteile der Frucht- und Samenschale als Weizenkleie abgetrennt.

In der Proteinfraktion des Weizens befindet sich das Gluten, das spezifische Immunreaktionen auslösen kann (rot). Es bezeichnet die eiweißhaltige klebrige Masse, die nach Auswaschen von Stärke aus dem Getreidemehl übrigbleibt und aus einer Vielzahl von Eiweißen besteht (>100 Proteine, ca. mehr als 20 Proteine sind als Allergene bekannt). In der alkohollöslichen Form sind die wichtigen Antigene wie Gliadine (Weizen), Secaline (Roggen), Hordeine (Gerste) etc. enthalten. Sie zeigen eine Kreuzreaktivität und müssen bei der Zöliakie definitiv gemieden werden. Die unter den Albuminen klassifizierten Amylase-Trypsin-Inhibitoren (ATIs, orange) können sowohl spezifische immunologische Reaktionen (rot) als auch unspezifische nicht-immunologische Reaktionen (grün) auslösen.

Bis heute werden die meisten unspezifischen Reaktionen bei Weizensensitivität den Amylase-Trypsininhibitoren (ATIs), den Frukto- und Galakto-Oligosacchariden (FODMAPs), Lektinen und Faserstoffen zugeschrieben. HMW Hochmolekulare Glutene; LMW niedrigmolekulare Glutene.

Gerade beim Weizen/Getreide zeigen sich verschiedene immunpathogenetische Erkrankungsmöglichkeiten, die z. T. auf unterschiedliche Hauptallergene, unterschiedliche Sensibilisierungswege, unterschiedliche genetische Ausstattung, verschiedene Inhaltsstoffe und Umweltfaktoren zurückgeführt werden können *(Abb. 3)*. In Abb. 3 sieht man, dass bei genetisch veranlagten Patienten durch Weizen eine Zöliakie in manifester oder verborgener Form entstehen kann, dass Personen mit Veranlagung zur Allergie und oder besonderen Umweltkontakt (z. B. Bäcker) eine Weizenmehlallergie bekommen können, dass aber anderseits die in grün dargestellten Inhaltsstoffe (Lektine, Frukto-Galakto-Oligosaccharide etc.) auch reine Unverträglichkeitsreaktionen hervorrufen können, genauso wie ein unzureichende Stärkeverdauung bei übermäßig hoher Aufnahme von Getreideprodukten.

Besonders problematisch kann es werden, wenn es um die Beurteilung der Histaminabbaufähigkeit über die Diaminoxidase (DAO) und die Histamin N-Methyltransferase (HNMT) geht, denn diese kann bei der Zöliakie aufgrund des Schleimhautschadens (Zottenverlust) verloren gehen, bei der Allergie aufgrund der immer wieder stattfindenden Barrierestörung und/oder aufgrund von genetischen Veränderungen dieser Histaminabbauenzyme.

Verschiedene Reaktionstypen und Manifestationsebenen der Weizen- und Getreideallergien

SYSTEMISCHE SOFORTTYP-ALLERGIEN (TYP I, IGE) BEI WEIZEN UND GETREIDE:

Systemische Allergien sind gekennzeichnet, dass sie in der Regel an mehreren verschiedenen Organen (Blut, Haut, Darm, Lunge etc.) diagnostisch nachweisbar sind und dort auch verschiedenartige Symptome bei Allergenkontakt auslösen können.

Weizen gilt als wichtiges Allergen, das IgE-Soforttypreaktionen beim Kind auslösen kann (Urtikaria, Asthma), aber auch bei Erwachsenen Anaphylaxie, Asthma,

Hauterscheinungen und zahlreiche gastrointestinale Beschwerden [6, 10, 14, 15]. Die Weizenmehlallergie wurde zunächst unter dem Begriff des Bäckerasthmas bekannt. Hier spielen, ähnlich wie bei der Weizenpollenallergie mit allergischem Heuschnupfen und Augenentzündungen (Rhino-Konjunktivitis), spezifische IgE-Antikörper, die nach inhalativer Allergenaufnahme gebildet werden, die Hauptrolle (u. a. alpha-Amylase-Trypsininhibitor, Gliadine und z. B. ein sog. Lipid-Transferprotein Tri a 14 [3, 5, 8, 11–15]).

Die Anstrengungs-induzierte Anaphylaxie – Urtikaria oder Asthma – werden in der großen Mehrzahl von dem ω-5 Gliadin (Tri a 19) ausgelöst, aber auch andere Glutenine und Gliadine sind möglich. Besonders relevant wird eine solche IgE-Sensibilisierung nach Sport, körperlicher Belastung oder Stress, da über eine veränderte Löslichkeit der Glutene im Magendarmtrakt, einer veränderten Darmpermeabilität eine verstärkte Antigenaufnahme eine zunehmende Aktivität der Transglutaminasen und ein reduzierter Histaminabbau zur Manifestation anaphylaktischer Symptome beitragen [6, 13–15].

Bei der Manifestation von Weizen- und Getreidemehlallergien als gastrointestinal vermittelte Allergie bzw. NMA mit Bauchbeschwerden und Symptomen außerhalb des Magen-Darmtrakts sind unter den unlöslichen Glutenen bzw. Gliadinen weitere Allergene differenzierbar, z. B. hoch- und niedrigmolekulare Glutenine (z. B. HMW Tri a 26, LMW Tri a 36), und neben dem ω1-5 Gliadin auch α- und β-Gliadine (Tri a 21; *Abb. 4)* [13]. Erfreulicherweise sind die genannten Allergenkomponenten heute für die Diagnostik verfügbar, so dass bei begründetem Verdacht eine schnelle spezifische IgE-Bestimmung bei seropositiver Allergie bzw. Sensibilisierung im Blut möglich ist.

LOKALE SOFORT-TYP-ALLERGIEN (LOKALE TYP I, IGE-REAKTION) BEI WEIZEN UND GETREIDE:

Lokale Allergien sind gekennzeichnet, dass sie isoliert nur an einem Organ auftreten (z. B. Bronchialsystem, Nase, Darm etc.) oder dort beginnen, ehe sie sich in verschiedene andere Körperbereiche ausdehnen [6, 7, 14–19].

Während die IgE-vermittelten Weizen- bzw. Getreidemehlallergien (Soforttyp-Reaktion, Typ I-Allergie) bei systemischer Ausbreitung an der Haut und im Blut nachweisbar sind, stellen aktuell die Patientengruppen ohne Nachweis einer Zöliakie und ohne Nachweis eines Hauttestbefunds oder eines IgE-Befundes im Blut auf Weizen bzw. seine Inhaltsstoffe eine Problemgruppe dar.

Denn es gibt eine weitere Patientengruppe, die obwohl negativ im Blut- und Hauttest, dennoch IgE auf diese Allergene produziert, jedoch nur lokal im Darmgewebe!

Für diese kutan und serologisch negativen Formen der lokalen Weizenmehlallergie (intestinale Typ I-Allergie) wurde die Austestung von Darmgewebebiopsien, die endoskopisch gesteuerte segmentale Darmlavage, zur Bestimmung von lokal im Darm gebildeten IgE-Antikörpern gegenüber Weizen, Roggen, Gerste etc. entwickelt [6, 7, 14, 16]. Diesbezüglich gibt es auch Ansätze mit der direkten endoskopischen Provokation und der endomikroskopischen Evaluation, um derartige im Blut negative Reaktionen aufzuspüren [17–19].

Bei der Untersuchung der endoskopischen Spülflüssigkeit aus dem Darm (endoskopisch gesteuerte segmentale Darmlavage) besteht keine Allergenbelastung des Patienten. Aus der während einer Endoskopie gewonnenen Spülflüssigkeit kann die genaue Spezifität der lokalen im Darm gebildeten IgE-Antikörper nachgewiesen werden [6, 16]. Hier können heute gegen ein oder mehrere Weizen- bzw. Getreide- oder andere Nahrungsmittelallergene produzierte IgE-Antikörper direkt aus dem Darm aufgefunden werden, selbst bei negativer Allergiediagnostik im Blut oder an der Haut. Diese lokale nur am Schleimhautniveau stattfindende IgE-Bildung wird als Entopie bezeichnet. Dieser Begriff steht damit im Gegensatz zur Atopie, wo IgE an vielen Organen gefunden wird (Haut, Nase, Blut etc.) und meist mit hohen IgE-Antikörpern im Blut einhergeht (z. B. Asthma bronchiale, Neurodermitis, Pollenallergien etc.).

Allergenspektrum als Auslöser bei systemischen und lokalen Allergiereaktionen

Wie aus Abb. 5 hervorgeht, sind bei den systemisch oder lokal nachweisbaren Formen der NMA bzw. der Gastrointestinal-vermittelten Allergie nicht nur typische Weizenallergene involviert, z. T. finden sich dabei auch Sensibilisierungen auf Glutenersatzmittel, wenn eine Person wegen Zöliakie eine glutenfreie Kost einnehmen muss (z. B. Mais, Lupinenmehl etc.). Aber auch bei Allergikern können seltene und unerwartete Allergene auftreten, wenn z. B. das Mehl mit anderen Allergenen verunreinigt ist (z. B. Kontaminationsallergien durch Vorratsmilbentypen, Schimmelpilzantigene etc.). Bei einem derartigen Verdacht auf solche Reaktionen muss interdisziplinär zwischen dem Allergologen, Dermatologen, Gastroenterologen und Immunologen zusammengearbeitet werden, damit auch derartige Sensibilisierungen gedacht und der spezielle Nachweis durchgeführt wird *(Abb. 5,* [7, 13, 15, 20–22]*)*.

1. Immunologisch vermittelte Mechanismen bei Weizen- und Getreideunverträglichkeit

A) Zoeliakie – Prolamine (Gluten & Gliadinpeptide) – Transglutaminase-IgA Ak, Endomysium-IgA Ak, deamidierte Gliadinpeptide-IgA Ak

- systemischer Nachweis **(seropositiv)**
- lokaler intestinaler Nachweis **(seronegativ)**

B) Nahrungsmittelallergie – Albumine, Globuline, unlösliche Glutene & Gliadine, alpha-Purothionin, Lipid-Transferproteine etc. gegenüber Weizen oder andere Getreidesorten

- **systemischer Nachweis (seropositiv, z.B. Atopie)**
- **lokaler intestinaler Nachweis (seronegativ, z.B. Entopie)**

Typ I – IgE-vermittelt, z.B. Weizenmehl, Weizenpollen (α-, β-, γ- oder ω-5 Gliadin; LTP etc)
- z.B. andere Allergene Bäckerhefe, Mais
- Glutenersatzmittel: z.B. Lupinenmehl, Johannisbrotkernmehl, Soja

Typ IV – zellulär vermittelt, z.B. Weizenmehl, Weizenpollen, andere Allergene

Sonderfälle: Kontaminationsallergene in Proteinen, Weizenkeime, Hefe, Mehlen (inhalative, kutane oder intestinale Sensibilisierung)

Allergierelevante Milben – Vorratsmilben (Kontamination in Lebensmittelprodukten)
- z.B. Acarus siro, Lepidoglyphus destructor, Tyrophagus putresenciae, Bloma tropicalis, Chortoglyphus arcuatus, Glycophagus domesticus

Allergierelevante Schimmelpilze – Primär oder sekundär befallene Lebensmittel
- Aspergillus, Penicillium

(Eigene Darstellung)

ABB. 5 Übersicht zu den Immunreaktionen bei Weizen- und Getreideunverträglichkeit:

Spezielle Darstellung der unter den Begriffen Zöliakie und Weizen- bzw. Getreidemehlallergie auftretenden lokalen und systemischen (in vielen Organen nachweisbaren) Reaktionsmechanismen. Besonders problematisch kann es sein, wenn Zöliakiepatienten sich aufgrund der glutenfreien Kost auf Ersatzlebensmittel wie Mais, Soja, Lupinenmehl etc. sensibilisieren und daraufhin nachfolgend eine Nahrungsmittelallergie entwickeln. An Sonderfälle wie Reaktionen auf im Getreide vorkommenden Milben sollte der Allergologe denken.

Diagnosesicherung bei Weizen- und Getreideallergien

Als pragmatisches klinisches Vorgehen bei einem vermuteten lokalen Krankheitstyp ohne typische Zöliakie-spezifische Blutbefunde und ohne spezifische IgE-Antikörper im Blut bzw. Hauttestreaktionen kann neben der endoskopischen Lavage oder einer elektronenmikroskopischen Testung der Dünndarmschleimhaut der ernährungsmedizinisch standardisierte orale Provokationstest durchgeführt werden. Hier soll der Patienten je nach klinischem Bild eine 2–7tägige Reisdiät einnehmen und jeweils 2–3 Scheiben eines Weizen- bzw. entsprechenden Getreidebrots, um Reaktionen festzustellen. Dabei ist es erforderlich, dass ein täglicher Beschwerdescore erhoben wird, das Methylhistamin im Urin beim Auftreten von Beschwerden gesammelt wird bzw. nach 5–7 Tagen bestimmt wird. Aufgrund der Mastzellaktivierung im Darm durch den lokalen Immunprozess kann man so Personen mit lokal wirksamen Getreideallergien identifizieren [6, 14, 21].

Definitionsgemäß gilt, dass – solange kein spezifischer Nachweis der IgE-Bildung im Darm vorliegt, – eine solche positive Weizen- bzw. Glutenreaktion als unspezifisch eingestuft wird (z. B. NZGS). Dennoch finden sich hier Personen mit lokaler Histaminfreisetzung, Mastzellreaktion und vermuteter lokaler gastrointestinaler Allergie. Zur Objektivierung der beobachteten Beschwerden dienen einfache klinische Tests (z. B. Bauchumfangsmessung, Stuhlfrequenz) oder die laborchemische Bestimmung der Methylhistaminausscheidung [6, 21, 22]. Eine ansteigende Methylhistaminproduktion unter Provokation findet sich dabei sowohl bei lokalen Typ I Allergien als auch bei verzögert ablaufenden, nicht-IgE vermittelten Allergien, so dass dieser Funktionstest zur Dokumentation geeignet ist [21,22].

Verzögerte allergische Reaktionen

SYSTEMISCHE UND LOKALE NICHT-IGE-VERMITTELTE ALLERGIEN (TYP II-TYP IV ALLERGIEN) BEI WEIZEN UND GETREIDE

Neben den durch den IgE-Allergieantikörper verursachten sog. Sofort-Typ-Reaktionen (Typ I-Allergie) finden sich auch durch Immunzellen langsam vermittelte

Überempfindlichkeitsreaktionen auf dem Niveau der Schleimhaut, im Blut und an anderen Organen. Hier können ebenso, wie oben bei den IgE-Reaktionen dargestellt, systemische und lokale Allergiemechanismen beobachtet werden. Verzögerte Allergien entwickeln Symptome in einem Zeitraum von 1-5 Tagen und treten nicht mit einer Sofortreaktion auf. Diese nicht-IgE vermittelten Allergiemechanismen betreffen z. B. den zellulären Allergietyp (Typ IV), wo bestimmte Immunzellen (z. B. Monozyten, T-Zellen und Eosinophile) die Glutenüberempfindlichkeit vermitteln. Leider werden diese nicht-IgE vermittelten Mechanismen in der Praxis nicht gut gesucht und erfasst.

Für die verzögerte systemische Typ IV-Allergie bieten sich als mögliche Hinweise (nicht Diagnosesicherung) der Prick-Test mit verspäteten Ableseterminen nach 24–48 Stunden an, der Atopy-Patch-Test sowie für das Blut der Lymphozytentransformationstest (LTT) an [4, 7, 13–15].

Für die lokal vermittelten Typ IV-Reaktionen müssen wieder Tests direkt am Schleimhautniveau erfolgen. Hierzu eignen sich Austestungen der Biopsien (z. B. Mukosaoxygenation) mit Messung der Allergiemediatoren- bzw. der Zytokinproduktion [4, 5, 12, 13]. Diese sind aber in der Praxis in standardisierter Form schwer zugänglich, so dass oft nur eine orale Provokationstestung mit verlängertem Beobachtungsintervall als diagnostische Möglichkeit bleibt (siehe auch oben Diagnosesicherung). Hierzu kann auch die Ausscheidung des N-Methylhistamins herangezogen werden, da dies sowohl bei IgE- und nicht-IgE-vermittelten gastrointestinalen NMA eine signifikante Mehrproduktion zeigt [21].

Interessant ist, dass bei der Austestung am Patienten bei den Sofort-Typ-Allergien (IgE-vermittelten Reaktionen) oft innerhalb von 12–24 Stunden Nesselsucht, Herzklopfen, Nasenschwellung, Völlegefühl, Sodbrennen, Durchfall und Bauchschmerzen einsetzt. Bei der verzögerten Weizen- bzw. Getreideallergie (nicht-IgE-Allergie) tritt demgegenüber eine langsame Zunahme von Bauchsymptomen (Blähungen, Schmerz), verzögertes Einsetzen von Symptomen (weicher Stuhl, später Diarrhoe), das Auftreten von Hautekzemen, Gelenkschmerzen etc. innerhalb von 2–5 Tagen auf. Leider sind letztere Reaktionen anhand der Symptome klinisch nicht sicher von einer Zöliakie zu unterscheiden, so dass es obligat ist, am Ende der Provokationswoche jeweils eine Bestimmung der Zöliakie-spezifischen Antikörper zu veranlassen. Diese sind in der Regel bei nicht-IgE-vermittelter zellulärer Weizenallergie negativ *(Abb. 2)* [4-7, 13-15, 21, 23-25].

Nicht-Zöliakie-Glutensensitivität (NZGS)

Für Patienten, die nicht den diagnostischen Kriterien der Zöliakie oder der systemischen bzw. lokalen Getreideallergie entsprechen, wurde der Begriff der Nicht-Zöliakie-Nicht-Weizenmehlallergie bezogenen Glutensensitivität (NZGS) eingeführt [8–10, 23–27]. Die NZGS besteht nach aktuellem Wissen sicher aus mehreren Formen der nicht-immunologischen Weizen- bzw. Getreidesensitivität, wenn lokale IgE-vermittelte Allergien gegen Getreideprodukte ausgeschlossen sind [4, 5, 11–16].

Bei NZGS sind keine anti-Transglutaminase-IgA-Antikörper oder andere Zöliakie-spezifischen Antikörper unter entsprechender Glutenbelastung nachweisbar *(Abb. 2)*. Es finden sich keine anderen immunologischen Sensibilisierungszeichen wie ein positiver Pricktest, spezifisches IgE auf Weizen und Gluten oder eine abnorme Weizen- bzw. Gluten-spezifische Lymphozytenproliferation an der Haut, im Blut oder im Darm [6–9, 15, 21, 22]. Dennoch können bei der NZGS Weizen- und Gluten-induzierte Krankheitssymptome nach kurzem oder längerem Zeitintervall auftreten, die nach Weizenkarenz wieder verschwinden. Nur durch dokumentierte, am besten verblindete Exposition und anschließender Karenz kann dieses Krankheitsbild als Weizen- bzw. Gluten-induziert eingestuft werden. Erste Berichte zu dieser Form der Glutensensitivität ohne Zöliakie und Weizenallergie gehen bis in das Jahr 1978 zurück [8, 9, 13, 23–26]. Seit diesem Zeitpunkt ist ein ständiger Trend zur Benutzung dieses Begriffs festzustellen, ohne dass eine klare Pathophysiologie dazu gesichert ist. Die Abb. 3 und 4 zeigen, dass hier unterschiedliche nicht-immunologische Trigger verantwortlich sein können, was die Heterogenität dieser Patienten erklärt [3–5, 15, 23–28].

Während die Zöliakie und die Weizen- bzw. Getreideallergien nur bei ca. 0,3–2,5 Prozent der Bevölkerung nachweisbar sind, gibt es für die NZGS, bezogen auf die Bevölkerung, nur grobe Schätzungen (bis 0,5–5 Prozent). Bei Personengruppen mit Symptomen (z.B. Reizdarmsyndrom) besteht anhand neuerer Erhebungen der Verdacht, dass hier die Frequenz der NZGS höher liegt (z.B. 5–20 Prozent [4–9, 24, 25, 29]). Daher sind die Beschwerden dieser Patienten ernst zu nehmen und nicht immer als Ausdruck einer primär psychischen Erkrankung anzunehmen [3–6, 8, 15, 23, 27–30].

Verschiedene Phänotypen der Nicht-Zöliakie-Glutensensitivität (NZGS)

Im Vordergrund der pathophysiologischen Erkenntnisse stehen derzeit die Veränderungen der Darmpermeabilität, der Mikrobiota, der Wasser- und Elektrolytsekretion in den Darm, die bakterielle Fermentation und die Aktivierung unspezifischer Immunmechanismen [4, 5, 8, 13, 15]. Da Getreideprodukte neben Gluten auch einen hohen Gehalt an Frukto-Oligosacchariden (FOS; mehrfach aneinandergereihte Fruktosemoleküle) und Galakto-Oligosacchariden (GOS; mehrfach aneinandergereihte Galaktosemoleküle) enthalten, kommt diesen nicht-proteinhaltigen Komponenten des Weizens besondere Bedeutung zu *(Abb. 4)*, da sie nicht vollständig resorbiert werden können, metabolische Substrate der Darmflora sind und bei prädisponierten Personen zu Gasbildung, Wassersekretion, Verschiebungen der Darmflora etc. führen können. Bei Reizdarmpatienten ist dieser Mechanismus gut bekannt und die Karenz von FOS und GOS kann zu guten diätetischen Erfolgen führen. Zur Präzisierung dieser Patienten-Subgruppe mit NZGS, die auf eine FODMAP-reduzierte Diät ansprechen, empfiehlt es sich diese Patienten als FODMAP (fermentierbare Oligo-, Di-, Monosaccharide und Polyole) + NZGS-Gruppe zu führen [5, 23, 24, 29].

Nach Untersuchungen von Schuppan et al. könnten auch die in Getreideprodukten enthaltenen Amylase-Trypsininhibitoren (ATIs) an der Genese der NZGS beteiligt sein, da sie über eine Aktivierung bestimmter Immunrezeptoren (sog. toll-like receptors 4, TLR4) nicht nur eine unspezifische Immunzellaktivierung mit Störung der Darmpermeabilität hervorrufen können, sondern auch nachgeschaltete systemische Immun- und Entzündungsreaktionen beeinflussen können mit dem Auftreten extraintestinaler Symptome [13, 17, 27]. Diese Patientengruppe kann unter dem Begriff ATI-Sensitivität zusammengefasst werden (ATI+NZGS). Interessant ist, dass nach Weizenprovokation auch gesunde Entzündungsbotenstoffe (TNFalpha, Interleukin 1 beta) im Serum freisetzen. Im Rahmen ihrer Toleranz verspüren diese Patienten jedoch keine Symptome, so dass vermutet wird, ob bei NZGS hier einfach eine verstärkte Empfindlichkeit auf Rezeptoren- oder Zellebene vorliegt.

Weitere noch nicht genau geklärte Mechanismen werden beim Weizen-Lektin-Agglutinin (WGA) vermutet *(Abb. 4)*. Auch metabolische Effekte des Weizens (über glykämischen Index und Insulinsekretion) werden diskutiert. Schließlich sind auch direkte oder indirekte mikrobiologische Effekte des Weizens bzw. des Getreides auf die Mikrobiota zu berücksichtigen, unabhängig vom Gluten, wenn z. B. eine inkomplette Stärkedigestion, Überernährung oder eine verschobene Darmmikrobiota vorliegt [3-6, 15, 23-26]).

Vermutete Risikofaktoren für NZGS sind genetische Veranlagung, weibliches Geschlecht, Infektionen und der Verlust unspezifischer Schutzmechanismen an der Schleimhaut sowie allergische Erkrankungen [8, 15, 23, 29]. Die typischen Symptome einer NZGS sind in den sog. Salerno-Kriterien zusammengefasst. Sie können sowohl intestinaler als auch extraintestinaler Natur sein [9, 24–30]. Diese oft unspezifischen Symptome führen stets zu differentialdiagnostischen Schwierigkeiten. Die häufigsten Beschwerden sind hierbei Schmerzen und Völlegefühl im Abdomen, Diarrhoe, Übelkeit, Stuhlunregelmäßigkeiten, Reflux und selten auch Aphtenbildungen. Die extraintestinalen Beschwerden sind Kopfschmerzen, Angst, kognitive Dysfunktion, Niedergeschlagenheit, Gelenks-/Muskelschmerzen und Hautrötungen bzw. Dermatitis [23–26, 28–32].

Diagnosestellung der Nicht-Zöliakie Nicht-Allergie Weizensensitivität (NZGS)

Bei negativer Zöliakie- und Allergiediagnostik kann die Diagnose der NZGS gestellt werden, wenn:

1) andere differentialdiagnostisch überlappende Krankheitsbilder wie Reizdarm, Kohlenhydratunverträglichkeiten, mikroskopische Magendarm-Entzündungen etc. und seltene Störungen (z. B. Histaminstoffwechseldefekte) und die bakterielle Dünndarmüberwucherung abgeklärt worden sind [13, 29–34] *(Abb. 5, 6)* und

2) eine reproduzierbare Glutenbelastung unter allergenfreier Kost (Reis) über mehrere Tage mit mindestens 2 Scheiben Brot pro Tag (>10g) zu wiederkehrenden Beschwerden führen (Score) und

3) nach einer Karenzphase von mindestens 6–8 Wochen eine mehrtägige Re-Exposition in der oben beschriebenen Weise (> 5–10 Tage) zu den bekannten Beschwerden führt [5, 8, 23, 26–29].

2. Nicht-immunologisch vermittelte Mechanismen bei Weizen- und Getreideunverträglichkeit

A) Nicht-Zoeliakie-Glutensensitivität (NZGS) – Keine Transglutaminase-IgA Ak oder andere Zöliakie-spezifische Ak
- sog. Gluten- oder Weizensensitivität *ohne* Zöliakie, *ohne* Nahrungsmittelallergie

z.B. Intestinale Symptome, Dysthymie, Fibromyalgie, Gluten-Ataxie, Myopathie, Reizdarm

Diskutierte Mechanismen
- Amylase-Trypsin-Inhibitoren (ATIs) aktivieren TLR-9 (ATI-Sensitivität)
- Frukto- & Galakto-Oligosaccharide & -Polysaccharide (Fruktane, Galaktane), Polyole
- Weizen-Lektine
- ...

B) Metabolische Mechanismen
- Glykämischer Index, Hyperinsulinämie
- Einseitige, ballaststoffarme Ernährung, Hyperalimentation

C) Weitere differentialdiagnostisch wichtige Erkrankungen
- Bakterielle Dünndarmüberwucherung
- Störung im Histaminabbau (Diaminoxidase, Histamin N-Methyltransferase)
- Kohlenhydrat-Malassimilation (Mono-, Disaccharide)
- Intestinale Mastozytose und Mastzellaktivierungsyndrom (MCAS, primär und sekundäre Formen)
- Mikroskopische Enterocolitiden

(Eigene Darstellung)

ABB. 6: Übersicht zu den nicht-immunologischen Unverträglichkeitsmechanismen bei Weizen- und Getreideunverträglichkeiten inkl. Differentialdiagnosen

Spezielle Darstellung der unter dem Begriff Nicht-Zöliakie Glutensensitivität (NZGS) möglichen Mechanismen und zu dem dabei zu überprüfenden Krankheitsspektrum. Dabei sollte neben der Weizen- bzw. Getreidesensitivität auch eine einseitige oder übermäßige Ernährung beachtet werden sowie vom Gastroenterologen andere Mechanismen der Reizdarmsymptomatik überprüft werden.

Gerade diese standardisierte und ärztlich kontrollierte Testung und Re-Exposition nach initialer Karenzphase sind wichtig (ggf. verblindet), da bei Personen mit vermuteter oder angegebener Weizensensitivität bzw. NZGS nicht alle Personen im Provokationstest reagieren [6, 9, 24, 25, 29–33]. In den wenigen hierzu gezielten Studien konnte keine hohe Reproduzierbarkeit der Symptomatologie bei einem Teil der Personen gefunden werden, die überzeugt waren unter einer NZGS zu leiden [9, 13, 35, 36].

Die wichtigsten Differentialdiagnosen sind in *Abb. 1, 3 und 6* dargestellt. Dies erfordert eine fundierte gastroenterologische, ernährungsmedizinische, immunologische, psychosomatische und histo-pathologische Evaluation solcher Patienten. Hierzu ist eine interdisziplinäre Zusammenarbeit verschiedener Fachgebiete absolut erforderlich, um das umfangreiche Spektrum gluteninduzierter Erkrankungen nach heutigem Stand objektiv und rational zuverlässig abzuklären [3, 26, 28].

Problematisch ist nach wie vor besonders das isolierte Vorliegen bestimmter Symptome oder das Vorkommen untypischer Symptome wie Muskelschmerzen, psychosomatische Symptome (Fatigue, Stimmungsschwankungen), Gelenkschmerzen, depressive Episoden oder funktionelle gastrointestinale Störungen. Oft wird in dem jeweiligen Fachgebiet nur die eigenständige Differentialdiagnostik abgearbeitet, aber die übergeordneten Zusammenhänge oder Assoziationen zu anderen Grunderkrankungen (z. B. Allergie, Autoimmunopathie) nicht erkannt [3–8, 13, 15, 23–31].

Bei erfolgter Diagnosestellung einer NZGS wird entweder eine Schulung und Beratung des Patienten bezüglich der Karenz gegenüber FODMAPs durchgeführt oder eine Weizen- und Glutenkarenz eingeleitet. Da gerade die Weizen- und Glutenkarenz eine erhebliche Belastung der Ernährungsform des Patienten darstellt, sollte die Diagnose der NZGS mindestens auf zwei Glutenbelastungstests beruhen, die unter ärztlicher Kontrolle, Dokumentation und Verlaufsbeobachtung gesichert wurden [9, 13, 15, 29]. Eine Re-Exposition nach initialer Diagnosestellung ist bei dem Krankheitsbild auch nach einer längeren Karenzphase sinnvoll und obligat, um nachzuweisen, dass tatsächlich eine persistierende Glutensensitivität im Sinne der NZGS besteht.

Ernährungstherapeutische Kriterien bei Zöliakie, Weizen- und Getreideallergien sowie Nicht-Zöliakie-Nicht-Allergie-Weizen- und Getreidesensitivität (NZGS):

Unabhängig von der Diagnose müssen für den Patienten in der Schulung relevante, praktisch umsetzbare Alternativen mit Ausweichmehlen oder anderen Nährstoffträgern genannt werden (Hirse, Kastanien- oder Linsenmehl, Quinoa etc.).

Bei den immunologisch vermittelten Formen der Weizen- und Getreideunverträglichkeit (Zöliakie und gastrointestinale Allergie) ist eine komplette Allergenkarenz erforderlich, da bei vorhandener Krankheitsmanifestation auch die Aufnahme von niedrig-dosierten Antigenen (Gluten >20mg/kg) zu einer wiederkehrenden Immunaktivierung führt [4, 13]. Selbst wenn manche Reaktionen nicht sofort zu Beschwerden führen (z. B. nicht-IgE-vermittelte Allergie), so zeigt doch eine mehrere Tage anhaltende Antigenaufnahme bereits langsam beginnende Beschwerden, eine Mehrproduktion an Entzündungsstoffen bis schließlich eine Schwellenwert zur Symptommanifestation erreicht wird. Da Enzympräparate mit Endoproteasen aktuell im GIT noch keine vollständige Gluten- bzw. Allergendigestion erreichen, sind sie für die Zöliakie keine Option, bei der Weizen- und Getreideallergie schwächen sie möglicherweise die allergische Entzündungsreaktion ab, verhindern aber nicht sehr effektiv die weitere Progression.

Bei den nicht-immunologischen Formen der NZGS (z. B. Fruktane, Lektine) ist keine absolut komplette Allergenkarenz erforderlich, denn hier werden oft geringe

Mengen des auslösenden Triggers vertragen (z. B. Frukto- und Galakto-Oligosaccharide) [23–29, 35, 36]. Die Manifestation ist oft von zahlreichen weiteren Ko-Faktoren abhängig und individuell variabler. Ob mit dem Einsatz von bestimmten Enzymen (z. B. Prolylendopeptidasen) zur verbesserten Digestion des Glutens ein weiterer Therapieeffekt bei NZGS auftritt, muss anhand von homogenen Studienkollektiven erst gezeigt werden. Bezüglich der Herstellungsprozesse der Backwaren ergeben sich Hinweise, dass eine längere Gehzeit des Teiges (sog. slow baking; bei der auf FODMAPs reagierenden Patientensubgruppe der NZGS, die Benutzung von Natursauerteig oder der Einsatz von probiotischen Stämmen etc. die zunehmende Sensitivität der modernen Gesellschaft auf Getreidesorten (Weizen) reduzieren kann [3–6, 33, 35].

Zusammenfassung

Obwohl der Weizen als ein evolutionsbiologisch extrem wichtiges und altes Grundnahrungsmittel gilt, werden heute in der modernen Gesellschaft die objektiv fassbaren Erkrankungen Zöliakie, Weizen- und Getreideallergien sowie die Nicht-Zöliakie-Glutensensitivität häufiger diagnostiziert und beobachtet als z. B. vor 50 Jahren. Die Häufigkeit Weizen-bezogener Beschwerden nimmt in der modernen westlichen Gesellschaft zu, wenn man spezielle Patientengruppen wie Reizdarmpatienten, Fibromyalgie-, Urtikaria- oder Anaphylaxiepatienten untersucht. Dennoch besteht heute die Tendenz, eine Vielzahl von Beschwerden auf den Weizen bzw. Gluten zu beziehen, obwohl auch andere Krankheitsmechanismen vorliegen können (z. B. bakterielle Dünndarmüberwucherung, Dysbiose *Abb. 4, 6*). Deshalb ist heute eine rationelle Diagnostik, wie oben dargestellt, notwendig, um einen nachweisbaren Krankheitsmechanismus zu identifizieren oder auszuschließen. Die heute so weit wie möglich abgrenzbaren Unterschiede und verschiedenen Krankheitstypen durch Weizen bzw. Getreideprodukte erfordern eine ärztlich fundierte Abklärung und keine selbstauferlegte Glutenkarenz [3–6, 21, 23, 26]. Die selbst auferlegte Glutenkarenz kann u. a. auch schädliche Effekte haben, zeigt ungünstige Nährwertverhältnisse, weist z. T. höhere Schwermetallwerte auf und sollte jeweils ärztlich hinterfragt werden.

LITERATUR:

1. THOMAS MIEDANER (2014): Kulturpflanzen: Botanik - Geschichte - Perspektiven. Springer Spektrum. ISBN: 978-3-642-55292-2 (Print) 978-3-642-55293-9 (Online)
2. ARRANZ-OTAEGUI A, GONZALEZ CARRETERO L, RAMSEY MN, FULLER DQ, RICHTER T. Archaeobotanical evidence reveals the origins of bread 14,400 years ago in northeastern Jordan. Proceedings of the National Academy of Sciences of the United States of America. 2018;115(31):7925-30.
3. REILLY NR. The Gluten-Free Diet: Recognizing Fact, Fiction, and Fad. The Journal of pediatrics. 2016;175:206-10.
4. PIETZAK M. CELIAC disease, wheat allergy, and gluten sensitivity: when gluten free is not a fad. JPEN Journal of parenteral and enteral nutrition. 2012;36(1 Suppl):68s-75s.
5. RAITHEL M, RÖDL V, EHRLE J, OSWALD E, HOTFIEL K. Nicht-Zöliakie Glutensensitivität klar abgrenzen von Zöliakie und Weizen- oder Getreidesensitivität Gastro-News 2018; 05(5): 38 – 43
6. STEIN J, KIST M, RAITHEL M. Erkrankungen durch Nahrungsmittel. Wissenschaftliche Verlagsgesellschaft Stuttgart. 2011.
7. PAAJANEN L, VAARALA O, KARTTUNEN R, TUURE T, KORPELA R, KOKKONEN J. Increased IFN-gamma secretion from duodenal biopsy samples in delayed-type cow's milk allergy. Pediatric allergy and immunology : official publication of the European Society of Pediatric Allergy and Immunology. 2005;16(5):439-44.
8. BIESIEKIERSKI JR, IVEN J. Non-coeliac gluten sensitivity: piecing the puzzle together. United European gastroenterology journal. 2015;3(2):160-5.
9. BIESIEKIERSKI JR, NEWNHAM ED, IRVING PM, BARRETT JS, HAINES M, DOECKE JD, et al. Gluten causes gastrointestinal symptoms in subjects without celiac disease: a double-blind randomized placebo-controlled trial. The American journal of gastroenterology. 2011;106(3):508-14; quiz 15.
10. HAHN M, HAGEL AF, HIRSCHMANN S, BECHTHOLD C, KONTUREK P, NEURATH M, et al. Modern diagnosis of celiac disease and relevant differential diagnoses in the case of cereal intolerance. Allergo journal international. 2014;23(2):67-77.
11. HUSBY S, KOLETZKO S, KORPONAY-SZABO IR, MEARIN ML, PHILLIPS A, SHAMIR R, et al. European Society for Pediatric Gastroenterology, Hepatology, and Nutrition guidelines for the diagnosis of coeliac disease. Journal of pediatric gastroenterology and nutrition. 2012;54(1):136-60.
12. WERKSTETTER KJ, KORPONAY-SZABO IR, POPP A, VILLANACCI V, SALEMME M, HEILIG G, et al. Accuracy in Diagnosis of Celiac Disease Without Biopsies in Clinical Practice. Gastroenterology. 2017;153(4):924-35.
13. KAUKINEN K, TURJANMAA K, MAKI M, PARTANEN J, VENALAINEN R, REUNALA T, et al. Intolerance to cereals is not specific for coeliac disease. Scandinavian journal of gastroenterology. 2000;35(9):942-6.
14. RAITHEL M, WEIDENHILLER M, ABEL R, BAENKLER HW, HAHN EG. Colorectal mucosal histamine release by mucosa oxygenation in comparison with other established clinical tests in patients with gastrointestinally mediated allergy. World journal of gastroenterology. 2006;12(29):4699-705.

15. Burkhardt JG, Chapa-Rodriguez A, Bahna SL. Gluten sensitivities and the allergist: Threshing the grain from the husks. Allergy. 2018;73(7):1359-68.

16. Schwab D, Raithel M, Klein P, Winterkamp S, Weidenhiller M, Radespiel-Troeger M, et al. Immunoglobulin E and eosinophilic cationic protein in segmental lavage fluid of the small and large bowel identify patients with food allergy. The American journal of gastroenterology. 2001;96(2):508-14.

17. Reimann HJ, Ring J, Ultsch B, Wendt P. Intragastral provocation under endoscopic control (IPEC) in food allergy: mast cell and histamine changes in gastric mucosa. Clin Allergy. 1985;15(2):195-202.

18. Bischoff SC, Mayer J, Wedemeyer PN, Meier G, Zeck-Kapp G, Wedi B, Kapp A, Cetin Y, Gebel M, Manns MP. Colonoscopic allergen provocation (COLAP): A new diagnostic approach for gastrointestinal food allergy. Gut 1997; 40: 745 – 753

19. Fritscher-Ravens A, Pflaum T, Mösinger M, Ruchay Z, Röcken C, Milla PJ, et al. Many Patients With Irritable Bowel Syndrome Have Atypical Food Allergies Not Associated With Immunoglobulin E. Gastroenterology. 2019;157(1):109-18.e5.

20. Blanco C, Quiralte J, Castillo R, Delgado J, Arteaga C, Barber D, et al. Anaphylaxis after ingestion of wheat flour contaminated with mites. The Journal of allergy and clinical immunology. 1997;99(3):308-13.

21. Raithel M, Hagel A, Albrecht H, Zopf Y, Naegel A, Baenkler HW, et al. Excretion of urinary histamine and N-tele methylhistamine in patients with gastrointestinal food allergy compared to non-allergic controls during an unrestricted diet and a hypoallergenic diet. BMC gastroenterology. 2015;15:41.

22. Hoffmann HJ, Skjold T, Raithel M, Adolf K, Hilberg O, Dahl R. Response of respiratory flour allergics in an ingested flour challenge may involve plasmacytoid dendritic cells, CD25+ and CD152+ T cells. International archives of allergy and immunology. 2006;140(3):252-60.

23. Massari S, Liso M, De Santis L, Mazzei F, Carlone A, Mauro S, et al. Occurrence of nonceliac gluten sensitivity in patients with allergic disease. International archives of allergy and immunology. 2011;155(4):389-94.

24. Ellis A, Linaker BD. Non-coeliac gluten sensitivity? Lancet (London, England). 1978;1 (8078):1358-9.

25. Jonas A. Wheat-sensitive--but not coeliac. Lancet (London, England). 1978;2(8098):1047.

26. Catassi C, Elli L, Bonaz B, Bouma G, Carroccio A, Castillejo G, et al. Diagnosis of Non--Celiac Gluten Sensitivity (NCGS): The Salerno Experts' Criteria. Nutrients. 2015;7(6):4966-77.

27. Schuppan D, Zimmer KP. The diagnosis and treatment of celiac disease. Deutsches Arzteblatt international. 2013;110(49):835-46.

28. Sharma N, Bhatia S, Chunduri V, Kaur S, Sharma S, Kapoor P, Kumari A and Garg M (2020) Pathogenesis of Celiac Disease and Other Gluten Related Disorders in Wheat and Strategies for Mitigating Them. Front. Nutr. 7:6. doi: 10.3389/fnut.2020.00006

29. Raithel M, Kluger AK, Dietz B, Hetterich U. [Non-allergic gluten sensitivity. A controversial disease - or not yet sufficiently explored?]. Bundesgesundheitsblatt, Gesundheitsforschung, Gesundheitsschutz. 2016;59(7):821-6.

30. Vazquez-Roque MI, Camilleri M, Smyrk T, Murray JA, Marietta E, O'Neill J, et al. A controlled trial of gluten-free diet in patients with irritable bowel syndrome-diarrhea: effects on bowel frequency and intestinal function. Gastroenterology. 2013;144(5):903-11.e3.

31. Catassi C, Bai JC, Bonaz B, Bouma G, Calabro A, Carroccio A, et al. Non-Celiac Gluten sensitivity: the new frontier of gluten related disorders. Nutrients. 2013;5(10):3839-53.

32. Raithel M. Fruktane - Bestandteil der FODMAP-Diät: Ein weiterer Baustein als Trigger bei weizensensitiven Patienten.. Gastro News. 2018;5(1):12-3.

33. Ziegler JU, Steiner D, Longin CFH, Würschum T, Schweiggert RM, Carle R. Wheat and the irritable bowel syndrome – FODMAP levels of modern and ancient species and their retention during bread making. Journal of Functional Foods. 2016;25:257-66.

34. Weidenhiller M, Muller S, Schwab D, Hahn EG, Raithel M, Winterkamp S. Microscopic (collagenous and lymphocytic) colitis triggered by food allergy. Gut. 2005;54(2):312-3.

35. Elli L, Tomba C, Branchi F, Fini L, Valiante F, Teresa Bardella M, et al. 107 Results From the "GLUTOX" Trial: A Randomised, Double Blind, Placebo Controlled Crossover Study on "Non Celiac Gluten Sensitivity"2015. e87 p.

36. Dale HF, Hatlebakk JG, Hovdenak N, Ystad SO, Lied GA. The effect of a controlled gluten challenge in a group of patients with suspected non-coeliac gluten sensitivity: A randomized, double-blind placebo-controlled challenge. Neurogastroenterology and motility: the official journal of the European Gastrointestinal Motility Society. Neurogastroenterology & Motility 2018, 30(8): e13332.

24.

Seltene Allergene

WOLFGANG HEMMER

Die Zahl möglicher Allergieauslöser ist riesig groß. Fast jede Pflanze, jedes Tier und jedes Nahrungsmittel kann irgendwann einmal eine Allergie verursachen. Es ist aber eine erstaunlich kleine und überschaubare Gruppe von Allergenen, die für den weitaus größten Teil aller Allergien verantwortlich ist. In Mitteleuropa kann man mit nur 10–15 verschiedenen Allergenen über 90 Prozent aller Allergien diagnostizieren. Neben ihnen gibt es dann solche Allergene, die zwar nicht zu den „big players" zählen, die aber doch regelmäßig sensibilisieren und wo es meist auch gute diagnostische und therapeutische Möglichkeiten gibt. Am anderen Ende der Skala finden wir dann schließlich die seltenen Dinge, wobei man auch hier wieder zwischen „eher selten" und „sehr selten" unterscheiden kann.

Warum eine bestimmte Allergie selten ist, hängt von mehreren Faktoren ab. Eine Allergie kann selten sein, weil die jeweilige Allergenquelle ein schwacher Sensibilisator ist, d. h. obwohl viele Menschen Kontakt mit dieser Allergenquelle haben, werden nur wenige allergisch. Beispielsweise isst fast jeder Mensch regelmäßig Reis, aber kaum jemand entwickelt eine Reisallergie. Eine Allergie kann aber auch deshalb selten sein, weil nur wenige Menschen Kontakt mit dieser Allergenquelle haben, obwohl sie an sich ein hohes Allergiepotential hätte. Allergische Reaktionen nach Konsum der eindrucksvollen asiatischen Jackfrucht beispielsweise sind selten, obwohl diese Frucht ein Allergen enthält, das mit Birkenpollen stark kreuzreagiert. Sehr wahrscheinlich würden die meisten Birkenpollenallergiker mit Symptomen reagieren, wenn sie diese Frucht essen. Aber das tun nur wenige, und deshalb ist eine Jackfruchtallergie selten.

Ob eine Allergie häufig oder selten ist, ist auch geographisch variabel, weil sich Lebensgewohnheiten und Allergenexposition lokal unterscheiden. Eine Allergie auf Fisch beispielsweise ist bei uns in Mitteleuropa „eher selten", in Ländern mit hohem Fischkonsum hingegen häufiger. Eine genuine Sensibilisierung gegen die Pollen des Traubenkrauts (Ambrosia) ist in Norddeutschland selten, weil diese Pflanze dort nur sporadisch vorkommt. In Ungarn ist sie hingegen alltäglich, weil dort die Belastung durch Traubenkrautpollen riesig ist. Auch das Lebensalter kann relevant sein, wenn wir von „seltenen" Allergien sprechen. Eine Ei- oder Milchallergie ist bei Kleinkindern recht häufig, bei Erwachsenen aber ungewöhnlich. Im Folgenden sollen einige seltene Allergien herausgegriffen werden ohne Anspruch auf Vollständigkeit.

Seltene Pollenallergien

Pollenallergien werden in der Regel von windbestäubten (anemogamen) Pflanzen ausgelöst, weil diese im Gegensatz zu insektenbestäubten (entomogamen) Arten große Mengen an Pollenkörnern produzieren, die weite Strecken in der Luft zurücklegen können. Die bei uns wichtigsten Allergieauslöser – die Gräser, die Birke mit all ihren Verwandten (Hasel, Erle, Hainbuche, Buche, Eiche, Edelkastanie) und die Esche – produzieren alle sehr große Pollenmengen. Hohe Pollenproduktion allein ist aber nicht gleichbedeutend mit hoher Allergenität: Weiden und Pappeln, obwohl windbestäubt, spielen als Allergieauslöser keine Rolle. Auch viele andere windbestäubte Baumarten nicht wie Walnuss, Eschenahorn, Götterbaum und sämtliche heimische Nadelbäume (Fichte, Tanne, Föhre, Eibe). Letztere produzieren riesige Pollenmengen, die aber de facto kaum allergene Proteine enthalten. Unter den Nadelbäumen (Koniferen) sind lediglich die Zypressen und ihre nahen Verwandten potente Allergieauslöser. Im Mittelmeerraum und auch in den USA und in Japan sind sie sehr wichtige Allergenquellen (Osada 2021). In Mitteleuropa sind Sensibilisierungen gegen Zypressen hingegen sehr selten, obwohl auch bei uns eine gewisse Belastung durch Zypressenpollen besteht, vor allem durch die zahlreichen Lebensbäume *(Thuja)* und Scheinzypressen *(Chamaecyparis)*, die überall in großer Menge als „lebende Zäune" angepflanzt werden. Ihre Blüten sind sehr unscheinbar und werden von den meisten Menschen nicht bewusst wahrgenommen *(Abb. 1 a)*.

Selten ist auch eine Allergie auf die ebenfalls windbestäubte Platane *(Abb. 1 b-c)*, die als Park- und Alleebaum weit verbreitet ist (Vrinceanu 2021). Positive Testreaktionen im Allergietest sind zwar recht häufig, aber das ist meist nur Ausdruck von Kreuzreaktionen mit anderen Pollen über klinisch wenig relevante Nebenallergene. In seltenen Fällen stellt sich aber mit Hilfe der molekularen Allergiediagnostik heraus, dass es sich doch um eine „echte" Platanenpollenallergie handelt. Einzelberichte für spezifische Sensibilisierungen liegen auch für Holunderpollen vor (Förster-Waldl 2003).

Unter den windbestäubten „Kräutern" sind in Mitteleuropa Wegerich *(Plantago)*, Beifuß (Artemisia) und Traubenkraut (Ragweed, *Ambrosia*) wichtig. Beifuß und Ragweed gehören zur Pflanzenfamilie der Korbblütler (Asteraceae). Die in ihren Pollen enthaltenen Allergene kommen in ähnlicher Form auch in insektenbestäubten Arten dieser Familie vor, z. B. in Löwenzahn, Margerite und Sonnenblume *(Abb. 1 e)*. Bei sehr intensivem Kontakt mit solchen Pflanzen, z. B. bei Gärtnern und Floristen oder bei Aufenthalt nahe bei Sonnenblumenfeldern, können daher auch solche primär insektenbestäubten Pflanzen, die normalerweise nur wenig Pollen in die Luft abgeben, allergische Symptome auslösen. Es handelt sich dabei aber nahezu immer um eine sekundäre Kreuzreaktion und nicht um eine genuine Löwenzahn- oder Sonnenblumenallergie.

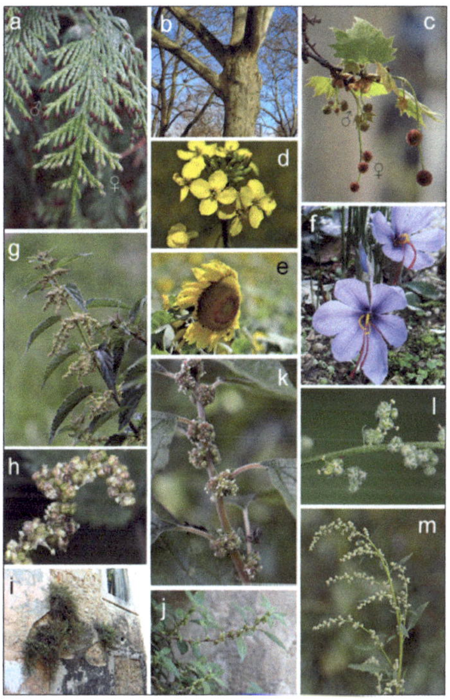

ABB. 1: Seltene Auslöser von Pollenallergien. a Scheinzypresse *(Chamaecyparis lawsonia)* mit endständigen rötlichen männlichen Blütenständen, b-c Platane *(Platanus x hispanica)*, d Raps *(Brassica napus)*, e Sonnenblume *(Helianthus annuus)*, f Safran *(Crocus sativus)*, g-h Brennnessel *(Urtica dioica)* männliche Pflanze und Nahaufnahme des Blütenstandes mit einzelnen geöffneten Blüten, i-j Mauer-Glaskraut *(Parietaria judaica)* mit typischer Besiedlung einer Hauswand, k Aufrechtes Glaskraut *(Parietaria officinalis)*, l-m Weißer Gänsefuß *(Chenopodium album)*.

Bildnachweis: Alle Bilder außer f: W. Hemmer, f: Kenpei, GNU Free Documentation License.

Ein ungewöhnlicher Sonderfall einer Sensibilisierung gegen die Pollen einer insektenbestäubten Pflanze ist die Allergie gegen Safran *(Crocus sativus, Abb. 1 f)* bei Arbeitern in der Safran-Produktion (Varasteh 2012). Die Allergie ist gegen die Safranpollen gerichtet und nicht gegen die als Gewürz verwendeten roten Safranfäden, die dem in drei Narben aufgespaltenen weiblichen Griffel entsprechen. Auch Raps *(Abb. 1 d)* kann als primär insektenbestäubte Pflanze fallweise allergische Symptome auslösen, da in unmittelbarer Nähe von Rapsfeldern durchaus hohe Pollenmengen in der Luft gemessen werden können (Hemmer 1997).

Relativ selten sind auch Allergien gegen die Pollen der windbestäubten Brennnessel *(Urtica dioica, Abb. 1 g-h)*. Auch hier sind positive Allergietestergebnisse meist Ausdruck einer Kreuzreaktivität mit anderen Pollen. Man findet aber sporadisch Patienten mit einer „echten" Nesselallergie, die manchmal sogar völlig isoliert ohne irgendeine weitere Pollenallergie vorliegt. In der Praxis werden solche Fälle oft übersehen, weil die Brennnessel wegen ihrer moderaten Bedeutung nicht immer standardmäßig mitgetestet wird.

Mit der Brennnessel eng verwandt ist das Mauerglaskraut *(Parietaria judaica, Abb. 1 i-j)*, das in Südeuropa ein wichtiger Auslöser von Pollinosen ist (Ciprandi 2018). In Mitteleuropa sind Parietaria-Sensibilisierungen hingegen nur sehr selten zu finden. Meist bleibt in diesen wenigen Fällen offen, ob die Sensibilisierung bei früheren Aufenthalten im Mittelmeerraum erworben wurde oder ob sie doch durch das heimische Aufrechte Glaskraut *(Parietaria officinalis) (Abb. 1 k)* ausgelöst ist, welches in Mitteleuropa lokal häufig vorkommt und sehr ähnliche Allergene enthält.

Eine weitere bei uns selten diagnostizierte Pollenallergie ist die gegen Gänsefuß *(Chenopodium, Abb. 1 l-m)* und verwandte Arten aus der gleichen Pflanzenfamilie (Chenopodiaceae), z. B. Melde, Fuchsschwanz und Salzkraut. Die Gänsefußgewächse umfassen zahlreiche Arten von windbestäubten „Unkräutern", die meist erst im Spätsommer blühen. Gänsefußallergien sind im Mittelmeerraum und speziell auch im Nahen Osten häufig, wo diese trockenheits- und salzresistenten Arten gezielt für Begrünungsprojekte eingesetzt werden (Villalba 2014).

Zimmerpflanzen als Allergieauslöser

Zimmerpflanzen sind selten Ursache einer Soforttypallergie, weil sie nur begrenzt allergene Substanzen, wie z. B. Pollen, in die Raumluft abgeben. Die wichtigste allergieauslösende Zimmerpflanze ist die beliebte Birkenfeige *(Ficus benjamina, Abb. 2 a)* bzw. andere Ficus-Arten wie der Gummibaum *(Ficus elastica)*. Ursprünglich bei Gärtnern und Glashausarbeitern beschrieben, wurden Sensibilisierungen gegen Ficus später auch bei Privatpersonen ohne beruflichen Kontakt zu diesen Grünpflanzen beobachtet (Axelsson 1985). Die relevanten Allergene (Cysteinproteasen) befinden sich in hoher Konzentration im weißen Milchsaft dieser Pflanzen. Sie diffundieren teilweise an die Blattoberfläche, wo sie an Staubpartikel binden und auf diesem Weg in die Raumluft gelangen. Speziell bei Berührung oder Reinigung der Pflanzen kommt es bei Sensibilisierten zu Niesen, Schnupfen und Atemnot, bei Kontakt mit dem schwach toxischen Milchsaft auch zu allergischen Hautreaktionen.

Interessanterweise wird aber in der Praxis die Diagnose einer Ficus-Allergie oft nicht wegen der inhalativen Beschwerden gestellt, sondern vielmehr wegen der Unverträglichkeit bestimmter tropischer Früchte, allen voran von Feigen (Hemmer 2004). Das lässt sich dadurch erklären, dass die essbare Feige ***(Ficus carica)*** mit ***Ficus benjamina*** eng verwandt ist und praktisch identische Allergene enthält. Oft werden von den Betroffenen auch Kiwi, Papaya und Ananas, die ähnliche kreuzreaktive Allergene enthalten, schlecht vertragen („Ficus-Frucht-Syndrom").

Auch einige andere Zimmerpflanzen wurden vereinzelt als Ursache einer Allergie beschrieben, wiederum vorrangig bei Glashausarbeitern und Gärtnern, gelegentlich aber auch im privaten Setting. Die am häufigsten genannten Auslöser sind Yucca, Einblatt *(Spathiphyllum)* sowie Euphorbien und Weihnachtskakteen *(Schlumbergera)* (Kanerva 2001). Auch die Sporen von Zierfarnen können manchmal eine Allergie auslösen (Kofler 2000).

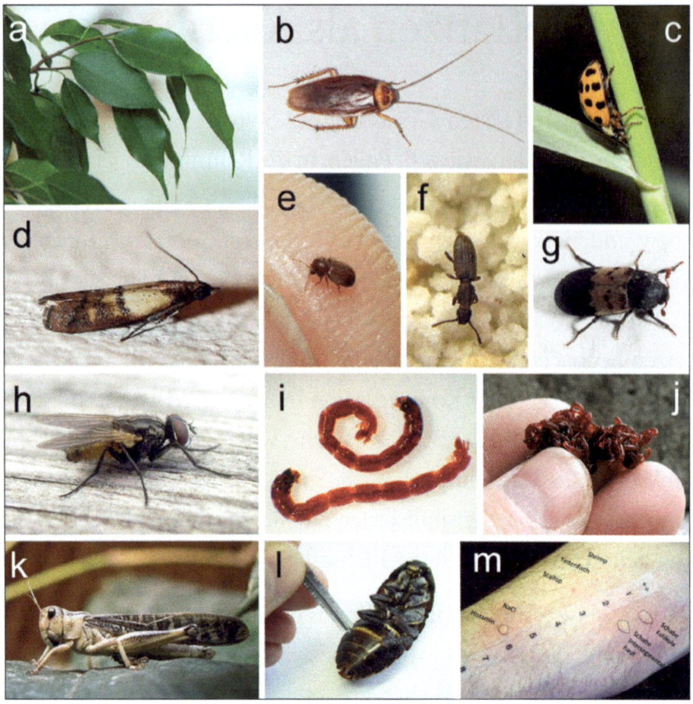

ABB. 2: Inhalative Allergien durch Zimmerpflanzen und Insekten. a Die Birkenfeige *(Ficus benjamina)* ist unter den Zimmerpflanzen der häufigste Auslöser von Allergien, b Allergien gegen Schaben (Bild: Amerikanische Schabe, *Periplaneta americana*) sind in den USA und den Tropen häufig, in Europa selten, c Asiatischer Marienkäfer (*Harmonia axyridis*, multicoloured ladybeetle), d-e Zahlreiche Vorratsschädlinge können vor allem bei beruflicher Exposition Auslöser einer Inhalationsallergie sein: d Dörrobstmotte *(Plodia interpunctella)*, e Brotkäfer *(Stegobium paniceum)*, f Getreideplattkäfer *(Oryzaephilus surinamensis)*, g Speckkäfer (Bild: *Dermestes lardarius*) wurden als Allergieauslöser bei z.B. Präparatoren beschrieben, h Stubenfliegen *(Musca domestica)* sind ein seltener Allergieauslöser bei Landwirten, i-j „Rote Mückenlarven" (Larven von Zuckmücken/Chironomidae) werden als Futter für Zierfische verwendet. Ihr Hämoglobin kann Allergien auslösen. k-m Futtertiere für Reptilien, wie Heuschrecken, Heimchen oder Schaben, werden zunehmend als Auslöser von Rhinitis und Asthma bei Terrarianern beobachtet; k Wanderheuschrecke *(Locusta migratoria)*, l-m Positiver Allergietest mit einer Madagaskar-Riesenfauchschabe bei einem allergischen Reptilienzüchter.

Bildnachweis: a, c, d, f, h, i, j, l, m: W. Hemmer; b: Gary Alpert, GNU Free Documentation License; e: Kamran, GNU Free Documentation License; g: André Karwath, Creative Commons Attribution-Share Alike 2.0 Germany; k: Jonathan Hornung, Creative Commons Attribution-Share Alike 2.0 Germany

Allergie gegen Vögel

Im Vergleich zu felltragenden Tieren sind Vögel in der Praxis nur sehr selten Ursache einer Allergie. Dies ist vielleicht weniger ihrer geringeren Allergenität an sich zuzuschreiben, sondern dem Umstand, dass vergleichsweise wenige Menschen engen Kontakt zu Vögeln haben. Bei beruflicher Exposition, z. B. bei Tierpflegern, sind die Sensibilisierungsraten durchaus hoch (Swiderska-Kiełbik 2011). Unter den Ziervögeln sind Wellensittich, Nymphensittich und Kanarienvogel die häufigsten Auslöser. Das verantwortliche Hauptallergen ist in allen Fällen das Serumalbumin, das in praktisch allen Körperkompartimenten einschließlich Federn und Exkrementen vorkommt. Weil die Serumalbumine verschiedener Vögel recht ähnlich sind, kommt es häufig zu Kreuzreaktionen zwischen verschiedenen Arten.

Typisch für Patienten mit einer Vogel- bzw. Federnallergie ist eine Unverträglichkeit von (halb)rohem Eigelb, weil dieses große Mengen an Serumalbumin enthält („Vogel-Ei-Syndrom“) (Hemmer 2016).

Bei Personen mit sehr intensiven Vogelkontakten kommt es mitunter zum Auftreten einer Typ III-Allergie mit dem Krankheitsbild der exogen allergischen Alveolitis (EAA). Klassisch betroffen sind Hühnerhalter und Taubenzüchter („Taubenzüchterlunge“).

Die EAA wird nicht durch IgE-Antikörper ausgelöst, sondern durch pathologisch erhöhte IgG-Antikörperspiegel gegen Vogelantigene. Durch das chronische Einatmen organischer Stäube, in diesem Fall aus den Exkrementen und Federn stammend, lösen diese Antikörper entzündlichen Veränderungen vor allem in den Lungenbläschen (Alveolen) aus. Klinisch macht sich das in Form von Husten, Atemnot und periodischem Fieber bemerkbar. Fortgesetzte Allergenexposition kann zur Lungenfibrose führen. Auch Pilzsporen, bakterielle Antigene, Holzstäube und Enzyme können Ursache einer EAA sein.

Seltene Nahrungsmittelallergien

Nahrungsmittelallergien sind generell selten, zumindest viel seltener als allgemein angenommen. *Tabelle 1* zeigt eine grobe Klassifizierung, wie häufig man in der Praxis Allergien gegen verschiedene Nahrungsmittel bestätigen kann. Einige seltene, neue oder ungewöhnliche Nahrungsmittelallergien seien im Folgenden herausgegriffen.

	RELATIV HÄUFIG	GELEGENTLICH	SELTEN
Obst	Kern-/Steinobst, Kiwi	Himbeere, Erdbeere, Mango, Melonen, Weintraube, Feige, Banane, Heidelbeere	Litschi, Papaya, Kaki, Ananas, Zitrusfrüchte, Granatapfel, Jackfrucht
Gemüse	Karotte, Sellerie	Gurke, Tomate, Paprika	Spargel, Salat, Zucchini, Kürbis, Brokkoli u. a. Kohlgewächse, Zwiebel, Oliven, Avocado, Melanzani
Nüsse & Samen	Erdnuss, Haselnuss, Walnuss/Pekan, Pistazie, Cashew, Soja	Sesam, Mohn, Mandel, Erbse, Linse, Kichererbse	Sonnenblumenkerne, Kürbiskerne, Macadamia, Paranuss, Pinienkerne, Maroni, Kokosnuss, Bohne
Getreide		Weizen, Roggen	Gerste, Hirse, Reis, Mais, Buchweizen
Fleisch, Fisch & Meeresfrüchte	Garnelen	Fisch, rotes Fleisch, Muscheln	Hühnerfleisch
Gewürze		Doldenblütler (Kreuzkümmel, Koriander, Kümmel etc.), Curry	Lippenblütler (Melisse, Oregano etc.), Chili/Paprikapulver, Pfeffer, Senf, Petersilie, Kardamom
Sonstige		Honig, Kamille	Speisepilze

(Eigene Darstellung)

TABELLE 1: Grobe Klassifizierung der relativen Häufigkeit von Nahrungsmittelallergien.

Allergie auf Fleisch

Fleisch wurde erst in der jüngeren Vergangenheit als wichtige Ursache für nahrungsmittelallergische Reaktionen erkannt. Insbesondere Allergien auf das rote Fleisch von Säugetieren wurde vor Entdeckung des alpha-Gal-Syndroms (siehe Beitrag Hemmer, Swoboda in diesem Buch) oft übersehen. Alpha-Galaktose kommt prinzipiell in allen Arten von rotem Fleisch vor, weshalb mitunter auch sehr exotische Fleischarten zu allergischen Reaktionen führen können, wie etwa Känguru-, Robben- und Walfleisch (Moore 2007). Bei Patienten mit einer Hühnerfleischallergie kann es aufgrund von Kreuzreaktionen zu Unverträglichkeitsreaktionen auf Froschfleisch und Krokodilfleisch kommen (Ballardini 2017).

Getreideallergien

Unter den Getreideallergien dominieren Sensibilisierungen gegen glutenhältige Getreidesorten, vor allem Weizen und Roggen. Selten aber doch können auch glutenfreie Getreide Allergien auslösen, z. B. Reis und Mais (Pastorello 2009, Hemmer 2017).

Auch Hirse ist eine sehr seltene Ursache einer Nahrungsmittelallergie, obwohl allergische Reaktionen hier oft sehr schwer verlaufen. Betroffen von einer Hirseallergie sind interessanterweise hauptsächlich Besitzer von Ziervögeln, weil die primäre Sensibilisierung fast immer durch den Kontakt mit Vogelfutterhirse erfolgt (Hemmer 2017). Bei manchen Patienten trat die nahrungsmittelallergische Reaktion auf Hirse erstmals im höheren Alter auf, als Hirse zum allerersten Mal gegessen wurde, obwohl die Vogelkontakte in der Kindheit bestanden und schon Jahrzehnte zurücklagen.

In seltenen Fällen kann auch Ersatzgetreide (Pseudogetreide) eine Allergie auslösen. Eine in China, Japan und Korea durchaus häufige und sporadisch auch in Mitteleuropa anzutreffende Allergie ist die gegen Buchweizen. Auch hier erfolgt die Sensibilisierung in der Regel nicht durch das Essen von Buchweizen, sondern durch eingeatmete Stäube oder Mehle, z. B. bei Bäckern oder Arbeitern im Lebensmittelhandel.

Eine wichtige alternative Sensibilisierungsroute ist die über sogenannte Buchweizen-Kissen. Durch Abreibung reichern sich im Inneren dieser Kissen feine Stäube an, die eingeatmet werden und nach erfolgter Sensibilisierung Rhinitis und Asthma auslösen können. Der spätere Verzehr von Buchweizen kann dann zu schweren, manchmal sogar fatalen anaphylaktischen Reaktionen führen (Norbäck 2021).

Nur ganz wenige Einzelfälle wurden bisher weltweit für Quinoa beschrieben (Astier 2009). Denkbar sind hier Kreuzreaktionen mit Amaranth, der der gleichen Pflanzenfamilie (Chenopodiaceae) angehört, aber bisher nur ein einziges Mal als Anaphylaxieursache berichtet wurde (Kasera 2013). Ebenso sind Fallberichte über Allergien auf Chia-Samen bisher außerordentlich selten (Garcia Jimenez 2015).

Allergie auf Speisepilze – selten, aber mit vielen Gesichtern

Speisepilze gelten als sehr seltene Ursache einer Allergie, sie können aber auf verschiedene Art und Weise Unverträglichkeitsreaktionen auslösen. Schon um 1970 wurde erstmals aus Japan berichtet, dass Arbeiter in der Shiitake-Produktion aufgrund der chronischen Pilzsporen-Exposition häufig eine EAA (exogen allergische Alveolitis) entwickeln. Fälle dieser sogenannten „Pilzzüchter-Lunge" wurden kurze Zeit später auch aus anderen Ländern und für andere Speisepilze wie Austernpilz und Champignon berichtet (Zadražil 1974). Die Sporen von Speisepilzen können aber auch, so wie Schimmelpilzsporen, klassische IgE-mediierte Typ 1-Allergien auslösen, was nicht nur für beruflich exponierte Personen von Bedeutung ist, sondern auch für die Normalbevölkerung relevant sein könnte. Zumindest wurde mehrfach gezeigt, dass atopische Patienten im Allergietest nicht nur mit den Sporen von Schimmelpilzen reagieren, sondern auch häufig mit den Sporen von Speisepilzen (Basidiomyzeten). Solche Basidiosporen sind im Spätsommer und im Herbst in ähnlich hoher Konzentration in der Luft nachweisbar wie Schimmelpilzsporen und Pollen, weshalb sie wiederholt als potentiell relevante, saisonale Inhalationsallergene diskutiert wurden (Helbling 1999).

Allergische Reaktionen durch das Essen von Speisepilzen sind in Relation zum weltweit hohen Konsum extrem selten. Dennoch finden sich Einzelberichte solcher Reaktionen für mehrere Arten, insbesondere für asiatische Pilze wie Shiitake, Matsutake und Enoki (Ito 2020).

Aber auch für den gewöhnlichen Champignon und heimische Wildpilze, wie Steinpilz und Maronenröhrling, liegen Fallbeobachtungen vor (Toricelli 1997, Kayode 2020). Die Symptome bei den Betroffenen reichen von oralem Juckreiz und Schluckbeschwerden bis hin zu Urticaria, Ödemen, Atemnot und Kreislaufbeschwerden. In den meisten Fällen besteht kein kausaler Zusammenhang mit einer Schimmelpilzallergie, und mehrheitlich sind diese Patienten nur auf einen ganz bestimmten Speisepilz allergisch und nicht generell auf alle Speisepilze.

Interessanterweise können nicht nur Speisepilze, sondern auch Schimmelpilze ein Nahrungsmittelallergen darstellen, nämlich bestimmte Penicillium-Arten, die als „Edelschimmel" bei der Herstellung von Käse und Rohwüsten Verwendung finden. Bei Camembert und Brie sind dies *Penicillium camemberti* und *P. candidum*, bei Blauschimmelkäsen *P. roqueforti*, und bei Salami vor allem *P. nalgiovese*. Die Schimmelpilze tragen zur Geschmacksentwicklung bei und verhindern gleichzeitig das Wachstum anderer unerwünschter Mikroorganismen. Bei Patienten mit einer primären inhalativen Sensibilisierung gegen Penicillium kann es nach Genuss solcher Käsesorten oder von Salami aufgrund von Kreuzreaktionen zu allergischen Symptomen kommen, bei Hautkontakt auch zu chronischen Ekzemen (Bobolea 2009, Wantke 2011).

Schließlich können rohe oder nicht ausreichend gekochte Shiitake-Pilze eine ungewöhnliche Form einer Dermatitis hervorrufen, die durch zahlreiche parallel angeordnete, gerötete und stark juckende streifenförmige Hautläsionen charakterisiert ist. Da dies an das Bild einer Geißelung erinnert, wird diese Shiitake-Dermatitis auch als Flagellanten-Dermatitis bezeichnet (Stephany 2016). Die genauen Pathomechanismen, die zu den Hautreaktionen führen, sind nicht restlos geklärt. Ursprünglich wurden sie für toxische Reaktionen auf das in den Pilzen enthaltene Polysaccharid Lentinan gehalten. Jüngere Untersuchungen sprechen dafür, dass es sich dabei doch um echte allergische Reaktionen im Sinne einer Typ IV-Allergie handelt (Albuscheit 2002). Es existieren Hinweise, dass nicht nur Shiitake-Pilze, sondern möglicherweise auch Steinpilze und andere Speisepilze ähnliche Hautreaktionen auslösen können.

Eine Fischallergie, die gar keine ist

Eine seltene Form einer vermeintlichen Nahrungsmittelallergie wird durch Fischparasiten der Gattung Anisakis ausgelöst. Bei diesen Parasiten handelt es sich um Fadenwürmer (Nematoden), deren natürliche Endwirte Delphine und Robben sind. Zwischenwirte sind anfangs Krebstiere, dann Fische und Tintenfische, wo sich die ca. 2 cm langen Larven u. a. im Muskelfleisch befinden. Zahlreiche Untersuchungen haben ergeben, dass nahezu alle Fischarten potentielle Überträger sind und dass teilweise bis zu 70 Prozent der Population infiziert sind.

Kochen und Tieffrieren tötet die Larven ab. In Ländern mit häufigem Verzehr von rohem Fisch sind Anisakis-Infektionen (Anisakiasis) hingegen nicht so selten. In Europa erfolgen Infektionen am häufigsten durch rohe marinierte Heringe, Sardinen und Sardellen. Der Mensch ist für Anisakis ein Fehlwirt, in dem eine Weiterentwicklung der Larven nicht möglich ist. Die Infektion mit einer Anisakis-Larve, die sich meist schon im Magen, seltener im Dünndarm in die Darmwand einbohrt, führt aber zu heftigen gastrointestinalen Beschwerden, die mehrere Wochen andauern können. Bei manchen Betroffenen kann es dabei zu einer spezifischen Sensibilisierung gegen Anisakis-Allergene kommen, sodass es beim Verzehr von Anisakis-hältigem Fisch zusätzlich zum Auftreten von Urticaria, Angioödemen und Kreislaufreaktionen kommen kann. Dies wird als „allergische Anisakiasis" bezeichnet (Aibinu 2019).

Allergie auf Bier und Wein

Bier und Wein lösen sehr häufig Unverträglichkeitsreaktionen aus, aber nur äußerst selten sind diese allergisch bedingt. Bei der Herstellung von Wein werden Proteine bzw. Allergene im Zuge von Vergärung und Klärung weitgehend eliminiert oder abgebaut. Dennoch können geringe Allergenmengen intakt zurückbleiben und in seltenen Fällen zu allergischen Reaktionen führen. Als wichtigste verantwortliche Allergene wurden dabei sogenannte LTPs (Lipid-Transfer-Proteine) identifiziert, die aus den Weintrauben stammen und relativ stabil gegen Hitze und enzymatischen Abbau sind (Garcia-Robaina 2001, Schäd 2005). Da die LTPs primär in der Fruchtschale vorkommen, findet man in Rotweinen höhere LTP-Mengen als in Weißweinen, weil bei ihnen der Most lange auf der Maische liegen bleibt, um die

Farbstoffe aus der Schale zu extrahieren. LTPs sind in Obst und Gemüse weit verbreitet, ebenso kommen sie in Weizen und anderen Getreidesorten einschließlich Gerste vor.

Es ist daher nicht überraschend, dass LTPs auch bei den seltenen allergischen Reaktionen auf Bier eine wichtige Rolle spielen (Santucci 1996, Quercia 2012). Betroffene entwickeln nach Bierkonsum regelmäßig systemische Reaktionen mit Urticaria und Angioödemen und nicht selten schwere Anaphylaxien mit Bewusstlosigkeit.

Bei den meisten Patienten findet man im Allergietest positive Testreaktionen auf Gerstenmehl bzw. Gerstenmalz, welches aber außer den LTPs vermutlich noch weitere relevante Allergene enthält. Da viele industrielle Lebensmittel Gerstenmalz bzw. Gerstenmalzsirup (Malzexrakt) enthalten (z. B. Malzgetränke, Schokolade u. a. Süßigkeiten, Backmehle), können auch solche Nahrungsmittel zu allergischen Reaktionen führen. Auch die bei der Biererzeugung verwendete Hefe selbst kann manchmal Ursache einer Bier- oder Weinallergie sein (Bansal 2017). Hopfen hingegen scheint als Allergenquelle keine Rolle zu spielen.

Insektenallergene – nicht nur im Gift, sondern auch in der Luft

Bei einer Insektenallergie denkt man zuerst an die wichtige Bienen- und Wespengiftallergie. Insekten können aber nicht nur durch Stiche allergische Reaktionen auslösen, sie können auch potente Inhalationsallergene sein, die Rhinitis und Asthma auslösen, sofern eine relevante Exposition besteht.

Schon lange bekannt sind Allergien gegen Schaben (Küchenschabe, orientalische Schabe, amerikanische Schabe *Abb. 2 b*), die so wie die Hausstaubmilben eine wichtige Ursache für Asthma sind. Schabenallergien sind in tropischen Ländern häufig, aber auch in den USA, wo insbesondere sozial schwache innerstädtische Schichten stark betroffen sind (Arruda 2001). In Mitteleuropa sind Schabenallergien hingegen sehr selten, können aber vereinzelt bei lokalem Befall relevant werden (de Blay 1997). Wenig untersucht ist derzeit noch, inwieweit auch andere ubiquitäre „Haushaltsinsekten“ wie Mücken, Fliegen, Silberfischchen, Motten, Staubläuse, Teppichkäfer etc. relevante Allergenquellen darstellen. Es erscheint durchaus wahrscheinlich, dass Hausstaub relevante Mengen an solchen insekten-spezifischen Allergenen enthält.

Ein sehr spezieller Fall einer häuslichen Insektenallergie wird durch den asiatischen Marienkäfer *Harmonia axyridis* (multicoured Asian ladybeetle, *Abb. 2 c*) verursacht. Dieser aus China stammende Käfer wurde in den USA und Europa zur biologischen Schädlingsbekämpfung eingesetzt, breitet sich aber seit den 1990er Jahren weltweit stark aus und verdrängt zunehmend die endemische Marienkäferpopulationen. Zu allergischen Problemen kommt es, weil die Käfer kollektiv überwintern und dabei massenweise Wohnungen und Häuser aufsuchen und dort neben starker Geruchsbelästigung auch zu erheblicher Allergenbelastung führen (NAKAZAWA 2007). Auch in der Weinwirtschaft bereitet der Käfer mittlerweile Probleme, weil die Tiere gerne in den Weintrauben Schutz suchen und es bei Kelterung solcher Trauben schon bei geringstem Befall zu spürbaren Geschmacksfehlern im Wein kommt (PICKERING 2007).

Das Sensibilisierungspotential von Insekten zeigt sich besonders deutlich bei berufsbedingter Exposition. Viele verschiedene Insektengruppen wurden dabei als Ursache einer Allergie festgestellt, allen voran Fliegen, Mücken, Heuschrecken, Käfer und Schmetterlinge *(Tabelle 2, Abb. 2 d-g)*. Besonders betroffen sind Arbeiter in Insektenzuchtanlagen und Tierhändler, aber ebenso Bäcker, Forscher, Champignonzüchter und Landwirte (SPIEKSMA 1986, Tee 1988, MAKINEN-KILJUNEN 2001, FOCKE 2003). Die Sensibilisierungen sind dabei meist sehr spezifisch, d. h. sie sind beschränkt auf eine ganz bestimmte Insektengruppe ohne ausgeprägte Kreuzreaktivität zu anderen Insekten.

Bäcker	Mehlmotte, Brotkäfer, Reismehlkäfer, Getreideplattkäfer, Kornkäfer
Tierhändler, Futtertierzucht	Heuschrecken, Grillen, Schaben, Wachsmotten u.a. Schmetterlinge, Fliegen, Zuckmücken, Mehlkäfer
Wissenschaftler, Präparatoren	Taufliegen (Drosophila), Heuschrecken, Speckkäfer, Museumskäfer
Biologische Schädlingsbekämpfung	Schmeißfliegen
Imker	Honigbiene
Seidengewinnung	Seidenspinner (Bombyx mori)
Kraftwerksarbeiter	Eintagsfliegen, Köcherfliegen
Champignonzüchter	Rennfliegen (Phoridae)
Landwirte	Stubenfliege
Aquarianer	Rote Mückenlarven
Reptilien-/Amphibienhalter	Heuschrecken, Heimchen, Schaben, Mehlwürmer

(Eigene Darstellung)

TABELLE 2: Seltene Inhalationsallergien durch Insekten.

Auch im privaten Bereich kommen solche spezifischen Insektenallergien manchmal vor. Eine wichtige Allergenquelle ist dabei Tierfutter. Am längsten bekannt sind Allergien gegen „Rote Mückenlarven" *(Abb. 2 i-j)* (Siracusa 2003). Das sind die Larven von Zuckmücken, die als Futter für Zierfische verwendet werden, entweder in Form von Lebendfutter oder als getrocknetes Pulver.

Das verantwortliche Allergen in den Zuckmücken, das Hämoglobin dieser Tiere, war eines der ersten auf molekularer Ebene identifizierten Allergene überhaupt (Baur 1980). In jüngerer Zeit wurde auch vermehrt über Allergien gegen Heuschrecken, Heimchen und Schaben *(Abb. 2 k-m)* berichtet, die als Futter für Reptilien oder Amphibien Verwendung finden (Jensen-Jarolim 2015). Auch Fliegenmaden, die von Fischern als Tierköder verwendet werden, können Rhinitis, Asthma und Kontaktreaktionen auslösen.

Einige ungewöhnliche Allergien auf tierische Produkte

Eine sehr seltene Allergie gegen ein tierisches Produkt ist die Seidenallergie. Seide wird in erster Linie aus den Kokons des in China und Indien in großem Stil kultivierten Maulbeerspinners *(Bombyx mori, Abb. 3 a-b)* gewonnen („Maulbeerseide"). Daneben gibt es verschiedene Typen von „Wildseiden", die aus den Kokons freilebender wilder Schmetterlingsarten erzeugt werden (z. B. Tussahseide). Die verantwortlichen Allergene befinden sich nicht in den Seidenfäden selbst, sondern im sogenannten Seidenleim (Sericin), der im Kokon die einzelnen Spinnfäden miteinander verbindet und bei der Seidenverarbeitung im Zuge der „Entbastung" entfernt wird. Aus technischen Gründen weisen dabei Wildseiden höhere Rückstände auf.

Seide wurde erstmals schon vor mehr als 50 Jahren als Auslöser von allergischem Asthma bei Arbeitern in Seidenfabriken beschrieben (Matsumura 1967). Seidenallergien können aber vereinzelt auch im privaten Bereich beobachtet werden, wobei sich hier speziell Produkte mit schlecht gereinigten Wildseidenabfällen, wie sie z. B. für Füllungen von Seidendecken verwendet werden, als wichtige Allergenquellen herausgestellt haben (Johansson 1985, Chaoming 1990). Hochwertige Seidenstoffe sind weitgehend allergenfrei.

Ebenfalls sehr selten sind Allergien auf Gelée royale (royal jelly, Bienenköniginnenfuttersaft). Gelée royale ist ein Gemisch aus verschiedenen Sekreten, die junge Arbeiterbienen in ihren Kopfdrüsen produzieren und speziell an die Bienenkönigin und an die Königinnenlarven verfüttern *(Abb. 3 c)*.

Wegen der zahlreichen postulierten positiven gesundheitlichen Wirkungen wird Gelée royale weltweit als Nahrungsergänzungsmittel für Kinder und Erwachsene vermarktet und auch in Kosmetika verwendet. Allergische Reaktionen auf Gelée royale sind sehr selten, können aber sehr schwer verlaufen. Aus Ostasien, wo Gelée royale viel verwendet wird, wurden sogar Todesfälle beschrieben (Thien 1996, Pecquet 2013).

Gelée royale ist reich an Proteinen aus der Familie der „major royal jelly proteins" (MRJP). Manche MRJPs kommen auch im Bienengift vor (MRJP 8/9=Api m 11), was einen Zusammenhang mit einer Bienengiftallergie denkbar erscheinen lässt. Api m 11 ist aber bei der Bienengiftallergie ein Nebenallergen von untergeordneter Bedeutung, weshalb in Summe kein enger Zusammenhang zwischen einer Gelée royale-Allergie und einer Bienengiftallergie bestehen dürfte. Ein enger kausaler Zusammenhang könnte hingegen zwischen einer Gelée royale-Allergie und manchen Formen der Honigallergie bestehen *(Abb 3 d)*. Bei der Honigallergie kann man grundsätzlich zwei unterschiedliche Typen unterscheiden:

1. HONIGALLERGIE BEI POLLENALLERGIKERN:

   Durch die unbeabsichtigte „Einstäubung" beim Sammeln von Nektar gelangen große Mengen an Pollenkörnern in den Honig, durchschnittlich ~5 Mio/kg. Bei manchen Pollenallergikern kann es daher beim Essen von Honig zu Juckreiz und Schwellungen im Mund-/Rachenraum, zu gastro-intestinalen Beschwerden und manchmal auch zu Systemreaktionen kommen. In der Praxis am stärksten betroffen sind davon Beifußpollen-Allergiker. Der Beifuß *(Artemisia vulgaris)* ist ein Korbblütler (Familie Asteraceae), der zwar selbst als primär windbestäubte Pflanze für Bienen wenig attraktiv ist, aber verwandte insektenbestäubte Korbblütler-Arten wie Sonnenblume, Löwenzahn und Goldrute, deren Pollen sehr ähnliche Allergene wie Beifuß enthält, werden gerne von Bienen besammelt. Verständlicherweise werden daher von diesen Patienten speziell Honige mit einem hohen Anteil an solchen Asteraceen-Pollen (z. B. Sonnenblumenhonig) sehr schlecht vertragen.

2. „ECHTE" HONIGALLERGIE:

Bei dieser viel selteneren Form der Honigallergie sind die IgE-Antikörper nicht gegen Pollenallergene, sondern gegen Bestandteile im Honig gerichtet, die von der Biene selbst stammen. Eine genaue molekulare Charakterisierung dieser Allergene ist noch ausständig, jedoch sprechen die derzeit verfügbaren Daten dafür, dass sie so wie das Gelée royale in den Kopfdrüsen der Bienen produziert werden und möglicherweise mit den Gelée royale-Allergenen ident sind (Helbling 1992, Bauer 1996). Eigenbeobachtungen zufolge reagieren Patienten mit einer primären Honigallergie im Allergietest tatsächlich auch auf Gelée royale, und im Labortest kann die IgE-Bindung an Honig durch Gelée royale stark gehemmt werden.

Eine weitere sehr ungewöhnliche Allergie auf ein tierisches Produkt ist die Allergie auf Karmin (Cochenille). „Echtes" Karmin ist ein natürlicher roter Farbstoff, der aus getrockneten weiblichen Schildläusen der Art *Dactylopius coccus (Abb. 3 e)* gewonnen wird und bereits von den Azteken genutzt wurde. Die Schildläuse leben auf Kakteen der Gattung *Opuntia,* die dafür eigens in Plantagen (vorwiegend in Lateinamerika) angebaut werden. Karmin ist als Lebensmittelfarbstoff zugelassen (deklariert als E120) und wird u. a. in Joghurts, Wurstwaren, Meeresfrüchten (z. B. Surimi), Eiscreme, Fruchtsäften, Glasuren und Süßigkeiten eingesetzt. In älteren Fallberichten als häufiger Auslöser genannt wird Campari, der aber mittlerweile kein Karmin mehr enthält. Karmin wird auch für Make-up verwendet (Rouge, Lidschatten, Lippenstifte) *(Abb. 3 f),* ebenso für Malfarben und zur Färbung von Textilien. Nicht zu verwechseln ist Cochenille mit dem synthetischen Azofarbstoff Cochenillerot (E124).

Unter den in der Karmin-Herstellung beschäftigten Fabriksarbeitern sind Sensibilisierungen recht häufig und führen oft zu Asthma am Arbeitsplatz (Tabar-Purroy 2003). Im Privatbereich sind solche Allergien jedoch sehr selten. Hier sind gefärbte Nahrungsmittel der häufigste Auslöser von Reaktionen, die durchwegs schwer verlaufen (Wüthrich 1997, Takeo 2018). Auffallend ist, dass fast nur erwachsene Frauen betroffen sind. Eine plausible Erklärung dafür könnte sein, dass die primäre Sensibilisierung nicht durch Cochenille-gefärbte Nahrungsmittel, sondern durch Cochenille-hältige Kosmetika über die Haut erfolgt. Tatsächlich berichten sehr viele der Patientinnen auch über Hautreaktionen bei Verwendung von Make-up.

Selten und noch wenig untersucht sind allergische Reaktionen auf Schlangengifte *(Abb. 3 g).* Solche wurden hauptsächlich bei Schlangenhändlern und Personen, die in der kommerziellen Gewinnung und Verarbeitung von Schlangengiften für die Antiserum-Herstellung beschäftigt sind, berichtet (PRESCOTT 2005, DE MEDEIROS 2007). Die Sensibilisierung erfolgt dabei nicht so sehr über Schlangenbisse, sondern häufiger über direkten Hautkontakt mit den Giften und vor allem über die wiederholte Inhalation von getrocknetem Schlangengift. Bis zu 10 Prozent aller Beschäftigten in solchen Betrieben werden gegen Schlangengift allergisch. Die beschriebene Symptomatik reicht von Rhinoconjunctivitis und Asthma bis hin zu schweren anaphylaktischen Reaktionen. Eines der identifizierten Hauptallergene in den Schlangengiften sind Phospholipasen vom Typ A2, membranschädigende Enzyme, die wesentlich für die toxische Wirkung von Tiergiften verantwortlich sind. Auch das Hauptallergen im Bienengift (Api m 1) ist eine Phospholipase A2, die aber mit den Schlangen-Phospholipasen nur begrenzte Ähnlichkeit aufweist und mit diesen nicht kreuzreagiert.

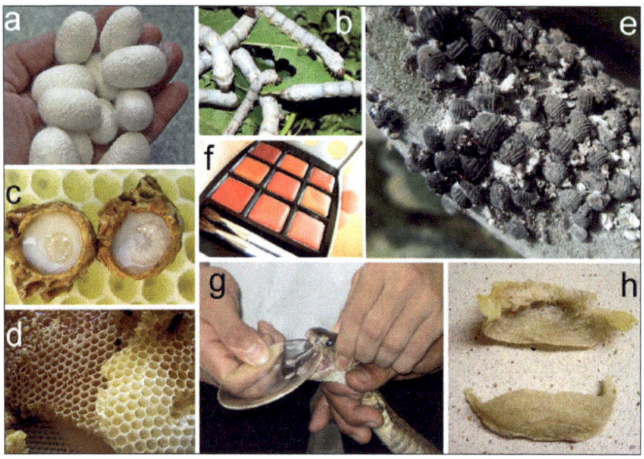

ABB. 3: Seltene Allergien auf tierische Produkte. a-b Kokons des Seidenspinners (Bombyx mori) und Raupen beim Fressen von Maulbeerblättern, c Zwei mit Gelée royal gefüllte Weiselzellen mit darin schwimmenden jungen Bienenköniginnenlarven, d Honig enthält möglicherweise die gleichen Allergenen wie Gelée royal, e Die auf Opuntia-Kakteen lebenden Cochenille-Schildläuse (Dactylopius coccus) sind die Quelle für echtes Karmin (Cochenille, E120), f Karmin wird zum Färben von Lebensmitteln verwendet und auch in Rouge, Lippenstiften und anderem Make-up eingesetzt, g Schlangengifte können durch Hautkontakt oder Inhalation zur Sensibilisierung führen, h Die Salanganen, Vögel aus der Familie der Segler (Apodidae), sind Höhlenbrüter, die ihre Nester zur Gänze aus Speichel bauen. Der Verzehr dieser in Asien als Delikatesse gehandelten sog. „Schwalbennester“ kann zu schweren anaphylaktischen Reaktionen führen.

Bildnachweis: a: W. HEMMER, b: FASTILY, Creative Commons Attribution-Share Alike 3.0 Unported, c: WAUGSBERG, wahlweise GNU Free Documentation License, Version 1.2 or any later version ODER Creative Commons Attribution-Share Alike 3.0 Unported, d: MERDAL, GNU Free Documentation License, e: ZYANCE, Creative Commons Attribution-Share Alike 2.5 Generic, f: Flickr.com user KANKO, Creative Commons Attribution 2.0 Generic, g: BARRY ROGGE, Creative Commons Attribution 2.0 Generic, h: KOWLOONESE, Creative Commons Attribution-Share Alike 3.0 Unported.

Eine kuriose, vorwiegend in China und Malaysia auftretende Allergie, die regelmäßig mit schweren anaphylaktischen Reaktionen einhergeht, ist die Allergie auf essbare Vogelnester (Lee 2008). Bei diesen fälschlicherweise oft als „Schwalbennester" bezeichneten Nestern handelt es sich um die Nester verschiedener Salanganen-Arten, Vögeln, die mit unserem heimischen Mauersegler verwandt sind. Sie bauen ihre Nester ausschließlich aus ihrem eiweißreichen Speichel *(Abb. 3 h)*. Die hochpreisigen Nester, die in Asien als Delikatesse zu Suppen verarbeitet werden, werden weniger aus geschmacklichen Gründen gegessen, sondern primär wegen der laut traditionellen chinesischen Medizin großen Heilwirkung. Als mögliches Hauptallergen in den Nestern wurde ein Serinprotease-Inhibitor identifiziert, der Ähnlichkeit mit dem Hühnerei-Allergen Gal d 1 (Ovomucoid) aufweist (Goh 2001).

Als letzte seltene Allergie auf ein – im weitesten Sinn – „tierisches Produkt" sei hier noch die Spermaallergie bzw. Allergie auf humane Samenflüssigkeit (HSF) genannt

Der erste Fall einer Allergie auf HSF wurde bereits 1958 beschrieben, lange vor der Entdeckung der IgE-Antikörper (Specken 1958). Seither wurden sporadisch weitere Einzelfälle beschrieben, möglicherweise ist diese Allergie aber häufiger als angenommen mit einer großen Dunkelziffer an nicht-diagnostizierten Fällen. Neben lokalen Reaktionen (Juckreiz, Schwellung) kommt es bei den betroffenen Frauen nach ungeschütztem Verkehr akut zu systemischen Symptomen wie Urticaria, Ödemen, Atemnot und nicht selten zu einer lebensbedrohlichen Anaphylaxie (Lavery 2020). Möglicherweise liegt auch die Ursache einer chronischen vaginalen Vestibulitis in vielen Fällen in solch einer HSF-Allergie (Babula 2004).

Eine Spermaallergie ist in der Regel nicht Partner-spezifisch. Das hauptverantwortliche Allergen befindet sich nicht in den Spermien selbst, sondern stammt aus der Prostata und ist identisch mit dem PSA (prostataspezifisches Antigen, Kallikrein). Überempfindlichkeitsreaktionen treten demnach auch nach einer Vasektomie unvermindert auf.

Interessanterweise berichtet fast jede zweite betroffene Frau, schon beim ersten Koitus allergisch reagiert zu haben. Dies hat früh Anlass für Spekulationen gegeben, dass diese Frauen primär gegen ein anderes, offensichtlich kreuzreaktives Allergen sensibilisiert sein könnten und nur aufgrund dieser präformierten Kreuzreaktivität beim Erstkontakt mit humanem Sperma allergisch reagieren.

Heute weiß man, dass viele dieser Frauen an einer Hundeallergie leiden und im Rahmen dieser Allergie spezifische IgE-Antikörper gegen das PSA des Hundes gebildet haben.

Das Hunde-PSA (Can f 5) ist eines der wichtigsten Hundeallergene. Es ist zu über 60 Prozent ident mit dem humanen PSA und mit diesem nachweislich kreuzreaktiv (Basagaña 2008). Dieser postulierte Zusammenhang zwischen einer (primären) Can f 5-Sensibilisierung und einer (sekundären) HSF-Allergie wurde mittlerweile durch mehrere Fallberichte untermauert (Kofler 2004). In einer rezenten Untersuchung wurde berichtet, dass sich bei 18 Prozent aller Can f 5-positiven Frauen Hinweise auf eine HSF-Allergie finden (González-de-Olano 2018). Angesichts der Häufigkeit von Can f 5-Sensibilisierungen könnten demnach Spermaallergien viel häufiger sein als bisher angenommen.

LITERATUR:

Aibinu IE, Smooker PM, Lopata AL. Anisakis nematodes in fish and shellfish - from infection to allergies. Int J Parasitol Parasites Wildl 2019;9:384-393.

Albuscheit N, Riedemann H, Aljehani WG, Yazdi AS. Shiitake dermatitis: a type IV allergic hypersensitivity reaction to raw mushrooms. Eur J Dermatol 2020;30:316-317.

Arruda LK, Vailes LD, Ferriani VP, Santos AB, Pomes A, Chapman MD. Cockroach allergens and asthma. J Allergy Clin Immunol 2001;107:419-428.

Astier C, Moneret-Vautrin DA, Puillandre E, Bihain BE. First case report of anaphylaxis to quinoa, a novel food in France. Allergy 2009;64:819-820.

Axelsson G, Skedinger M, Zetterström O. Allergy to weeping fig: a new occupational disease. Allergy 1985;40:461-464.

Babula O, Bongiovanni AM, Ledger WJ, Witkin SS. Immunoglobulin E antibodies to seminal fluid in women with vulvar vestibulitis syndrome: relation to onset and timing of symptoms. Am J Obstet Gynecol 2004;190:663-667.

Ballardini N, Nopp A, Hamsten C, Vetander M, Melén E, et al. Anaphylactic reactions to novel foods: Case report of a child with severe crocodile meat allergy. Pediatrics 2017;139:e20161404.

Bansal RA, Tadros S, Bansal AS. Beer, cider, and wine allergy. Case Reports Immunol 2017;2017:7958924.

Basagaña M, Bartolomé B, Pastor C, Torres F, Alonso R, et al. Allergy to human seminal fluid: cross-reactivity with dog dander J Allergy Clin Immunol 2008;121:233-239.

Bauer L, Kohlich A, Hirschwehr R, Siemann U, Ebner H, et al. Food allergy to honey: pollen or bee products? Characterization of allergenic proteins in honey by means of immunoblotting. J Allergy Clin Immunol 1996;97:65-73.

Baur X, Ziegler D, Reichenbach-Klinke HH, Aschauer H, Braunitzer G. Detection of potent insect antigens for humans: hemoglobins (erythrocruorins) of chironomids. Naturwissenschaften 1980;67:365-366.

Bobolea I, Barranco P, Jurado-Palomo J, PedrosaM, Quirce S. Allergy to dry fermented sausage. J Invest Allergol Clin Immunol 2009;19:324–235.

Chaoming W, Shitai Y, Lixin Z, Yan Y. Silk-induced asthma in children: a report of 64 cases. Ann Allergy 1990;64:375-378.

Ciprandi G, Puccinelli P, Incorvaia C, Masieri S. Parietaria Allergy: an intriguing challenge for the allergist. Medicina (Kaunas) 2018;54:106.

de Blay F, Sanchez J, Hedelin G, Perez-Infante A, Vérot A, et al. Dust and airborne exposure to allergens derived from cockroach in low-cost public housing in Strasbourg (France). J Allergy Clin Immunol 1997;99:107-112.

de Medeiros CR, Barbaro KC, Lira MS, França FOS, Zaher VL, et al. Predictors of Bothrops jararaca venom allergy in snake handlers and snake venom handlers. Toxicon 2008;51:672-680.

Focke M, Hemmer W, Wöhrl S, Götz M, Jarisch R, et al. Specific sensitization to the Common house fly (Musca domestica) not related to insect panallergy. Allergy 2003;58:448-451.

Förster-Waldl E, Marchetti M, Scholl I, Focke M, Radauer C, et al. Type I allergy to elderberry (Sambucus nigra) is elicited by a 33.2 kDa allergen with significant homology to ribosomal inactivating proteins. Clin Exp Allergy 2003; 33:1703-1710.

García Jiménez S, Pastor Vargas C, de las Heras M, Sanz Maroto A, Vivanco F, et al. Allergen characterization of chia seeds (Salvia hispanica), a new allergenic food. J Investig Allergol Clin Immunol 2015;25:55-56.

García-Robaina JC, de la Torre-Morín F, Sánchez-Machín I, Sánchez-Monge R, Barber D, et al. Anaphylaxis induced by exercise and wine. Allergy 2001;56:357-358.

Goh DL, Chua KY, Chew FT, Liang RC, Seow TK, et al. Immunochemical characterization of edible bird's nest allergens. J Allergy Clin Immunol 2001;107:1082-1087.

González-de-Olano D, Gandolfo-Cano M, de-Calzada-Bustingorri MP, González-Mancebo E, de-Andrés-Martín A, et al. Prevalence of allergy to human seminal fluid among women with allergy to male dog and sensitization to Can f 5. Clin Exp Allergy 2018;48:1368-1370.

Helbling A, Gayer F, Brander KA. Respiratory allergy to mushroom spores: not well recognized, but relevant. Ann Allergy Asthma Immunol 1999;83:17-19.

Helbling A, Peter C, Berchtold E, Bogdanov S, Müller U. Allergy to honey: relation to pollen and honey bee allergy. Allergy 1992;47:41-49.

Hemmer W, Focke M, Götz M, Jarisch R. Sensitization to Ficus benjamina: relationship to natural rubber latex allergy and identification of foods implicated in the Ficus-fruit syndrome. Clin Exp Allergy 2004;34:1251-1258.

Hemmer W, Focke M, Wantke F, Jäger S, Götz M, Jarisch R. Oilseed rape pollen is a potentially relevant allergen. Clin Exp Allergy 1997:27:156-161.

Hemmer W, Klug C, Swoboda I. Update on the bird-egg-syndrome and genuine poultry meat allergy. Allergo J Int 2016;25:68-75.

Hemmer W, Sesztak-Greinecker G, Wöhrl S, Wantke F. Food allergy to millet and cross-reactivity with rice, corn and other cereals. Allergol Intern 2017;66:490-492.

Ito T, Kobayashi T, Egusa C, Maeda T, Abe N, et al. A case of food allergy due to three different mushroom species. Allergol Int 2020;69:152-153.

Jensen-Jarolim E, Pali-Schöll I, Jensen SA, Robibaro B, Kinaciyan T. Caution: Reptile pets shuttle grasshopper allergy and asthma into homes. World Allergy Organ J 2015;8:24.

Johansson SG, Wüthrich B, Zortea-Caflisch C. Nightly asthma caused by allergens in silk-filled bed quilts: clinical and immunologic studies. J Allergy Clin Immunol 1985;75:452-459.

Kanerva L, Estlander T, Petman L, Mäkinen-Kiljunen S. Occupational allergic contact urticaria to yucca (Yucca aloifolia), weeping fig (Ficus benjamina), and spathe flower (Spathiphyllum wallisii). Allergy 2001;56:1008-1011.

Kasera R, Niphadkar PV, Saran A, Mathur C, Singh AB. First case report of anaphylaxis caused by Rajgira seed flour (Amaranthus paniculatus) from India: a clinico-immunologic evaluation. Asian Pac J Allergy Immunol 2013;31:79-83.

Kayode OS, Siew LQC, Pillai P, Haque R, Rutkowski K, et al. Mushroom allergy: Case series. J Allergy Clin Immunol Pract 2020;8:375-379.

Kofler H, Hemmer W, Focke M, Jarisch R. Fern allergy. Allergy 2000;55:299-300.

Kofler L, Kofler H, Mattsson L, Lidholm J. A case of dog-related human seminal plasma allergy. Eur Ann Allergy Clin Immunol 2012;44:89-92.

Lavery WJ, Stevenson M, Bernstein JA. An overview of seminal plasma hypersensitivity and approach to treatment. J Allergy Clin Immunol Pract 2020;8:2937-2942.

Lee BW, Shek LP, Gerez IFA, Soh SE, Van Bever HB. Food allergy-lessons from Asia. World Allergy Organ J 2008;1:129-133.

Makinen-Kiljunen S, Mussalo-Rauhamaa H, Petman L, Rinne J, Haahtela T. A baker's occupational allergy to flour moth (Ephestia kuehniella). Allergy 2001;56:696-700.

Matsumura T, Tateno K, Yugami S, Kimura T. Four cases of asthma caused by silk inhalation. J Asthma Res 1967;4:205-208.

Moore LM, Rathkopf MM, Sanner CJ, Whisman BA, Demain JG. Seal and whale meat: two newly recognized food allergies. Ann Allergy Asthma Immunol 2007;98:92-96.

Nakazawa T, Satinover SM, Naccara L, Goddard L, Dragulev BP, et al. Asian ladybugs (Harmonia axyridis): A new seasonal indoor allergen. J Allergy Clin Immunol 2007;119:421-427.

Norbäck D, Wieslander G. A review on epidemiological and clinical studies on buckwheat allergy. Plants (Basel) 2021;10:607.

OSADA T, OKANO M. Japanese cedar and cypress pollinosis updated: New allergens, cross-reactivity, and treatment. Allergol Int 2021;70:281-290.

PASTORELLO EA, FARIOLI L, PRAVETTONI V, SCIBILIA J, CONTI A, et al. Maize food allergy: lipid-transfer proteins, endochitinases, and alpha-zein precursor are relevant maize allergens in double-blind placebo-controlled maize-challenge-positive patients. Anal Bioanal Chem 2009;395:93-102.

PECQUET C. Allergic reactions to insect secretions. Eur J Dermatol 2013;23:767-773.

PICKERING GJ, KARTHIK A, INGLIS D, SEARS M, KER K. Determination of ortho- and retronasal detection thresholds for 2-isopropyl-3-methoxypyrazine in wine. J Food Sci 2007;72:S468-S472.

PRESCOTT RA, POTTER PC. Hypersensitivity to airborne spitting cobra snake venom. Ann Allergy Asthma Immunol 2005;94:600-603.

QUERCIA O, ZOCCATELLI G, STEFANINI GF, MISTRELLO G, AMATO S, et al. Allergy to beer in LTP-sensitized patients: beers are not all the same. Allergy 2012;67:1186-1189.

SANTUCCI B, CRISTAUDO A, CANNISTRACI C, CURIONI A, FUREGON L, et al. Urticaria from beer in 3 patients. Contact Dermatitis 1996;34:368.

SCHÄD SG, TRCKA J, VIETHS S, SCHEURER S, CONTI A, et al. Wine anaphylaxis in a German patient: IgE-mediated allergy against a lipid transfer protein of grapes. Int Arch Allergy Immunol 2005;136:159-164.

SENNEKAMP J, JOEST M. Exogen-allergische Alveolitis - neue Erkenntnisse. Pneumologie 2008,62:51-54.

SIRACUSA A, MARCUCCI F, SPINOZZI F, MRABINI A, PETTINARI L, et al. Prevalence of occupational allergy due to live fish bait. Clin Exp Allergy 2003;33:507-510.

SPECKEN JLH. Een merkwaardig geval van allergie in de gynecologie. Ned Tijdschr Verlosk Gynecol 1958;58:314-319.

SPIEKSMA FTM, VOOREN PH, KRAMPS JA, DIJKMAN JH. Respiratory allergy to laboratory fruit flies (Drosophila melanogaster). J Allergy Clin Immunol 1986;77:108-113.

STEPHANY MP, CHUNG S, HANDLER MZ, HANDLER NS, HANDLER GA, et al. Shiitake mushroom dermatitis: a review. Am J Clin Dermatol 2016;17:485-489.

SWIDERSKA-KIEŁBIK S, KRAKOWIAK A, WISZNIEWSKA M, NOWAKOWSKA-ŚWIRTA E, WALUSIAK-SKORUPA J, et al. Occupational allergy to birds within the population of Polish bird keepers employed in zoo gardens. Int J Occup Med Environ Health 2011;24:292-303.

TABAR-PURROY AI, ALVAREZ-PUEBLA MJ, ACERO-SAINZ S, GARCÍA-FIGUEROA BE, ECHECHIPÍA-MADOZ S, et al. Carmine (E-120)-induced occupational asthma revisited. J Allergy Clin Immunol 2003;111:415-419.

TAKEO N, NAKAMURA M, NAKAYAMA S, OKAMOTO O, SUGIMOTO N, et al. Cochineal dye-induced immediate allergy: Review of Japanese cases and proposed new diagnostic chart. Allergol Int 2018;67:496-505.

TEE RD, GORDON DJ, HAWKINS ER, NUNN AJ, LACEY J, et al. Occupational allergy to locusts: an investigation of the sources of the allergen. J Allergy Clin Immunol 1988;81:517-525.

THIEN FC, LEUNG R, BALDO BA, WEINER JA, PLOMLEY R, et al. Asthma and anaphylaxis induced by royal jelly. Clin Exp Allergy 1996;26:216-222.

Torricelli R, Johansson SG, Wüthrich B. Ingestive and inhalative allergy to the mushroom Boletus edulis. Allergy 1997;52:747-751.

Varasteh AR, Sankian M, Midoro-Horiuti T, Moghadam M, Shakeri MT, et al. Molecular cloning and expression of Cro s 1: an occupational allergen from saffron pollen (Crocus sativus). Rep Biochem Mol Biol 2012;1:1-8.

Villalba M, Barderas R, Mas S, Colás C, Batanero E, et al. Amaranthaceae pollens: review of an emerging allergy in the mediterranean area. J Investig Allergol Clin Immunol 2014;24:371-381.

Vrinceanu D, Berghi ON, Cergan R, Dumitru M, Ciuluvica RC, et al. Urban allergy review: Allergic rhinitis and asthma with plane tree sensitization. Exp Ther Med 2021;21:275.

Wantke F, Simon-Nobbe B, Pöll V, Götz M, Jarisch R, et al. Contact dermatitis caused by salami skin. Contact Dermatitis 2011;64:111-114.

Wüthrich B, Kägi MK, Stücker W. Anaphylactic reactions to ingested carmine (E120). Allergy 1997;52:1133-1137.

Zadražil F. Pleurotus-Sporen als Allergene. 1974;61:456-457.

25.

Allergie auf Fleisch

Wolfgang Hemmer, Ines Swoboda

Einleitung

Während Fisch und Meeresfrüchte seit Langem als klassische Nahrungsmittelallergenquellen etabliert sind, wurde Fleisch erst in den vergangenen 10 Jahren als wichtiger Auslöser allergischer Reaktionen erkannt. Der Ursprung von Fleischallergien kann vielfältig sein. Schon lange waren spezielle Formen der Fleischallergie bekannt, die sekundär als Folge von immunologischen Kreuzreaktionen bei Patienten auftreten können, die an einer Tierhaarallergie oder an einer Ei- oder Milchallergie leiden, wie z. B. beim Schweinefleisch-Katzen-Syndrom oder beim Vogel-Ei-Syndrom. Solche Fleischallergien sind relativ selten und verlaufen meist mild, weil die verantwortlichen Allergene hitzeempfindlich sind und beim Kochen oder Garen rasch zerstört werden. „Echte" Fleischallergien außerhalb solcher Kreuzreaktionen waren hingegen wenig bekannt und wurden lange Zeit übersehen.

Mittlerweile ist klar, dass IgE-Antikörper gegen „alpha-Galaktose" im roten Fleisch von Säugetieren zu den häufigsten Ursachen anaphylaktischer Reaktionen bei Erwachsenen zählen, und auch Geflügelfleisch wurde zunehmend als eigenständige Allergenquelle ohne engen Zusammenhang mit einer Ei- oder Vogelallergie bestätigt.

Allergien auf rotes Säugetierfleisch

DAS „CAT-PORK SYNDROM"

Diese schon lange bekannte Form der Fleischallergie wird durch Serumalbumine ausgelöst. Serumalbumine sind ubiquitäre Proteine, die in praktisch allen Körpergeweben und Sekreten vorkommen (Haut, Organe, Muskel, Blut, Speichel, Milch) und sich im Zuge der Evolution nur wenig verändert haben. Die Sequenzen der Serumalbumine von Katze, Hund, Rind und Schwein sind untereinander zu 75–85 Prozent ident und stimmen selbst mit dem menschlichen Serumalbumin zu 75–80 Prozent überein. Aufgrund dieser großen Ähnlichkeiten besteht zwischen verschiedenen Säugetier-Serumalbuminen eine starke immunologische Kreuzreaktivität, nicht aber mit den Serumalbuminen der Vögel, die zwar eine prinzipiell ähnliche Struktur haben, aber weniger als 50 Prozent Sequenzübereinstimmung und keine Epitope an ihrer Oberfläche aufweisen die mit Säugetieralbuminen kreuzreagieren.

Serumalbumine können sowohl Atemwegs- als auch Nahrungsmittelallergene sein. Meist erfolgt die primäre Sensibilisierung auf inhalativem Weg durch Tierkontakte, weil die Serumalbumine bekannte Minorallergene in allen felltragenden Tieren sind (Katze, Hund, Pferd, Rind, Kleintiere ...). Aufgrund der starken Kreuzreaktivität sind sie oft Ursache für eine polyvalente Tierhaarallergie, d. h. eine gleichzeitige Allergie gegen sehr viele verschiedene Tiere. Da Serumalbumin auch im Muskelfleisch vorkommt, kann es bei Patienten mit einer inhalativen Serumalbumin-Sensibilisierung sekundär zu einer Fleischunverträglichkeit kommen.

Besonders ausgeprägt ist die Kreuzreaktivität zwischen den Serumalbuminen von Katze (Fel d 2) und Schwein (Sus s 1), was vor allem zu einer Unverträglichkeit von Schweinefleisch führt, dem sog. Katzen-Schweinefleisch-Syndrom (pork-cat syndrome bzw. cat-pork-syndrome) (SABBAH 1994, HILGER 1997) *(Abb. 1)*.

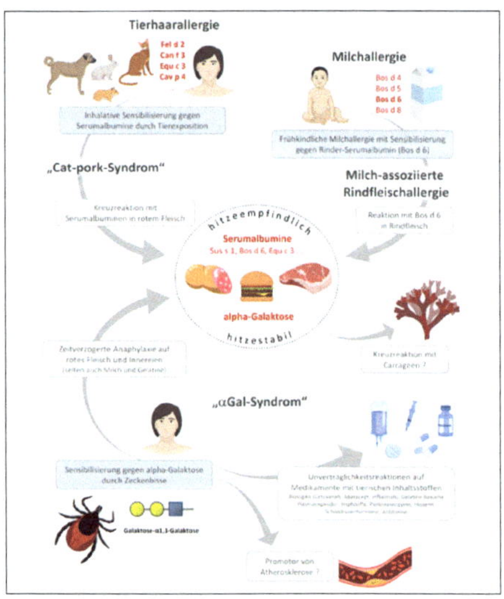

(HEMMER W., eigene Darstellung)

ABB. 1: Ursachen, Kreuzreaktionen und mögliche Querverbindungen bei Allergien gegen rotes Säugetierfleisch.

Obwohl die Sequenzübereinstimmung von Fel d 2 mit dem Rinder-Serumalbumin Bos d 6 (78 Prozent) fast genau so groß ist wie mit Sus s 1 (80 Prozent), ist die Kreuzreaktivität deutlich schwächer *(Abb. 2)* (HILGER 1997, POSTHUMUS 2013). Prinzipiell sind aber Kreuzreaktionen zwischen allen Serumalbuminen möglich, und es können außer der Katze auch Hund, Pferd, Hamster und andere Tiere die Serumalbumin-Allergie auslösen und außer Schweinfleisch auch Rindfleisch, Pferdefleisch und andere Fleischarten zu Symptomen führen.

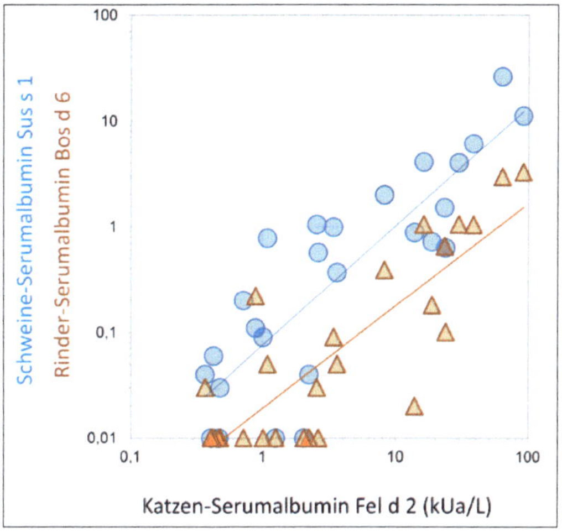

(HEMMER W., eigene Darstellung)

ABB. 2: Korrelation der IgE-Reaktivität gegen Serumalbumine von Katze (Fel d 2), Schwein (Sus s 1) und Rind (Bos d 6) bei tierhaarallergischen Patienten mit Serumalbumin-Sensibilisierung (n=26). Die Kreuzreaktivität von Katzen-Serumalbumin mit Schweine-Serumalbumin ist ca. 4x höher als mit Rinder-Serumalbumin (ImmunoCAP kUa/L).

Milch-assoziierte Rindfleischallergie

Nicht immer erfolgt die primäre Sensibilisierung gegen Serumalbumin auf inhalativem Weg. Bei atopischen Kindern kann auch eine Milchallergie der Ursprung sein, da Milch neben den Hauptallergenen alpha-Lactalbumin (Bos d 4), beta-Lactoglobulin (Bos d 5) und Casein (Bos d 8) als Nebenallergen auch Serumalbumin (Bos d 6) enthält *(Abb. 1)*. Vor allem milchallergische Kinder mit atopischem Ekzem weisen in bis zu 20 Prozent eine assoziierte Rindfleischunverträglichkeit auf (WERFEL 1997). Diese verläuft meist mild und bildet sich in der Regel parallel zum natürlichen Verlust der Milchallergie in den ersten Lebensjahren von selbst zurück.

Alle Serumalbumine sind thermolabil, d. h. sie entfalten sich bei Temperaturen über 50°C und verlieren durch Kochen oder Braten rasch ihre Allergenität. Aus diesem Grund sind manifeste Fleischallergien vergleichsweise selten, und nur ein kleiner Teil der Serumalbumin-sensibilisierten Patienten entwickelt tatsächlich Symptome.

Manchen Studien zufolge könnten etwa 2 Prozent aller Katzenallergiker eine klinische Schweinefleischunverträglichkeit aufweisen (Hilger 1997).

Meist ist vor allem rohes bzw. nicht vollständig gegartes Fleisch relevant (Posthumus 2013). Die möglichen Symptome reichen von oralen und gastrointestinalen Beschwerden bis hin zu Nesselausschlag und Ödemen. Manche Betroffene berichten nur über Hautreaktionen im Sinne von Juckreiz und Rötung bei Kontakt mit rohem Fleisch, können erhitztes Fleisch und Fleischprodukte jedoch ohne Probleme essen.

In besonderen Situationen kann unwissentlicher Kontakt mit Serumalbuminen auch unerwartete allergische Reaktionen auslösen, beispielsweise bei hochgradig Tierhaar-allergischen Frauen im Zusammenhang mit einer künstlichen Befruchtung, da Rinderserumalbumin ein obligater Bestandteil des Nährmediums für die In-vitro-Fertilisation ist (Liccardi 2011).

Das αGal-Syndrom – Allergie auf rotes Fleisch durch Galaktose-α-1,3-Galaktose αGal – ein ungewöhnliches Allergen mit einer interessanten Entstehungsgeschichte

Die häufigste Ursache einer Allergie auf rotes Fleisch ist eine Sensibilisierung gegen Galaktose-α-1,3-Galaktose, kurz als alpha-Galaktose oder αGal bezeichnet *(Abb. 1)*. αGal ist ein untypisches Allergen. Im Unterschied zu den meisten Typ 1-Allergenen ist αGal kein Protein, sondern ein zusammengesetztes Kohlenhydrat, bestehend aus zwei terminalen Galaktosemolekülen in sogenannter α1,3-Verknüpfung und einem proximalen N-Acetylglucosamin-Molekül *(Abb. 3)*. Diese Zuckerstruktur ist ein häufiger Bestandteil von Glykoproteinen und Glykolipiden aller Säugetiere – mit Ausnahme der Altweltaffen (Catarrhini), zu denen auch der Mensch zählt.

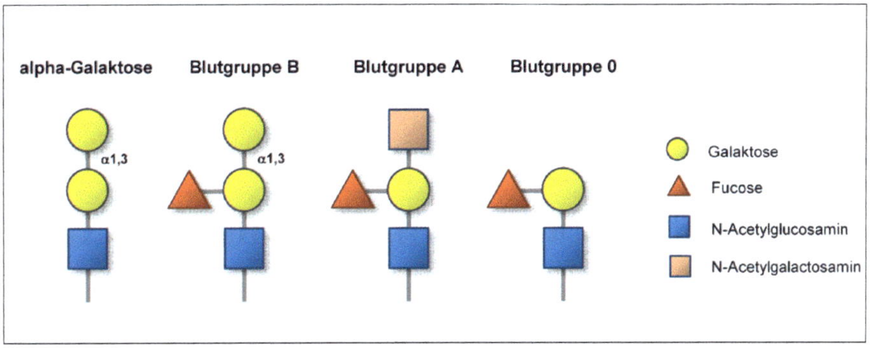

(HEMMER W., eigene Darstellung)

ABB. 3: Chemische Struktur von „alpha-Galaktose" und den Blutgruppen-Antigenen A, B und 0.

Die Altweltaffen haben die Fähigkeit, diese Zuckerstruktur selbst zu synthetisieren vor ca. 28 Mio. Jahren infolge einer Mutation im 1,3-Glycosyltransferase-Gen verloren. Dadurch ist αGal für uns Menschen ein hochimmunogenes Fremdantigen geworden.

Warum wurde das 1,3-Glycosyltransferase-Gen inaktiv? Man vermutet, dass der evolutionäre Vorteil dieses Ereignisses eine höhere natürliche Resistenz gegenüber bestimmten Pathogenen war, die αGal an ihrer Oberfläche tragen, z. B. die Erreger der Malaria (Plasmodien) und auch viele Viren einschließlich von Insekten übertragene ARBO-Viren (RAMASAMY 1997, GALILI 2016). Da alle Menschen spontan IgM-, IgG- und IgA-Antikörper gegen αGal bilden – vermutlich primär infolge Stimulation durch bestimmte kommensale Darmbakterien, die ebenfalls αGal an ihrer Oberfläche tragen (MONTASSIER 2018) – würden solche präformierten Antikörper im Falle einer Infektion mit einem αGal-positiven Krankheitserreger einen raschen Schutz gewähren.

Es ist außerdem schon lange bekannt, dass diese natürlichen anti-αGal-Antikörper hauptverantwortlich für Abstoßungsreaktionen bei Xenotransplantationen sind, z. B. bei Verwendung von Herzklappen vom Schwein.

Hier wird rezent versucht, das Problem u. a. durch die gezielte gentechnologische Erzeugung von αGal-Knock-out-Schweinen, die keine αGal mehr produzieren, zu umgehen (MCGREGOR 2016). Vermutlich spielen die natürlichen anti-αGal-Antikörper auch bei Blutgruppenunverträglichkeiten eine Rolle, da αGal dem Blutgruppenantigen B strukturell ähnlich ist *(Abb. 3)* und die anti-αGal Antikörper teilweise kreuzreagieren (RISPENS 2013, MCMORROW 1997).

Dies könnte auch erklären, warum Menschen mit Blutgruppe B viel seltener von einem αGal-Syndrom betroffen sind als solche mit Blutgruppe A oder 0 (Wilson 2019, Kiewiet 2020).

IgE-Antikörper gegen αGal als Ursache einer Fleischallergie

Dass es auch zur Bildung von IgE-Antikörpern gegen αGal kommen kann, die letztlich eine Fleischallergie auslösen können, wurde erst 2008 durch Zufall in den USA entdeckt, als man untersuchte, warum das neue Biologikum Cetuximab (ein chimärer Maus-Mensch-Antikörper zur Behandlung des Dickdarm- und Plattenepithelkarzinoms) bei manchen Patienten schon bei der erstmaligen Verabreichung eine Anaphylaxie auslöste (Chung 2008). Es stellte sich heraus, dass diese Patienten präformierte IgE-Antikörper gegen αGal hatten, welche mit αGal-Molekülen auf dem von der Maus stammenden Teil des Cetuximab-Antikörpers reagierten. Und bald erkannte man auch, dass diese Patienten auffallend häufig eine Unverträglichkeit von rotem Fleisch hatten (Commins 2009).

Bei der Frage nach der ursprünglichen Quelle dieser IgE-Antikörper gegen αGal wurde schon früh ein kausaler Zusammenhang mit Zeckenbissen, speziell mit Bissen des nordamerikanischen Lonestar tick *(Amblyomma americanum)*, vermutet (Commins 2011, Roman-Carrasco 2021). Mittlerweile sind Fälle von αGal-bedingten Fleischallergien aus der ganzen Welt bekannt, und offensichtlich können Sensibilisierungen auch durch andere Zeckenarten erfolgen. Die gegenwärtigen Hypothesen vermuten, dass im Zeckenspeichel enthaltene αGal beim Saugakt in die Bisswunde sezerniert wird und es aufgrund des speziellen lokalen immunologischen Milieus, welches die Polarisierung in Richtung einer allergischen Th2-Immunantwort fördert, zur Sensibilisierung gegen αGal kommt. Noch nicht restlos gesichert ist, ob die dabei sezernierte αGal tatsächlich von der Zecke selbst synthetisiert wird oder möglicherweise doch aus früheren Blutmahlzeiten an anderen Wirtstieren stammt (Crispell 2019).

Das klinische Bild beim αGal-Syndrom

Nicht nur das Allergen selbst und der Sensibilisierungsweg sind ungewöhnlich, auch die Symptomatik αGal-bedingter Reaktionen weicht von typischen allergischen Reaktionen ab.

Die Beschwerden setzen nämlich meist erst 3–6 Stunden nach Fleischkonsum ein, während sonstige nahrungsmittelallergische Reaktionen innerhalb einer Stunde beginnen, meist sogar viel früher. Oft treten die Beschwerden mitten in der Nacht auf und werden oft lange nicht mit Fleischkonsum in Verbindung gebracht.

Neue Forschungsergebnisse sprechen dafür, dass der Grund für diese Zeitverzögerung die späte Resorption von αGal im Darmtrakt ist, weil die relevanten αGal-Moleküle anscheinend hauptsächlich aus Glykolipiden (und nicht aus Glykoproteinen) stammen, die im Rahmen der Fettresorption aufgenommen werden und verzögert in die Zirkulation gelangen (Roman-Carrasco 2019).

Die Symptomatik beim αGal-Syndrom reicht von mittelschweren Reaktionen, die vorwiegend die Haut (Juckreiz, Urticaria, Ödeme) und den Gastrointestinaltrakt (Bauchkrämpfe, Erbrechen, Diarrhoe) betreffen, bis hin zu schweren anaphylaktischen Reaktionen mit Tachycardie, Blutdruckabfall und Bewusstlosigkeit. Betroffen sind hauptsächlich (ältere) Erwachsene, selten Kinder (<10 Prozent der Fälle).

So wie auch bei anderen Nahrungsmittelallergien treten Symptome oft nur in Kombination mit bestimmten Kofaktoren auf, z. B. körperliche Anstrengung, Einnahme von entzündungshemmenden Schmerzmitteln wie Aspirin oder Alkoholkonsum. Das bedeutet, dass es nicht jedes Mal nach Fleischkonsum zu allergischen Symptomen kommt. Auch sind nicht alle Arten von Fleisch und Fleischprodukten gleich effizient als Auslöser von Beschwerden, ein weiterer Grund, warum diese Art der Fleischallergie manchmal lange Zeit nicht erkannt wird.

Als besonders potente Auslöser allergischer Reaktionen gelten Innereien (insbesondere Nieren) und fettes Fleisch, vermutlich weil dieses besonders reich an αGal-haltigen Glykolipiden ist. Grundsätzlich kann aber jede Art von rotem Fleisch zu Beschwerden führen, ebenso Wurstwaren oder andere Fleischprodukte. αGal findet sich in geringen Mengen auch in der Milch, weshalb für hochgradig sensitive Patienten auch Milch und Milchprodukte relevante Allergenquellen sein können. Vereinzelt wurden auch Reaktionen auf Gelatine beschrieben. Noch unklar ist, ob auch das aus Rotalgen gewonnene Carrageen (E407), das vielen industriellen Lebensmitteln als Emulgator und Verdickungsmittel zugesetzt wird, eine potentielle αGal-Quelle ist. Carrageene sind kettenförmige Polysaccharide mit alternierend α1,3- und α1,4-verknüpfter Galaktose. Manche Forscher vermuten, dass Carrageen für 1-2 Prozent der αGal-Patienten relevant sein könnte (Commins 2020).

Nicht nur Nahrungsmittel...

Neben Fleisch und anderen Nahrungsmitteln können bei Patienten mit αGal-Syndrom auch bestimmte Medikamente allergische Reaktionen auslösen, wenn diese tierische Bestandteile enthalten. Dazu zählen neben bestimmten Biologika (Cetuximab, Abatacept) auch natürliche, aus Schweinen gewonnene Substanzen wie Schilddrüsenhormone und Heparin oder Gelatine in Plasmaexpandern und Impfstoffen (Commins 2020). Gesicherte Reaktionen auf solche Produkte sind aber insgesamt selten. Auch Antitoxine gegen Schlangengifte oder andere tierische Gifte, welche meist durch Immunisierung von Pferden gewonnen werden, enthalten relevante Mengen an αGal. Es wurde daher vermutet, dass die verhältnismäßig häufig auftretenden anaphylaktischen Reaktionen nach Erstverabreichung solcher Antitoxine durch die darin enthaltene αGal verursacht sein könnten. In rezenten Untersuchungen konnte diese Hypothese aber vorerst nicht weiter untermauert werden (Blessmann 2020).

Diagnose und Therapie

Eine Sensibilisierung gegen αGal kann man sehr gut mittels Bluttest diagnostizieren, während der klassische Allergie-Hauttest (Pricktest) hier nur schlecht funktioniert. Ein erhebliches diagnostisches Problem ergibt sich dabei aus dem Umstand, dass keineswegs alle Menschen, bei denen αGal-spezifische IgE-Antikörper im Serum nachweisbar sind, Symptome einer Fleischallergie entwickeln. In epidemiologischen Untersuchungen fand man solche Antikörper bei 8–15 Prozent der Allgemeinbevölkerung bzw. bei 20–35 Prozent der Forst- und Waldarbeiter mit starker Zeckenexposition, aber nur 5–10 Prozent der Sensibilisierten hatten tatsächlich ein manifestes αGal-Syndrom (Fischer 2017). Ein breites Screening für diese Allergie ohne begründeten Verdacht ist daher problematisch, weil dadurch zahlreiche klinisch stumme Sensibilisierungen aufgedeckt werden. Die Höhe der gemessenen anti-αGal-Antikörperspiegel sagt nur wenig über die Wahrscheinlichkeit einer allergischen Reaktion oder ihren Schweregrad aus. Einen höheren prädiktiven Wert hat möglicherweise der sogenannte Basophilen-Aktivierungstest, der allerdings nur an wenigen Spezialkliniken durchgeführt wird.

Die primäre Therapie beim αGal-Syndrom besteht in der Meidung von rotem Fleisch und Innereien sowie – bei stark allergischen Personen – auch Milchprodukten und Gelatine. Je nach Schweregrad der Vorreaktion(en) ist die Versorgung mit Notfallmedikamenten inklusive Adrenalin-Autoinjektor notwendig. Eine spezielle Hyposensibilisierungstherapie ist nicht möglich. Neuerliche Zeckenbisse sollten vermieden werden, da diese oft eine Boosterung der IgE-Antwort bewirken.

Unter Fleischkarenz und Vermeidung von Zeckenbissen fallen die IgE-Titer meist rasch ab und sind bei 10–15 Prozent der Patienten nach 5 Jahren nicht mehr nachweisbar (Kim 2020).

αGal und Atherosklerose

Neben ihrer Bedeutung bei allergischen Reaktionen auf Fleisch und Medikamente könnten IgE-Antikörper gegen αGal möglicherweise auch bei der Atherosklerose eine ungünstige pathophysiologische Rolle spielen. Atherosklerotische Plaques vorgeschädigter Gefäße beherbergen relevante Mengen an Mastzellen, die wesentlich zu erhöhtem LDL-Influx und zur Bildung von Schaumzellen und Destabilisierung der Plaques beitragen (Linstedt 2007). Im Fall einer αGal-Sensibilisierung sind diese Mastzellen auch mit αGal-spezifischen IgE-Antikörpern beladen. Es wird nun diskutiert, dass die bei Fleischkonsum aufgenommenen und über die Zirkulation verbreiteten αGal-haltigen Lipidpartikel zu einer chronischen Aktivierung dieser Mastzellen führen und dadurch die lokale Gefäßschädigung zusätzlich vorantreiben würden (Wilson 2018). Dies könnte auch für αGal-positive Individuen relevant sein, die ansonsten keine Anzeichen eines αGal-Syndroms aufweisen.

In den bisherigen präliminären Studien dazu hatten vor allem jüngere αGal-positive Atherosklerosepatienten signifikant größere und stärker fibrotische und kalzifizierte Plaques als Patienten ohne aGal-Sensibilisierung.

Allergien auf Geflügelfleisch

Obwohl vereinzelt eine gleichzeitige Überempfindlichkeit auf Geflügelfleisch und rotes Fleisch bestehen kann, sind Allergien gegen Geflügel- bzw. Säugetierfleisch in der Regel voneinander unabhängig.

Die Geflügelfleischallergie kann in zwei Typen unterteilt werden, die sich in den Sensibilisierungswegen und den verantwortlichen Allergenen unterscheiden:

1. Primäre (echte) Geflügelfleischallergie: Sie ist Folge einer Sensibilisierung gegen hitzebeständige Fleischallergene direkt über die Darmschleimhaut und hat keinen kausalen Zusammenhang mit der Ei-Allergie.
2. Sekundäre Geflügelfleischallergie: Sie beruht auf einer primären Sensibilisierung gegen Vogel-Serumalbumine und steht in engem Zusammenhang mit einer gleichzeitigen Allergie gegen Hühnerei, insbesondere Eigelb.

   Die Sensibilisierung auf Serumalbumine kann wiederum auf zwei Wegen erfolgen:
   a) Über die Atemwege durch engen Kontakt mit Vögeln („Vogel-Ei-Syndrom")
   b) Im Rahmen einer frühkindlichen primären Ei-Allergie, wenn es auch zu einer Sensibilisierung gegen das Minorallergen Gal d 5 (Hühnerserumalbumin) im Eigelb kommt („Ei-Vogel-Syndrom").

Hühnerfleischallergie beim Vogel-Ei-Syndrom

In Analogie zum Katzen-Schweinefleisch-Syndrom gibt es auch beim Geflügelfleisch Allergieformen, die sekundär aufgrund von Kreuzreaktionen zwischen Vogelfedern, Hühnerei und Hühnerfleisch auftreten. Auch hier ist das verantwortliche Allergen das Serumalbumin. Eine Kreuzreaktivität mit den Serumalbuminen von Säugetieren besteht nicht.

Vogel-Ei...

Liegt als ursprüngliche Allergie eine Allergie gegen Vogelfedern vor, spricht man vom „Vogel-Ei-Syndrom" (HEMMER 2016) *(Abb. 4)*. Betroffen sind meist Erwachsene, die entweder Ziervögel halten (Wellensittich, Papageien, Kanarienvögel) oder anderweitig engen Kontakt zu Vögeln haben (z. B. Tauben, Hühner) und sich dabei über die Atemwege gegen das Serumalbumin, das sowohl in den Federn als auch in den Exkrementen der Tiere enthalten ist, sensibilisieren. Primär leiden diese Patienten also unter einer Inhalationsallergie und reagieren oft mit Niesen, Rhinoconjunktivitis oder Asthma bei Vogelkontakt oder beim Reinigen des Käfigs.

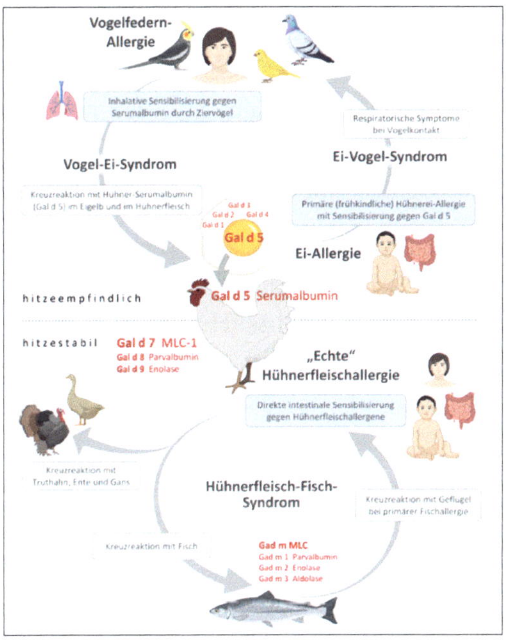

(HEMMER W., eigene Darstellung)

ABB. 4: Sensibilisierungswege, verantwortliche Allergene und mögliche Kreuzreaktionen bei Allergien gegen Geflügelfleisch.

Da Serumalbumin ein Hauptbestandteil im Eidotter ist (im Hühnerei wird es als alpha-Livetin=Gal d 5 bezeichnet), führt dies bei diesen Patienten regelmäßig zu einer Unverträglichkeit von Eigelb, speziell wenn dieses roh oder halbroh ist, weil auch die Vogel-Serumalbumine so wie die Serumalbumine der Säugetiere hitzeempfindlich sind und durch Kochen zerstört werden (SZÉPFALUSI 1994). Als Beschwerden treten vorrangig oraler Juckreiz und Halsenge sowie gastrointestinale Symptome auf

(Übelkeit, Erbrechen, Bauchschmerzen), manchmal kommt es aber auch zu Atemnot, Urticaria und Ödemen. Das Eiweiß (Eiklar), das die eigentlichen Ei-Hauptallergene enthält (Gal d 1/Ovomucoid, Gal d 2/Ovalbumin, Gal d 3/Ovotransferrin, Gal d 4/Lysozym), wird von diesen Patienten meist vertragen.

Im Gegensatz zur frühkindlichen Hühnerei-Allergie, die sich in der Regel in den ersten Lebensjahren spontan zurückbildet, ist die im Rahmen eines Vogel-Ei-Syndroms erworbene Eigelb-Allergie persistierend.

Da das Serumalbumin auch im Fleisch vorhanden ist, kann es schließlich bei manchen Patienten zusätzlich zu einer Unverträglichkeit von Geflügelfleisch kommen. Dies ist aber selten (<10 Prozent), und die Symptome sind meist mild und – ähnlich wie beim Cat-Pork-Syndrom – oft auf lokale Kontaktreaktionen bei Hautkontakt mit rohem Fleisch beschränkt.

Interessanterweise haben viele Vogelhalter mit Vogel-Ei-Syndrom neben der Eigelb-Allergie zusätzlich eine Hirseallergie, weil sie sich nicht nur gegen das Serumalbumin der Vögel, sondern gleichzeitig auch gegen die Futterhirse sensibilisiert haben.

Dies kann ebenso wie die Federn zu respiratorischen Beschwerden führen, z. B. beim Reinigen des Vogelkäfigs, und nicht selten zu schweren anaphylaktischen Reaktionen bei späterem Konsum von Hirse (Hemmer 2017). Das ist selbst möglich, wenn der Kontakt zu Vögeln schon Jahrzehnte zurückliegt.

...oder Ei-Vogel

Alternativ findet man eine Sensibilisierung gegen Vogel-Serumalbumine auch bei atopischen Kindern mit einer primären Ei-Allergie, wenn IgE-Antikörper nicht nur gegen die Hauptallergene im Eiweiß (Gal d 1–4) gebildet werden, sondern auch gegen das Nebenallergen Serumalbumin (Gal d 5) im Eigelb (Nevot Falco 2003) *(Abb. 4)*. Dies ist gleichermaßen mit einer Unverträglichkeit von (halbrohem) Eigelb und bei bis zu 20 Prozent auch von Hühnerfleisch verknüpft. Bei Vogelkontakten kann es sekundär auch zu inhalativen Beschwerden kommen. Zur Unterscheidung vom Vogel-Ei-Syndrom, wo der Ursprung der Serumalbumin-Allergie in der Vogelexposition liegt, ist diese Konstellation, wo das Ei die primäre Sensibilisierungsquelle darstellt, richtigerweise als „Ei-Vogel-Syndrom" (egg-bird syndrome) zu bezeichnen.

Primäre Hühnerfleischallergie

Bei der primären Geflügelfleischallergie handelt es sich um eine echte Typ-I-Nahrungsmittelallergie gegen hitzestabile Fleischallergene ohne kausalen Zusammenhang mit einer Allergie gegen Eier oder Vogelfedern. Primäre Geflügelfleischallergien sind selten und wurden bisher hauptsächlich in Form von Kasuistiken und kleinen Fallserien beschrieben. Die tatsächliche Prävalenz ist weitgehend unbekannt. Betroffen sind hauptsächlich Kinder, Jugendliche und junge Erwachsene, wobei bei 80 Prozent Symptome erstmals schon im Vorschul- und Volksschulalter auftraten (Liccardi et al. 1997, Cahen et al. 1998, Hemmer et al. 2016). Bei etwa 20 Prozent der Patienten beginnt die Fleischunverträglichkeit jedoch erst postpubertär oder sogar erst im Erwachsenenalter. Demnach nimmt die primäre Geflügelfleischallergie hinsichtlich Onset (Auftreten) eine ungewöhnliche Zwischenstellung ein: Sie beginnt später als die typischen frühkindlichen Nahrungsmittelallergien (Milch, Ei, Erdnuss ...), aber meist früher als das Cat-pork-Syndrom und die αGal-assoziierte Allergie gegen rotes Fleisch. Über die Persistenz der primären Hühnerfleischallergie existieren wenige gesicherte longitudinale Daten. Vereinzelt berichten Patienten über einen sukzessiven Rückgang der Überempfindlichkeit, in der Regel besteht die Allergie aber über die Kindheit hinaus bis ins Erwachsenenleben.

Systemische Reaktionen sind die Regel

Die häufigsten Symptome bei der echten Hühnerfleischallergie sind einerseits das orale Allergiesyndrom (Juckreiz/Schwellung und Engegefühl im Mund- und Rachenbereich), das schwerwiegend sein und mit Atemnot einhergehen kann, und andererseits mäßig schwere systemische Reaktionen, die mehrheitlich die Haut und den Magen-Darm-Trakt betreffen (Urtikaria, Angioödem, Übelkeit, Erbrechen, Durchfall) *(Tabelle 2)*. Lebensbedrohliche anaphylaktische Reaktionen mit kardiovaskulärer Beteiligung sind glücklicherweise selten. Daneben können auch Kontaktreaktionen beim Angreifen von Fleisch oder inhalative Symptome bei Exposition gegenüber Kochdämpfen auftreten, wie dies auch von Fisch- und Garnelenallergien gut bekannt ist (Polasani et al. 1997, Barnig et al. 2012). Im Gegensatz zur αGal-vermittelten Allergie gegen rotes Fleisch beginnen die Symptome in der Regel innerhalb von 30 Minuten, wie es für Überempfindlichkeitsreaktionen vom Soforttyp I auf Nahrungsmittel typisch ist.

Relevante Allergene und Kreuzreaktionen

Hühnerfleisch und Putenfleisch (Ordnung Hühnervögel/Galliformes) sind stark kreuzreaktiv und für die meisten allergischen Reaktionen verantwortlich. Allergietests zeigen fast immer ein doppelt-positives Ergebnis auf beide Fleischsorten. Das Fleisch von Ente und Gans (Ordnung Entenvögel/Anseriformes) wird jedoch oft toleriert oder zumindest sind die Symptome milder (Kelso et al. 1999, Sokolova et al. 2009). Auch Suppen, Würste und Schinken aus Geflügelfleisch sind relevante Auslöser allergischer Reaktionen (Cahen et al. 1998, Kuehn et al. 2009, Ayuso et al. 1999). Nicht selten berichten betroffene Patienten über allergische Reaktionen auf „versteckte" Allergene, z. B. infolge des stillschweigenden Ersatzes von Schweineschinken durch Putenschinken.

Die verantwortlichen Allergene im Hühnerfleisch sind erst ansatzweise untersucht. Als erstes Hühnerfleischallergen wurde Parvalbumin beschrieben, welches eine Kreuzreaktivität zu Frosch und Rind, aber nicht zu den Parvalbuminen in Fischen aufwies (Kuehn 2009). Neuere Daten an größeren Patientenkollektiven sprechen dafür, dass die leichte Myosinkette in den quergestreiften Muskelfasern (Myosin Light Chain 1/MLC-1 = Gal d 7) das wichtigste Majorallergen im Hühnerfleisch darstellt (Klug 2020).

Das Hühnerfleisch-Fisch-Syndrom

Interessant und unerwartet ist die klinische Beobachtung, dass viele Hühnerfleischallergiker gleichzeitig auch an einer Fischallergie leiden, ein klinisches Bild, für das der Begriff „Hühnerfleisch-Fisch-Syndrom" geprägt wurde (Kuehn 2009, Hemmer 2016).

Dass es sich hierbei tatsächlich um Kreuzreaktionen und nicht um simultane, voneinander unabhängige Sensibilisierungen handelt, konnte zumindest exemplarisch experimentell bestätigt werden, wobei gleich mehrere verschiedene Allergene an dieser Kreuzreaktivität beteiligt sein könnten, nämlich Parvalbumine, Aldolasen, Enolasen und die Myosin Light Chains. Nach eigenen Beobachtungen liegt der Ursprung des Hühnerfleisch-Fisch-Syndroms in den meisten Fällen beim Hühnerfleisch selbst, wobei Gal d 7 (MLC-1) das hauptverantwortliche Allergen ist. In Einzelfällen könnte aber auch eine primäre Fischallergie der Ausgangspunkt sein, d. h. Patienten mit einer primären Hühnerfleischallergie können sekundär mit Fisch kreuzreagieren bzw. Patienten mit einer primären Fischallergie sekundär mit Huhn. Noch unklar ist, ob auch relevante immunologische Querverbindungen zu Garnelen und anderen Meeresfrüchten bestehen, zumal die leichten Myosinketten auch bei Garnelen als relevante Allergene identifiziert wurden. Letztlich sind über die leichten Myosinketten und die Parvalbumine auch Kreuzreaktionen zum roten Fleisch denkbar, für eine klinische Relevanz solcher Kreuzreaktionen gibt es aber derzeit wenig Hinweise.

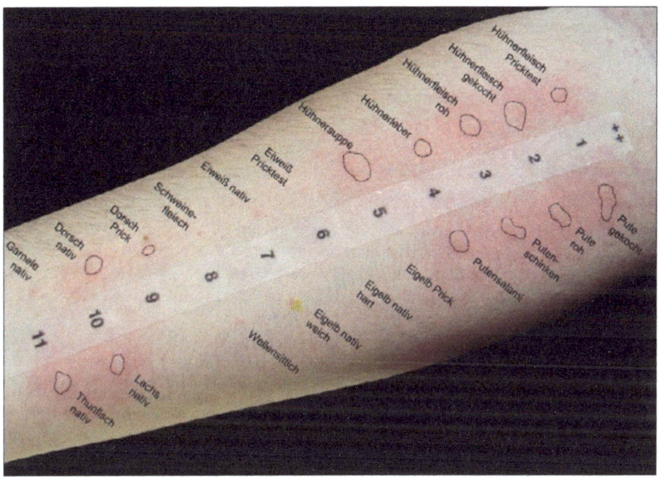

(HEMMER W., eigene Aufnahme)

ABB. 5: Genuine Hühnerfleischallergie mit Kreuzreaktivität zu Fisch (Hühnerfleisch-Fisch-Syndrom). Hauttestung mit nativen Nahrungsmitteln (Prick-Prick-Test) bei einem Patienten mit primärer Sensibilisierung gegen Gal d 7 (Hühnerfleisch Myosin Light Chain-1) und sekundärer Kreuzreaktion mit Myosin Light Chain-3 im Fisch.

LITERATUR:

AYUSO R, LEHRER SB, TANAKA L, IBAÑEZ MD, PASCUAL C, et al. IgE antibody response to vertebrate meat proteins including tropomyosin. Ann Allergy Asthma Immunol 1999;83:399-405.

BLESSMANN J, HANLODSOMPHOU S, SANTISOUK B, CHOUMLIVONG K, SOUKHAPHOUVONG S, et al. Serum IgE against galactose-alpha-1,3-galactose is common in Laotian patients with snakebite envenoming but not the major trigger for early anaphylactic reactions to antivenom. Toxicon X 2020;7:100054.

CAHEN YD, FRITSCH R, WÜTHRICH B. Food allergy with monovalent sensitivity to poultry meat Clin Exp Allergy 1998;28:1026-1030.

CHUNG CH, MIRAKHUR B, CHAN E, LE QT, BERLIN J, et al. Cetuximab-induced anaphylaxis and IgE specific for galactose-alpha-1,3-galactose. N Engl J Med 2008;358:1109-1117.

COMMINS SP, JAMES HR, KELLY LA, POCHAN SL, WORKMAN LJ, et al. The relevance of tick bites to the production of IgE antibodies to the mammalian oligosaccharide galactose-alpha-1,3-galactose. J Allergy Clin Immunol 2011;127:1286-1293.

COMMINS SP, SATINOVER SM, HOSEN J, MOZENA J, BORISH L, et al. Delayed anaphylaxis, angioedema, or urticaria after consumption of red meat in patients with IgE antibodies specific for galactose-alpha-1,3-galactose. J Allergy Clin Immunol 2009;123: 426-433.

COMMINS SP. Diagnosis & management of alpha-gal syndrome: lessons from 2,500 patients. Expert Rev Clin Immunol 2020;16: 667-677.

CRISPELL G, COMMINS SP, ARCHER-HARTMAN SA, CHOUDHARY S, DHARMARAJAN G, et al. Discovery of alpha-Gal-containing antigens in North American tick species believed to induce red meat allergy. Front Immunol 2019;10:1056.

FISCHER J, LUPBERGER E, HEBSAKER J, BLUMENSTOCK G, AICHINGER E, et al. Prevalence of type I sensitization to alpha-gal in forest service employees and hunters. Allergy 2017;72:1540-1547.

GALILI U. Natural anti-carbohydrate antibodies contributing to evolutionary survival of primates in viral epidemics? Glycobiology 2016;26: 1140-1150.

HEMMER W, KLUG C, SWOBODA I. Update on the bird-egg-syndrome and genuine poultry meat allergy. Allergo J Int 2016;25:68-75.

HEMMER W, SESZTAK-GREINECKER G, WÖHRL S, WANTKE F. Food allergy to millet and cross-reactivity with rice, corn and other cereals. Allergology Int 2017;66:490-492.

HILGER C, KOHNEN M, GRIGIONI F, LEHNERS C, HENTGES F. Allergic cross-reactions between cat and pig serum albumin. Study at the protein and DNA levels. Allergy 1997; 52: 179-187.

KELSO JM, COCKRELL GE, HELM RM, BURKS AW. Common allergens in avian meats. J Allergy Clin Immunol 1999;104:202-204.

KIEWIET MBG, APOSTOLOVIC D, STARKHAMMAR M, GRUNDSTRÖM J, HAMSTEN C, et al. Clinical and serological characterization of the α-Gal syndrome -Importance of atopy for symptom severity in a European cohort. J Allergy Clin Immunol Pract 2020;8:2027-2034.

KIM MS, STRAESSER MD, KESHAVARZ B, WORKMAN L, MCGOWAN EC, et al. IgE to galactose-α-1,3-galactose wanes over time in patients who avoid tick bites. J Allergy Clin Immunol Pract 2020;8: 364-367.

Klug C, Hemmer W, Román-Carrasco P, Focke M, Quirce S, et al. Gal d 7 - the major allergen in primary chicken meat allergy. J Allergy Clin Immunol 2020;146:169-179.

Kuehn A, Lehners C, Hilger C, Hentges F. Food allergy to chicken meat with IgE reactivity to muscle alpha-parvalbumin. Allergy 2009;64:1557-1558.

Liccardi G, Szépfalusi Z, Noschese P, Nentwich I, D'Amato M, D'Amato G. Allergy to chicken meat without sensitization to egg proteins: A case report. J Allergy Clin Immunol 1997;100:577-579.

Liccardi G, Asero R, D'Amato M, D'Amato G. Role of sensitization to mammalian serum albumin in allergic disease. Curr Allergy Asthma Rep. 2011;11:421-426.

Lindstedt KA, Mäyränpää MI, Kovanen PT. Mast cells in vulnerable atherosclerotic plaques--a view to a kill. J Cell Mol Med 2007;11:739-758.

McGregor C, Byrne G, Rahmani B, Chisari E, Kyriakopoulou K, Burriesci G. Physical equivalency of wild type and galactose α 1,3 galactose free porcine pericardium; a new source material for bioprosthetic heart valves. Acta Biomater 2016;41:204-209.

McMorrow IM, Comrack CA, Nazarey PP, Sachs DH, DerSimonian H. Relationship between ABO blood group and levels of Gal alpha-1,3-galactose-reactive human immunoglobulin G. Transplantation 1997;64:546-549.

Montassier E, Al-Ghalith GA, Mathé C, Le Bastard Q, Douillard V, et al. Distribution of bacterial α1,3-galactosyltransferase genes in the human gut microbiome. Front Immunol 2018;10:3000.

Nevot Falcó S, Casas Ramisa R, Lleonart Bellfill R. Bird-egg syndrome in children. Allergol Immunopathol (Madr) 2003;31:161-165.

Posthumus J, James HR, Lane CJ, Matos LA, Platts-Mills TA, et al. Initial description of pork-cat syndrome in the United States. J Allergy Clin Immunol 2013;131:923-925.

Ramasamy R, Rajakaruna R. Association of malaria with inactivation of alpha1,3-galactosyl transferase in catarrhines. Biochim Biophys Acta 1997;1360: 241-246.

Rispens T, Derksen NI, Commins SP, Platts-Mills TA, Aalberse RC. IgE production to α-gal is accompanied by elevated levels of specific IgG1 antibodies and low amounts of IgE to blood group B. PLoS ONE 2013;8:e55566.

Román-Carrasco P, Hemmer W, Cabezas-Cruz A, Hodžić A, de la Fuente J, Swoboda I. The α-Gal syndrome and potential mechanisms. Front Allergy 2021;2:783279.

Román-Carrasco P, Lieder B, Somoza V, Ponce M, Szépfalusi Z, et al. Only α-Gal bound to lipids, but not to proteins, is transported across enterocytes as an IgE-reactive molecule that can induce effector cell activation. Allergy 2019;74:1956-1968.

Sabbah A, Lauret MG, Chène J, Boutet S, Drouet M. The pork-cat syndrome or crossed allergy between pork meat and cat epithelia (2). Allerg Immunol (Paris) 1994;26:173-174, 177-180.

Sokolova A, Costa AC, Santos MC, Bartolomé B, Barbosa MP. Severe allergy to poultry meat without sensitisation to egg proteins with concomitant Leguminosae allergy. Case report. Allergol Immunopathol 2009;37:165-172.

Szépfalusi Z, Ebner C, Pandjaitan R, Orlicek F, Scheiner O, Boltz-Nitulescu G, et al. Egg yolk alpha-livetin (chicken serum albumin) is a cross-reactive allergen in the bird-egg syndrome. J Allergy Clin Immunol 1994;93:932-942.

Werfel SJ, Cooke SK, Sampson HA. Clinical reactivity to beef in children allergic to cow's milk. J Allergy Clin Immunol 1997;99:293-300.

Wilson JM, Nguyen AT, Schuyler AJ, Commins SP, Taylor AM, et al. IgE to the mammalian oligosaccharide galactose-α-1,3-galactose is associated with increased atheroma volume and plaques with unstable characteristics. Brief Report. Arterioscler Thromb Vasc Biol 2018;38:1665-1669.

Wilson JM, Schuyler AJ, Workman L, Gupta M, James H, et al. Investigation into the α-Gal syndrome: characteristics of 261 children and adults reporting red meat allergy. J Allergy Clin Immunol Pract 2019;7:2348-2358.

26.

Nahrungsmittelallergie: Magen und PPI

Galateja Jordakieva, Erika Jensen-Jarolim

Als Protonenpumpenhemmer (PPI) werden Wirkstoffe bezeichnet, welche im Magen die Säureausschüttung aus den dafür verantwortlichen Drüsenzellen, die sogenannten Parietalzellen, gezielt hemmen. Durch Magensäure hervorgerufene Schäden entlang der Schleimhaut des Magens, aber auch der Speiseröhre können dadurch bei der Abheilung unterstützt werden. So werden magensäurehemmende Medikamente wie PPI zur Vorbeugung und Behandlung säurebedingter Erkrankungen des oberen Magen-Darm-Trakts eingesetzt. Sie lindern Refluxbeschwerden bzw. fördern die Heilung der Magenschleimhaut bei peptischem Ulkus und Gastritis. Aufgrund des bis vor Kurzem weitgehenden Mangels an bekannten Nebenwirkungen, zumindest bei Kurzzeiteinnahme, werden magensäurehemmende Medikamente teilweise auch ohne gesicherte Indikation, also ohne vorangegangener Diagnosesicherung durch die Ärztin bzw. den Arzt verschrieben. Sie dienen auch als großzügig eingesetzte Begleitmedikation bei anderen Therapien mit potenzieller Magenschleimhaut-schädigender Wirkung (z. B. Cortison oder bestimmte Entzündungshemmer wie nicht-steroidale Antirheumatika NSAR). Oftmals eigenmächtig, übermäßig und über lange Zeit werden sie von Patient*innen ohne Rücksprache mit ihren Ärzt*innen eingenommen. In den USA konnte beispielsweise in wissenschaftlichen Datenanalysen gezeigt werden, dass nur 35 Prozent der PPI-Verschreibungen auf einer entsprechenden und dokumentierten ärztlichen Diagnose basierten.

Die zentrale Wirkung von PPI wie auch anderen magensäurehemmenden Medikamenten ist eine Erhöhung des Magen-pH-Wertes, also das Senken des Säuregehalts im Magen. Neben der oben angeführten schleimhautschützenden Eigenschaft durch Säureregulierung werden dadurch aber auch gesunde Mechanismen der Nahrungsmittelverarbeitung im Körper gestört, die vom sauren Magen-pH abhängig sind. Dann wird beispielsweise das auf die Proteinverdauung spezialisierte Magen-Enzym Pepsin einfach nicht aktiviert und es fehlt der saure Mageninhaltes auch im Zwölffingerdarm, wo er ansonsten die Bauchspeicheldrüse zur Enzymausschüttung und weiteren Verdauung von Nahrungsproteinen anregt. Somit hemmen PPIs und andere Magensäureinhibitoren mehrfach die Proteinverdauung. Zudem werden Mikroorganismen, die in der Nahrung erhalten sind, wie etwa Bakterien, durch die schützende Magensäure nicht wie vorgesehen angegriffen und inaktiviert, sondern werden leichter in den Darm weitergeleitet, wo sie die gesunde Darmflora durcheinanderbringen können. In dem nur schlecht verdauten Brei bleiben jene Nahrungsmittelbestandteile, die Allergien auslösen können, sogenannte „Epitope", über und erreichen die Darmschleimhaut. Im Darm werden sie vom körpereigenen Immunsystem vorgefunden und als Gefahr interpretiert, da das darmeigene Immunsystem eigentlich harmlosere Bestandteile erwarten würde, die bereits im Magen erfolgreich „vorverarbeitet" wurden. Aufgrund des Gefahrensignals wird nun die Produktion von spezifischen allergieassoziierten Antikörpern, den Immunoglobulinen der Klasse E (IgE), gegen diese Nahrungsmittelbestandteile eingeleitet; darunter werden auch Antikörper gegen bisher noch nicht als gefährlich eingestufte Bestandteile im Sinne von *„de novo"*-Sensibilisierungen gebildet.

Dieser Mechanismus wurde für eine Reihe von Nahrungsmittelbestandteilen nachgewiesen, darunter Fisch, Haselnüsse oder auch Eier. Aber auch die Entwicklung von Antikörpern gegen gleichzeitig eingenommene Medikamente (z. B. gegen NSAR), ja sogar gegen die magensäurehemmenden Medikamente selbst, konnte durch diese Umgehung der Magensäurefunktionen sowohl in Tierversuchen als auch Studien am Menschen festgestellt werden.

Dieses Fortbestehen, die sogenannte „Persistenz", der oral eingenommenen Nahrungsmittelbestandteile, die Störung der säureabhängigen Verdauungsenzyme, die Veränderungen des intestinalen Mikrobioms, also der Darmflora, unterstützen alle den beschriebenen Mechanismus der allergischen Sensibilisierung unter Beteiligung des darmeigenen Immunsystems.

Neben den PPIs und anderen Magen-Säureinhibitoren gibt es auch eine Reihe von Säure-Neutralisatoren, zum Beispiel Sucralfat oder Bicarbonat oder Basenpulver, die heute gerne eingenommen werden. Diese schlagen einerseits in dieselbe Kerbe, indem sie nicht nur heilend wirken, sondern auch zur Persistenz von Nahrungsbestandteilen und Bakterien, wie oben beschrieben, führen. Andererseits sind diese

Substanzen wie Sucralfat hochgradige Aluminiumverbindungen. Von Aluminium weiß man, dass es Allergien fördert, indem es als immunologischer Hilfsstoff (Adjuvans) agiert. So wurde auch für Sucralfat bewiesen, dass es direkt Allergisierungen gegen mit der Nahrung aufgenommene Proteine fördert.

Eine wachsende Anzahl von Forschungsergebnissen in den letzten Jahren hat somit aufgezeigt, dass durch verschiedene allergenspezifische, angeborene und erworbene Immunmechanismen magensäurehemmende Medikamente eine allergiebegünstigende immunologische Situation schaffen, welche die Entwicklung allergischer Symptome fördert.

Wissenschaftlicher Hintergrund

Unsere Forschungsgruppe hat sich jahrelang intensiv mit diesem Thema der Wirkung von PPI und anderen magensäurehemmenden Medikamenten auf allergiebegünstigenden Immunmechanismen befasst. Wir haben beispielsweise nachweisen können, dass diese Medikamente die Entwicklung einer Nahrungsmittelallergie vom Soforttyp gegen verdauungslabile Proteine bei Mäusen fördern. Die allergologische Relevanz dieser Befunde beim Menschen wurde ebenfalls untersucht: In einer Kohortenstudie haben wir 152 erwachsene Patient*innen einer gastroenterologischen Ambulanz mit negativer Anamnese auf Atopie oder Allergie begleitet, die 3 Monate lang mit PPI oder anderen magensäurehemmenden Medikamenten, nämlich sogenannten H2-Rezeptorblockern, behandelt wurden. Die IgE-Antikörper gegenüber Nahrungsmittelallergenen wurden vor und nach 3-monatiger Behandlung serologisch verglichen. Zehn Prozent der Patient*innen zeigten eine Steigerung der bereits vorhandenen IgE-Antikörper und 15 Prozent eine Neubildung dieser Antikörper gegenüber zahlreichen neuen verdauungslabilen Nahrungsbestandteilen, wie etwa Milch, Kartoffeln, Sellerie, Karotten, Apfel-, Orangen-, Weizen- und Roggenmehl. Somit betrug das relative Risiko, nach einer magensäurehemmenden Medikation nahrungsmittelspezifisches IgE zu entwickeln circa 10,5 Prozent. Die Langzeitwirkung dieses Effekts wurde 5 Monate nach der Medikation evaluiert. Lebensmittelspezifisches IgE konnte noch bei 6 Prozent der Patient*innen nachgewiesen werden, ebenso wie signifikant erhöhte Serumkonzentrationen von allergiespezifischen Markern des Immunsystems. Ein unspezifischer Allergieanstoß während der Pollensaison konnte ausgeschlossen werden, da eine Gruppe von 50 unbehandelten Kontrollpatient*innen keine Veränderungen ihres IgE-Antikörpermusters im Blut zeigte.

In Übereinstimmung mit den genannten früheren Tierversuchen deuteten unsere Daten stark darauf hin, dass eine Behandlung gegen Geschwüre die Entwicklung von IgE-Antikörpern gegen Nahrungsbestandteile bei langfristig magensäurereduzierten Patient*innen vorantreibt.

Diese Daten gaben uns Anlass den Zusammenhang zwischen PPI, Magensäurehemmung und Allergieentwicklung gegen Nahrungsmittel weiter auf Ebene der Allgemeinbevölkerung zu untersuchen. In einer Kooperation der Medizinischen Universität Wien mit dem Hauptverband der österreichischen Sozialversicherungsträger konnten anonyme Verschreibungsdaten auf Basis von Rezeptangaben aus ganz Österreich aller Krankenversicherungsträger analysiert werden, um den bis dahin nur experimentell festgestellten Zusammenhang zwischen magensäurehemmenden Medikamenten und Allergien erstmals mittels realitätsnaher Daten aus einer Populationsstudie zu untersuchen. Dafür wurden auch die Verschreibungen von Medikamenten, die zur Behandlung allergischer Symptome (Antihistaminika und spezifische Allergen-Immuntherapien) eingesetzt werden, erfasst.

Entsprechend der früheren Studienergebnisse aus der Grundlagenforschung und der beschriebenen kleineren Kohortenstudie bei Menschen wurde hier eindeutig festgestellt, dass Patient*innen, denen ein magensäurehemmendes Medikament, wie etwa PPI, verschrieben wurde ein doppelt bis dreifach höheres Risiko hatten im weiteren Verlauf eine Medikamentenverschreibung zur Behandlung allergischer Symptome zu bekommen.

Das Besondere an dem festgestellten Zusammenhang zwischen Magensäurehemmern und Allergiemedikamenten ist, dass durch die Bindung der Analysen an Verschreibungsdaten nur behandlungsbedürftige allergische Symptome Berücksichtigung finden. Das legt die Schlussfolgerung nahe, dass allergische Symptome sowohl durch die Einnahme von magensäurehemmenden Medikamenten verstärkt als auch ausgelöst werden können. Dieser starke Zusammenhang war spezifisch für Allergiemedikamente und konnte für andere häufig verschriebene Medikamentengruppen (Blutdruckmedikamente, Cholesterinsenker) nicht nachgewiesen werden und blieb auch nach Berücksichtigung häufig mit Magensäurehemmern gemeinsam verschriebenen Medikamenten, wie etwa bestimmte Schmerzmittel (NSAR), bestehen.

Umgekehrt führte die Einnahme von Allergiemedikamenten nicht zu einer erhöhten Einnahme von magensäurehemmenden Medikamenten, womit die Wirkung ein Zusammenhang der beiden Medikamentengruppen ist und somit nur in Richtung Allergie nachweisbar ist.

Die analysierte Häufigkeit der Verschreibung von Magensäurehemmern wies auch darauf hin, dass diese Medikamente öfters auf Rezept in Anspruch genommen werden, als tatsächlich auf Basis einer ärztlichen Diagnose notwendig sein sollte. Auch die Therapie von Magenschleimhautschäden, wie etwa durch Magensäure hervorgerufene Magengeschwüre, erfolgt nämlich zeitlich eingeschränkt und sehr wenige Diagnosen erfordern eine Dauertherapie mit PPI oder anderen magensäurehemmenden Medikamenten. Auffällig war auch, dass sich während der Behandlung mit Magensäurehemmern die Verschreibungsraten von antiallergischen Medikamenten unabhängig vom Geschlecht erhöhte und dass Frauen sowohl im Allgemeinen als auch speziell nach der Anwendung von Magensäurehemmern häufiger Allergiemedikamente erhielten. Dies erklärt sich größtenteils auch durch die generelle weibliche Dominanz bei IgE-vermittelten Allergien. Trotz der allgemein höheren Verschreibungsraten antiallergischer Medikamente bei jüngeren Patient*innen war der Zusammenhang zwischen magensäurehemmenden und antiallergischen Medikamenten mit zunehmendem Lebensalter noch ausgeprägter, was sich mit einem stetigen Risikoanstieg mit steigendem Alter äußerte. Während jüngere Patient*innen unter 20 Jahre nur ein etwas erhöhtes Risiko für die Einnahme von Allergiemedikamenten nach Magensäurehemmern aufwiesen, wurde bei älteren Patient*innen über 60 Jahren ein mehr als fünffach erhöhtes Risiko nachgewiesen.

Es wurde bereits anderweitig gezeigt, dass die Anwendung von Magensäurehemmern in einer geriatrischen Kohorte mit erhöhten IgE-Antikörpern und anderen Markern mit einer allergiefördernden Immunantwort einhergeht.

Schwangerschaft

Eine wachsende Zahl epidemiologischer Studien weisen des Weiteren darauf hin, dass die mütterliche Anwendung säurehemmender Medikamente in der Schwangerschaft mit einem erhöhten Risiko für Asthma des Kindes verbunden ist. Dieses wurde in einer aktuellen Meta-Analyse für PPI und Histamin-2-Rezeptorblocker nachgewiesen. Obwohl die Mechanismen hinter dieser Beobachtung noch nicht gänzlich geklärt sind, konnte eine alleinige Vererbung mütterlichen Asthmas als Hauptgrund für diesen Effekt ausgeschlossen werden. Denn: das Risiko für Geschwisterkinder aus Schwangerschaften ohne Magensäurehemmung war im Vergleich deutlich geringer. Ebenso hatte die väterliche Anwendung von Magensäurehemmern ebenfalls keinen Effekt auf die Asthmaentwicklung des Nachkommen. Damit kann eine „Übertragung" des allergiefördernden Effekts von Magensäurehemmung während der Schwangerschaft nicht ausgeschlossen werden.

Zusammenfassung

All diese aktuellen Studienergebnisse liefern einen wichtigen neuen Aspekt zur potentiellen Prävention von allergischen Symptomen und Neusensibilisierungen. Unsere Arbeiten haben dazu geführt, dass PPIs und ähnliche Medikamente nicht nur verschrieben, sondern auch abgesetzt werden. Das ist vor allem wichtig, weil die Prävalenz allergischer Erkrankungen in den Industrieländern weltweit steigend ist. In Deutschland konnte nachgewiesen werden, dass bei nahezu jedem zweiten in der Allgemeinbevölkerung serologisch eine allergische Sensibilisierung nachgewiesen werden kann und bei jedem fünften Erwachsenen eine allergische Erkrankung auftritt. Diese erschreckenden Daten betreffen im Übrigen nicht nur die persönliche Freizeit und die eigene Lebensqualität.

In Österreich gehören allergische Erkrankungen, die zur Aufgabe der beruflichen Tätigkeit zwingen, seit Jahren zu den häufigsten anerkannten Berufskrankheiten, Trend steigend.

LITERATUR:

ANGIOLILLO, D. J. et al. Differential effects of omeprazole and pantoprazole on the pharmacodynamics and pharmacokinetics of clopidogrel in healthy subjects: randomized, placebo-controlled, crossover comparison studies. Clin. Pharm. Ther. 89, 65–74 (2011).

ARAE, K. et al. Cimetidine enhances antigen-specific IgE and Th2 cytokine production. Allergol. Int. 60, 339–344 (2011).

BAKOS, N. et al. Risk assessment in elderly for sensitization to food and respiratory allergens. Immunol. Lett. 107, 15–21 (2006).

BREW BK and ALMQVIST C. Acid Suppressant Use in Pregnancy and Asthma in Offspring: Should We Be Worried?. Pediatrics. 2018;141(2): e20173741

BRUNNER, R. et al. Aluminium per se and in the anti-acid drug sucralfate promotes sensitization via the oral route. Allergy 64, 890–897 (2009).

BRUNNER, R. et al. The impact of aluminium in acid-suppressing drugs on the immune response of BALB/c mice. Clin. Exp. Allergy 37, 1566–1573 (2007).

DEL GIORNO, R. et al. Multifaceted intervention to curb in-hospital over-prescription of proton pump inhibitors: a longitudinal multicenter quasi-experimental before-and-after study. Eur. J. Intern. Med. 50, 52–59 (2018).

DIESNER, S. C. et al. Dose-dependent food allergy induction against ovalbumin under acid-suppression: a murine food allergy model. Immunol. Lett. 121, 45–51 (2008).

DIESNER, S. C. et al. A distinct microbiota composition is associated with protection from food allergy in an oral mouse immunization model. Clin. Immunol. 173, 10–18 (2016).

FERSTL, R. et al. Histamine receptor 2 modifies iNKT cell activity within the inflamed lung. Allergy 72, 1925–1935 (2017).

HEIDELBAUGH, J. J., KIM, A. H., CHANG, R. & WALKER, P. C. Overutilization of proton-pump inhibitors: what the clinician needs to know. Ther. Adv. Gastroenterol. 5, 219–232 (2012).

IMHANN, F. et al. Proton pump inhibitors affect the gut microbiome. Gut 65, 740–748 (2016).

JACKSON, M. A. et al. Proton pump inhibitors alter the composition of the gut microbiota. Gut 65, 749–756 (2016).

JENSEN-JAROLIM, E., KUNDI, M., UNTERSMAYR, E. et al. Reply to "Acid inhibitors and allergy: comorbidity, causation and confusion". Nat Commun 11, 3949 (2020).

JENSEN-JAROLIM, E. & UNTERSMAYR, E. Gender-medicine aspects in allergology. Allergy 63, 610–615 (2008).

JOHNSON, D. A. et al. The safety of appropriate use of over-the-counter proton pump inhibitors: an evidence-based review and Delphi consensus. Drugs 77, 547–561 (2017).

JORDAKIEVA, G. et al. Country-wide medical records infer increased allergy risk of gastric acid inhibition. Nat. Commun. 10, 3298 (2019).

LEUTHARD, D. S. et al. Microcrystalline tyrosine and aluminum as adjuvants in allergen-specific immunotherapy protect from IgE-mediated reactivity in mouse models and act independently of inflammasome and TLR signaling. J. Immunol. 200, 3151–3159 (2018).

Lin, C. Y. et al. Delayed-type hypersensitivity reactions induced by proton pump inhibitors: a clinical and in vitro T-cell reactivity study. Allergy 73, 221–229 (2018).

McLoughlin, R. M. & Mills, K. H. Influence of gastrointestinal commensal bacteria on the immune responses that mediate allergy and asthma. J. Allergy Clin. Immunol. 127, 1097–1107 (2011). quiz 1108–1099.

Menees, S. B., Guentner, A., Chey, S. W., Saad, R. & Chey, W. D. How do US Gastroenterologists use over-the-counter and prescription medications in patients with gastroesophageal reflux and chronic constipation? Am. J. Gastroenterol. 110, 1516–1525 (2015).

Mishiro, T. et al. Oral microbiome alterations of healthy volunteers with proton pump inhibitor. J. Gastroenterol. Hepatol. https://doi.org/10.1111/jgh.14040 (2017).

Pali-Scholl, I. et al. Antacids and dietary supplements with an influence on the gastric pH increase the risk for food sensitization. Clin. Exp. Allergy 40, 1091–1098 (2010).

Pali-Scholl, I. & Jensen-Jarolim, E. Anti-acid medication as a risk factor for food allergy. Allergy 66, 469–477 (2011).

Ramirez, E. et al. Proton pump inhibitors are associated with hypersensitivity reactions to drugs in hospitalized patients: a nested case-control in a retrospective cohort study. Clin. Exp. Allergy 43, 344–352 (2013).

Riemer, A. B. et al. Suppression of gastric acid increases the risk of developing immunoglobulin E-mediated drug hypersensitivity: human diclofenac sensitization and a murine sensitization model. Clin. Exp. Allergy 40, 486–493 (2010).

Safe, M. et al. Widespread use of gastric acid inhibitors in infants: are they needed? Are they safe? World J. Gastrointest. Pharm. Ther. 7, 531–539 (2016).

Scally, B. et al. Effects of gastroprotectant drugs for the prevention and treatment of peptic ulcer disease and its complications: a meta-analysis of randomised trials. Lancet Gastroenterol. Hepatol. 3, 231–241 (2018).

Scholl, I. et al. Antiulcer drugs promote oral sensitization and hypersensitivity to hazelnut allergens in BALB/c mice and humans. Am. J. Clin. Nutr. 81, 154–160 (2005).

Takagi, T. et al. The influence of long-term use of proton pump inhibitors on the gut microbiota: an age-sex-matched case-control study. J. Clin. Biochem Nutr. 62, 100–105 (2018).

Tianwen Lai et al. Acid-Suppressive Drug Use During Pregnancy and the Risk of Childhood Asthma: A Meta-analysis. Pediatrics (2018).

Untersmayr, E. et al. Antacid medication inhibits digestion of dietary proteins and causes food allergy: a fish allergy model in BALB/c mice. J. Allergy Clin. Immunol. 112, 616–623 (2003).

Untersmayr, E. et al. Anti-ulcer drugs promote IgE formation toward dietary antigens in adult patients. FASEB J. 19, 656–658 (2005).

Untersmayr, E. & Jensen-Jarolim, E. The role of protein digestibility and antacids on food allergy outcomes. J. Allergy Clin. Immunol. 121, 1301–1308 (2008). quiz 1309–1310.

Vaezi, M. F., Yang, Y. X. & Howden, C. W. Complications of proton pump inhibitor therapy. Gastroenterology 153, 35–48 (2017).

27.

Wie diagnostiziert man eine Allergie?

BRUNELLO WÜTHRICH

Beim Heuschnupfen, ganzjährigen Schnupfen und Asthma sowie bei allergischen Reaktionen auf Nahrungsmittel und Insektenstiche ist es angebracht, im Hinblick auf eine mögliche Ausschaltung des Allergens oder zur Einleitung einer Desensibilisierung (Immuntherapie) eine rechtzeitige Allergieabklärung vorzunehmen. Bei den obengenannten Krankheitsbildern handelt es sich um sogenannte Soforttyp-Allergien, vom Arzt auch als atopische Krankheiten bezeichnet. Verantwortlich für die Auslösung der Reaktion sind gewisse Eiweißstoffe im Blut, sogenannte IgE-Antikörper, die nur beim Allergiker gegen gewisse Umweltstoffe (Allergene) gerichtet sind.

Meist liefert die Krankengeschichte eines Patienten, die Anamnese, sehr gute Hinweise auf die möglichen Auslöser einer Allergie. Treten die Beschwerden zum Beispiel nur während einer bestimmten Zeit im Frühjahr auf, spricht vieles für eine Allergie gegen Pollen von Pflanzen, die zu der Zeit blühen. Ganzjährige Beschwerden dagegen weisen auf Allergene hin, die das ganze Jahr über vorhanden sind, wie Hausstaubmilben oder Schuppen von Haustieren. Setzen die Symptome nach dem Verzehr von Speisen ein, so ist mit hoher Wahrscheinlichkeit ein Nahrungsmittel verantwortlich. Jeder Hinweis hilft die verdächtigen Allergene einzukreisen. Anschließend können mittels verschiedener Testverfahren die relevanten Allergene bestimmt werden.

Allergietests

Die meisten Allergien (Heuschnupfen, Asthma, Nahrungsmittelallergien) lassen sich gut auf der Haut untersuchen, weil sie auf einen entsprechenden Test hin schnell reagieren. Am weitesten verbreitet ist der Pricktest: auf der Innenseite des Unterarms (manchmal auch auf dem Rücken) werden verschiedene Allergenlösungen (Extrakte mit gereinigten, standardisierten Allergenen aus Pollen, Hausstaubmilben und aus anderen Inhalationsallergenen sowie aus den wichtigsten Nahrungsmitteln) mit einer Tropfpipette aufgetragen und in den Tropfen wird mit einer speziellen Prick-Testnadel leicht eingestochen *(Abbildungen 1a-1c)*. Diese Prozedur ist schmerzlos und lässt sich ohne Weiteres auch bei Kleinkindern durchführen. Nach etwa 15 Minuten kann die Hautreaktion beurteilt werden: Juckreiz, Schwellung und Rötung (Quaddel) weisen auf eine allergische Reaktion auf die betreffende Substanz hin, wobei ein positiver Test allein nicht der Beweis für das Vorliegen einer tatsächlichen Allergie auf das betreffende Allergen ist. Erst die Vorgeschichte oder eine Provokation (Nasale- oder Atemtest, orale Einnahme des Nahrungsmittels) ergibt die endgültige Diagnose.

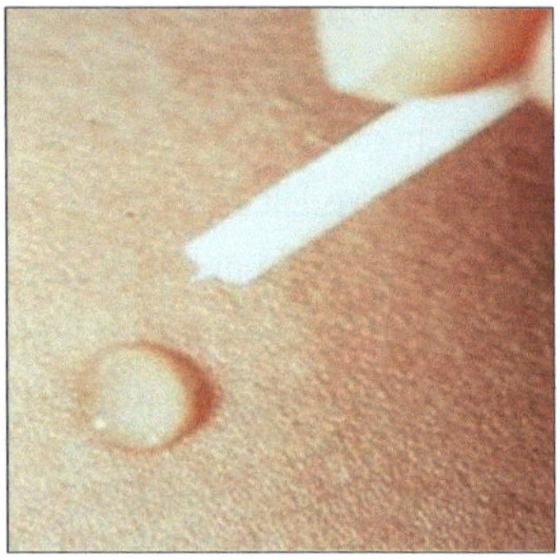

(Eigene Aufnahme)

ABB. 1a Pricktest-Nadel

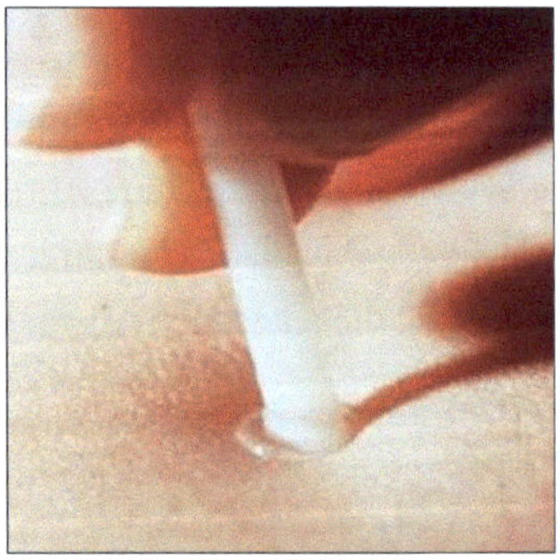

(Eigene Aufnahme)

ABB. 1b Auf die Haut wird ein Tropfen der Allergenlösung deponiert und mit der Pricktest-Nadel wird hindurch eingestochen.

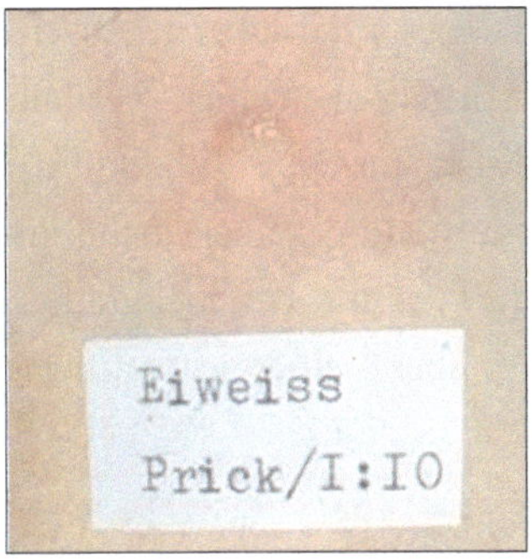

(Eigene Aufnahme)

ABB. 1c Positive Sofortreaktion (Quaddel) auf Hühnereiweiss.

Bei Allergie auf Frischobst oder Rohgemüse wird der sogenannte Prick-zu-Prick-Test durchgeführt. Die Pricktest-Nadel wird zuerst in die betreffende Frucht oder in das betreffende Frischgemüse eingestochen und anschließend die Haut leicht eingeritzt. *(Abb. 2a und 2b).*

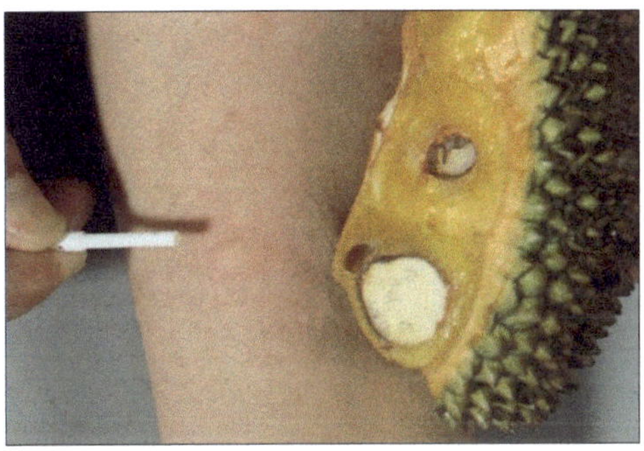

(Eigene Aufnahme)

ABB. 2a Prick-zu-Prick-Test: die Pricktest-Nadel wird zuerst, z. B. in die Jackfruit eingestochen

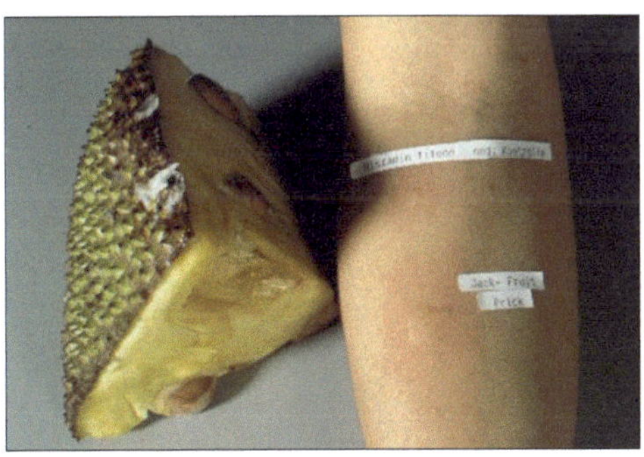

(Eigene Aufnahme)

ABB. 2b Die Pricktest-Nadel wird anschließend zur Hauttestung verwendet. Bei einer Allergie entsteht nach 15-20 min eine Quaddel.

Gelegentlich führt der Allergiespezialist bei negativen Pricktest-Ergebnissen oder bei Abklärung von Insektenstichallergien einen Intrakutantest aus *(Abb. 3a und 3b)*: Die Allergenlösung wird direkt mit einer Tuberkulin-Spritze unter die Haut gespritzt. Dieser Test ist zwar aufwendiger, aber noch sensitiver als die oben genannten Prick-Tests, birgt aber die Gefahr – bei hochgradiger Überempfindlichkeit des Patienten dem Allergen gegenüber – einer generalisierten Reaktion, gar eines anaphylaktischen Schocks.

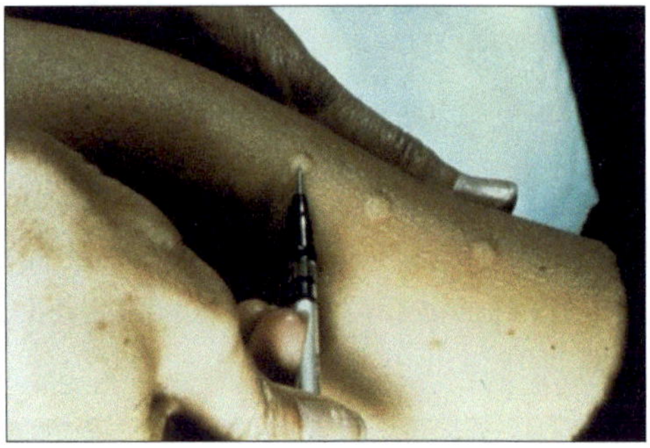

(Eigene Aufnahme)

ABB. 3a Durchführung eines Intrakutantests mit einer Tuberkulinspritze.

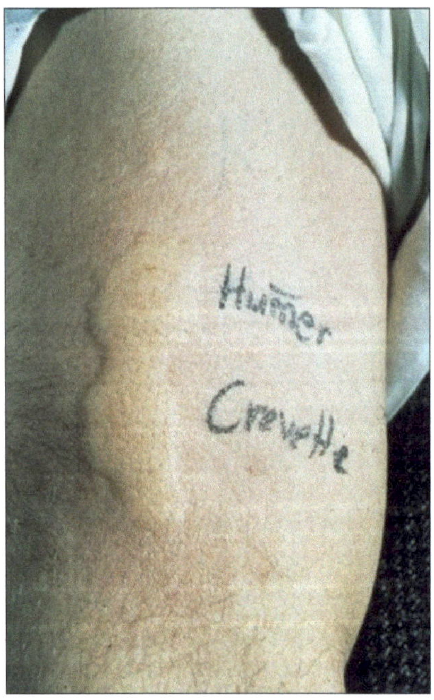

(Eigene Aufnahme)

ABB. 3b Positive Sofortreaktionen auf Hummer- und Crevetten-Extrakt bei einer Allergie auf Krustentier.

Epikutantest (Pflastertest)

Bei Verdacht auf ein Kontaktekzem werden auf den Rücken des Patienten Testpflaster mit unterschiedlichen Allergenextrakten geklebt, die für 24 Stunden auf der Haut verbleiben; die Auswertung erfolgt erst nach zwei bis drei Tagen. Beim positiven Ausfall zeigen sich Rötung und Knötchen, eventuell Bläschen. *(Abb. 4).*

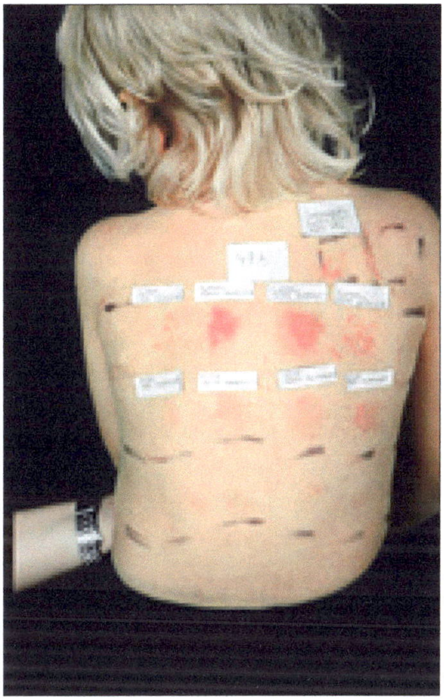

(Eigene Aufnahme)

ABB. 4 Positive Epikutantestreaktionen nach 48 Stunden.

Provokationstest

Nicht immer fallen diese Hauttests eindeutig aus oder passen völlig zu der Krankheitsgeschichte des Patienten. Deshalb müssen gelegentlich noch weitere Verfahren (Provokationsteste) herangezogen werden. Hierbei wird das verdächtige Allergen gezielt auf die allergisch reagierende Schleimhaut, beispielsweise auf die Nasen- oder Augenschleimhaut gebracht und die Reaktion beurteilt. *(Abb. 5a und 5b).*

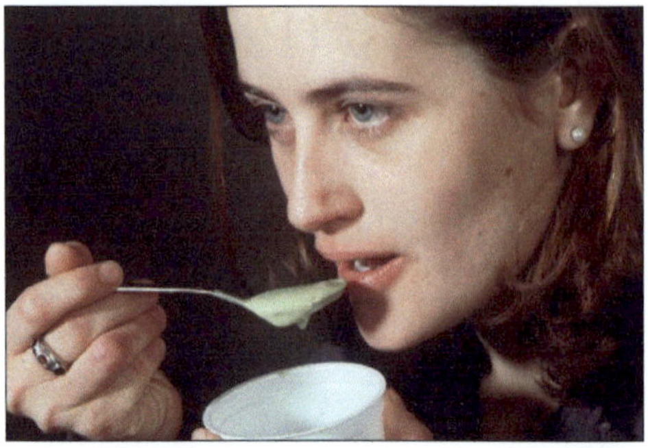

(Eigene Aufnahme)

ABB. 5a Orale Provokation bei Verdacht auf Nahrungsmittelallergie auf Sellerie.

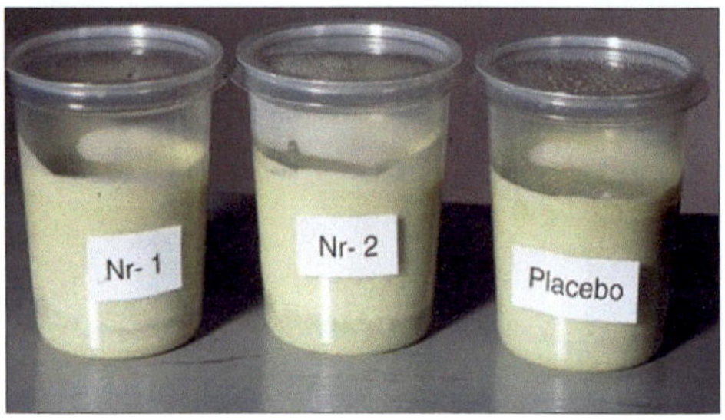

(Eigene Aufnahme)

ABB. 5b Testlösungen mit oder ohne Sellerie und Placebo-Probe.

Bluttest

Die Ergebnisse des Hauttests lassen sich in Zweifelsfällen durch eine Blutuntersuchung überprüfen. Dabei wird eine Blutprobe des Patienten im Labor auf entsprechende Antikörper (IgE) untersucht, auf den sogenannte Immunglobulin-E-Spiegel. Ein erhöhter Wert weist – in Zusammenhang mit der Anamnese – auf eine entsprechende Allergie hin. Der Bluttest kann in jedem Alter durchgeführt werden und unabhängig davon, ob bereits ein Medikament, wie z. B. ein Antihistaminikum, eingenommen wurde. Es besteht die Möglichkeit, auf einzelne Proteine eines Gesamtallergens (z. B. Birkenpollen) zu testen. Bei Nahrungsmittelallergikern kann teilweise anhand des Sensibilisierungsmusters eine Aussage über die Schwere der Reaktionen gemacht werden.

Neu: Es muss hier ausdrücklich darauf hingewiesen werden, dass ein positives Resultat bei der spezifischen IgE-Bestimmung – wie übrigens auch ein positiver

Hauttest – lediglich auf eine stattgefundene Sensibilisierung (eventuell auf Grund Kreuzreaktionen) hinweist, nicht jedoch auf die Aktualität des Allergens für die vorhandene Symptomatik (latente Sensibilisierung, klinische Bedeutung in einer früheren Lebensphase, z. B. in der Kindheit) oder auf die Aktivität der Erkrankung). Eine Allergenelimination (Elimination eines wichtigen Lebensmittels) oder eine spezifische Immuntherapie (SIT) sollte deshalb niemals nur aufgrund eines positiven Labor- oder Hauttests erfolgen.

Beispiel Erdnussallergie

10 Prozent der Kinder weisen eine Sensibilisierung auf, aber nur wenige haben eine echte Erdnussallergie. Erdnüsse enthalten verschiedene Proteinfraktionen, die mehr oder weniger stark allergieauslösend sind. Erdnuss wird lateinisch als *Arachis hypogaea* bezeichnet. Erdnussallergene (Ara h) werden nach ihrer molekularen Struktur in verschiedene Familien unterterteilt, Ara h1 bis Ara 10). Ara h 2, ein Speicherprotein, gilt als bester Prädiktor für eine klinisch schwere Erdnussallergie. Wenn dieses positiv ist, sollten Erdnüsse in jeder Form vermieden werden, da es zu schweren systemischen Reaktionen kommen kann. Ist es negativ, werden geringe Mengen Erdnuss (z. B. im Brotaufstrich) meistens vertragen.

Beispiel Hühnereiweißallergie

Diese kommt häufig im Kindesalter vor, verliert sich meistens nach strikter Auslassdiät im Schulalter oder in der Adoleszenz. Eier (latein *ovum*) enthalten im Eiklar und im Eigelb Allergene, wie Ovomucoid, Ovalbumin, Ovotransferrin, Lysozym und Livetine, wobei die meisten durch das Kochen zerstört werden. Das hitzestabile Ovomucoid ist als Hauptallergen von besonderer Bedeutung. Ist Ovomucoid im IgE-Bluttest positiv, liegt eine Allergie vor, die meist lebenslang bestehen bleibt. Ist Ovomucoid negativ, werden Eier in verarbeiteter Form in der Regel vertragen.

Beispiel Bienen- oder Wespengiftallergie

40 Prozent der Patienten reagieren im IgE-Bluttest auf Bienen- (Apis) und Wespengift (Vespa) positiv, aber nur 10 Prozent der Patienten weisen eine echte Doppelallergie auf. Grund sind Kreuzallergene und Zuckerseitenketten der beiden Proteine. Durch Testung der Hauptkomponente der Biene, Api m 1 und der Hauptkomponente der Wespe, Ves v 5, können 97 Prozent der Bienenallergiker und 87 Prozent der Wespenallergiker identifiziert werden.

Alternative Abklärungen

Neben den wissenschaftlich anerkannten Testverfahren wird heute eine breite Palette unkonventioneller diagnostischer Methoden angeboten. Dazu zählen: Bioresonanz, Elektroakupunktur nach Voll, Kinesiologie, Haarwurzelanalysen, Bluntuntersuchungen auf mehr als 100 Nahrungsmittel (Food Allergy Profile), zytotoxische Blutteste und viele andere. Diese wurden unlängst von den Fachgesellschaften für Allergologie und Dermatologie als pseudowissenschaftlich und nicht überprüft beurteilt. *(Literatur unten).*

Wenn z. B. eine Diagnose durch Bioresonanz oder Haaranalyse und die daraus abgeleitete Therapie, z. B. Weizen- oder Kuhmilch-Elimination, nach der Meinung der Patienten erfolgreich verlaufe, obwohl schulmedizinische Abklärungen negativ verliefen, sei das nicht wegen der Methode an sich. Vielmehr wirke die intensive Beziehung zwischen Therapeuten und Patient heilsam. Wenn ein Patient sich ernst genommen fühlt, ist dies der Beginn des Heilungsprozesses. Dazu sagt man Placebo-Effekt. Viele Patienten setzen heute auch große Hoffnung auf eine sanfte, harmonische, ultramoderne Methode und sind gegenüber der „Chemie in den Medikamenten" skeptisch („Nocebo-Effekt"). Der Verlauf vieler Krankheiten ist unberechenbar: nach Tagen, Wochen, Monaten, ja auch nach Jahren kann es schließlich zur Spontanheilung kommen. Der Therapeut, der den Patienten in dieser Phase betreute, ist dann der „Heiler".

LITERATUR:

1. Dorsch W, Ring J, Deutsche Gesellschaft für Allergologie und klinische Immunologie. Komplementärmethoden oder so genannte Alternativmethoden in der Allergologie. Allergo J 2002; 11: 163–170.
2. Pichler W, Bircher A, Dayer JM, Gutersohn H, Spertini F, Thürlimann W, De Weck A, Varonier H, Wüthrich B. Allergologie und Alternativmedizin. Stellungnahme zu paramedizinischen Verfahren, speziell Bioresonanz, bei allergischen Erkrankungen. Schweiz Aerztezeitung 1995; 76:1229-1232.
3. Wüthrich B, Frei PC, Bircher A, Hauser C et al. Bioresonanz – diagnostischer und therapeutischer Unsinn. Stellungnahme der Fachkommission der Schweizerischen Gesellschaft für Allergologie und Immunologie (SGAI) zu den Bioresonanz- und Elektroakupunkturgeräten zur Diagnostik und Therapie von (vermeintlichen) Allergien. Schweizerische Ärztezeitung 2006;87/2:50-54.
4. Kleine-Tebbe J et al. Nahrungsmittelallergie und - unverträglichkeit: Bewährte statt nicht evaluierte Diagnostik. Deutsches Ärzteblatt 2005; 102 (27): A 1965- A 1969.
5. Wüthrich B. Unverträglichkeitsreaktionen nach Nahrungsaufnahme (Teil 2). der informierte arzt 2012; 9:23-25.
6. Ludke, R., Kunz, B. Seeber, N., Ring, J. Test-retest-reliability and validity of the kinesiology muscle test. Complement Ther Med 200; 9:141-145.
7. Garron JS. Kinesiology and food allergy. BMJ 1988;296:1573–1574.
8. Kofler H et al. Bioresonanz bei Pollinose. Eine vergleichende Untersuchung zur diagnostischen und therapeutischen Wertigkeit. Allergologie 1996:19: 114-122
9. Schöni MH et al. Efficacy trial of bioresonance in children with atopic dermatitis. Arch. Allergy Immunol., 1997;112(3): 238–246.
10. Ernst E. Bioresonance, a Study of Pseudo-Scientific Language. Forsch Komplementärmed Klass Naturheilkd 2004; 11, 171–173
11. http://www.sueddeutsche.de/wissen/bioresonanztherapie-von-falsch-gepolten-schwingungen-1.925084.
12. Wüthrich B. Specific IgG antibodies as markers of adverse rea tions to food. Contra! Monogr Allergy. 1996; 32: 226-227.
13. Arbeitsgruppe der Österreichischen Gesellschaft für Dermatologie und Venerologie sowie der Österreichischen Gesellschaft für Allergologie und Immunologie): Stellungnahme zum Thema Yorktest/Foodscan. Allergologie 2004: 27, 314–315.
14. Atkinson W et al. Food elimination based on IgG antibodies in irritable bowel syndrome: a randomised controlled trial. Gut 2004; 53, 1459–1464.
15. Isolauri E et al. Leading Article. Food allergy in irritable bowel syndrome: new facts and old fallacies. Gut 2004; 53: 1391–1393.
16. Carrock Sewell WA IgG food antibodies should be studied in similarly treated groups. Gut 2004; 53, el. letter

17. Hunter JO Food elimination in IBS: the case for IgG testing remains doubtful. Gut 2004; 53, el. letter

18. Wüthrich B., P.C. Frei, A. Bircher, E. Dayer, C et al. Sinnlose Allergietests. Eine Stellungnahme der Fachkommission der Schweizerischen Gesellschaft für Allergologie und Immunologie (SGAI) zur IgG/IG4-Bestimmungen gegen Nahrungsmittel. Schweizerische Ärztezeitung 2005;86:1565-1568.

19. Wüthrich B., A. Bircher, W. Pichler, U. Müller. Sinnlose Allergietests. Replik zum Leserbrief von Dr. med. R. Ballier und Dipl. Ing. O. Knes. Schweizerische Ärztezeitung 2005;86/ 41:2316-2317.

20. Wüthrich B. IgG/IgG4-Bestimmungen gegen Nahrungsmittel – Patientenabzocken durch sinnlose Allergietests (Editor's Note). Allergologie 2005;28:161-164.

21. Bachert C, Wüthrich B. Kommentar der Schriftleitung zum Letter to the Editor von Dr. Gill Hart zur IgG/IgG4-Bestimmungen gegen Nahrungsmittel.Allergologie 2005;28:161-432-433.

22. Zar S et al. Food-specific serum IgG4 and IgE titers to common food antigens in irritable bowel syndrome. Am J Gastroenterol 2005; 100, 1550–1557.

23. Shanahan F, Whorwell PJ. Editorial. IgG-mediated food intolerance in irritable bowel syndrome: A real phenomenon or an epiphenomenom? Am J Gastroenterol 2005; 100, 35.

24. Stapel SO et al. EAACI Task Force. Testing for IgG4 against foods is not recommended as a diagnostic tool: EAACI Task Force Report. Allergy. 2008 Jul;63(7):793-6. doi: 10.1111/j.1398-9995.2008.01705.x. Epub 2008 May 16.

25. Kleine-Tebbe J.et al. Keine Empfehlung für IgG- und IgG4-Bestimmungen gegen Nahrungsmittel Leitlinie der Deutschen Gesellschaft für Allergologie und klinische Immunologie (DGAKI), des Ärzte Verbandes Deutscher Allergologen (ÄDA), der Gesellschaft für Pädiatrische Allergologie und Umweltmedizin (GPA), der Österreichischen Gesellschaft für Allergologie und Immunologie (ÖGAI) und der Schweizerischen Gesellschaft für Allergologie und Immunologie (SGAI) nach Übernahme des Task Force Report der European Academy of Allergology and Clinical Immunology (EAACI). Allergologie, 2009; 32: 320–321.

26. Zhi-Heng Chen et a. Variable food-specific IgG antibody levels in healthy and symptomatic Chinese adults. PLOS ONE 8(1): e53612. doi:10.1371/journal.pone.0053612.

28.

Komponentendiagnostik (fast alles aus einem Tropfen Blut)

STEFAN WÖHRL

Zusammenfassung

Die Diagnose von IgE-vermittelten Soforttyp-Allergien besteht aus den drei Teilen: 1. Geschichte des Patienten, 2. Hauttests mit Allergenextrakten und 3. in vitro Tests. Die für Hauttests und konventionelle Blut-Tests verwendeten Allergenextrakte werden aus natürlichen Allergenquellen, z. B. Hausstaubmilbe, Birkenpollen usw., hergestellt. Sie sind Mischungen verschiedener Bestandteile, darunter viele Eiweißmoleküle (Proteine). Manche dieser Eiweiße werden vom Immunsystem als Allergene erkannt und es kommt zur Bildung von spezifischen IgE-Antikörpern gegen diese Allergene. Diese Einzelproteine werden als Allergene oder auch als Allergenkomponenten bezeichnet. Allergene können entweder aus den natürlichen Allergenquellen aufgereinigt oder im Labor künstlich hergestellt und dann als rekombinant bezeichnet werden. Jeder Allergiker ist meist nicht gegen alle Allergene in einer Allergenquelle sensibilisiert, sondern nur gegen manche von ihnen. Mittels molekularer Allergiediagnostik aus dem Blut („Component resolved diagnosis", CRD) können diese individuellen Sensibilisierungsmuster sichtbar gemacht werden. Einerseits können durch eine CRD echte, primäre Sensibilisierung und sekundäre, abgeleitete Kreuzsensibilisierungen unterschieden werden, was Vorteile für die Indikationsstellung für eine Allergen spezifische Immuntherapie (AIT) bringt. Andererseits bringt CRD Vorteile bei der Analyse von Nahrungsmittelallergien, weil sie leichter zwischen „gefährlichen" und „ungefährlichen" Allergien unterscheiden kann. Das erlaubt ein besseres Management von Personen nach anaphylaktischen Reaktionen.

Wie jede neue Technologie ist die CRD jedoch in ständiger Weiterentwicklung und so kommen laufend neue Komponenten hinzu. Die Empfindlichkeit der CRD ist gegenüber konventioneller Diagnostik etwas niedriger, weshalb CRD zum Ausschluss einer Allergie ein nicht ideales Werkzeug darstellt. Deshalb wird trotz dieser Weiterentwicklungen die traditionelle Blutdiagnostik mit Extrakten weiterhin ihre Berechtigung beibehalten und die CRD eine sehr wertvolle Ergänzung darstellen.

Definitionen

Ein Epitop ist eine dreidimensionale Struktur, gegen die das Immunsystem Antikörper bilden kann. Moleküle, welche ein oder mehrere Epitope tragen, bezeichnet man als Antigene. Manche Antigene werden vom Immunsystem fälschlicherweise als gefährlich erkannt und es werden spezifische IgE-Antikörper gebildet, die an diese Antigene binden. Solche Antigene werden Allergene genannt. Bei den meisten Typ I-Allergenen, gegen die spezifische IgE-Antikörper gebildet werden können, handelt es sich um Proteine. Allergene können nach unterschiedlichen Gesichtspunkten eingeteilt werden:

1.) nach ihrer Herkunft, z. B. Pflanzenpollen, Pilzsporen;

2.) nach Art des Kontakts des Allergens mit dem Immunsystem, z. B. Nahrungsmittelallergen, Inhalationsallergen, Insektengiftallergen, Medikament;

3.) nach ihrer Herstellungsart als natürliches, aufgereinigtes oder als synthetisch (rekombinant) hergestelltes Allergen.

Die kommerziell erhältlichen Allergenlösungen für den Hauttest sind wässrige Extrakte aus natürlichen Allergenquellen wie hochkonzentrierter Pflanzenpollen, Pilzsporen, Hausstaubmilbenkörper oder Nahrungsmittel. Eine IgE-Antwort eines allergischen Patienten richtet sich aber im Normalfall nicht gegen alle diese Bestandteile, sondern nur gegen einzelne oder wenige Allergene (Allergenkomponenten) (Box 1). Dabei handelt es in der Regel um definierte Moleküle mit konstanter Größe und Struktur. Daher wird die CRD auch als molekulare Allergiediagnostik bezeichnet.

DEFINITIONEN:[8] Siehe auch *Abbildung 2*

Allergen/Allergenkomponente: Natürliche Allergenextrakte aus Allergenquellen, z. B. Hausstaubmilbe, enthalten viele verschiedene Allergene. Diese werden oft auch synonym als Allergenkomponenten bezeichnet. Spezifisches IgE eines Patienten richtet sich meistens nur gegen eine bis wenige Allergene, was ein patientenspezifisches Muster ergibt.

Hauptallergen: Allergenkomponente aus einer Allergenquelle, gegen die mehr als 50 % der allergischen Patienten sensibilisiert sind. Einfache Allergenquellen haben ein dominierendes Hauptallergen (z. B. Birkenpollen *Bet v* 1, Katze *Fel d* 1, Alternaria *Alt a* 1), bei denen das spezifische IgE von fast allen Patienten gegen dieses einzige Allergen gerichtet ist.

Die meisten natürlichen Allergenquellen sind aber komplexer und enthalten mehrere Hauptallergene (z. B. Gräserpollen Phl p 1, 2, 5, & 6; Hausstaubmilbe Der p 1, 2, 11 & 23; Wespengift Ves v 1 & 5). *(Abbildung 2)* Die für Österreich wichtigsten Hauptallergene sind in *Tabelle 2* aufgelistet.

Nebenallergen: Allergen, gegen das weniger als 50 % der Allergiker spezifisches IgE in ihrem Blut aufweisen. Komplexe Allergenquellen wie Gräserpollen oder Latex bestehen aus zahlreichen Haupt- und Nebenallergenen. *Phl p* 11 aus Gräserpollen ist z. B. ein typisches Nebenallergen. Auch *Api m* 10 aus der Biene ist ein solches Beispiel. Patienten mit einer Sensibilisierung gegen dieses Nebenallergen können aber die gleichen Beschwerden haben wie Patienten, die gegen Hauptallergene sensibilisiert sind.

Panallergen: Allergene, die in vielen verschiedenen und weit entfernten Allergenquellen vorkommen. Sie sind oft Ursache komplexer Kreuzreaktionen im Haut- und Bluttest. Es gibt Panallergene mit begrenzter klinischer Bedeutung, wie Profilin oder Polcalcin, die klinisch wenig bedeutende, positive Hauttests auf Pflanzenpollen erklären können. Profilin als Nahrungsmittelallergen kann milde Symptome wie Magenschmerzen und Übelkeit auf Melone, Tomate oder Banane auslösen.

Parvalbumin (z. B. Gad c 1 aus dem Kabeljau) ist das Hauptallergen der Knochenfische und kann anaphylaktische Schocks auslösen. Tropomyosin ist als inhalatives Panallergen ein Nebenallergen in Hausstaubmilben (Der p 10), das gleichzeitig als Nahrungsmittel Panallergen in Garnelen (Pen a 1), Insekten und Weichtieren vorkommt. Dort ist es für das Hausstaubmilben-Shrimps-Kreuzreaktionssyndrom *(siehe Abbildung 2)* für anaphylaktische Schocks verantwortlich [5].

Um das wichtige Wort Kreuzreaktivität von Antikörpern zu verstehen, muss man wissen, dass Antikörper Oberflächenstrukturen (Epitope) erkennen und nicht die Abfolge der einzelnen Aminosäuren, aus denen ein Eiweiß aufgebaut ist *(Abbildung 1)*. Daraus folgt, dass auch sehr verschiedene Aminosäureabfolgen in Allergenen von biologisch wenig verwandten Allergenquellen in ihrer vom IgE-Antikörper „gesehenen" Oberfläche räumlich ähnlich „aussehen" können. Darum kann mitunter ein spezifischer IgE-Antikörper, der ursprünglich das Hauptallergen im Birkenpollen (Bet v 1) erkannte, mit der Zeit ungenauer werden und das ähnlich aussehende, verwandte Hauptallergen aus dem Apfel (Mal d 1) erkennen. Solche abgeleitete Kreuzreaktionen führen meistens zu deutlich weniger starken Symptomen, als wenn sich die Immunantwort von Anfang gegen das Hauptallergen als sogenannte eigentliche (primäre) Nahrungsmittelallergie gegen das Hauptallergen aus der Erdnuss (Ara h 2) wendet.

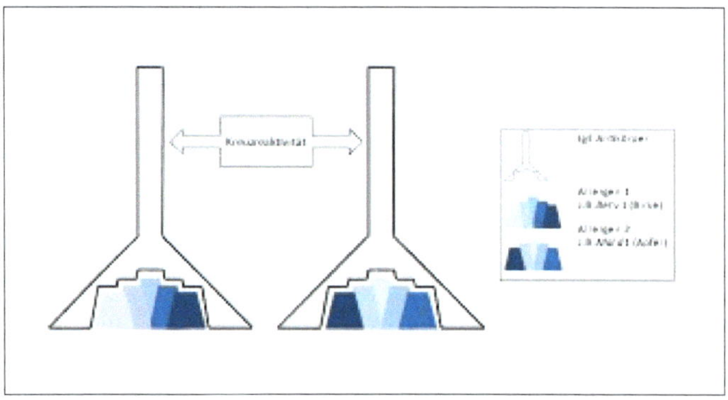

ABBILDUNG 1: Kreuzreaktive IgE-Antikörper erkennen bei Allergenen Oberflächenstrukturen und nicht die genaue Abfolge von Aminosäuren *(siehe auch Definitionen, vorhergehende Seite)*. Deshalb können diese auch an ähnlich aussehende Strukturen binden, die aus anderen Abfolgen von Aminosäuresequenzen bestehen. Dieses Phänomen wird als „molecular mimicry" bezeichnet. Im klinischen Alltag ist Kreuzreaktivität ein häufiges Phänomen. In der Abbildung wird z. B. das „Orale Allergiesyndrom" bei inhalativer Birkenpollenallergie (Auslöser das PR-10 Protein Bet v 1) und abgeleiteter Nahrungsmittelallergie (Kreuzreaktivität auf das PR-10-Protein aus Soja Gly m 4, Apfel Mal d 1 etc.) dargestellt. [9, 10]

Allergenkomponenten werden aufgrund ihrer Form und nicht ihrer Herkunft in Allergenfamilien eingeteilt. Eine sehr bekannte Allergenfamilie ist die PR10-Familie, zu denen Bet v 1-Homologe aus inhalativen Allergenquellen wie Birken- (Bet v 1), Haselnuss- (Cor a 1) und Erlenpollen (Aln g 1) sowie pflanzliche Nahrungsmittelallergene wie Apfel (Mal d 1), Pfirsich (Pru p 1), Sojabohne (Gly m 4), Kiwi (Act d 8 & 11) oder Tomate (Sola l 4) gehören.

Anaphylaxie: Der anaphylaktische Schock ist die Maximalvariante einer IgE-vermittelten allergischen Reaktion vom Soforttyp. Für Details *siehe Tabelle 2* im Kapitel „Medikamentenallergie: Antibiotika, NSAR".

Molekulare Allergologie und Allergenextrakte

In der klinischen Praxis lassen sich „einfache" Allergenquellen mit einem einzigen, dominierenden Allergen (z. B. Birkenpollen, Katze, Eschenpollen, Alternaria Pilzsporen) und solche mit einigen bis vielen Allergenen (z. B. Gräserpollen, Hund, Hausstaubmilbe, Latex, Wespen- und Bienengift, Erdnuss) unterscheiden.

Man unterscheidet zwischen Haupt- und Nebenallergenen *(Abbildung 2)*. Bei einem Hauptallergen sind mehr als 50 Prozent der allergischen Patienten sensibilisiert, bei einem Nebenallergen weniger als 50 Prozent. Bei komplexen Allergenen wie Gräserpollen (z. B. *Phl p* 11) oder Hausstaubmilbe (z. B. *Der p* 5, 7, 21 etc.) [1] kommt es bei Patienten häufig zur Bildung von IgE-Antikörpern auch gegen solche Nebenallergene *(vgl. Abbildung 2)*.

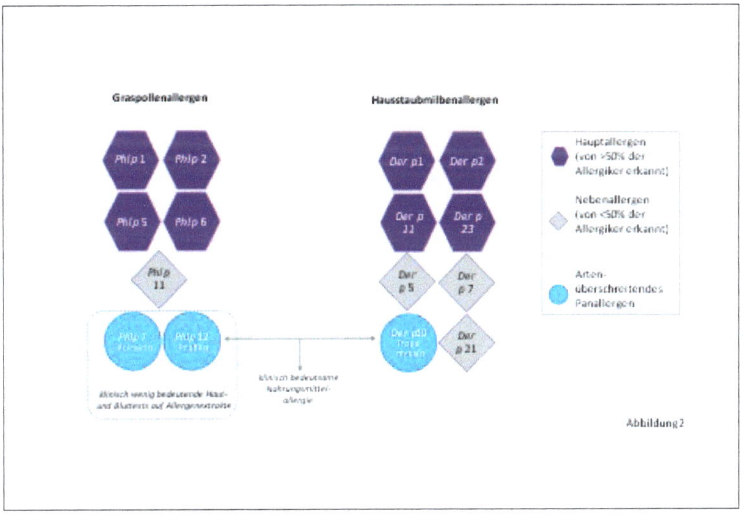

ABBILDUNG 2: Das Konzept von Haupt-, Neben- und Panallergenkomponenten wird anhand der zwei wichtigen inhalativen Allergene Gräserpollen und Hausstaub veranschaulicht. Details sind den Definitionen *(Seite 335)* zu entnehmen [9, 10].

Das hat folgende Konsequenzen. Bei den meisten Allergenquellen sind die Hauptallergene bekannt, die auch als „Markerallergene" bezeichnet werden. Einerseits ist das Vorhandensein bei Patienten gegen diese Hauptallergene vor allem für die Entscheidung zur Allergenspezifischen Immuntherapie (AIT) von Bedeutung *(Abbildung 3, Tabelle 2)*. Bei den wichtigen Allergenquellen wie Gräserpollen oder Hausstaubmilben sind die verfügbaren Allergenextrakte auf diese Hauptallergene *(Tabelle 2)* geeicht. Anders ist das für die Nebenallergene. Oft stehen nicht einmal ausreichend verfügbare Bluttests zur Verfügung. Dies erklärt einen manchmal beobachtbaren Widerspruch: klare Krankengeschichte, die auf eine Allergie hinweist, positive Hauttests mit Extrakt auf Hausstaubmilbe und negative Bluttests in der molekularen Allergiediagnostik wie *Der p* 1/2/10/23, weil Patientinnen und Patienten auch auf seltenere Nebenallergene allergisch sein können *(siehe auch Abbildung 2)*. Für die Hersteller der Allergieimpfungen zahlt es sich aber nicht aus, sich auf diese Nebenallergene zu konzentrieren, weil es weltweit dann zu wenige Personen gibt, die so einen seltenen Impfstoff benötigen würden.

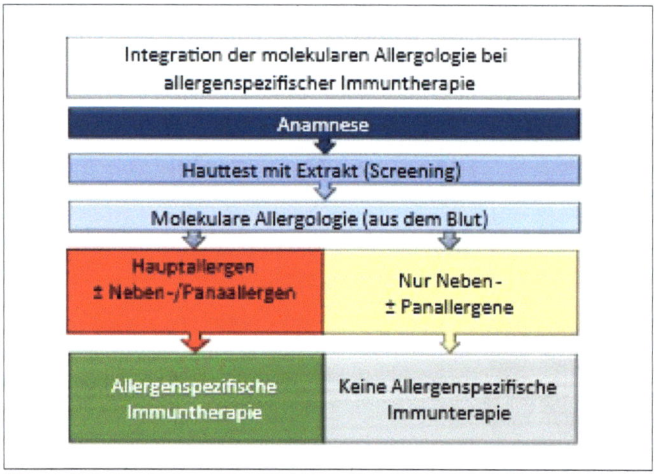

ABBILDUNG 3: Ein Beispiel, wie molekulare Allergiediagnostik als sinnvolle Ergänzung in den klinischen Alltag am Beispiel der Einleitung der Allergenspezifischen Immuntherapie (AIT) eingebaut werden. Die wichtigsten Hauptallergene sind in *Tabelle 2* aufgelistet [9, 10].

GRUPPE	ARTEN	HAUPT- UND NEBENALLERGEN ALS INDIKATION ZUR AIT
Buchenartige Bäume (Fagales)	Birke, Erle, Hasel, Buche, Hainbuche, Eiche, Walnuss	*Bet v* 1, *Betula verrucosa*
Ölbaumgewächse (Oleaceae)	Esche, Olive, Flieder, Forsythie, Liguster	*Ole e* 1, *Olea europea*
Kräuter (Asteraceae)	Beifuß	*Art v* 1, *Artemisia vulgaris*
	Ragweed	*Amb a* 1, *Ambrosia artemisifolia*
	Spitzwegerich	*Pla l* 1, *Plantago lanceolata*
	Nesselgewächse, z. B. Glaskraut	*Par j* 2, *Parietaria judaica*
Süßgräser (Poaceae)	Wiesenlieschgras, Rispengras, Roggenpollen, Weizenpollen, Hundszahngras etc. aber nicht Mais	Phl p 1 & 5, Phleum pratense
Schimmelpilze	Alternaria	*Alt a* 1, *Alternaria alternata*
Insektengifte (Hymenopteren)	Honigbiene	*Api m* 1, 2, 3, 5, 10 *Apis mellifera*
	Kurzkopfwespen	*Ves v* 1 & 5 *Vespula vulgaris*

TABELLE 2: Allergene in inhalativen Allergenquellen und Insektengiften und Indikation zur Allergenspezifischen Immuntherapie (AIT) [7, 10]

Panallergen ist ein weiterer, wichtiger Begriff in der molekularen Allergiediagnostik (Box 1). Bei Pflanzen gibt es zwei bekannte Panallergene: Profilin (z. B. *Bet v* 2 aus der Birke und *Phl p* 12 aus dem Gras) und Polcalcin (z. B. *Bet v* 4 aus der Birke und *Phl p* 7 aus dem Gras) *(siehe Abbildung 2)*. Für inhalative Allergien sind beide klinisch kaum von Bedeutung, erklären aber klinisch bedeutungslose positive Haut- und Bluttests mit Extrakten auf scheinbar alle Extrakte aus Pflanzen.

Selten gibt es Patienten mit ausschließlicher Sensibilisierung gegen Nebenallergene oder die Panallergene Profilin oder Polcalcin ohne gleichzeitige Sensibilisierung auf das Hauptallergen. Diese Patienten sollten keine AIT erhalten, da sie bei ihnen nicht nützen würde [(2)] *(Abbildung 3).* Für in Österreich wichtige inhalative Allergene sind die entscheidenden Hauptallergene gut definiert *(Tabelle 2).*

Bei Nahrungsmittelallergien können aber Profiline sehr wohl bedeutend sein. Eine Sensibilisierung gegen Profiline aus Tomaten (*Sola l* 1), Bananen (*Mus a* 1) und Melonen (*Cuc m* 2) kann milde Beschwerden wie Magenschmerzen und Übelkeit, aber keine schweren, anaphylaktischen Schocks nach dem Verzehr dieser Nahrungsmittel hervorrufen *(siehe auch Abbildung 2 und 4).*

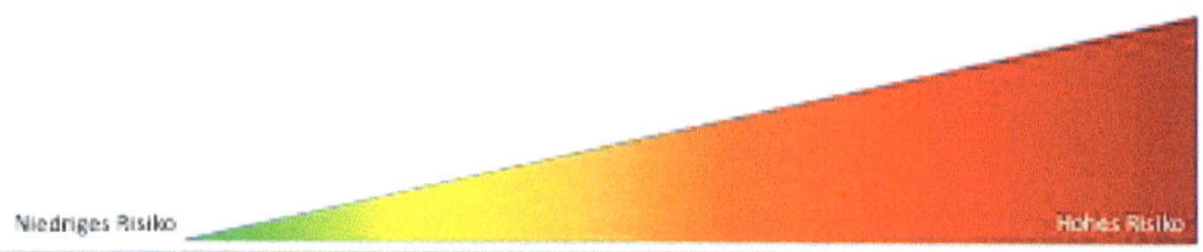

Allergenfamilie	Profilin	PR 10	LTP & Gliadin	EF Hand Familie	2S Albumine & Cupine
Inhalative Allergene	*Bet v* 2, Birke *Hev b* 8, Latex	*Bet v* 1, Birke *Cor a* 1, Haselnuss *Aln g* 1, Erle	*Art v* 3, Beifußpollen *Par j* 1, Parietaria	*Der p* 10 (Tropomyosin), Hausstaubmilbe	
Nahrungsmittelallergene	*Cuc m* 2, Melone	*Pru p* 1, Pfirsich *Mal d* 1, Apfel	*Pru p* 3, Pfirsich *Mal d* 3, Apfel	*Pen m* 1 (Tropomyosin), Tiger-Schrimp	*Ara h* 1/2/3/6, Erdnuss
	Ara h 5, Erdnuss	*Ara h* 8, Erdnuss	*Cor a* 9, Haselnuss	*Gad c* 1 (Parvalbumin), Kabeljau	*Cor a* 14, Haselnuss
	Mus a 1, Banane	*Gly m* 4, Soja	*Tri a* 14 (LTP), *Tri a* 19 (Gliadin), Weizen	*Thu a* 1 (Parvalbumin), Thunfisch	*Gly m* 5/6, Soja

ABBILDUNG 4: Daumenregel für eine Risikoabschätzung mittels molekularer Allergologie für die Entwicklung von anaphylaktischen Schocks. Das Risiko ist vor allem von der Allergenfamilie abhängig. In der 1. Zeile ist die Allergenfamilie angeführt, in der 2. Zeile das inhalative Allergen, in den Zeile 3 bis 5 dann die Nahrungsmittelallergene.

Achtung! Es gibt immer Abweichungen von dieser Regel. Das Gly m 4 aus Soja ist ein starkes Nahrungsmittelallergen, obwohl es ein PR10-Protein ist. Bei den Lipid-Transfer-Proteinen (LTP) sind Kreuzreaktionen ausgeprägt [(6)]. Es ist ein typisches Allergen, bei dem Co-Faktoren wie gleichzeitige Anstrengung, Infektion, Alkoholgenuss eine wichtige Rolle spielen. Die Beratung von Patienten mit LTP-Sensibilisierung ist im klinischen Alltag oft sehr herausfordernd [(9, 10)].

Beim Hausstaub/Shrimp-Syndrom ist das Muskeleiweiß Tropomyosin Pen m 1 ein Panallergen und verantwortlich für die Kreuzsensibilisierung auf *Der p* 10 aus der Hausstaubmilbe als inhalativem Allergen. Im Gegensatz zu den Pflanzen kann diese Kreuzreaktion aber anaphylaktische Schocks nach Genuss von Meeresfrüchten wie Muscheln (*Hal l* 1) und Krebstieren wie Hummer (*Hom a* 1) und Shrimps (*Pen m* 1) bei Hausstaubmilbenallergie hervorrufen *(Abbildung 2 und 4)*.

In fast allen Fischen ist das Hauptallergen das Panallergen Parvalbumin (z. B. aus dem Kabeljau *Gad c* 1), das ebenfalls schwere Anaphylaxien hervorrufen kann.

Für eine erfolgversprechende AIT sollten Patienten eine Sensibilisierung gegen diese Hauptallergene aufweisen, weil die Hersteller ihre Impflösungen auf diese Bestandteile eichen und die Gefahr besteht, dass Nebenallergene nur ungenügend in den Impfstoffen für eine AIT vorhanden sein könnten *(Abbildung 3)*.

Einsatz der molekularen Allergiediagnostik im klinischen Alltag

Die drei Säulen in der Diagnose von Allergien: Anamnese, Hauttest, *in vitro*-Test

Trotz der großen Möglichkeiten durch molekulare Allergiediagnostik beruht eine Diagnose von IgE-vermittelten Typ I-Allergien vor allem nach wie vor auf den zwei anderen wichtigen Säulen: Anamnese und Hauttest. Ein Blutbefund kann diese sinnvoll ergänzen. Für spezielle Fragestellungen stehen weitere Methoden zur Verfügung: Lungenfunktion, Provokationstests (nasal, okulär, pulmonal, oral, Insektenstich), und erweiterte (nicht-standardisierte) in vitro-Tests (z. B. ELISA, Basophiler Aktivierungs-Test BAT etc.).

Obwohl auf dem Gebiet der Diagnose aus dem Blut in letzter Zeit große Fortschritte erzielt wurden, muss man betonen, dass eine Allergen-spezifische Erhebung der Krankengeschichte (= Anamnese) das wichtigste diagnostische Werkzeug bleibt. Eine möglichst große Erfahrung des Experten ist der wichtigste Faktor für die Allergiediagnostik und kann diese auch nicht ersetzen!

Als zweiter Schritt kann – wenn verfügbar – ein Hauttest folgen. Mit ihm kann die Arbeitshypothese rasch überprüft werden. Für die Hauttests werden im Optimalfall dieselben Extrakte eingesetzt, die man auch für die AIT verwendet. Diese

Allergene sind bei den meisten Herstellern auf die Hauptallergene standardisiert *(Tabelle 2)*.

Leider stehen für viele wichtige Allergene keine molekularen Allergene zur Verfügung (z. B. seltene Allergene wie Cladosporium-Pilzsporen, die meisten Nahrungsmittel) bzw. ist diese, wie zum Beispiel bei der Unverträglichkeit auf Medikamente, nicht sinnvoll.

Trotzdem nahm die Bedeutung von Bluttests in den letzten Jahren stark zu. Bis vor zwei Jahrzehnten basierte die Bestimmung von Allergen-spezifischen IgE-Antikörpern so wie die Hauttestung ausschließlich auf Gesamtextrakten aus natürlichen Allergenquellen. Insofern brachten die Bluttests meistens nicht wesentlich mehr Informationen als die bereits zuvor durchgeführte Hauttestung mit Allergenextrakten.

Vorteile der molekularen Allergologie

Die CRD verwendet statt Gesamtextrakten definierte Einzeleiweißmoleküle. Diese werden entweder durch aufwändige Aufreinigungsverfahren aus natürlichen Allergenquellen aufgereinigt oder im Labor als rekombinante Eiweißmoleküle hergestellt.

In der Praxis kann eine molekulare Allergiediagnostik mittels Bestimmung von Allergen-spezifischem IgE aus dem Blut auf zwei Wegen erfolgen:

1. durch eine durch die betreuenden Mediziner individuell zusammengestellte Einzelmessung
2. mit Allergen-Micro-Arrays (auch als „Allergenchips" bekannt) mit einer vom Hersteller fix getroffenen definierten Auswahl vieler Einzelkomponenten.

Beide Verfahren sind technisch gesehen fast gleichwertig [(3)]. Der Beratungsaufwand kann nach der Anwendung des Allergenchip-Verfahrens beträchtlich sein und erfordert zur Interpretation erhebliches Expertenwissen. Das muss bei Anwendung von Muliplex-Verfahren immer bedacht werden.

Die Selbstbestimmung von allergenspezifischem IgE ohne ärztliche Betreuung durch Direktvertriebswege über das Internet führen meistens nur zur Verwirrung und verunsichern Patientinnen und Patienten. Diese sind daher abzulehnen.

Nahrungsmittelallergie – genauere Risikoeinschätzung durch molekulare Allergiediagnostik

Die CRD brachte bei der Abklärung von Pollenallergien, Latexallergie und Insektengiftallergien erhebliche Verbesserungen. Besonders wertvoll ist sie bei der Analyse von schweren Nahrungsmittelallergien mit Schockreaktionen auf Nüsse und Speicherfrüchte *(Tabelle 1)*.

Viele pflanzliche Nahrungsmittel sind komplexe Allergenquellen, in denen viele Allergene enthalten sind. Als beeindruckendes Beispiel war bisher die klinische Bedeutung eines positiven Erdnuss-Hauttests bei gleichzeitiger Birkenpollenallergie unklar, denn beide Pflanzen enthalten PR10-Proteine (Bet v 1 und Ara h 8). Es konnte gezeigt werden, dass in nord- und mitteleuropäischen Ländern, in denen es Birken gibt, ca. die Hälfte der positiven Hauttests auf Erdnuss auf eine Ara h 8-Sensibilisierung zurückzuführen sind *(Abbildung 4)*. Erdnuss enthält auch ein Profilin: *Ara h* 5. Auch dieses kann klinisch wenig bedeutende positive Hauttests bei Pollenallergikern hervorrufen. In diesen Fällen besteht also auch bei positiven Hauttests auf Erdnuss keine erhöhte Gefahr für einen allergischen Schock und ein Notfallset mit Adrenalin Pen ist in diesen häufigeren Fällen nicht erforderlich.

2S ALBUMINE	CUPINE	LIPID TRANSFER PROTEINE	GLIADIN
Ara h 2 Erdnuss	*Ara h* 1 Erdnuss	*Pru p* 3 Pfirsich	*Tri a* 19 Weizen
Ber e 1 Paranuss	*Ara h* 3 Erdnuss	*Jug r* 3 Walnuss	
Jug r 1 Walnuss	*Jug r* 2 Walnuss	*Cor a* 8 Haselnuss	
Ana o 3 Cashew	*Cor a* 9 Haselnuss	*Ara h* 9 Erdnuss	
Ara h 6 Erdnuss		*Tri a* 14 Weizen	

TABELLE 1 Spezifisches IgE gegen diese Allergene in einer molekularen Allergiediagnose kann Hinweise für schwere Reaktionen auf pflanzliche Nahrungsmittel bedeuten. Die Allergenfamilien sind nach ihrer räumlichen Struktur und nicht nach den biologischen Verwandtschaftsverhältnissen klassifiziert, z. B. Cupine (vom lateinischen *cupa* = das Fass). [7, 8, 10]

Die Erdnuss enthält auch mehrere stabile Speicherproteine (Ara h 1-3 & 6), die schwere anaphylaktische Schocks auslösen und mit anderen Nüssen, Soja und anderen Hülsenfrüchten wie Erbsen und Linsen kreuzreagieren können.

Außerdem ist Ara h 9 ein Lipid-Transfer-Protein und kann mit zahlreichen Obst- und Gemüsearten kreuzreagieren und mittelstarke Reaktionen auslösen. Durch die Verwendung von CRD kann also ein individuelles Risikoprofil für den Patienten erstellt werden *(Abbildung 4)*.

Auch für die Baumnüsse wie Haselnuss sind etliche relevante Komponenten identifiziert *(Tabelle 1)*. Bei einer Sensibilisierung gegen Hochrisikokomponenten ist stets die Verordnung eines Notfallsets mit Adrenalin-Pen zu erwägen.

Ähnlich ist dies für die vielen Fälle von Latexallergie, die nur auf das Profilin aus dem Latex Hev b 8 und nicht auf die echten Latexallergene Hev b 1/3/5/6 zurückzuführen sind. Die meisten Patienten mit positivem Hauttest auf Latex sind aber nur auf Profilin sensibilisiert und brauchen deshalb nicht unter Latex-freien Bedingungen operiert werden.

Insektengiftallergie auf Bienen- und Wespengift

Ein jahrzehntelanges klinisches Problem wurde durch molekulare Allergologie praktisch vollständig gelöst. Allergenspezifische Immuntherapie mit Insektengift ist hocheffizient und erzeugt einen 95-prozentigen Schutz gegen Wespen und 90 Prozent Schutz bei Bienengiftallergie. Bis zur Hälfte der Personen mit schweren Reaktionen nach Bienen- oder Wespenstichen wiesen in der Vergangenheit in Allergietests mit natürlichen Allergenextrakten positive Ergebnisse auf beide Giftarten auf. Für die Auswahl der richtigen AIT ist es wichtig, das auslösende Insekt eindeutig zu identifizieren, denn nur 10 Prozent der Patientinnen und Patienten haben in der molekularen Allergiediagnostik eine echte Doppelallergie (Api m 1 für Bienengift und Ve v 1 & Ves v 5 Wespenallergie, *Tabelle 2*) [(4)].

Durch die molekulare Allergiediagnostik konnte somit vielen Patienten eine unnötige Doppelimmuntherapie erspart werden.

Grenzen der molekularen Allergiediagnostik

Bei aller Euphorie über die molekulare Allergiediagnostik muss erwähnt werden, dass noch nicht alle notwendigen Allergenkomponenten kommerziell verfügbar sind. Viele Allergenquellen sind nur lückenhaft für molekulare Allergiediagnostik aufgeschlossen (z. B. Weizenallergie, Hausstaubmilbenallergie, Schimmelpilzallergien abseits von Alternaria). In anderen Bereichen, wie die für Kinder wichtigen Nahrungsmittel Milch und Ei, hat die CRD derzeit nur begrenzte klinische Konsequenzen, weshalb diese bei diesen Allergenen zurzeit den Allergiespezialisten vorbehalten bleiben sollte.

Generell gesprochen sind bei Personen mit sehr niedrigem Gesamt-IgE-Spiegel die Empfindlichkeit aller molekularen Testsysteme reduziert und die Empfindlichkeit der IgE-Bestimmung mittels Extrakte besser.

Deshalb wird auch die Diagnostik mit Allergenextrakten in Haut- und Bluttest wahrscheinlich im klinischen Alltag noch länger ihren Stellenwert behalten. Andere Beschränkungen sind höhere Kosten und höheres Expertenwissen für die richtige Anwendung dieser wertvollen Technologie.

Auch im Bereich der IgE-vermittelten Reaktionen auf Medikamente hilft uns die Komponentendiagnostik zurzeit nicht weiter. Es sollte jedem bewusst sein, dass es daneben in der Allergologie viele Krankheitsbilder ohne IgE-vermittelten Hintergrund gibt (z. B. Laktoseintoleranz, ein Enzymmangel; Kontaktallergie, eine T-Zell-vermittelte Reaktion; Gluten-sensitive-Enteropathie, eine vor allem durch Antigen-spezifisches IgA diagnostizierbare Krankheit.) Auch für die differentialdiagnostische Analyse solcher Krankheitsbilder ist eine CRD ungeeignet.

Klinische Bedeutung von positiven Allergietests immer kritisch hinterfragen

Bindung von spezifischem IgE an ein Allergen in einem Testsystem bedeutet nicht automatisch, dass diese Bindung im Körper einer Person zu klinischen Symptomen führt. So haben Patienten z. B. nach einer erfolgreichen Allergen-spezifischen Immuntherapie gegen Wespengift zwar nach wie vor positive Haut- und Bluttests auf die Hauptallergene Ves v 1 und/oder 5. Bei einem Wespenstich reagieren sie nach einer AIT aber nicht mehr mit einem anaphylaktischen Schock.

Deshalb kann jede noch so perfektionierte molekulare Allergie-Diagnose den wichtigsten klinischen Schritt nicht ersetzen: Ob die gefundenen IgE-Befunde der Patienten oder des Patienten eine klinisch bedeutungsvolle Allergie oder eine klinisch unbedeutende Sensibilisierung bedeuten, muss immer in gemeinsamer Beratung mit klinisch erfahrenen Ärztinnen und Ärzten nach dem Vorliegen aller Testergebnisse beurteilt werden.

Schlussfolgerung

Die molekulare Allergiediagnostik gibt uns sehr gute Werkzeuge für eine detaillierte Analyse komplizierter allergologischer Situationen in die Hand. Die jahrzehntelange, eher einfache Allergiediagnostik wurde dadurch aber deutlich komplizierter.

Die molekulare Allergologie ist also ein wertvolles diagnostisches Mittel in den Händen eines Fachkundigen.

LITERATUR:

1. BANERJEE S, RESCH Y, CHEN KW, SWOBODA I, FOCKE-TEJKL M, BLATT K, et al. Der p 11 is a major allergen for house dust mite-allergic patients suffering from atopic dermatitis. The Journal of investigative dermatology. 2015;135(1):102-9.
2. SCHMID-GRENDELMEIER P. Rekombinante Allergene - Routinediagnostik oder Wissenschaft? Hautarzt. 2010;61(11):946-53.
3. HUSS-MARP J, GUTERMUTH J, SCHÄFFNER I, DARSOW U, PFAB F, BROCKOW K, et al. Vergleich molekularer und extraktbasierter IgE-Diagnostik mittels Multiplex- und Singleplex-Test. Allergo J Int. 2015;24:46-53.
4. STURM GJ, VARGA EM, ROBERTS G, MOSBECH H, BILO MB, AKDIS CA, et al. EAACI guidelines on allergen immunotherapy: Hymenoptera venom allergy. Allergy. 2018;73(4):744-64.
5. CANTILLO JF, PUERTA L, FERNANDEZ-CALDAS E, SUBIZA JL, SORIA I, WÖHRL S, et al. Tropomyosins in mosquito and house dust mite cross-react at the humoral and cellular level. Clin Exp Allergy. 2018;48(10):1354-63.
6. MOTHES-LUKSCH N, RAITH M, STINGL G, FOCKE-TEJKL M, RAZZAZI-FAZELI E, ZIEGLMAYER R, et al. Pru p 3, a marker allergen for lipid transfer protein sensitization also in Central Europe. Allergy. 2017;72(9):1415-8.
7. WÖHRL S. Allergiediagnostik neu – Konfusionen und Komponenten – was macht in der pneumologischen Praxis Sinn? WMW Skriptum. 2015; 12(9): 8-11.
8. WÖHRL S, HEMMER W. Allergiediagnostik – State of the Art. Journal für Pneumologie. 2016; 4(1): 6-8.
9. WÖHRL S. DFP Literatur: Integration der Komponentendiagnostik in den Alltag. CliniCum derma. 2017; (4): 8-14.
10. WÖHRL S, MORITZ K. Diagnostik mit Allergenkomponenten – Sinnvolle Ergänzung. Österreichische Ärztezeitung. 2020; (18a): 49-53

29.

Allergie Immuntherapie

Reinhart Jarisch

Welche Therapie kann bei inhalativen Allergien helfen?

Sehr beliebt ist die Gabe eines Depotsteroids. In einer dänischen Studie aus dem Jahre 2013 wurden 55 Prozent der Allergiker mit Depotsteroiden und nur 35 Prozent mit einer AIT behandelt! Die intramuskuläre (ventroglutäale Injektion!) von z. B Volon A 40 ist nach einigen Tagen sehr gut wirksam und hält einige Wochen an. Bei Wiederholung ist die Wirkungsdauer Schritt für Schritt kürzer.

Da aber Kortisoninjektionen Neben- und Folgewirkungen wie Diabetes, Osteoporose und Unterdrückung der körpereigenen Kortisonproduktion haben, sollte diese Injektion nur einmal und im Falle einer dringenden Therapie gegeben werden.

Eine hundertprozentige Heilung darf bei keiner Therapie erwartet werden. Beginnen wir nochmals mit den Imkern, die – obwohl oft gestochen – fast keine Beschwerden haben. Man könnte also Plasma von immunen Imkern bei Bienengift allergischen Personen verwenden. Das ist schon erfolgreich bei Bienengiftallergikern durchgeführt worden. (Aasbjerg et al., 2013; Jarisch, 1980)

Bei Gräser- und Ragweedpollenallergie wurde die passive Immunisierung versucht, die auch erfolgreich war, sie hat sich aber aus welchen Gründen auch immer nicht etabliert. (Flicker et al., 2013; Rubinstein et al., 1976)

AIT (Allergen-Immun-Therapie), subkutane Impfung

Die AIT (Allergen-Immun-Therapie) basiert auf der Gabe des Allergens, auf das der Patient allergisch reagiert. Bei der subkutanen Therapie wird das Allergen in wöchentlichen Abständen mit steigender Dosis verabreicht, bis die Erhaltungsdosis erreicht ist. Dann wird in monatlichen Intervallen weiter behandelt.

Die Therapie sollte mindestens zwei Jahre, bei Insektenallergie bis zu fünf Jahren, gegeben werden. Da Nebenwirkungen (lokal und systemisch) nicht auszuschließen sind, empfehlen wir die konsequente Prämedikation mit einem Antihistaminikum. Dadurch sind ausgeprägte systemische Reaktionen auf praktisch null gefallen.

Ein positiver Nebeneffekt ist die Tatsache, dass sich durch die Prämedikation auch die Wirkung gesteigert hat.

Chronologie der Studienergebnisse antihistamine premedication

1988	Jarisch et al *Arb Paul Ehrlich Inst*	**Reduction of side effects of specific immunotherapy by premedication with antihistaminics**
1989	Wekkeli et al *Wien Klin Wochenschr*	Reasons for the small number of side effects **may** be found in use of antihistamine premedication
1996	Nielson et al *J Allergy Clin Immunol.*	Pretreatment with loratadine **seems** to reduce both number and severity of systemic reactions
1996	Greineder *J Allergy Clin Immunol.*	Several interventions, including premedication with antihistamines have **been suggested**
2001	Müller et al *J Allergy Clin Immunol.*	These results indicate that antihistamine premedication **may enhance** the efficacy of this treatment
2001	Müller *Int Arch Allergy Immunol.*	Premedication with antihistamines **reduced** both local and systemic allergic side effects
2003	Scribner et al *Curr Opin Allergy Clin Immunol.*	**There is evidence** that pretreatment with antihistamines may reduce the numbers and severity of systemic reactions
2003	Müller *Curr Opin Allergy Clin Immunol.*	Premedication with antihistamines **definitely** reduces side effects and may even improve efficacy

ABB. 1: Die Aufstellung zeigt den Wandel der Meinungen zur Antihistaminika-Prämedikation im Laufe der Jahre. Zuletzt wird nicht nur die Reduktion der Nebenwirkungen betont, sondern auch eine Zunahme der Wirksamkeit (FAZ).

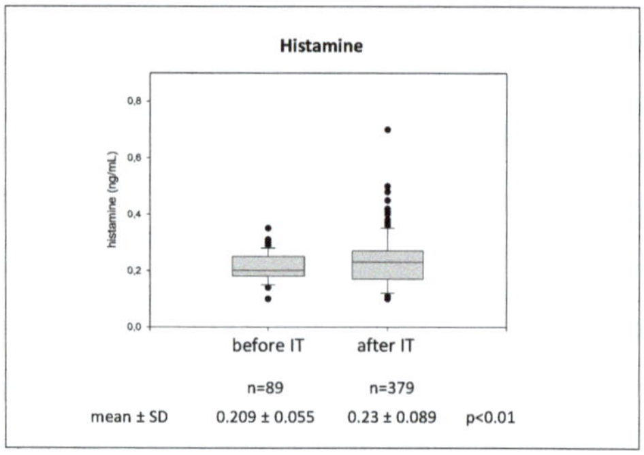

ABB. 2: Vergleich der Histaminspiegel vor und nach einer AIT-Injektion. Der Anstieg des Histaminspiegels untermauert die Sinnhaftigkeit der Antihistaminikatherapie (FAZ).

Die Antihistaminika-Prämedikation wirkt wie der Sicherheitsgurt und der Airbag im Auto. Eine durchschnittliche Reduktion von 70–80 Prozent der Symptome ist nach zwei Jahren AIT (Allergen-Immun-Therapie) zu erwarten.

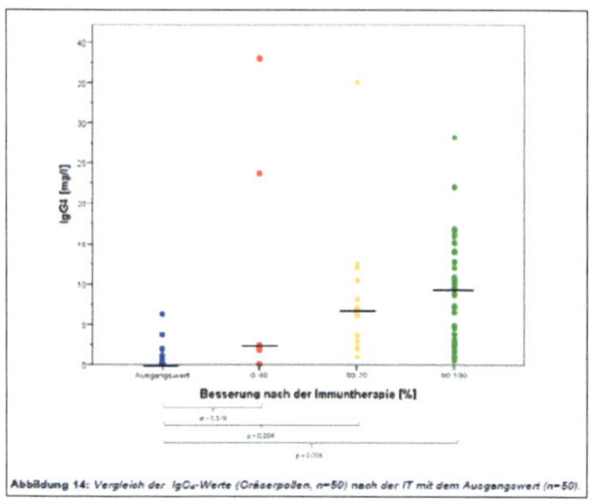

ABB. 3: Bessere Wirksamkeit bei höheren IgG-4-Werten (FAZ)

Tabelle 14: *Vergleich der Therapieerfolge [%] anhand der Therapiedauer (2 Jahre oder ≥2,5 Jahre)*

Therapieerfolg	Hauptgruppe	Therapiedauer	
		2 Jahre	≥2,5 Jahre
50 - 100%	Birkenpollen	89%	83%
	Gräserpollen	88%	89%
	Hausstaubmilbe	92%	88%
0 - 40%	Birkenpollen	11%	17%
	Gräserpollen	12%	11%
	Hausstaubmilbe	8%	12%

ABB. 4: Im dritten Jahr steigert sich der Erfolg nicht mehr (FAZ).

Indikation für eine AIT (Allergen Immun Therapie)

Die Indikation für eine AIT stützt sich auf eine klare Anamnese, einen positiven Hauttest (Quaddelgröße des getesteten Allergens, gleich groß wie die Histaminkontrolle) und dem Nachweis spezifischer IgE-Antikörper gegen das verdächtigte Allergen.

Sinnvollerweise sollten schon zu Beginn auch spezifische IgG-Antikörper getestet werden. Je mehr IgG-Antikörper schon zu Beginn der AIT nachweisbar sind, umso wahrscheinlicher ist ein positiver Impferfolg. Die IgG-Antikörperbestimmung sollte dann nach drei Monaten wiederholt werden: ein Anstieg lässt auf einen guten Impferfolg hoffen.

IgG4 Werte allergischer Patienten (mg/ml)

HSM I (n=45)	MW IgG	17,80
HSM II (n=44)	MW IgG	20,83
Brennnessel (n=1)	MW IgG	6,25
Gräser (n=51)	MW IgG	4,84
Katze (n=2)	MW IgG	4,64
Birke (n=29)	MW IgG	4,31
Esche (n=6)	MW IgG	2,40
Ragweed (n=5)	MW IgG	2,23
Beifuß (n=11)	MW IgG	2,01
Bienengift (n=8)	MW IgG	20,83
Wespengift (n=11)	MW IgG	10,63

ABB. 5: IgG 4-Antikörper von allergischen Patienten vor einer geplanten AIT (wird für Katze aus Risikogründen nicht durchgeführt). Interessant ist der deutlich höhere Wert für Hausstaubmilbe (ganzjährige Belastung!) (Huber et al., 2018)

Vorteile der AIT

Der Vorteil ist die gute und über viele Jahre anhaltende Wirksamkeit mit einer Reduktion der Symptome zwischen 70 und 80 Prozent. Das regelmäßige Erscheinen beim Arzt wird von vielen Patienten im Sinne einer kontinuierlichen Allergiebetreuung als angenehm empfunden.

Nachteil der AIT

In den ersten zwei Jahren sind etwa 30 Arztbesuche notwendig. Das bedeutet einen großen Zeitaufwand für den Patienten, aber auch für den Arzt, da der Patient nach der Injektion 30 Minuten im Warteraum verbleiben soll.

AIT auf Tablettenbasis (Sublinguale Tabletten Immuntherapie-SLIT)

SEIT KURZEM GIBT ES DIE AIT IN FORM VON TABLETTEN:

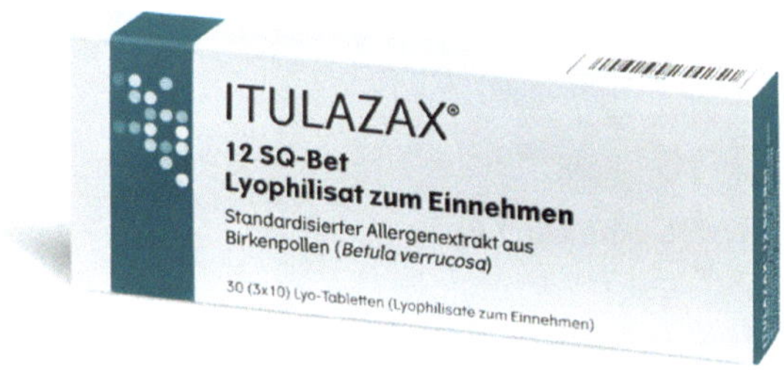

ABB. 6: Für Birkenpollen Allergiker wird z. B. Itulazax® angeboten (ALK)

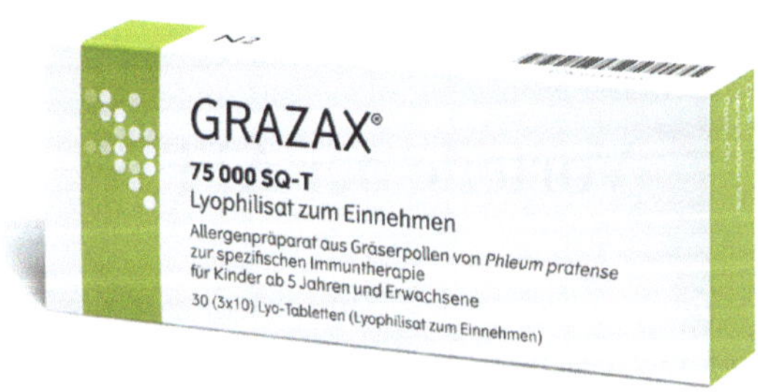

ABB. 7: Für Gräserpollen Allergiker gibt es z. B. Grazax® (ALK)

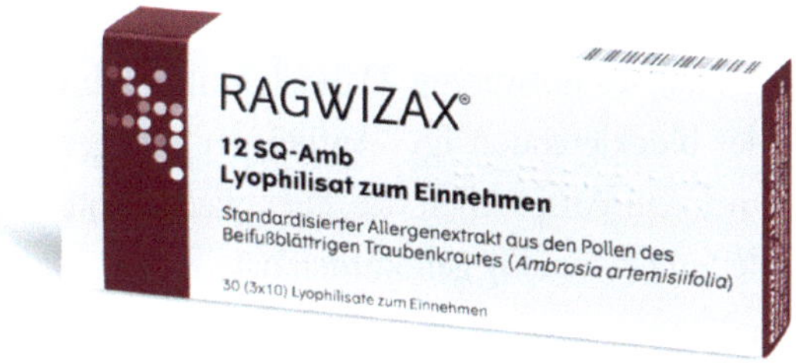

ABB. 8: Für Ragweedpollen Allergiker gibt es z. B. Ragwizax® (ALK)

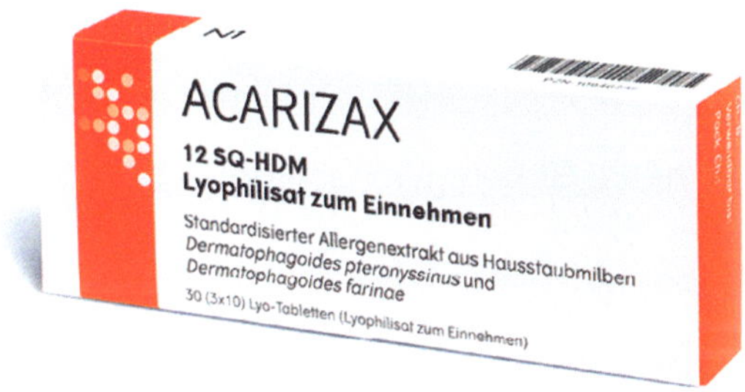

ABB. 9: Für Hausstaubmilben-allergische Patienten wird z. B. Acarizax® angeboten (ALK)

Vorteile der SLIT-Therapie

1) Die erste Tabletteneinnahme erfolgt unter Aufsicht des Arztes, die weitere tägliche Therapie kann zu Hause erfolgen. Es sind nur vierteljährliche Kontrollen zur Erstellung des Folgerezeptes notwendig. Dabei könnte auch eine Blutabnahme zur Bestimmung der blockierenden IgG-Antikörper erfolgen. Ein Anstieg der IgG-Antikörper würde ein Ansprechen der Therapie bedeuten, aber auch, dass der Patient die Tabletten regelmäßig genommen hat.
2) Die gute Wirksamkeit der Allergentabletten, die mit den Ergebnissen der subkutanen AIT vergleichbar sind.
3) Bei Hausstaubmilben-Allergikern dürfen auch Asthmapatienten behandelt werden, auch ausgeprägte Fälle zeigen einen guten Erfolg.
4) Bei Birkenpollen-Allergikern konnte auch eine Reduktion des OAS (Orales Allergie Syndrom) in der Hälfte der Fälle gezeigt werden.

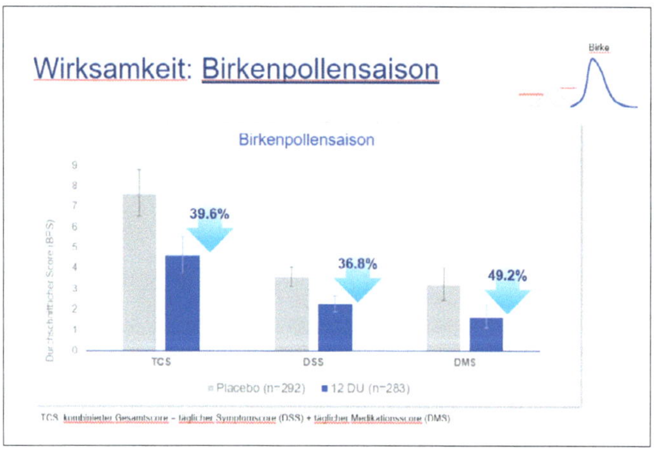

ABB. 10 FAZ

Nachteile der SLIT-Therapie

1) Die Compliance ist oft schlecht, Patienten vergessen auf die tägliche Einnahme
2) Patienten verstehen oft nicht, dass die Tabletten auch in der Pollen-freien Zeit genommen werden sollen
3) Da gleich mit der vollen Dosis begonnen wird, sind Nebenwirkungen im Mund-- und Rachenbereich zu erwarten. Diese können aber durch eine tägliche Einnahme eines Antihistaminikums kontrolliert werden und wird jedem unserer Patienten rezeptiert.

Nicht jeder allergische Patient ist für die Immuntherapie geeignet: Für Kinder gilt eine Altersgrenze von mindestens 6 Jahren. Bei Patienten mit Histamin Intoleranz (HIT) wirkt die AIT in 90 Prozent der Fälle schlecht oder nicht. Hier muss zuerst die HIT behandelt werden, dann kann man eine AIT verschreiben.

Spezifische Immuntherapie (SIT) und Histaminintoleranz (HIT)

subjektive Besserung durch SIT (in %)	keine HIT	mit HIT	χ^2-Test
< 10%	24	10	$p<0.0005$
> 90%	94	10	

ABB. 11: Schlechte Wirkung der AIT bei HIT (FAZ)

Patienten mit Mastocytose (Tryptasewert über 11,4) sind in der Hälfte der Fälle Risikopatienten und erfordern eine konsequente fachliche Betreuung. Zur Sicherheit kann eine dauernde tägliche Einnahme eines Antihistaminikums und eine Histamin-freie Diät erwogen werden.

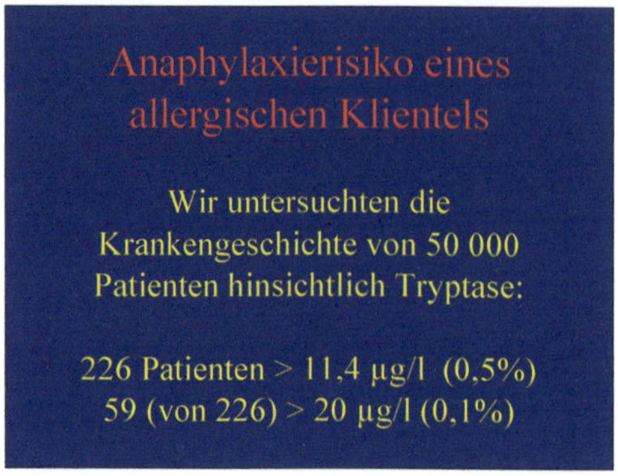

ABB. 12: Jeder 200. Impfpatient ist Risikopatient (FAZ)

Bei weiblichen Asthmapatienten ist wegen der höheren Empfindlichkeit die Asthmatherapie während der Menses zu erhöhen.

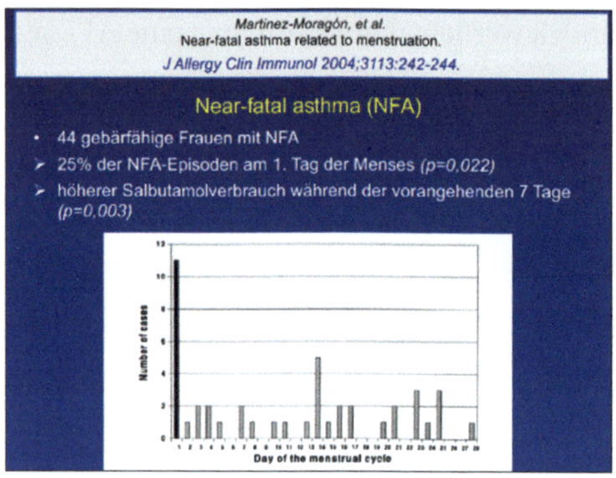

ABB. 13: Die schwersten Asthmaanfälle treten zu Beginn der Menses auf (FAZ)

LITERATUR

ALLAM J-P, ANDREASEN JN, METTE J, SERUP-HANSEN N, WÜSTENBERG EG. Comparison of allergy immunotherapy medication persistence with a sublingual immunotherapy tablet versus subcutaneous immunotherapy in Germany. J Allergy Immunol May 2018, Vol 141, No 5. 1898 Letters to the Editor.

ALLAM J-P, ANDREASEN JN, METTE J, SERUP-HANSEN N, WÜSTENBERG EG. Isotype-specific agglutination-PCR (ISAP): A sensitive and multiplex method for measuring allergen-specific IgE. J Allergy Immunol May 2018, Vol 141, No 5. 1901 Letters to the Editor.

AASBJERG K, TORP-PEDERSEN C, VAAG A, BACKER V.AASBJERG K, et al. Treating allergic rhinitis with depot-steroid injections increase risk of osteoporosis and diabetes. Respir Med. 2013 Dec;107(12):1852-8

FLICKER S, LINHART B, WILD C, WIEDERMANN U, VALENTA R. Passive immunization with allergen-specific IgG antibodies for treatment and prevention of allergy. Immunobiology. 2013 Jun;218(6):884-91

HUBER S, LANG R, STEINER M, AGLAS L, FERREIRA F, WALLNER M, HAWRANEK T, GADERMAIER G. et al. Does clinical outcome of birch pollen immunotherapy relate to induction of blocking antibodies preventing IgE from allergen binding? A pilot study monitoring responsis during first year of AIT. Clin Transl Allergy. 2018 Oct 8;8:39

JARISCH R. Bee venom allergy (a model of an IgE-mediated immediate-type allergy)]. Wien Klin Wochenschr Suppl. 1980; 122:3-27.

RUBINSTEIN E, FUJITA Y, OKAZAKI T, TRIPODI D, REISMAN RE, ARBESMAN CE. et al. Effect of ragweed hyperimmune human gamma globulin on in vivo and in vitro parameters of ragweed sensitivity. J Allergy Clin Immunol. 1976 Apr;57(4):335-41

STONE B, RANCE K, WADDELL D, AAGREN M, HAMMERBY E, TKACZ J. P. Real-world mapping of allergy immunotherapy in the United States: The argument of improving adherence. Allergy Asthma Proc 42: 55-64, 2021.

30.

Impfungen und Allergie / Allergische Impfreaktionen (Coronavirus)

Maria Paulke-Korinek

In Zusammenhang mit Impfungen und Allergien sind zwei Aspekte zu beleuchten:

1) Allergiker, die geimpft werden

2) Impfungen, die sehr selten allergische Reaktionen auslösen können

Allergiker sind oft besorgt, ob sie geimpft werden können. So können Personen mit Allergien gegen Pollen, Hausstaubmilben etc. in der Regel bedenkenlos geimpft werden. Dennoch ist es bei diesen Personen zur Sicherheit bei allen Impfungen, insbesondere jedoch bei Impfungen gegen COVID-19 sinnvoll und empfohlen, nach der Impfung 30 Minuten unter Beobachtung zuzuwarten, um sicherzustellen, dass es zu keiner Überempfindlichkeitsreaktion kommt.

Man kann auch ein Antihistaminikum als sogenannte „Prämedikation“ mindestens eine Stunde vor der Impfung einnehmen, um mögliche allergische Reaktionen zu vermeiden. Dies empfiehlt sich insbesondere dann, wenn man in der Vergangenheit bereits einen allergischen Schock (Anaphylaxie) erlitten hat.

Selbst AllergikerInnen, die gerade eine AIT (Allergen-Immuntherapie, Desensibilisierung), also eine Behandlung einer Allergie, durchmachen, können geimpft werden, dabei wird ein Abstand von mindestens 1 Woche vor und nach Impfung bzw. Desensibilisierung empfohlen. Insofern sollten anstehende Impfungen idealer

Weise, sofern die notwendige Zeit gegeben ist, entweder vor einer Desensibilisierung erfolgen oder in der Erhaltungsphase.

Auch eine Allergie gegen Thiomersal oder Penicillin, die oft besorgt bei der Impfanamnese als Kontraindikation angegeben wird, sind insofern kein Thema, als keiner der beiden Stoffe in einem Impfstoff enthalten ist, der heute in Österreich regulär in Gebrauch ist.

Auch Personen mit nachgewiesener Hühnereiweißallergie können in der Regel bedenkenlos geimpft werden, obwohl beispielsweise in MMR- und FSME-Impfstoffen sowie manchen Influenza- und Tollwut-Impfstoffen minimale Mengen, nämlich weniger als 1 µg, an Hühnereiweiß enthalten sind.

Eine Ausnahme stellen Gelbfieberimpfstoffe dar, hier sollte das Vorgehen abhängig von einem Hauttest mit Gelbfieberimpfstoff sein und mit einer Allergologin oder einem Allergologen abgeklärt werden.

Dass Impfungen Allergien bzw. Überempfindlichkeit auslösen können, ist bekannt und auch in den jeweiligen Fachinformationen der einzelnen Impfstoffe durchgängig angeführt. Dies ist auch die Ursache, weshalb bei der Verabreichung von Impfungen stets das notwendige Equipment zur Behandlung einer allergischen Reaktion und eines anaphylaktischen Schocks vorliegen sollte und dringend empfohlen ist.

Entsprechende Überempfindlichkeitsreaktionen bis hin zum allergischen Schock treten in der Regel innerhalb von wenigen Minuten nach der Impfung auf, längstens nach 30 Minuten. Wenngleich lebensbedrohliche, allergische Reaktionen auch von anderen Impfstoffen bekannt sind und mit einer Häufigkeit von etwa 1 pro 1 Millionen Impfungen vorkommen, dürften diese nach Impfungen gegen COVID-19 etwas häufiger auftreten, nämlich in einer Frequenz von etwa 5–7 pro 1 Millionen Impfungen, wobei hier die unterschiedlichen Quellen teils stark variierende Zahlen angeben.

Insofern ist bei der COVID-19-Impfung eine sorgfältigste Anamneseerhebung umso wichtiger.

Besonders bei Personen, die bereits in der Vergangenheit einen allergischen Schock erlitten haben, muss hier große Vorsicht gegeben sein.

Was die Auslöser derartiger allergischer Reaktionen in COVID-19-Impfungen sind, ist bis dato noch nicht abschließend geklärt und auch die Pathophysiologie des

Geschehens selbst steht zur Diskussion und es ist nicht klar, ob es sich tatsächlich um eine IgE-vermittelte Reaktion handelt oder zum Beispiel ein anderer Pathomechanismus mit Beteiligung des Komplementsystems vorliegt.

Inhaltsstoffe wie Polyethylenglykol (PEG)-haltige Lipidnanopartikel oder Tromethamin werden diskutiert, mit entsprechenden allergischen Reaktionen nach COVID-19-Impfungen assoziiert zu sein. Diese Substanzen sind in zahlreichen Kosmetika und Arzneimitteln enthalten, wie etwa in Macrogol (Abführmittel).

Überraschend ist in dem Zusammenhang immerhin, dass allergische Reaktionen auch bei der ersten Impfung beobachtet werden, also ohne vorheriger Allergenexposition, und gleichzeitig mehren sich die Studiendaten, dass auch Personen, die nach einer Impfung gegen COVID-19 eine allergische Reaktion entwickelt haben, dennoch mit hoher Wahrscheinlichkeit eine weitere Impfung erhalten können, ohne dass dieselben Symptome notwendiger Weise wieder auftreten.

Da es sich jedoch um lebensbedrohliche Zustandsbilder handeln kann, sollten entsprechende Impfungen ausschließlich nach Rücksprache mit einer erfahrenen Allergologin oder einem erfahrenen Allergologen erfolgen und deshalb sind die Empfehlungen hier derzeit, solange die Situation nicht abschließend geklärt ist, sicherheitshalber sehr restriktiv.

Gleichzeitig ist jedoch auch zu betonen, dass eine allergologische Testung auf Impfstoffe oder deren Inhaltsstoffe vor einer Impfung gegen COVID-19 weder sinnvoll noch empfohlen ist.

Kommt es unmittelbar, in den Minuten nach einer Impfung, zu einem gesundheitlichen Zwischenfall, so kann es mitunter gar nicht einfach sein, das Erscheinungsbild eindeutig einer Diagnose zuzuordnen. Hier muss unterschieden werden zwischen folgenden Geschehnissen:

- Vasovagale Reaktionen, typischer Weise gekennzeichnet durch Blutdruckabfall, Schwäche, blasses Gesicht etc., worunter man im Allgemeinen einen „Kreislaufkollaps" versteht.
- Angstbedingte Reaktionen mit Bluthochdruck, schwerer Atmung und raschem Puls, teils auch bezeichnet als Panikattacken und
- Überempfindlichkeitsreaktionen, wobei sich diese mild oder schwer äußern können.

Glücklicher Weise handelt es sich bei den meisten Überempfindlichkeitsreaktionen um milde Reaktionen, die mit Antihistaminika und Cortison auch gut behandelt werden können. Dies wären etwa milde Hauterscheinungen wie Urtikaria.

Geht es um die Fragestellung weiterer Impfungen gegen COVID-19, so können diese in der Regel erfolgen. Dabei macht eine Prämedikation mit Antihistaminika Sinn und diese sollte nur in einem Setting durchgeführt werden, in dem eine allfällige Notfallbetreuung umgehend veranlasst werden kann, wie etwa in einer klinischen Einrichtung.

Kommt es zu einer echten, anaphylaktischen Reaktion bzw. einem allergischen Schock, so ist es auch hier oft nicht einfach, zweifelsfrei eine Diagnose zu stellen. Von diesem Zustandsbild kann jedenfalls ausgegangen werden, wenn innerhalb kurzer Zeit (bis zu einigen Stunden) Beschwerden mit Haut/Schleimhautbeteiligung wie Urtikaria, geschwollene Lippen, periorbitale Ödeme) und respiratorische Symptome (verstopfte Nase, Atemnot) und/oder Blutdruckabfall auftreten, wobei bei anaphylaktischen Reaktionen Hauterscheinungen fast immer auftreten. Hier besteht große Gefahr in Verzug und notfallmedizinische Intervention ist unmittelbar angezeigt.

Eine Bestimmung des Tryptase-Werts innerhalb von wenigen Stunden nach dem Ereignis kann dabei helfen, eine Anaphylaxie zu bestätigen. Weitere Impfungen sind in derartigen Fällen mit demselben Impfstoff oder Impfstoffen mit denselben Inhaltsstoffen nicht empfohlen und das weitere Vorgehen sollte genauestens allergologisch abgeklärt werden. Wichtig ist dabei, idealer Weise eine eindeutige Diagnose zu stellen, weil es nur so für die betroffenen Personen möglich ist, zukünftig gezielt das auslösende Agens zu vermeiden, ohne dabei zu starken Restriktionen im täglichen Leben ausgesetzt zu sein.

Teilweise werden Hautmanifestationen wie Urtikatia auch 6 Stunden und später nach der Impfung beobachtet, dabei handelt es sich um anaphylaktoide Reaktionen. Hier sind in der Regel weitere Impfungen nach Prämedikation mit Antihistaminika und unter erhöhter Observanz möglich.

LITERATUR:

BMSGPK; Impfungen bei Allergie, 22.1.2022,

https://www.sozialministerium.at/Themen/Gesundheit/Impfen/Impfplan-Österreich.html

Kelso JM. COVID-19: Allergic reactions to SARS-COV-2 vaccines. Uptodate. Update Jan 2022, https://www.uptodate.com/contents/covid-19-allergic-reactions-to-sars-cov-2-vaccines?search=covid-19-allergic-reactions-to-SARS-CoV-2-vaccines&source=search_result&selectedTitle=1~150&usage_type=default&display_rank=1

31.

Vitamin C und Allergie

MARTIN RAITHEL, KATHARINA HOTFIEL UND ALEXANDER HAGEL

ABKÜRZUNGEN IM TEXT: REAKTIVE SAUERSTOFFMOLEKÜLE BZW. -SAUERSTOFFRADIKALE (REACTIVE OXYGEN SPECIES) ROS

Hintergrund und physiologische Wirkungen von Vitamin C

Die Behandlung allergischer Erkrankungen stellt eine große gesundheitliche Herausforderung für das 21. Jahrhundert dar. Da die Häufigkeit von Asthma, Atopie, Pollenallergien, Nahrungsmittelallergien und anderer allergischer Erkrankungen wie Neurodermitis, eosinophile Erkrankungen (z. B. eosinophile Ösophagitis) etc. in den westlichen Ländern der Welt eine kontinuierliche Zunahme zeigen, sind neben den üblichen Allergietherapiemaßnahmen wie Karenz, Antihistaminika, Mastzellstabilisatoren, Steroiden und dem Einsatz sog. biologischer Antikörper auch neue probiotische, komplementäre und alternative Ansätze sehr gefragt [1–4].

In dieser Hinsicht nimmt die Ascorbinsäure (Vitamin C, L-Ascorbinsäure) eine sehr interessante Position ein, da sie für den Menschen ein essentielles, wasserlösliches Vitamin bei vielen physiologischen Prozessen darstellt. Ascorbinsäure kommt in verschiedenen chemischen Formen vor, beim Menschen ist nur die sog. L-(+) Ascorbinsäure (Drehrichtung des Lichts rechtsdrehend) wirksam und aktiv. Sie wird unter normalen gesundheitlichen Bedingungen in einer täglichen Zufuhr von ca. 100 mg pro Tag (ca. 0,75–1,0 mg/kg Körpergewicht) benötigt und ist z. B. bei der Kollagensynthese, der Bildung von Neurotransmittern, bei Entgiftungsreaktionen, der Bildung von Carnitin als Fettsäurentransporter für die mitochondriale Energiegewinnung, dem Schutz der Gefäßwand und dem Abbau von Radikalen beteiligt [1].

Letztere Eigenschaft ist unter dem Begriff der „antioxidativen Wirkung der Ascorbinsäure" am besten bekannt.

Die meisten der verschiedenen genannten physiologischen Funktionen der L-Ascorbinsäure werden molekular durch den Elektronentransfer von Ascorbinsäure auf andere Moleküle erreicht (z. B. Fe3+) und vermitteln den reduzierenden bzw. antioxidativen Effekt der Ascorbinsäure als „Radikalfänger". Sie steht dabei in einem Gleichgewicht mit L-Dehydroascorbinsäure und wird dabei rasch verbraucht, was die relativ kurze Halbwertszeit erklärt und eine kontinuierliche Zufuhr erfordert [1].

Allergien als Auslöser gewebeständiger Entzündungsreaktionen

Bei praktisch allen Allergien, besonders z. B. Asthma, wurde festgestellt, dass oxidativer Stress nicht nur eine Schlüsselrolle in der Pathophysiologie der Allergie bzw. einer allergischen Entzündung spielt, sondern auch ein vielversprechendes therapeutisches Ziel sein kann [2–5]. Denn bei akuten allergischen Entzündungen, bei allergiebedingten Atemwegs- oder Hautinfektionen sowie bei entzündlichen Schleimhautreaktionen am Magen-Darmtrakt spielt die Produktion reaktiver Sauerstoffspezies (ROS; z. B. Hydroxylanionen und andere) durch membranständige Proteine von Immunzellen (z. B. Neutrophilen, Makrophagen), von Pollen und Allergiezellen (z. B. Mastzellen, Eosinophile) eine wichtige Rolle [5–7]. Während ROS physiologisch produziert werden, um Krankheitserreger und eindringende Mikroorganismen zu eliminieren, stellen sie bei Allergikern eine wesentliche Kraft dar, indem sie entzündungsfördernde Zustände fördern und auch Mastzellen aktivieren können, damit diese Histamin und viele andere Botenstoffe ausschütten können [5–10].

Es scheint von erheblicher klinischer Relevanz zu sein, Wege zu finden, die proinflammatorische Aktivität von ROS zu unterdrücken und potenzielle Schäden an biologischen Molekülen zu begrenzen. Eine gezielte Behandlung, um pathophysiologisch erhöhten ROS entgegenzuwirken, kann erreicht werden, indem die körpereigene Funktion zur Antioxidantion des Körpers durch diätetische oder pharmakologische Interventionen erhöht wird [1].

Vitamin C (L-Ascorbat) ist eines der wirksamsten natürlichen Antioxidantien in wässriger Phase im menschlichen Blutplasma zum Schutz vor oxidativem Stress [1, 5–11].

Natürlich bestehen im Körper noch weitere antioxidative Mechanismen, die den Effekt von Vitamin C unterstützen können (z. B. Flavonoide, alpha-Tocopherol, Polyphenone und Carotinoide).

Normaler Vitamin C-Spiegel und Vitamin C-Bedarf

Für den Menschen gelten heute Vitamin C-Plasmaspiegel von ca. 5–15 mg/l bzw. bei erhöhtem Bedarf evtl. 7–17 mg/l als normal *(Abb. 1)*. Ein suboptimaler Versorgungsbereich liegt bei 2-5 mg/l vor, darunter befindliche Spiegel werden als schwerer bzw. skorbutogener Vitamin C Mangel beschrieben.

Historisch wurde der Vitamin C Mangel beim Erwachsenen besonders als Skorbut, bei Kindern als Möller-Barlowsche Erkrankung bekannt [1, 11–14].

Klassifikation von Vitamin C Spiegelbestimmungen im Blut

Plasmaspiegel	<1.5-2mg/l	Schwerer, skorbutogener Vitamin C Mangel
Plasmaspiegel	2-5mg/l	Vitamin C Mangel
Plasmaspiegel	5-7mg/l	Suboptimale Vitamin C Versorgung
Plasmaspiegel	7-15mg/l	Normale Vitamin C Spiegel
Plasmaspiegel	> 15mg/l	Erhöhter Vitamin C Spiegel

(Eigene Darstellung)

ABB. 1 Darstellung der Vitamin C Spiegel im Plasma. Legende zu Abb. 1: Normale Plasmaspiegel zur Aufrechterhaltung der Gesundheit, regulärer Körperfunktionen und von bestimmten Entgiftungsreaktionen erfordern eine Plasmakonzentration von ca. 7-15mg/l. Bereits bei sub-optimaler Vitamin C Versorgung (5-7mg/l) können Erhöhungen des Histaminspiegels im Blut beobachtet werden, so dass für Allergiker und für Personen mit jeglichen Stressreaktionen (physiologisch, psychisch, körperlich) ein erhöhter Bedarf an Vitamin C besteht [4,5,16,18,21 22,31].

In Anbetracht der vielen physiologischen Funktionen des Vitamin C wurde klar, dass ein normaler Ascorbinsäurespiegel im Blut und Gewebe für die notwendige Aufrechterhaltung der Gesundheit, der Homöostase im Gewebe und die Beseitigung von entzündlich wirkenden Radikalen enorm wichtig ist, dass aber bei Situationen mit erhöhtem Bedarf (z. B. Nachtarbeit, Infektionen, Schwangerschaft, Stress etc.) auch erhöhte Mengen an L-Ascorbinsäure erforderlich sind. Insofern sollte man hier – ähnlich wie beim Vitamin D – die Klassifizierung nach einem notwendigen Vitamin C-Spiegel (minimale Erfordernis 5–10 mg/l), nach einem optimalen und schließlich nach einem leistungsorientierten Spiegel (7–17 mg/l) berücksichtigen.

Bei einer schweren Lungeninfektion wurde schon lange vor der Covid-Pandemie festgestellt, dass hier ein wesentlich stärkerer Bedarf bzw. Verbrauch an Vitamin C vorliegt, zudem viel mehr Entzündungsstoffe als bei einem gesunden Menschen gebildet werden und daher eine hoch dosierte Zufuhr von Vitamin C nützlich ist [14–18].

Ähnliches gilt übrigens auch für Leistungssport, Operationen, Krebserkrankungen, Allergieerkrankungen, Alkoholintoxikation und chronisch entzündliche Systemerkrankungen wie Rheuma oder Morbus Crohn.

Reduzierte Vitamin-C-Blutspiegel wurden bei chronisch entzündlichen Darmerkrankungen mehrfach beobachtet, z. T. auch im nicht-aktiven Krankheitszustand. Auch die Vitamin-C-Konzentrationen in der Darmschleimhaut sind bei chronischen Darmentzündungen deutlich reduziert; zudem steigt der Anteil an oxidiertem (verbrauchten) Vitamin C mit Zunahme der Entzündung stark an. Besonders problematisch kann dies werden, wenn Personen im Aufnahmemechanismus aus dem oberen Dünndarm (sog. Vitamin C-Transportmolekül; aktiver Natrium-Kalium-ATPase-Transport) noch eine zusätzliche genetische Mutation haben, die dazu führt, dass die Aufnahme über die Darmschleimhaut nicht oder nur unzureichend funktioniert.

Über den Vitamin C-Transporter kann der Mensch durchschnittlich 1.000–1.500 mg pro Tag aufnehmen [1, 14]. Bei höheren Mengen ist dieser Transporter gesättigt, d. h. eine weitere Steigerung der Vitamin C Aufnahme gelingt nicht über eine Zunahme der oralen Vitamin C-Mengen. Bei fehlender Resorption des Vitamin C im Darm ist die L-Ascorbinsäure osmotisch wirksam und führt zu Durchfall. Dies ist auch der Grund, weshalb in manchen Abführmitteln hohe Mengen an Ascorbat enthalten sind. Hieraus ergibt sich, dass die orale Vitamin C-Zufuhr bzw. orale Therapie limitiert ist, weil über den Magen-Darmtrakt keine weitere Steigerung möglich ist.

Dies ist der Grund weshalb Vitamin C heute bei modernen Therapieansätzen in der intravenösen Form als Kurzinfusion gegeben wird [19].

Versorgungssituation mit Vitamin C in der modernen westlichen Gesellschaft

Obwohl in der heutigen Zeit eine optimale Versorgung der Menschen mit Lebensmitteln, Vitaminen und Spurenelementen in den Ländern der westlichen Welt angenommen werden, zeigen aktuelle Studien, dass dies dennoch nicht vollständig gewährleistet ist. Denn neben dem Alter, Zahnproblemen, Voroperationen am Magen-Darmtrakt bzw. Dünndarm, bestimmten einseitigen Ernährungsformen (z. B. fast food Essen) etc. spielen neben der Zufuhr an Vitaminen und L-Ascorbinsäure auch die individuellen Erfordernisse des Bedarfs an Vitamin C eine Rolle, ob eine Person einen normalen Vitamin C-Plasma- oder Serumspiegel, einen normalen Gewebespiegel oder eine ausreichende Konzentration an Vitamin C in den weißen Blutkörperchen (Leukozyten, Lymphozyten) aufweist.

So fanden internationale und eine deutsche Studie bei ca. 17–33 Prozent der Menschen einen Vitamin C-Mangel (Blutspiegel 2–5 mg/l) bzw. einen schweren skorbutogenen Mangel (Blutspiegel <2 mg/l) bei 3–14 Prozent bei Personen in der westlichen Welt [12–14].

Klassifiziert man die Vitaminspiegel an L-Ascorbinsäure noch nach dem sub-optimalen Versorgungbereich von 5–7 mg/l, so zeigte sich in einem deutschen Kollektiv eine suboptimale Versorgung bei bis zu 38 Prozent der Personen [14].

Diese Daten sind für das Verständnis der Beseitigung von entzündlichen Reaktionen, dem physiologischen Alterungsprozess und zur Rückbildung allergischer Symptome extrem wichtig. Erste Hinweise ergaben, dass die suboptimale Versorgung an Vitamin C in der modernen Gesellschaft u. a. auch mit der Zunahme an Allergien, Atherosklerose, Histamin-vermittelten Erkrankungen wie Reizdarm, Mastzellaktivierung etc. in Verbindung stehen könnte.

Effekte von Vitamin C auf den Histaminspiegel und bei Allergikern

Neben den oben genannten antientzündlichen, vorwiegend über antioxidative Eigenschaften des Vitamin C vermittelten Effekten als Radikalfänger besitzt Vitamin C eine bislang molekular nicht vollständig geklärte Eigenschaft zur Reduktion der Histaminspiegel.

In einer der ersten Studien am Menschen konnten 1980 Alan und Kollegen zeigen, dass mit der Zufuhr von 1 g L-Ascorbinsäure bei Gesunden eine Senkung des Histaminspiegels zu beobachten war [4, 15, 20].

Es folgten weitere Studien bei Bronchitis, Asthma und verschiedenen anderen Erkrankungen, die ähnliche Effekte, eine geringe Verkürzung der Krankheitsdauer und andere positive Effekte beschrieben haben [15, 16, 20, 21]. Die Interpretation mancher Studien und die Akzeptanz dieser Vitamin C-Effekte war zunächst wissenschaftlich erschwert, da die Personengruppen unterschiedlich zusammengesetzt waren, sich in unterschiedlichen Phasen einer Erkrankung befanden und vor allem, weil die individuelle Resorption des Vitamin C unterschiedlich ausfallen kann. Insofern war den oralen Vitamin C-Studien immer etwas Skepsis begegnet, ob damit tatsächlich entscheidende Therapieeffekte zugeschrieben werden können.

Dies führte zu den Anwendungen von L-(+)-Ascobinsäure in intravenöser Form, wo es schließlich möglich wurde, deutlich über dem physiologischen Spiegel an Vitamin C liegende Plasma- und Gewebekonzentrationen zu erreichen [19].

Bei hochdosierter intravenösen Anwendung können nach eine Studie von Hagel et al. die Histaminspiegel im Blut relevant gesenkt werden. Sowohl in einer Gruppe mit Allergiepatienten als auch bei Personen mit oberen respiratorischen Effekten konnte anhand quantitativer Daten eine signifikante Absenkung des Histaminplasmaspiegels dokumentiert werden [22]. In der Infektionsgruppe sank der Plasmaspiegel um 0,17 mg/ml x m2 Körperoberfläche, bei der Allergiegruppe um 0,67 ng/ml x m2 Körperoberfläche. Dieser Effekt war bei 64 Prozent der infektiös Erkrankten und bei 73 Prozent der allergisch Erkrankten nachweisbar.

In beiden Gruppen waren diese Reduktionen des Histaminspiegels mit mehr oder weniger langen Verbesserungen der Symptome gekoppelt. Allergiepatienten schnitten in dieser Anwendungsstudie deutlich besser ab als Personen mit Infektionen. Mit dieser i.v.-Anwendungsstudie konnte ein starker pharmakologischer Effekt des Vitamin C gezeigt werden, denn es gibt sonst keine Therapiemaßnahmen, die den Histaminspiegel so rasch absenken [22]. Leider ist dieser Effekt bei vielen Patienten auch nur kurzzeitig (Mittel 1–3 Tage; einzelne Symptomverbesserungen auch länger), da Vitamin C eine kurze Halbwertszeit aufweist.

Der antiallergische, histaminsenkende Effekt des i.v.-verabreichten Vitamin C war umso ausgeprägter, je stärker die Histaminspiegel bei Erkrankten erhöht waren. Dieser überraschende Befund war zu diesem Zeitpunkt der Studie damals noch nicht bekannt *(Abb. 2)*.

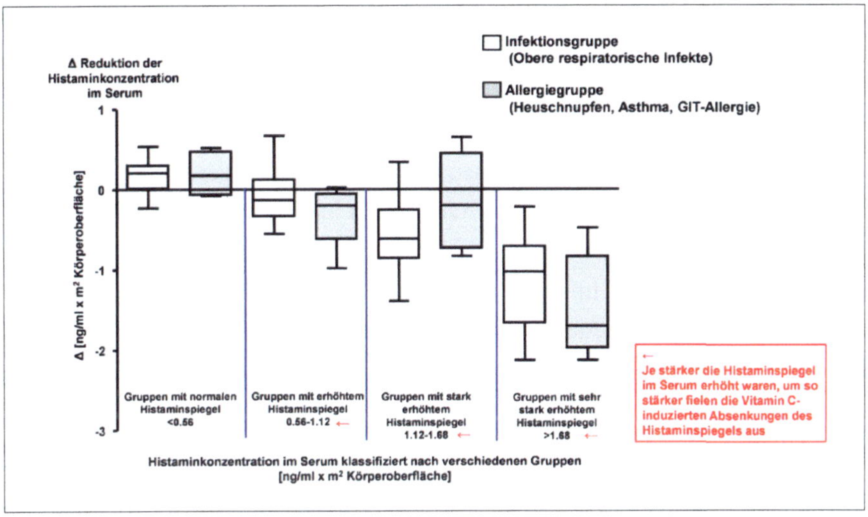

(Eigene Darstellung)

ABB. 2 Veränderungen der Histaminkonzentrationen (Abfall an Histamin) im Serum bei erkrankten Personen in Abhängigkeit von der Höhe des prä-therapeutisch gemessenen Histaminspiegels. Legende zu Abb. 2: Sowohl bei Personen mit infektiösen Symptomen als auch bei allergisch erkrankten Personen zeigte die hochdosierte Gabe von Vitamin C [7.5g/30-60 Minuten] eine Reduktion der Histaminkonzentrationen im Serum. Der Vitamin C Effekt zur Absenkung der Histaminspiegel war umso stärker ausgeprägt je stärker die prä-therapeutischen Histaminspiegel waren. Im Mittel zeigten 64% der Patienten aus der Infektionsgruppe und 73% der Patienten aus der Allergiegruppen diesen Therapieeffekt [22].

Klinische Ableitungen zum Einsatz von Vitamin C bei allergischen Erkrankungen

Ähnlich wie in der Studie von Hagel et. al., die besonders auf die Konzentrationsmessung der Histaminspiegel ausgelegt war, fanden auch weitere klinische Anwendungsstudien von oral verabreichtem oder intravenös verabreichtem Vitamin C deutliche klinische Effekte bei Allergikern mit Symptomverbesserungen von Allergie-spezifischen, aber auch von unspezischen Symptomen [19, 22–24].

Deshalb wird Vitamin C heute in der modernen internistischen Therapie von Erkrankungen mit gesicherter oder vermuteter Krankheitsrolle des Histamins bzw. der Mastzellen in der intravenöser Form in einem Dosisbereich von ca. 0,5–2,5–7,5g als Kurzinfusion (ca. 20-30 Minuten) zur Absenkung eines erhöhten Histaminspiegels und zur Aktivierung des endogenen Histaminabbaus eingesetzt. Entsprechend dem Einsatzgebiet des parenteralen Vitamin C ist hier zu betonen, dass bei diesen Patientengruppen mit erhöhten Histaminspiegeln ein relativer Mangel an ausreichend hohem Vitamin C im Blut und Gewebe vorliegt. Die Wirksamkeit liegt bei den beiden in Abb. 2 dargestellten Krankheitsgruppen bei weit über 70 Prozent aller Patienten und erreicht in der Regel eine rasche Symptomrückbildung bzw. Symptomlinderung [22].

Wie oben erklärt und in *Abb. 2* dargestellt, ist die Effektstärke u. a. von der Abweichung des Histaminspiegels vom Normalbereich abhängig, d. h. je stärker der Histaminspiegel im Plasma oder Gewebe erhöht war, desto eindrucksvoller waren die Vitamin C-bedingten Therapieeffekte [22]. Anscheinend wirkt Vitamin C hier als endogener Regulator für die Korrektur erhöhter Histaminspiegel, wenn es in ausreichender Menge im Körper vorhanden ist. Diese Erkenntnis gilt als wichtige Grundlage der intravenösen Verabreichung bei Allergien und Entzündungen. Leider ist bis heute nicht bekannt, über welchen Mechanismus die L-Ascorbinsäure tatsächlich die Senkung der Histaminspiegel erreicht. Es ist unklar, ob der alleinige Radikalfänger-Effekt, die Aktivierung des oxidativen, Kupfer-abhängigen Histaminabbaus durch Vitamin C über die Enzyme Diaminoxidase, Histamin N-Methyltransferase oder über andere Mechanismen erfolgt [4, 24–26].

Etablierte Rolle von Histamin & Mastzellen

Allergien, IgE-vermittelte Erkrankungen an Auge, Darm, Haut, Blut, verschiedenen Organen etc. sowie Allergieschock

Histaminintoleranz-Syndrom (HIS) Aktivitätsverlust DAO, HNMT

Infektionen (bakteriell, viral)

Intoleranzreaktionen auf Aspirin, Salizylate, NSAID, organische Säuren

Lokale gastrointestinal vermittelte Allergien

Mastzellaktivierungssyndrom (MCAS) & Mastozytose

Anstrengungs-induzierte allergische Reaktionen

...

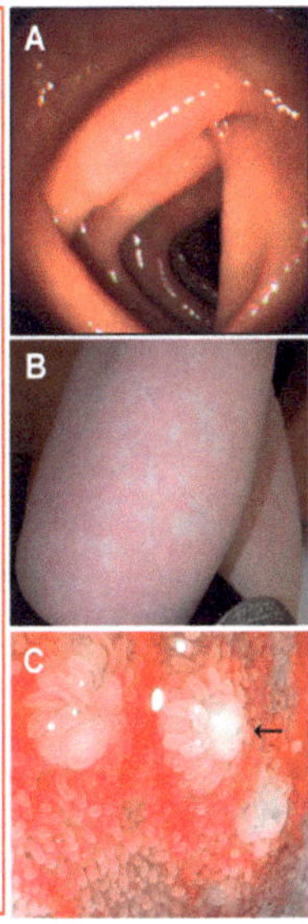

Mitbeteiligung von Histamin & Mastzellen

Erkrankungen mit Freisetzung von entzündlichen Botenstoffen z.B.

Chronisch entzündliche Darmerkrankungen

Karzinoid & neuroendokrin aktive Tumore (NET)

Eosinophile gastrointestinale Erkrankungen (EGID)

Reizmagen- & Reizdarmsyndrom

Paraneoplasien und myelo-proliferative Erkrankungen

Psychosomatische & psychiatrische Erkrankungen infolge- oder assoziiert mit Darmbarrierestörung

...

ABB. 3 Klinisches Indikationsspektrum für die Anwendung von Vitamin C bei allergischen und entzündlichen Erkrankungen. Legende zu Abb. 3: Das Einsatzgebiet für Vitamin C bezieht sich nicht nur auf etablierte Allergie-, Histamin- und Mastzellerkrankungen (rot), es ist auch bei anderen entzündlichen Erkrankungen sinnvoll (blau). A: Geschwollene Darmfalten im Dickdarm mit Rötung in der Frühphase einer gastrointestinalen Allergiereaktion mit Histaminfreisetzung nach Provokation; B: Netzartiges Erythem, Quaddeln und Juckreiz nach Histaminprovokation bei Histaminintoleranz-Syndrom (HIS); C: Hyperplastisches lymphfollikuläres Gewebe im Dünndarm bei einer schweren Form der gastrointestinal vermittelten Nahrungsmittelallergie unter Allergenkarenz. Das aktivierten Immungewebe verdrängt die Resorptionszotten des Dünndarms (Pfeil).

Die Nebenwirkungsraten mit Juckreiz, Übelkeit, Brennen, Durstgefühl, Schwindel, Kreislaufreaktionen etc. treten in der Normalbevölkerung nur in sehr niedriger Frequenz auf (<5 Prozent aller Patienten). Besondere Vorsicht ist besonders bei Personen angezeigt, die eine Unverträglichkeit von organischen Säuren (Azetylsalicylsäure, Essigsäure, Zitronensäure etc.) und nicht-steroidalen Antiphlogistika haben (siehe unten) sowie bei Patienten, die einen Glukose-6-Phosphat Dehydrogenasemangel haben [1]. Letztere Enzymveränderung findet sich besdonders bei Personen mit Favismus und aus südlichen Ländern bzw. Afrika, da der Glukose-6-Phosphat Dehydrogenasmangel eine bessere Resistenz gegenüber Malaria aufweist. Weitere Vorsicht ist bei Personen mit fortgeschrittener Niereninsuffizienz angezeigt [1]. Hier sollte eine kritische Nutzen-Risikoabwägung erfolgen sowie mit einer minimalen Dosisapplikation begonnen werden.

Differenzierter Einsatz der Ascorbinsäure bei organischer Säureunverträglichkeit und Personen mit Intoleranz gegenüber nicht-steroidalen Antiphlogistika (NSAID-Intoleranz): Titration bei intravenöser Anwendung.

Aufgrund der verstärkten Mastzellaktivität und der möglichen genetischen Polymorphismen in den Genen für die Histaminabbauenzyme haben NSAID-intolerante Patienten häufig erhöhte lokale und systemische Histaminspiegel [27–29]. Dies rechtfertigt den Einsatz von H1- und H2-Antihistaminka in dieser Patientengruppe, wenn gehäuft Allergiesymptome auftreten. Zur Senkung der endogenen Histaminspiegel kann auch in dieser Gruppe der Einsatz von Ascorbinsäure zur Anwendung kommen.

Allerdings sollten bei Personen mit Unverträglichkeiten von organischen Säuren (Acetylsalicylsäure, Essigsäure, Zitronensäure, u. a. m.), Intoleranz von nicht-steroidalen Antiphlogistika und anderen speziellen Patientengruppen (z. B. systemische Mastozytose) zunächst niedrigere Dosen (50– 500 mg) ausprobiert werden bezüglich der Verträglichkeit. Denn wie sich im Erlangener Register für allergische und entzündliche Darmerkrankungen zeigte, können solche prädisponierten Personen aufgrund der dosisabhängigen (Säuren)-Intoleranz diesbezüglich auch Unverträglichkeitserscheinungen auf die L-Ascorbinsäure entwickeln mit Brennen, Bauchschmerzen, Tachykardie, Nasenschwellung und Atemproblemen etc. Dies gilt sowohl für die orale Zufuhr als auch für die intravenöse Applikation.

Aus diesem Grunde wird bei manifest salicylatintoleranten Patienten die Vitamin C-Zufuhr anfangs möglichst niedrig dosiert begonnen (zum Beispiel 50 oder 250 mg). Je nach Verträglichkeit der Ascorbinsäure-Kurzinfusion kann dann die Dosierung bei den nachfolgenden Gaben vorsichtig erhöht werden bis zum Erreichen der individuell tolerierten Dosis. Diese liegt bei NSAID-Intoleranz und bei Personen mit organischer Säurenintoleranz deutlich unter der von nicht-säureintoleranten Personen.

Zusammenfassung Vitamin C und Allergien

Neben der intravenösen Anwendung kann auch Ascorbinsäure peroral eingenommen werden, um ähnliche, aber deutlich schwächere Effekte als oben berichtet, zu erzielen.

Zum jetzigen Stand der Wissenschaft wurden die stärksten antientzündlichen und biologischen Effekte des Vitamin C bei verschiedenen Erkrankungen und Allergien beobachtet, wenn es intravenös verabreicht wird [22, 31]. Intravenös appliziertes Vitamin C zeigte sich als starkes antiallergisches und antihistamin-wirkendes Therapieprinzip [14, 19, 22]. Besonderer Vorteil des i.v.-applizierten Vitamin C ist, dass es mit jeder Form der Allergie-Stufentherapie kombiniert werden kann, bei akuten allergischen Schüben wirksam ist oder zur Vermeidung von Nebenwirkungsreaktionen bei Impfungen, Biologikagabe und einer Hyposensibilisierungstherapie eingesetzt werden kann [30].

Da es keine immunsuppressiven Wirkungen aufweist, sollte die Vitamin C Applikation als eine der ersten Therapiemöglichkeiten bei allergischen Erkrankungen gewählt werden. Da die am stärksten wirksame Erhöhung der Plasmakonzentrationen von Ascorbat nur durch intravenöse Verabreichung erreicht wird, empfiehlt sich in der Langzeittherapie eine regelmäßige Applikation im wöchentlichen bis vier-wöchentlichen Abstand.

Möglichkeiten der Vitamin C Zufuhr

Orale Zufuhr	**Dosis**	**Maximaldosierung**	**Effekte**	**Einsatzbereich (Beispiele)**
Vitamin C reiches Gemüse, Obst	je nach Gehalt	bis ca. 1500mg	Physiologische Effekte	Ausgewogene Ernährung, Steigerung Eisen-resorption
Vitamin C Kaugummi			Behandlung Übelkeit	Schwangerschaft, Seekrankheit Milde Allergien
Vitamin C Pulver/Tabletten/ Kapseln	10-500mg	bis 3-4 x 500mg/die	Antientzündliche & anti-allergische Effekte	Allergien, Entzündungen Infektionen, Malabsorption Vitamin C Mangel
Intravenöse Zufuhr				
Vitamin C Ampullen	100-500mg	je nach Säurentoleranz*	Physiologische Effekte Geringe antientzündliche & antiallergische Effekte	Krankheitsgruppen mit gestörter Säurentoleranz, z.B. Aspirin-unverträglichkeit, NSAID-Intoleranz, Intoleranz von organischen Säuren Malabsorption, Kurzdarmsyndrom
Vitamin C Injektionslösung	750mg–7500mg		Starke antientzündliche & antiallergische Effekte	Allergien, HIS, MCAS, Mastozytose (s.a. Abb. 3) Malabsorption, Kurzdarmsyndrom

(Eigene Darstellung)

ABB. 4 Moderne Verabreichungswege für Vitamin C zur Prophylaxe und Therapie von Erkrankungen. Legende zu Abb. 4: Während die orale Zufuhr von Vitamin C der Erhalt der Gesundheit mit Aufrechterhaltung physiologischer Funktionen dient (z. B. Barrierestabilisierung Darm), der Ergänzung in der Schwangerschaft und zur Behandlung von Übelkeit bei Seekrankheit dient, stellt die intravenöse Applikation eine wirksame Therapieform zur Erzielung von antiallergischen und antientzündlichen Mechanismen dar [14-16, 22-24, 31]. HIS Histaminintoleranz-Syndrom; MCAS Mastzellaktivierungssyndrom.

LITERATUR:

1. Elsenhans B. Vitamine und Spurenelemente – Therapie des Vitaminmangels. In (Hrsg.): Aktories K, Förstermann U, Hofmann F. Starke K. Allgemeine und spezielle Pharmakologie. Urban & Fischer Verlag 2005; 9. Auflage: 763-765.
2. Marlow G, Han DY, Wickens K, et al. „Differential effects of two probiotics on the risks of eczema and atopy associated with single nucleotide polymorphisms to Toll-like receptors," Pediatr Allergy Immunol 2015; 26(3): 262-271.
3. Asher BF, Seidman MD, Reddy WD et al. „Integrative medical approaches to allergic rhinitis," Curr Opin Otolaryngol Head Neck Surg 2015; 23(3): 221-225.
4. Clemetson CA. Histamine and ascorbic acid in human blood. J Nutr 1980; 110: 662–668.
5. Jiang L, Diaz PT, Best TM, et al. „Molecular characterization of redox mechanisms in allergic asthma," Ann Allergy Asthma Immunol 2014; 113(2): 137-142.
6. Campbell EL,Colgan SP. „Neutrophils and inflammatory metabolism in antimicrobial functions of the mucosa," J Leukoc Biol 2015; 98(4):517-22.
7. Boldogh I, Bacsi A, Choudhury BK, et al. „ROS generated by pollen NADPH oxidase provide a signal that augments antigen-induced allergic airway inflammation," J Clin Invest 2005;115(8): 2169-2179.
8. Ciz M, Lojek A „Modulation of neutrophil oxidative burst via histamine receptors," Br J Pharmacol 2013;170(1):17-22.
9. Ohmori H, Komoriya K, Azuma A et al. „Xanthine oxidase-induced histamine release from isolated rat peritoneal mast cells: involvement of hydrogen peroxide," Biochem Pharmacol 1979; 28(2): 333-334.
10. Hocker M, Rosenberg I, Xavier R, et al. „Oxidative stress activates the human histidine decarboxylase promoter in AGS gastric cancer cells," J Biol Chem 1998; 273(36): 23046-23054.
11. Frei B, England L, Ames BN. „Ascorbate is an outstanding antioxidant in human blood plasma," Proc Natl Acad Sci U S A 1989; 86(16): 6377-6381.
12. Schleicher RL, Carroll MD, Ford ES, et al. Serum vitamin C and the prevalence of vitamin C deficiency in the United States: 2003–2004 National Health and Nutrition Examination Survey (NHANES). Am J Clin Nutr 2009; 90: 1252–1263.
13. Cahill L, Corey PN and El-Sohemy A. Vitamin C deficiency in a population of young Canadian adults. Am J Epidemiol 2009; 170: 464–471.
14. Hagel AF, Albrecht H, Dauth W, Hagel W, Vitali F, Ganzleben I, Schultis HW, Konturek PC, Stein J, Neurath MF, Raithel M. Plasma concentrations of ascorbic acid in a cross section of the German population. J Int Med Res. 2018; 46(1):168-174. doi: 10.1177/0300060517714387. PMID: 28760081.
15. Clemetson CAB, Elevated blood histamine caused by vaccinations and vitamin C deficiency may mimic the shaken baby syndrome. Med Hypotheses 2004; 62:533-536.
16. Douglas RM, Hemila H, D'Souza R et al. Vitamin C for preventing and treating the common cold. Cochrane Database Syst Rev 2004; 4:CD000980.

17. Fowler I AA, Kim C, Lepler L, et al. Intravenous vitamin C as adjunctive therapy for enterovirus/rhinovirus induced acute respiratory distress syndrome. World J Crit Care Med. 2017 4;6(1) :85-90. doi: 10.5492/wjccm.v6.i1.85. eCollection 2017 Feb 4.PMID: 28224112

18. Zhao B, Liu M, Liu P et al. High Dose Intravenous Vitamin C for Preventing the Disease Aggravation of Moderate COVID-19 Pneumonia. A Retrospective Propensity Matched Before-After Study. J Front Pharmacol. 2021 22;12:638556. doi: 10.3389/fphar.2021.638556. eCollection 2021.PMID: 33967773.

19. Padayatty SJ, Sun AJ, Chen Q et al. „Vitamin C: intravenous use by complementary and alternative medicine practitioners and adverse effects," PLoS ONE1989; 5(7):11414.

20. Alan C, Clemetson B. Histamine and ascorbic acid in human blood. The Journal of Nutrition 1980; 110(4): 662–668 https://doi.org/10.1093/jn/110.4.662

21. Hunt C, Chakravorty NK, Annan G, Habibzadeh N, Schorah CJ (1994) The clinical effects of vitamin C supplementation in elderly hospitalised patients with acute respiratory infections. Int J Vitam Nutr Res1994; 64:212-219.

22. Hagel AF, Layritz CM, Hagel WH, et al. Intravenous infusion of ascorbic acid decreases serum histamine concentrations in patients with allergic and non-allergic diseases. Naunyn Schmiedebergs Arch Pharmacol 2013; 386: 789–793.

23. Jarisch R. Seasickness, histamine and vitamin C. Österr Ärztezeitung 2009; 5: 32-41.

24. Vollbracht C, Raithel M, Krick B, Kraft K, Hagel AF. Intravenous vitamin C in the treatment of allergies: An interim subgroup analysis of a long-term observational study. J Int Med Research (IMR) 2018 1: 300060518777044 doi: 10.1177/0300060518777044. PMID: 29950123.

25. Uchida K, Mitsui M, Kawakishi S, Monooxygenation of N-acetylhistamine mediated by L-ascorbate. Biochim Biophys Acta 1989; 991:377-379.

26. Yamamoto I, Ohmori H. Degradation of histamine in the presence of ascorbic acid and Cu2+ ion; involvement of hydrogen peroxide. .J Pharmacobiodyn. 1981; 4(1):15-9. doi: 10.1248/bpb1978.4.15.PMID: 7277189.

27. Agundez JAG, Ayuso P, Cornejo-García JA, et al. The diamine oxidase gene is associated with hypersensitivity response to non-steroidal anti-inflammatory drugs. PLoS One. 2012; 7: e47571.

28. Kim SH, Kang YM, Kim SH, Cho BY, Ye YM, Hur GY, Park HS. Histamine N-methyltransferase 939A>G polymorphism affects mRNA stability in patients with acetylsalicylic acid-intolerant chronic urticaria. Allergy. 2009; 64: 213-221.

29. Sánchez-Borges M, Capriles-Hulett A. Atopy is a risk factor for non-steroidal anti-inflammatory drug sensitivity. Ann Allergy Asthma Immunol. 2000; 84: 101 106.

30. Raithel M. Therapie und Prophylaxe von Nahrungsmittelallergien (Gastrointestinal vermittelte Allergien Grad I–IV). Falk Titisee Kongressband 2012; 1 – 10

31. Schlueter AK, Johnston CS. Vitamin C: Overview and Update. Journal of Evidence-Based Complementary & Alternative Medicine 16(1) 49-57

32.

Ausblick auf neue Therapien: (Nanobodies)

SABINE FLICKER

Nanobodies und blockierende Antikörper

Den Wunsch Allergien zu heilen oder zumindest effizient zu behandeln, gibt es seit vielen Jahrzehnten. Deswegen wurde neben der bereits im Kapitel „Allergie Immuntherapie" beschriebenen aktiven Immuntherapie parallel auch zur Thematik passiver Immuntherapie seit fast 120 Jahren geforscht und gearbeitet. Es handelt sich hierbei korrekterweise nicht um eine Therapie, sondern um eine Behandlung, die zwar rasch wirkt, aber dafür den Patienten nur eine gewisse Zeit Linderung ihrer Symptome verschafft, abhängig von der in vivo-Halbwertszeit des verabreichten blockierenden Antikörpers.

Ein Blick zurück in die Vergangenheit

Die ersten Bemühungen, die Wirksamkeit von allergenspezifischen Antikörpern zu prüfen, gehen auf den Direktor des staatlichen Hygienischen Instituts in Hamburg, WILLIAM P. DUNBAR, zurück. Er konnte mit seiner 1903 in der Deutschen Medizinischen Wochenschrift veröffentlichten Arbeit „Zur Ursache und spezifischen Heilung des Heufiebers" zeigen, dass topisch aufgebrachte tierische Immunseren (damals noch Antitoxine genannt) einen Schutz vor allergischen Reaktionen vermitteln [(1)]. Aus Dunbars Berichten geht eindeutig hervor, dass lokale Anwendungen (Augen, Nasenschleimhaut) von Pollenantitoxinen, die durch Verimpfung von Pollenextrakten in Pferden hergestellt wurden, zu einer Immunisierung von Heufieberpatienten geführt hatten. Seinen Berichten zufolge war es vor allem bei Kindern besonders leicht möglich ein gezieltes Herbeiführen einer Immunität zu erreichen, wenn sofort nach dem ersten Auftreten von allergischen Symptomen mit der Antikörperbehandlung gestartet wurde [1]. Da ein Aufbringen von schützendem Antiserum allein allerdings zu keiner Dauerheilung führen konnte, mutmaßte Dunbar schon damals, dass es sich wohl um ein Zusammenwirken von aktiver (durch alljährliche saisonale Pollenexposition) und passiver Immunisierung handeln dürfte.

Erst 30 Jahre später wurden diese spannenden und wichtigen Untersuchungen vom amerikanischen Immunologen Robert A. Cooke und seinen Mitarbeitern wieder aufgegriffen und weiterverfolgt [2]. Das Team Cooke war das erste, das beobachtete, dass Injektionen von Gemischen aus Allergenen und spezifischen Immunseren von immuntherapierten Patienten in die Haut von gesunden Probanden zu keinen Hautreaktionen führten. Durch ihre bahnbrechenden Experimente erkannten sie einerseits, dass durch einen simplen Serumtransfer Schutz vor allergischen Reaktionen übertragen werden kann und andererseits, dass allergenspezifische Antikörper (damals als inhibierende Antikörper oder Immunantikörper bezeichnet) für die schützende Wirkung verantwortlich sind, indem sie die Bindung von IgE-Antikörpern (damals als sensibilisierender Antikörper oder Reagin bezeichnet) ans Allergen behindern [2]. Die Immunologin Mary H. Loveless, eine Kollegin von Cooke, konnte einen klaren Zusammenhang zwischen dem Titer von schützenden Antikörpern und der klinischen Verbesserung von allergischen Symptomen beweisen und identifizierte die Fraktion der protektiven Antikörper eindeutig als thermostabile Antikörper, die im Gegensatz zu IgE-Antikörpern ein Erhitzen auf 56°C für mehrere Stunden unbeschadet überstanden [3,4].

Es war allerdings der klinische Allergologe Larry M. Lichtenstein, der mithilfe von chromatographischen Verfahren herausfand, dass IgG-Antikörper für den schützenden Effekt verantwortlich sind [5].

Basierend auf diesem fundamentalen Wissen folgten einige wegweisende klinische Studien, die belegten, dass passive Übertragung von IgG hältigen humanen Immunseren Schutz vor allergischen Symptomen bieten [6–9]. So wurden zum Beispiel auch Bienenallergiker zuerst mit Immunseren von Imkern, die hohe spezifische IgG Antikörper enthielten, behandelt, bevor sie mit Bienengift vakziniert wurden, um sie vor gefährlichen Nebenwirkungen der Impfung zu schützen [8,9]. Somit waren die von Dunbar angestellten Vermutungen, dass passiv aufgebrachte schützende Antiseren die Empfindlichkeit gegenüber ausgesetzten Pollenallergenen stark reduzierten, bewiesen.

Eine bahnbrechende Erfindung: monoklonale Antikörper

Erst die Kenntnis/das Know-how/das Vermögen monoklonale Antikörper herzustellen, ermöglichte es Forschern und Medizinern Antikörper mit definierten Eigenschaften zu gewinnen und führte zu einigen der größten wissenschaftlichen Errungenschaften des 20. und 21. Jahrhunderts. Die Entwicklung der Hybridomatechnik im Jahre 1975 von Cesar Köhler und George JF. Milstein, die mit dem Nobelpreis für Physiologie/Medizin ausgezeichnet wurde, gilt hier als ein bahnbrechender Meilenstein [10]. Mit ihrer innovativen Methode gelang es den beiden Molekularbiologen die Unsterblichkeit von Krebszellen auf murine B-Lymphozyten/weiße Blutkörperchen, die die Produktionsstätten von Antikörpern sind, zu übertragen.

Ein monoklonaler Antikörper ist folglich ein Antikörper, der auf einen einzigen B-Lymphozyten zurückgeht und sich gegen ein/e einzelne/s Epitop/Oberflächenstruktur eines Antigens, zum Beispiel Allergens, richtet.

Der große Vorteil dieser Technologie ist, dass man praktisch unbegrenzt hochspezifische Antikörper mithilfe von Hybridomazellen produzieren kann. Nahezu zeitgleich gelang es einem Forscherteam um Michael Steinitz die ersten menschlichen monoklonalen Antikörper durch Infektion humaner B-Lymphozyten mit Epstein-Barr-Viren (EBV) zu schaffen [11]. Kurz darauf wurden die ersten humanen Hybridomazellen beschrieben, die menschliche Antikörper sezernierten [12].

Neben der Immortalisierung von B-Lymphozyten haben sich einige weitere Methoden zur Isolierung von monoklonalen Antikörpern etabliert. So gelang es mittels der sog. „combinatorial library"-Technologie in Kombination mit dem sog. „phage display" ein umfangreiches Repertoire an Antikörperfragmenten als rekombinante Moleküle an der Oberfläche von Bakteriophagen zu exprimieren [13–16]. Die ersten rekombinanten Antikörperbibliotheken entstanden [14–16]. Die Selektion von spezifischen Antikörperfragmenten erfolgt hierbei über Affinitätsanreicherung an einzelne Antigene oder Epitope. Der große Vorteil dieser Technik ist die relativ einfache und kostengünstige Handhabung, weil man mit Escherichia coli (E. coli), einem der Lieblingsorganismen der Wissenschaft, arbeitet. Weiters bot die Herstellung von rekombinanten Antikörperbibliotheken viele Jahre lang die einzige Möglichkeit monoklonale Antikörper vom Isotyp IgE zu selektionieren. Mithilfe der während des Generierungsprozesses eingesetzten Methode der Polymerase-Kettenreaktion (PCR) gelang es, die DNA von B-Lymphozyten und eben auch von IgE+ B-Lymphozyten, die in sehr geringer Anzahl im Blut vorkommen, zu vermehren. Somit wurde die Voraussetzung geschaffen, Antikörperbibliotheken von großer Vielfalt zu entwickeln.

Kürzlich wurden die ersten monoklonalen Antikörper beschrieben, die mithilfe von sog. „single B cell sorting" isoliert wurden, eine elegante Technik, die lange in den Kinderschuhen steckte, weil es sich als sehr schwierig herausstellte, eine eindeutige Identifizierung von B-Lymphozyten, vor allem von den nur vereinzelt vorkommenden IgE+ B-Lymphozyten, zu etablieren [17, 18]. Die sicher eindrucksvollste Technologie der letzten Jahre, um humane monoklonale Antikörper zu produzieren, ist die Erfindung der sog. „HumAb-mouse" [19, 20]. Es handelt sich dabei um transgene Mäuse, deren eigene Immunglobulin (Ig)-Gene durch humane Ig-Gene ersetzt wurden. Somit ist es möglich, humane Antikörper jeglicher Spezifität durch Immunisierung der Mäuse zu generieren. Ausgehend von diesem Modell stellt die sog. „VelocImmune mice" der Firma Regeneron den letzten Stand der Technik dar [21, 22].

All diese faszinierenden Technologien wurden von den Wissenschaftlern in den letzten drei Jahrzehnten genutzt, um zahlreiche monoklonale allergenspezifische IgG-, IgE- und IgA-Antikörper zu isolieren und immunologisch in vitro und im Mausmodell zu charakterisieren. Großer Wert wurde bei der Charakterisierung darauf gelegt, Antikörper zu identifizieren, die blockierende Wirkung haben.

Wünschenswerte Eigenschaft gesucht: Blockierende Antikörper

Als blockierende Antikörper bezeichnet man jene (IgG) Antikörper, die IgE-Antikörper daran hindern, an ihr spezifisches Allergen zu binden. Genauer erklärt lässt der blockierende Antikörper die Bindung des IgE-Antikörpers nicht zu, indem er selbst direkt oder ganz in die Nähe des IgE-Epitopes an der Oberfläche des spezifischen Allergens bindet. Das Blockieren der IgE/Allergen-Interaktion führt dazu, dass die darauffolgende allergische Kaskade nicht ausgelöst wird und es somit zu keiner allergischen Reaktion mit den klassischen Symptomen kommt.

Zusammengefasst lässt sich also sagen, dass der in der Fachliteratur weit verbreitete Ausdruck „blockierende Antikörper" gleichzusetzen ist mit protektiven bzw. schützenden Antikörpern.

Monoklonale blockierende Antikörper im Einsatz gegen Allergien

Der Beweis, Allergiker wirksam mit monoklonalen blockierenden Antikörpern behandeln zu können, kam jüngst sehr überzeugend von Daten einer Phase Ib- und Phase II-Studie zur Behandlung von Katzenallergie [23, 24]. Die Autoren zeigten, dass eine einzige subkutane Injektion mit einem Gemisch aus zwei monoklonalen humanen IgG-Antikörpern alle Patienten bis zu 3 Monate lang vor allergischen Symptomen schützt. Weder im Pricktest (Hautest) noch bei nasaler Provokation mit Katzenhaarextrakt wurden lokale Reaktionen ausgelöst. Diese zwei wichtigen klinischen Studien belegen zum allerersten Mal, dass eine Behandlung mit Allergen-spezifischen Antikörpern eine rasche und effektive Reduktion von allergischen Symptomen bewirkt, wobei die verabreichten Antikörper gut von den Patienten vertragen wurden und ihrerseits zu keinen Nebenwirkungen führten.

Die Tatsache, dass passiv applizierte monoklonale humane Antikörper allergische Entzündungen reduzieren konnten, war eine Sensation für die wissenschaftliche Community der Allergologen und hat den Ehrgeiz das Konzept der blockierenden Antikörper [25, 26] auf andere Allergien auszuweiten stark entfacht. Es war deswegen nur eine Frage der Zeit, bis weitere Studien die Wirksamkeit von monoklonalen humanen IgG-Antikörpern bei Birkenpollenallergie zeigten [27, 28].

Es versteht sich von selbst, dass die Wissenschaft somit die passenden Werkzeuge in der Hand hat diesen innovativen Ansatz auf jegliche Allergenquelle auszuweiten und humane maßgeschneiderte Antikörper erschaffen kann, um PatientInnen zielgerichteter und individueller zu behandeln.

Ob für die „Good manufacturing practice" (GMP; Gute Herstellungspraxis)-Entwicklung jedes einzelnen Antiköpers allerdings das nötige Geld aufgewendet werden wird und diese neue Klasse der Biologika wirklich in Allergieambulatorien oder beim Hausarzt in Zukunft für PatientInnen zur Verfügung stehen wird, wird sich in den nächsten Jahren herausstellen.

Der kleinste gemeinsame Nenner: Nanobody

Da die Identifikation, Produktion und Validierung von blockierenden humanen Antikörpern sehr kostspielig sind, wurde in den letzten Jahren nach kostengünstigeren, aber gleichwertigen Alternativen gesucht. Die Nanobody-Technologie stellt eine solche Alternative dar. Nanobodies, auch Nanoantikörper oder Einzeldomänenantikörper genannt, sind die am kleinsten bekanntesten Antikörperfragmente, die an Antigene/Allergene binden. Sie erfüllen somit die prinzipielle Voraussetzung, um als Kompetitoren für IgE-Antikörper agieren zu können. Nanobodies stammen aus dem Blut von Lamas und anderen Kamelarten und wurden auch in Knorpelfischen nachgewiesen [(29, 30)].

Die zufällige Entdeckung dieser Gruppe von Antikörpern im Jahre 1989 und das Erkennen ihrer vielen vorteilhaften Eigenschaften führten zur Entwicklung neuartiger Therapeutika für ein breites Spektrum von Krankheiten [(29, 31–33)].

Durch einige dieser Qualitäten haben Nanobodies auch ins Allergiefeld unlängst Einzug gehalten und werden gerade auf ihre Einsetzbarkeit in der Allergendiagnostik und für zukünftige Allergiebehandlung untersucht [(34–41)]. Da Nanoantikörper in der Lage sind auch Epitope auf Allergenen zu erkennen, die für monoklonale Antikörper verborgen sind, stellen sie eine interessante und sinnvolle Erweiterung auf der Suche nach dem bestschützenden Antikörper dar.

Ein Blick in die Zukunft

Neben der Idee allergenspezifische Antikörper per Injektion zu verabreichen, wird zurzeit daran gearbeitet, Antikörpervarianten zu entwerfen, die in Form von Nasensprays und Augentropfen lokal aufgebracht werden können, genau dort, wo allergische Rhinitis und Konjunktivitis stattfindet. Dieses progressive Konzept wird gewiss großen Anklang bei Allergikern finden, weil Injektionen generell oft als unangenehm und auch zeitaufwendig von Patienten empfunden werden. Topisch angewandte Medikamente kommen dem Wunsch zur Selbständigkeit und individuellen Unabhängigkeit sehr entgegen und würden vor allem bei saisonalen Allergien, wie z.B. Pollenallergien, Sinn machen.

Einem Forscherteam von der Medizinischen Universität Wien ist es unlängst gelungen, die ersten Antikörper Konstrukte zu designen und ihre Wirksamkeit, Allergene effizient an der Oberfläche von Epithelzellen zu fixieren, zu beweisen. Die allergenspezifischen Antikörper bilden hier eine Art Schild, das an der Zelloberfläche verankert ist und Allergene abfängt, bevor sie über die Schleimhäute in den Körper eindringen können. So werden auf eine simple, aber elegante Art und Weise allergische Reaktionen unterdrückt. Bis dato gibt es dazu zwar nur schlüssige in vitro-Versuche, aber die Ausarbeitung der ersten Tiermodelle hat schon begonnen (42–44).

LITERATUR:

1. Dunbar WP. Weiterer Beitrag zur Ursache und spezifischen Heilung des Heufiebers. Dtsch Med Wochenschr. (1903) 29:149–52. doi: 10.1055/s-0028-1138323
2. Cooke RA, Barnard JH, Hebald S, Stull A. Serological evidence of immunity with coexisting sensitization in a type of human allergy (hay fever). J Exp Med. (1935) 62:733–50. doi: 10.1084/jem.62.6.733
3. Loveless MH. Immunological studies of pollinosis. I. The presence of two antibodies related to the same pollen antigen in the serum of treated hay fever patients. J Immunol. (1940) 38:25–50.
4. Loveless MH. Immunological studies of pollinosis. IV. The relationship between thermostable antibody in the circulation and clinical immunity. J Immunol. (1943) 47:165–80.
5. Lichtenstein LM., Holtzman NA, Burnett LS. A Quantitative in Vitro Study of the Chromatographic Distribution and Immunoglobulin Characteristics of Human Blocking Antibody. J Immunol . (1968) 101: 317-324.
6. Rubinstein E, Fujita Y, Okazaki T, Tripodi D, Reisman RE, Arbesman CE. Effect of ragweed hyperimmune human gamma globulin on invivo and in vitro parameters of ragweed sensitivity J Allergy Clin Immunol. (1976) 57:335–41. doi: 10.1016/0091-6749(76)90090-7
7. Bernstein IL, Michael JG, Malkiel S, Sweet LC and Brackett. Immunoregulatory function of specific IgG. II. Clinical evaluation of combined active and passive immunotherapy. Int Arch Allergy Appl Immunol. (1979) 58: 30-7.
8. Muller UR, Morris T, Bischof M, Friedli H and Skarvil F. Combined active and passive immunotherapy in honeybee-sting allergy. J Allergy Clin Immunol. (1986) 78 (1 Pt 1): 115-22. doi: 10.1016/0091-6749(86)90123-5.
9. Bousquet J, Fontez A, Aznar R, Robinet-Levy M, Michel FB. „Combination of passive and active immunization in honeybee venom immunotherapy. J Allergy Clin Immunol. (1987) 79: 947-54. doi: 10.1016/0091-6749(87)90245-4.
10. Köhler G, Milstein C. Continuous cultures of fused cells secreting antibody of predefined specificity. Nature. (1975) 256:495–7. doi: 10.1038/256495a0

11. Steinitz M, Klein G, Koskimies S, Makle O. EB virus-induced B lymphocyte cell lines producing specific antibody. Nature. (1977) 269:420–2. doi: 10.1038/269420a0

12. Olsson L, Kaplan HS. Human-human hybridomas producing monoclonal antibodies of predefined antigenic specificity. Proc Natl AcadSci USA. (1980) 77:5429–31. doi: 10.1073/pnas.77.9.5429

13. Smith GP. Filamentous fusion phage: novel expression vectors that display cloned antigens on the virion surface. Science. (1985) 228:1315-7. doi: 10.1126/science.4001944.

14. Huse WD, Sastry L, Iverson SA, Kang AS, Alting-Mees M, Burton DR. et al. Generation of a large combinatorial library of the immunoglobulin repertoire in phage lambda. Science. (1989) 246:1275-81. doi: 10.1126/science.2531466.

15. McCafferty J, Griffiths AD, Winter G, Chiswell DJ. Phage antibodies: filamentous phage displaying antibody variable domains. Nature. (1990) 348:552-4. doi: 10.1038/348552a0.

16. ClacksonT, Hoogenboom HR, Griffiths AD, Winter G. Making antibody fragments using phage display libraries. Nature. (1991) 352:624-8. doi: 10.1038/352624a0.

17. Eckl-Dorna J, Villazala-Merino S, Campion NJ, Byazrova M, Filatov A, Kudlay D, et al. 454 Tracing IgE-producing cells in allergic patients. Cells. (2019) 8:994. doi: 455 10.3390/cells8090994

18. Croote D, Darmanis S, Nadeau KC, Quake SR. High-affinity allergen-specific human 517 antibodies cloned from single IgE B cell transcriptomes. Science. (2018) 362:1306. doi: 518 10.1126/science.aau2599

19. Green LL, Hardy MC, Maynard-Currie CE, Tsuda H, Louie DM, Mendez MJ et al. Antigen-specific human monoclonal antibodies from mice engineered with human Ig heavy and light chain YACs. Nat Genet. (1994) 7:13-21. doi: 10.1038/ng0594-13.

20. Lonberg N, Taylor LD, Harding FA, lrounstine M, Higgins KM, Schramm SR, et al. Antigen-specific human antibodies from mice comprising four distinct genetic modifications. Nature (1994) 368: 856-859.doi: 10.1038/368856a0.

21. Murphy AJ, Macdonald LE, Stevens S, Karow M, Dore AT, Kevin Pobursky K, et al. Mice with megabase humanization of their immunoglobulin genes generate antibodies as efficiently as normal mice. PNAS. (2014) 111: 5153-5158. doi.org/10.1073/pnas.1324022111

22. Macdonald LE, Karow M, Stevens S, Auerbach W, Poueymirou WT, Yasenchak J, et al. Precise and in situ genetic humanization of 6 Mb of mouse immunoglobulin genes. Proc Natl Acad Sci U S A. (2014) Apr 8;111: 5147-52. doi: 10.1073/pnas.1323896111.

23. Orengo JM, Radin AR, Kamat V, Badithe A, Ben LH, Bennett BL, et al. Treating cat 401 allergy with monoclonal IgG antibodies that bind allergen and prevent IgE engagement. Nat Commun. (2018) 9:1421. doi: 10.1038/s41467-018-03636-8.

24. Shamji MH, Singh I, Layhadi JA, et al. Passive Prophylactic Administration with a Single Dose of Anti-Fel d 1 Monoclonal Antibodies REGN1908-1909 in Cat Allergen-induced Allergic Rhinitis: A Randomized, Double-Blind, Placebo-controlled Clinical Trial. Am J Respir Crit Care Med. (2021) 204:23-33. doi: 10.1164/rccm.202011-4107OC

25. Flicker S, Valenta R. Renaissance of the blocking antibody concept in type I allergy. Int. 368 Arch Allergy Immunol. (2003) 132:13–24. doi: 10.1159/000073260.

26. Flicker S, Gadermaier E, Madritsch C, Valenta R. Passive immunization with allergen-413 specific antibodies. Curr Top Microbiol Immunol. (2011) 352:141–59. doi: 414 10.1007/82_2011_143

27. Atanasio A, Franklin MC, Kamat V, et al. Targeting immunodominant Bet v 1 epitopes with monoclonal antibodies prevents the birch allergic response. J Allergy Clin Immunol. (2021). S0091-6749(21)00903-9. doi: 10.1016/j.jaci.2021.05.038

28. Gevaert P, de Craemer J, de Ruyck N, et al. Novel antibody cocktail targeting Bet v 1 rapidly and sustainably treats birch allergy symptoms in a Phase 1 study. J Allergy Clin Immunol. (2021). S0091-6749(21)00904-0. doi: 10.1016/j.jaci.2021.05.039

29. Hamers-Casterman C , Atarhouch T, Muyldermans S, Robinson G, Hamers C, Songa EB et al. Naturally occurring antibodies devoid oflight chains. Nature (1993) 363:446-8. doi: 10.1038/363446a0.

30. Greenberg AS, Avila D, Hughes M, Hughes A, McKinney EC, Flajnik MF. A new antigen receptor gene family that undergoes rearrangement and extensive somatic diversification in sharks. Nature. (1995) 374:168–73. doi: 10.1038/374168a0

31. Bannas P, Hambach J, Koch-Nolte F. Nanobodies and nanobody-based human heavy 425 chain antibodies as antitumor therapeutics. Front Immunol. (2017) 8:1603. doi: 426 10.3389/fimmu.2017.01603 427

32. Jovceska I, Muyldermans S. The therapeutic potential of nanobodies. BioDrugs. (2020) 429 34:11–26. doi: 10.1007/s40259-019-00392-z

33. Sroga P, Safronetz D, Stein DR. Nanobodies: a new approach for the diagnosis and treatment of viral infectious diseases. Future Virol. (2020) 8:573. doi:10.2217/fvl-2019-0167

34. Muyldermans S. Nanobodies: natural single-domain antibodies. Annu Rev Biochem. (2013) 82:775-797. doi: 10.1146/annurev-biochem-063011-092449.

35. Muyldermans S. A guide to: generation and design of nanobodies. FEBS J. (2021) 7:2084-2102. doi: 10.1111/febs.15515

36. Chen F, Ma H, Li Y, et al. Screening of Nanobody Specific for Peanut Major Allergen Ara h 3 by Phage Display. J Agric Food Chem. (2019) 67:11219-11229. doi: 10.1021/acs.jafc.9b02388

37. Hu Y, Wu S, Wang Y, et al. Unbiased Immunization Strategy Yielding Specific Nanobodies against Macadamia Allergen of Vicilin-like Protein for Immunoassay Development. J Agric Food Chem. (2021) 69:5178-5188. doi: 10.1021/acs.jafc.1c00390

38. Hu, Y.; Zhang, C.; Yang, F.; Lin, J.; Wang, Y.; Wu, S.; Sun, Y.; Zhang, B.; Lv, H.; Ji, X.; Lu, Y.; Muyldermans, S.; Wang, S. Selection of Specific Nanobodies against Lupine Allergen Lup an 1 for Immunoassay Development. Foods (2021) 10: 2428. doi: 10.3390/foods10102428

39. Flicker S, Zettl I, Tillib SV. Nanobodies-Useful Tools for Allergy Treatment? Front Immunol. (2020) 11: 576255. doi: 10.3389/fimmu.2020.576255

40. Zettl I, Ivanova T, Strobl MR, Weichwald C, Goryainova O, Khan E, et al, Isolation of nanobodies with potential to reduce patients´ IgE binding to Bet v 1. Allergy (2022) 77:1751-1760. doi: 10.1111/all.15191

41. Baunvig Aagaard J, Sivelle C, Fischer M, Byskov K, Laursen NS, Pfützner W, Jakob T, Möbs C, Miehe M, Spillner E. Nanobody-based human antibody formats act as IgE surrogate in hymenoptera venom allergy. Allergy (2022). doi: 10.1111/all.15391
42. Madritsch C, Eckl-Dorna J, Blatt K, Ellinger I, Kundi M, Niederberger V, et al. Antibody conjugates bispecific for intercellular adhesion molecule 1 and allergen prevent migration of allergens through respiratory epithelial cell layers. J Allergy Clin Immunol. (2015) 136:490-493 (e11). doi: 10.1016/j.jaci.2015.01.006
43. Weichwald C, Ellinger I, Waltl EE, Blatt K, Cabauatan CR, Niespodziana K, et al. Antibody conjugates bi-specific for allergens and ICAM1 prevent epithelial penetration of allergens and rhinovirus infection. Annual Meeting of the Austrian Society for Allergology and Immunology. Lisboa, Portugal (2019)
44. Kollárová J, Weichwald C, Waltl EE, Focke-Tejkl M, Niederberger V, Valenta R, Flicker S. Generation and characterization of ICAM-1 specific IgG antibodies for allergy treatment. Joint meeting of DGFI and ÖGAI. Hannover, Germany (2020)

33.

mRNA- und DNA-Impfstoffe gegen Allergien

JOSEF THALHAMER

Mit dem Begriff mRNA (messenger Ribonukleinsäure)-Impfstoff ist inzwischen eine breite Schicht der Bevölkerung vertraut. Durch die Erfolge in der Bekämpfung der Corona-Pandemie und der offensichtlich guten Verträglichkeit des Impfstoffes ist auch die anfängliche Skepsis verschwunden.

Im Gegenteil, mRNA-Impfstoffe sind zum „Liebling" der impfwilligen Menschen geworden. Die Namen der Impfstoffe BioNTech/Pfizer und Moderna dürften inzwischen weltweit einen ähnlich hohen Bekanntheitsgrad wie Mozart und Elvis Presley haben (Beatles-Fans mögen mir verzeihen).

Am Beginn der Pandemie war die Stimmung hinsichtlich dieses neuen Impfstofftyps noch völlig anders, die Ablehnung war hoch. Diese ursprüngliche Skepsis gegen mRNA-Impfstoffe lässt sich allerdings leicht erklären. Der wesentliche Grund dafür war, dass es abgesehen von kleineren klinischen Studien mit KrebspatientInnen noch wenig Erfahrungen am Menschen gab, weder über Wirksamkeit noch über Nebenwirkungen. Ein weiterer Grund war, dass mRNA-Impfstoffe zu den sogenannten genetischen Impfstoffen gehören, weil damit die genetische Information eines Teils des Virus injiziert wird. Mit diesen Begriffen wurde automatisch die Angst vor einer Veränderung des Erbguts durch die Impfung verbunden. Im Folgenden werden diese Aspekte im Detail beschrieben und die Entwicklung und Prinzipien der „genetischen Immunisierung" erläutert.

Eine kurze Geschichte der genetischen Impfstoffe

1990 wurde erstmals nachgewiesen, dass nach der Injektion von genetischer Information in einen Muskel die Muskelzellen diese Information „übersetzen" können und das entsprechende Eiweißmolekül (Protein) produzierten. Es stellte sich jetzt nur noch die Frage, ob das Immunsystem diese vom Organismus selbst gebildeten Moleküle erkennen kann und ob es eine Reaktion dagegen in die Wege leitet. In zwei bahnbrechenden Publikationen konnte dies 1992 und 1993 zweifelsfrei bewiesen werden. Damit war klar, dass es möglich ist, allein mit der genetischen Information für ein Molekül eine Immunreaktion in einem komplexen Organismus (erste Versuche wurden in Mäusen durchgeführt) zu induzieren. Das Konzept war revolutionär. Es bedeutete, dass man nicht mehr ganze Erreger (Viren, Bakterien oder Parasiten) oder deren Teile in aufwändigen Prozessen für die Herstellung von Impfstoffen produzieren musste, sondern nur die genetische Information dieser Erreger oder deren Teile. Für die Umsetzung kamen grundsätzlich die zwei Informationsträger, die auch die Natur nutzt, in Frage – DNA (Desoxyribonukleinsäure) und RNA (Ribonukleinsäure).

Da die Herstellung von ringförmiger DNA (sogenannten Plasmiden) in der Wissenschaft bereits etabliert war, bestand die erste Generation von genetischen Impfstoffen aus Plasmid-DNA mit der Information für ein jeweils bestimmtes Protein. Bereits die ersten Versuche in dieser Zeit wurden mit DNA, die die Information für ein Protein eines Influenza-Virus trug, durchgeführt. Dieser Impfstoff war sozusagen der Vorläufer des heutigen mRNA-Impfstoffes zur Bekämpfung der Corona-Pandemie.

Schon in diesen ersten Versuchen zeigten sich einige interessante Eigenschaften von DNA-Impfstoffen, die sie von anderen Impfstofftypen unterschieden. So wurde durch die Immunisierung nicht nur die Bildung von Antikörpern angeregt, sondern auch eine breite Aktivierung der zellulären Immunität. Es wurde also eine komplette Immunreaktion induziert, wie sie auch im Laufe einer Infektion mit einem Virus stattfindet.

Dies bedeutete, dass allein die Injektion der Information für einen Virusbestandteil den Organismus zu einer Immunreaktion veranlasst, die der natürlichen Immunität sehr nahekommt.

Ein Ausflug in die Immunologie

Bereits in den ersten Experimenten stellte sich heraus, dass bestimmte Strukturen des DNA-Impfstoffes vom Immunsystem als Gefahr eingestuft wurden und dieses daraufhin mit einer Kaskade von Reaktionen antwortete, ähnlich wie nach einer Infektion mit einem echten Erreger. Die Erforschung dieser Mechanismen führte zu einem Paradigmenwechsel in der Immunologie, der einen neuen Aspekt im Verständnis von Immunreaktionen einführte.

Das Immunsystem unterscheidet nicht nur zwischen „Selbst" und „Fremd", wie man bis dahin dachte, sondern es reagiert auch auf „Gefahr".

Angeborene Erkennungsmechanismen (über sogenannte Rezeptoren) detektieren mit hoher Empfindlichkeit Moleküle, die typisch für Erreger (Bakterien, Viren, Parasiten) sind. Das Immunsystem braucht also nicht die ganzen Erreger im Körper zu erkennen (diese haben ja viele Möglichkeiten entwickelt, sich zu „verstecken"). Es genügen einzelne Moleküle, sozusagen nur der Geruch des Erregers, um dem Immunsystem Gefahr zu signalisieren. Da die DNA-Impfstoffe in Bakterien erzeugt werden und bakterielle DNA ein Gefahrensignal für das Immunsystem darstellt, antwortet das Immunsystem mit einer komplexen Antwort. Es ist also nicht die Information des DNA-Impfstoffes (die Gensequenz für ein Protein), sondern es ist der „Geruch" des Informationsträgers (der DNA), der dem Immunsystem Gefahr vorspiegelt und es zu einer starken Reaktion veranlasst.

Im Zeitraum der Erforschung der ersten DNA-Impfstoffe (ab 1995) zeichnete sich auch ab, dass die Evolution des Immunsystems zu einer viel größeren Vielfalt an unterschiedlichen Zellen mit unterschiedlichen Funktionen führte, als man bisher angenommen hatte. Ähnlich wie in der Physik, in der der „Teilchenzoo" enorm zunahm, wurden viele neue Zellpopulationen entdeckt. Zu den bereits bekannten B- und T-Zellen gesellten sich mehrere Subpopulationen dieser Zellklassen. Bei den T-Zellen waren es zum Beispiel die T-Helfer-Zellen, und unter diesen zwei Subpopulationen, die offensichtlich „gegenteilige" Reaktionen vermitteln – die sogenannten T-Helfer-1-Zellen und die T-Helfer-2-Zellen.

Erstere produzierten ein Molekül mit dem Namen Interferon-gamma, die T-Helfer-2-Zellen produzierten das Interleukin 4 (beide Zellklassen produzieren noch mehr Botenstoffe, die beiden genannten sind ihre sogenannten „Schlüsselmoleküle"). Und damit kommen wir nun langsam zum Kern dieses Kapitels (genetische Impfstoffe und Allergie).

Was ist Allergie und was hat das mit genetischen Impfstoffen zu tun?

Allergie ist eine Krankheit des Immunsystems. Das Immunsystem reagiert auf natürlich vorkommende Moleküle (wie z. B. Birkenpollen) mit einer überschießenden Antwort, die zu entzündlichen Prozessen führt. Milde Formen der Allergie sind der berühmte „Heuschnupfen". Hier beschränken sich die Fehlreaktionen des Immunsystems auf Nasen- und Rachenraum mit den bekannten Symptomen Jucken und Niesen. Wenn sich die Symptome in die Tiefe der Lunge oder in den Darm verlagern (man bezeichnet dies treffenderweise als allergischen Marsch), nimmt die Schwere der Erkrankung drastisch zu. Allergisches Asthma oder bedrohliche Reaktionen auf bestimmte Lebensmittelkomponenten sind die Folge. Die immunologischen Mechanismen dieser Reaktionen sind inzwischen gut bekannt.

Im Prinzip ist Allergie eine fehlgeleitete Immunreaktion, ausgehend von bestimmten T-Helfer-Zellen (den oben genannten T Helfer-2-Zellen).

Diese T-Helfer-2-Zellen produzieren Botenstoffe (das oben erwähnte Interleukin 4 ist das bekannteste unter ihnen), die zu einer weiteren fehlgeleitenden Reaktion in den B-Zellen führen, nämlich zur Bildung von Antikörpern einer bestimmten Klasse, den sogenannten IgE-Antikörpern. Diese vermitteln nun die allergische Reaktion über Zellen, die überall im Körper vorkommen (z. B. den Mastzellen). Der zentrale Mechanismus hier ist die Ausschüttung von entzündungsfördernden Stoffen wie dem Histamin und Molekülen mit ähnlicher Wirkung. Wenn diese Reaktion im Rachenraum passiert, dann ist eben Heuschnupfen die Folge, wenn es in der Tiefe der Lunge stattfindet, dann ein asthmatischer Anfall. Einfach ausgedrückt kann man auch sagen, alles startet mit der Bildung von T Helfer-2 Zellen und der Bildung von Interleukin 4.

Und jetzt betreten die genetischen Impfstoffe die Bühne. Ein interessanter Aspekt dieser neuen Impfstoffe war, dass sie einen ganz bestimmten Typus von Immunreaktion auslösen, nämlich einen sogenannten TH-1-Typ. Der Name stammt von den

T-Helfer-1-Zellen. Herausgefunden hatte man dies bereits in den frühen Versuchen mit DNA-Impfstoffen, die, wie schon erwähnt, in Bakterien produziert wurden. Es war die DNA selbst, die vom Immunsystem als „fremd und gefährlich“ eingestuft wurde und somit ein starkes Signal für Bekämpfung gab – und das Immunsystem bekämpft diese Art von „Feind“ bevorzugt mit den T-Helfer-1-Zellen.

Hier liegt nun auch der Grund für die besonderen, antiallergischen Eigenschaften der genetischen Impfstoffe. Diese T Helfer-1 Zellen produzieren ebenfalls spezifische Botenstoffe (am bekanntesten ist der Botenstoff Interferon Gamma). Diese Botenstoffe hemmen die Bildung der T Helfer-2 Zellen, die, wie oben erwähnt, für die Entwicklung einer allergischen Immunreaktion verantwortlich sind.

Es war nun klar, dass genetische Impfstoffe imstande sein sollten, allergische Reaktionen in „normale“ Immunreaktionen „umzudrehen“ und möglicherweise sogar eine Entwicklung von Allergien verhindern können.

Letzteres entspricht dem Prinzip einer Schutzimpfung gegen Allergie, ein in dieser Zeit (Ende der 1990er) noch revolutionärer und teils auch kontrovers diskutierter wissenschaftlicher Ansatz.

DNA-Impfstoffe sind anti-allergisch

Und in der Tat – alle präklinischen Studien, vorwiegend im Mausmodell durchgeführt, wiesen genau in diese Richtung. Die Effizienz von DNA-Impfstoffen zum Schutz vor einer Ausbildung von allergischen Symptomen war hervorragend. Es konnte nicht nur die Bildung von IgE-Antikörpern, sondern auch die gefährlichen Reaktionen in der Lunge (allergisches Asthma) verhindert werden. Darüber hinaus wurden in mehrjähriger Forschung die anti-allergischen DNA-Impfstoffe hinsichtlich Dosis und Sicherheitsprofil optimiert. Die Publikationen der Ergebnisse in führenden Allergie- und Immunologie-Journalen führten zu einer breiten Akzeptanz in der internationalen Wissenschaftswelt.

Da es sich jedoch bei Allergie nicht um eine schwere, lebensbedrohliche Krankheit handelt, waren nach wie vor Sicherheitsbedenken ein großes Hindernis auf dem Weg in klinische Studien. DNA-Impfstoffe bestehen aus ringförmiger DNA mit der genetischen Information für ein Molekül (im Falle der Allergieimpfstoffe ist dies ein

Gen für ein Allergen). Die DNA-Ringe werden von Bakterien produziert. Damit nur DANN-Ringe mit der gewünschten DNA von den Bakterien produziert werden, müssen diese selektioniert werden. Deshalb beinhalten DNA-Impfstoffe immer auch ein Gen für eine Resistenz für ein bestimmtes Antibiotikum. Darüber hinaus brauchen DNA-Impfstoffe auch eine Sequenz, die dafür sorgt, dass das gewünschte Gen mit hoher Effizienz im Zellkern in die mRNA übersetzt wird (dies nennt man Transkription). Dazu dient ein sogenannter Promotor, der im Falle der DNA-Impfstoffe meistens vom Cytomegalovirus (CMV) stammt. In diesen Gensequenzen liegen nun auch die Gründe für die anfängliche Skepsis gegen DNA-Impfstoffe: zusätzlich zum „gene of interest" (dem Impfstoffgen) befinden sich weitere DANN-Abschnitte (Gene) auf dem Impfstoff. Es wurde befürchtet, dass diese mögliche Gefahren bergen könnten.

20 Jahre intensiver Forschung haben jedoch zweifelsfrei bewiesen, dass keine der befürchteten gefährlichen Mechanismen/Nebenwirkungen von DANN-Impfstoffen ausgelöst wird. Die Kritik hat allerdings zu einer sehr sorgfältigen Erforschung all dieser Bedenken geführt und der Fokus der Forschung wurde nicht nur auf hohe Wirksamkeit ausgerichtet, sondern besonders auch auf die Sicherheit von genetischen Impfstoffen.

Der Durchbruch – mRNA-Impfstoffe

Erst mit dem erhöhten Augenmerk auf Sicherheit kam die Boten-RNA (messenger RNA – mRNA) als Impfstoffkandidat ins Spiel. Es war von Anfang an klar gewesen, dass mRNA der optimale genetische Impfstoff sein würde. Diese müsste man nur in eine Zelle einschleusen und sie würde dann in das gewünschte Protein (das Impfstoffmolekül) übersetzt (translatiert) werden. Die mRNA müsste dazu gar nicht in den Zellkern transportiert werden (wie das die DNA-Impfstoffe zur Transkription müssen), sondern würde sofort von den Ribosomen im Zytoplasma translatiert.

Deshalb braucht ein mRNA-Impfstoff auch keine weitere genetische Information außer dem Impfgen. Der Impfstoff enthält also weder einen Promotor noch ein Gen für Antibiotikaresistenz. RNA kann auch nicht in das Genom, das ja aus DNA besteht und im Zellkern lokalisiert ist, eingebaut werden. Somit ist auch die Gefahr einer Integration in das Erbgut völlig ausgeschlossen. mRNA ist also die reinste und einfachste Form eines genetischen Impfstoffes.

Allerdings ist RNA in der „freien Natur" höchst instabil und wird meistens innerhalb von Sekunden abgebaut. Der Grund dafür ist, dass sogenannte RNasen (das sind Enzyme, die RNA abbauen) auf allen Körperoberflächen und auch in vielen Geweben vorhanden sind. Es war daher nicht klar, ob RNA sich als Impfstoff eignen würde. Mit den modernen Methoden der Molekularbiologie gelang es aber bald problemlos, eine RNase-freie Umgebung für die Produktion der Impf-RNA herzustellen und somit einen stabilen Impfstoff zu produzieren. In präklinischen Modellen, hier wieder vor allem im Mausmodell, zeigte sich eine überraschend gute Wirkung der Impfstoffe. Es genügen geringe Mengen an mRNA, die in die Zellen an der Injektionsstelle gelangen, um eine Immunreaktion hervorzurufen. In den letzten Jahren wurde viel an der Optimierung der Impfstoffe geforscht, vor allem an Methoden, die den Abbau der mRNA verhindern und damit ihre Stabilität als Impfstoff erhöhen. Der Durchbruch gelang schließlich mit der Entwicklung von komplexen Lipid-Nanopartikeln (kleinen Fettkügelchen, salopp ausgedrückt), in die die mRNA verpackt und somit weitgehend dem Zugriff von RNasen entzogen wurde.

Die zurzeit verwendeten mRNA Impfstoffe gegen Covid-19 sind alle nach diesem Prinzip gebaut.

Ähnlich wie DNA-Impfstoffe haben auch mRNA-Impfstoffe die für eine Allergieimpfung nötigen Eigenschaften. Sie regen das Immunsystem zur Produktion von T-Helfer-1-Zellen an und wirken somit „anti-allergisch". Und auch das Verpackungsmaterial, die Lipid-Nanopartikel, wirken ebenfalls immunstimulierend. Wie kann man sich diese Eigenschaft nun zunutze machen? Was muss ein Impfstoff gegen Allergie können?

Allergietherapie und Allergieimpfung – zwei Seiten einer Medaille

Der Begriff „impfen" stammt aus dem Wein- und Obstbau und meint in seiner lateinischen Herkunft so etwas wie „aufpfropfen" (also veredeln) oder im Griechischen „einpflanzen". In der Medizin beschreibt es ein Prinzip, wie ein gesundes Immunsystem auf ungefährliche Weise trainiert wird (durch Immunisierung), um einen Krankheitserreger in der Zukunft abzuwehren (also vor Erkrankung zu schützen). Dies ist ein sogenannter prophylaktischer Ansatz (also vorbeugend).

In der Allergie wird dieser Begriff leider oft falsch verwendet und es wird von Allergieimpfung gesprochen, obwohl man eigentlich Allergietherapie meint.

Die bekannten „Desensibilisierungen“ sind therapeutische Anwendungen. Therapie bedeutet ja die Behandlung von bereits bestehenden Erkrankungen, in diesem Falle eine bereits bestehende Allergie (z. B. Pollen- oder Nahrungsmittelallergie etc.). Alle zurzeit gängigen Methoden zur Allergiebehandlung in Form von Tabletten, Lösungen, Inhalationen, aber auch die Desensibilisierung mittels Injektionen sind deshalb keine Allergieimpfung, sondern eine Allergietherapie.

Eine erfolgreiche Impfung gegen Allergie setzt voraus, dass ein gesundes Immunsystem in einer Weise vorbereitet wird, dass sich keine allergische Immunreaktion ausbilden kann.

Die Entwicklung einer Allergie passiert hauptsächlich auf der zellulären Ebene des Immunsystems, es wird eine „falsche“ zelluläre Reaktion auf ein harmloses Antigen ausgelöst. Eine Impfung gegen Allergie muss daher vor der Ausbildung dieser falschen Reaktion schützen. Dies bedeutet, dass der Impfstoff auf das zelluläre Immunsystem in einer Weise wirken muss, dass dieses bei einem späteren Kontakt mit dem Allergen nicht mehr die allergische Reaktion hochfahren kann.

Sowohl DNA- als auch mRNA-Impfstoffe besitzen die einzigartige Eigenschaft, beide Äste des Immunsystems zu aktivieren. Sie induzieren die Bildung von Antikörpern, aber auch die Entwicklung von unterschiedlichen Zellen des Immunsystems, von denen einige den bereits erwähnten Botenstoff Interferon-Gamma produzieren, den wirksamsten Gegenspieler einer allergischen Reaktion.

Neben der hohen Wirksamkeit ist Spezifität eine zentrale Forderung an jeden Impfstoff. Die Impfung muss ausschließlich gegen den Erreger gerichtet sein. Dies gilt natürlich auch für eine Impfung gegen Allergien. Die genetischen Impfstoffe dürfen deshalb die schützende zelluläre Immunreaktion nur gegen die gewünschten Allergene induzieren und keine breite Reaktion auslösen. In zahlreichen präklinischen Studien konnten genau diese Eigenschaften der genetischen Impfstoffe bestätigt werden.

DNA und mRNA können aber auch therapeutisch angewandt werden. Hier würden sie die herkömmliche Desensibilisierung mit Allergenextrakten durch z. B. mRNA, die für ein oder mehrere Allergene kodieren, ersetzen. Der Wirkungsmechanismus ist so, dass durch die zelluläre Immunreaktion auf das mRNA-Therapeutikum eine bestehende „falsche“ Immunreaktion (die allergische) wieder ausbalanciert wird. Gleichzeitig wird auch eine Antikörperreaktion ausgelöst, die blockierend auf die Allergie-auslösenden „bösen" Antikörper (die sogenannten IgE-Antikörper) wirkt.

Genetische Impfstoffe sind also sowohl prophylaktisch (als „echte" Impfung) als auch therapeutisch gegen allergische Erkrankungen einsetzbar.

Aber wie kann man gegen die vielen Allergene impfen?

Im Unterschied zu Impfungen gegen Krankheitserreger stellt Allergie ein etwas komplexeres Problem für die Entwicklung von genetischen Impfstoffen dar. Dies lässt sich gut am Beispiel des mRNA-Impfstoffes gegen Covid-19 erläutern. Alle drei mRNA-Impfstoffe (und auch die Vektor-Impfstoffe) nutzen ein einziges Molekül, das sogenannte Spike-Protein, mit dem das Virus an die Zielzelle andockt. Hingegen sollte eine Schutzimpfung gegen Allergie jedoch alle klinisch relevanten Allergene abdecken. Dies bedeutet, dass nicht nur gegen ein Molekül geimpft werden muss, sondern gegen die zahlreichen Moleküle, die Allergien auslösen können.

Auf den ersten Blick scheint dies eine Allergieimpfung unmöglich zu machen. Und auch hier bieten die einmaligen Eigenschaften von genetischen Impfstoffen einen eleganten Ausweg, ebenso ist die Natur von bestimmten Allergenen hilfreich. Die Anzahl von Allergenen, die zur Entwicklung von Allergien beitragen, ist gar nicht so groß, wie man meinen möchte, denn oft starten Allergien von einzelnen Molekülen und im erst Laufe von Jahren kommt es zur Sensibilisierung gegen weitere, meist verwandte Allergene. Als Beispiel sei hier das Hauptallergen der Birke genannt, es hat die etwas sperrige Bezeichnung Bet v 1 (vom lateinischen Namen der Birke, Betula verrucosa). Viele Allergiker haben ihre „Allergikerkarriere" mit diesem Pollenmolekül aus der Birke begonnen. Später kamen dann z. B. auch Reaktionen gegen Hasel und Erle dazu. Und oft entwickelte sich daraus auch eine Nahrungsmittelallergie gegen Apfel und Kirsche, die mit einem Jucken im Rachen nach dem Genuss eines Apfels begann. Die Symptome können im Laufe von Jahren noch schwerer werden. Auf dem oben bereits erwähnten „allergischen Marsch" wandert die allergische Immunreaktion in die Lunge oder in den Darm und es kommt zu lebensbedrohlichem allergischem Asthma und schweren anaphylaktischen Schockzuständen nach dem

Kontakt mit dem Allergen. Der Grund für diese Ausbreitung der Allergie von der Birke auf andere Baumpollen und sogar auf Obst wie Apfel und Kirsche ist die Ähnlichkeit des Moleküls Bet v 1 mit verwandten Molekülen aus diesen Baumpollen und Obstsorten. Man nennt dies auch Kreuzreaktion zwischen verwandten Allergenen.

Aus dieser Kreuzreaktion kann man mit genetischen Impfstoffen nun ganz einfach einen Kreuzschutz aufbauen (obwohl es wahrscheinlich sogar ausreichend wäre, gegen die erste Sensibilisierung mit dem Hauptallergen zu impfen). Die Verwandtschaft dieser verschiedenen Allergene widerspiegelt sich nämlich nicht nur an ihrer Oberfläche, sondern auch im Inneren der Moleküle durch die Abfolge ihrer Aminosäuren (Sequenz genannt). Diese Sequenz wird von der genetischen Information (hier ist es die Sequenz der DNA/RNA-Bausteine) vorgegeben. Man kann also z. B. in einen mRNA-Impfstoff mehrere verwandte Moleküle, oder sogar nur die entscheidenden Sequenzabschnitte für mehrere der verwandten Allergene packen und somit eine breite Palette von Allergenen abdecken.

Anders als bei Impfstoffen gegen bestimmte Krankheitserreger würde man Allergieimpfungen auch an die in einem Land oder einer Region besonders häufigen Allergene anpassen. Ein mRNA-Impfstoff würde in Mitteleuropa die hier vorkommenden Hauptallergene abdecken – dies wären z. B. Birke und ihre Verwandten, mehrere Gräser und Unkräuter wie Beifuß und Traubenkraut, dann auch Allergene aus Milben und Tierhaaren. In Japan hingegen wären Zedernallergene Bestandteile des Impfstoffes und in Australien würden es zusätzlich Moleküle aus Krustentieren (wie Shrimps etc.) sein.

Ein Ausblick in die Zukunft der Allergietherapie und Prophylaxe

Die Corona Pandemie hat genetische Impfstoffe, hier vor allem die basierend auf mRNA, in den Mittelpunkt des Interesses der Allgemeinheit, aber auch der Wissenschaft und der Pharmaunternehmen gerückt. Die hohe Wirksamkeit, gepaart mit guter Verträglichkeit und einem optimalen Sicherheitsprofil hat die Akzeptanz dieses Impfstofftyps stark erhöht. Es werden daher in den kommenden Jahren mRNA-Impfstoffe viele herkömmliche Impfstoffe, vor allem solche gegen virale Erreger, ablösen. Darüber hinaus werden große Pharmaunternehmen, die bisher das Risiko scheuten, mit einer radikal neuen Generation von Impfstoffen zu scheitern, in die genetischen Impfstoffe investieren und neue Felder erschließen.

Wie schon von BioNTech (dem Entwickler des BioNTech/Pfizer mRNA-Vakzins gegen Covid-19) angekündigt wurde, wird das Unternehmen weiterhin mRNA-Impfstoffe gegen Tumore erforschen, wird aber auch in das Feld der Allergie einsteigen. Es ist absehbar, dass es auch im Bereich der Allergietherapie zu einem diesbezüglichen Engagement von großen Pharmaunternehmen kommen wird.

Die Wissenschaft hat den Weg vorbereitet. Die Zukunft wird zeigen, wie weit die hier vorgestellten Konzepte in die Realität umgesetzt werden können. Möglicherweise bringen die mRNA-Therapeutika oder mRNAImpfstoffe einen Durchbruch auch in der Allergiebehandlung.

34.

Antihistaminika

REINHART JARISCH

Antihistaminika blockieren im Körper die Histaminrezeptoren, also jene Stellen, an denen der körpereigene Botenstoff Histamin angreift. Sie beeinflussen aber nicht die Freisetzung und den Abbau von Histamin! Histamin kann enzymatisch durch die Diaminoxydase, die N-Methyltransferase und oxidativ dosisabhängig durch Vitamin C abgebaut werden.

Kurzfassung

Histamin vermittelt seine Wirkung durch vier Rezeptoren (Andockstellen): H1R, H2R, H3R und H4R. Der H1-Rezeptor ist für allergische Erkrankungen wie Heuschnupfen, Asthma bronchiale, aber auch Urticaria zuständig und spielt beim anaphylaktischen Schock eine wesentliche Rolle. Der H2-Rezeptor ist für die Magensaftproduktion verantwortlich. Die kombinierte Gabe von H1- und H2-Rezeptoren-Hemmern scheint bei COVID-19 Erkrankten den durch Histamin bedingten „Zytokin-Sturm" (massive Freisetzung von Entzündungsstoffen) zu bremsen. Der H3-Rezeptor ist im Gehirn lokalisiert und für den Schlaf-Wachrhythmus verantwortlich. Eine Blockade des H3-Rezeptors findet bei Tagesschläfrigkeit Anwendung, dann bei der Adipositastherapie und wird aber auch bei Schizophrenie und Aufmerksamkeitsstörungen untersucht. Der H4-Rezeptor ist für Juckreiz verantwortlich und Medikamente, die den H4-Rezeptor hemmen, werden bei chronischem Juckreiz und bei der Neurodermitis untersucht.

Was ist Histamin?

Histamin ist ein körpereigener Botenstoff, der sowohl als Neurotransmitter (Botenstoff der Nervenzellen) als auch als Gewebshormon (Botenstoff des Blutsystems) fungiert. Beim Menschen erfüllt Histamin zahlreiche lebensnotwendige Aufgaben. So beeinflusst es das Immunsystem und Entzündungsreaktionen und ist damit an der Abwehr von körperfremden Bestandteilen sowie Krankheitserregern beteiligt. Wird im Zuge dieser Abwehrreaktion jedoch zu viel Histamin freigesetzt, löst es über eine Bindung an Histamin H1-Rezeptoren eine allergische Reaktion aus.

Im Magen-Darm-Trakt reguliert Histamin die Motilität (unwillkürlicher Bewegungsablauf) und sorgt so dafür, dass der Speisebrei gleichmäßig weiterbewegt wird. Über Histamin H2-Rezeptoren an den Belegzellen der Magenschleimhaut fördert Histamin die Freisetzung der Magensäure ins Mageninnere. Auch die Abgabe von Gastrin, einem Peptidhormon (Hormon mit Eiweißstruktur), wird über Histamin reguliert.

Im zentralen Nervensystem ist Histamin zudem an der Regulation des Schlaf-Wach-Rhythmus sowie des Blutdrucks (Histamin senkt in Summe den Blutdruck) und der Körpertemperatur beteiligt. Histamin ist ein Wachhormon, daher waren ältere Liquor-gängige (ins Gehirn eindringende) Antihistaminika müde machend. Ebenso kann es das Auslösen von Erbrechen bewirken (durch Freisetzung im Gehirn bei Seekrankheit) oder den Appetit (Histamin macht schlank, ältere Antihistaminika, wie z.B. Hismanal haben zu Gewichtszunahme geführt) beeinflussen. Die Freisetzung verschiedener Neurotransmitter wie Noradrenalin, Acetylcholin und Serotonin wird unter anderem von Histamin gesteuert. Vor allem Histamin H3-Rezeptoren scheinen für die Aufrechterhaltung des Schlaf-Wach-Rhythmus essentiell zu sein. Im Schlaf sinkt der Histaminspiegel.

Welche Symptome löst Histamin aus?

Histamin führt zu einer Erschlaffung der Gefäßmuskulatur und damit zu einer Blutdrucksenkung sowie zu einer lokalen Rötung (z. B. der Augenbindehaut). Die Erhöhung der Gefäßdurchlässigkeit führt zu einer Schwellung der Binde-, Nasen- oder Bronchialschleimhaut mit damit einhergehenden Symptomen (Augenjucken,

Nasenrinnen oder Atemproblemen). An der Haut können Quaddeln und Ödeme einer Nesselsucht (Urtikaria) auftreten, meist verbunden mit ausgeprägtem Juckreiz. Es kann auch zur Aktivierung der Darmschleimhaut mit daraus resultierendem Durchfall kommen. Somit kann man Antihistaminika gegen Durchfall versuchen.

Was sind Antihistaminika?

Als Antihistaminika werden Arzneistoffe bezeichnet, die die Wirkung von Histamin über dessen Rezeptoren blockieren, indem sie dieses von seinem Rezeptor verdrängen und selbst daran binden, ohne einen Effekt auszulösen (Antagonismus). Je nachdem, welcher Rezeptortyp blockiert wird, unterscheidet sich der Effekt der Antihistaminika. In der Regel sind unter dem Begriff Antihistaminika Hemmstoffe des H1-Rezeptors gemeint, die gegen allergische Reaktionen zum Einsatz kommen. Es gibt jedoch ebenso Hemmstoffe der H2- und H3-Rezeptoren.

H1-Antihistaminika

H1-Antihistaminika sind die bekanntesten Wirkstoffe aus der Klasse der Antihistaminika und werden bei allergischen Reaktionen jeglicher Ursache verwendet. Es gibt sie als:

- Salben/Gel (allerdings werden Antihistaminika kaum durch die Haut resorbiert)
- Tabletten
- Tropfen
- Spray
- Lösungen zur Injektion (langsam spritzen!) bzw. Infusion.

Man unterscheidet Wirkstoffe der ersten und der zweiten Generation. Antihistaminika der ersten Generation bewirken neben einer Blockade der H1-Rezeptoren auch eine Blockade anderer Rezeptortypen. Dadurch kann es zu vermehrten Nebenwirkungen im Magen-Darm-Trakt sowie Depressionen und Herzrhythmusstörungen kommen. Außerdem sind Wirkstoffe der ersten Generation in der Lage die Blut-Hirn-Schranke zu überwinden und auch im zentralen Nervensystem an H1-Rezeptoren zu binden. Dadurch können sie müde machen (Fahrtüchtigkeit wird eingeschränkt) und antiemetisch (gegen Übelkeit und Brechreiz) wirken. Der Einsatz von Antihistaminika gegen Schlafstörungen ist nicht zu empfehlen, da die Ursache dafür üblicherweise ein Melatoninmangel ist. Ein niedriger Melatoninspiegel fördert zudem die Osteoporose, so dass eine Melatoningabe nicht nur die Schlafstörung, sondern auch die Osteoporose bekämpfen kann.

MEDIKAMENTE DER ERSTEN GENERATION:

- Doxylamin
- Diphenhydramin
- Hydroxyzin

Antihistaminika der zweiten Generation wurden gezielt modifiziert, sodass sie einerseits nicht mehr die Blut-Hirn-Schranke überwinden können und andererseits hochselektiv ausschließlich an H1-Rezeptoren binden. Deswegen sind sie in allen Altersklassen sehr gut verträglich und verursachen kaum Nebenwirkungen. Zu den Wirkstoffen der zweiten Generation gehören:

- Cetirizin bzw. Levocetirizin
- Loratadin bzw. Desloratadin
- Fexofenadin
- Azelastin und Levocabastin

H2-Antihistaminika

H2-Antihistaminika hemmen durch die Blockade der H2-Rezptoren die Magensäure- und Gastrinsekretion in den Magen. Sie werden bei übermäßiger Säureproduktion des Magens und damit einhergehenden Beschwerden eingesetzt. Zu ihren Einsatzgebieten zählen vor allem Sodbrennen und Magen-Darm-Ulzerationen. Aufgrund der schwächer ausgeprägten Wirkung, verglichen mit Protonenpumpeninhibitoren (PPI), wurden sie von diesen allerdings weitgehend verdrängt. Allerdings machen sie im Gegensatz zu PPIs kaum Nebenwirkungen. Folgende Wirkstoffe sind verfügbar:

- Cimetidin
- Ranitidin
- Famotidin

Mögliche Wechselwirkungen sind zu beachten.

H3-Antihistaminika

H3-Antihistaminika sind die neuesten Vertreter aus der Klasse der Antihistaminika. H3-Rezeptoren finden sich vorwiegend auf den Nervenzellen des zentralen Nervensystems und zum Teil auch auf den Nerven in der Peripherie des Körpers. Über diese Rezeptoren werden unter anderem Blutdruck, Hunger, Durst und Schlaf-Wach-Rhythmus reguliert. H3-Antihistaminika werden bei exzessiver Tagesschläfrigkeit im Rahmen der Narkolepsie (anfallsweise auftretende Schlafattacken mit/ohne Verlust der Muskelspannung) eingesetzt. Der einzige derzeit verfügbare Vertreter ist:

- Pitolisant

Was ist bei der Einnahme von Antihistaminika zu beachten?

Es wird üblicherweise empfohlen H1-Antihistaminika 48 Stunden vor einem Allergietest (z. B. einem Prick-Test) abzusetzen, da ansonsten das Testergebnis schwächer ausfallen kann. Sollte ein Patient diese aber brauchen, dann kann er die Antihistaminika ruhig weiternehmen. Bei der Testablesung wird das Testergebnis mit der Histaminquaddel verglichen. Ein Antihistaminikum verkleinert somit nicht nur die Allergenquaddel, sondern auch die Histaminquaddel. Und ob man 5 und 5 mm, oder 3 und 3 mm vergleicht, ist egal.

Der Gebrauch von H1-Antihistaminika der ersten Generation kann die Fahrtüchtigkeit einschränken. Auf das Führen eines Kraftfahrzeuges sollte für die Dauer der Einnahme besser verzichtet werden.

LITERATUR:

GEISSLINGER G, MENZEL S, GUDERMANN T, HINZ B and MUTSCHLER R.P. Arzneimittelwirkungen: Pharmakologie, Klinische Pharmakologie, Toxikologie. Wissenschaftliche Verlagsgesellschaft Stuttgart, 11. Aufl., 2020

JARISCH R Histamin Intoleranz, Histamin und Seekrankheit, Thieme 2013

JARISCH R Histamin Intoleranz, Trias 2021

KAROW T and LANG-ROTH R. Allgemeine und Spezielle Pharmakologie und Toxikologie, Auflage 25, 2017

35.

Zusammenfassung und Ausblick

Reinhart Jarisch

Stichwort: „Einfach denken"

„Einfach denken hat etwas mit Hausverstand zu tun!"

Mein Schwiegervater (Chefinspektor i. R. und Mordermittler bei der Kriminalpolizei) hat diesen Ausdruck geprägt.

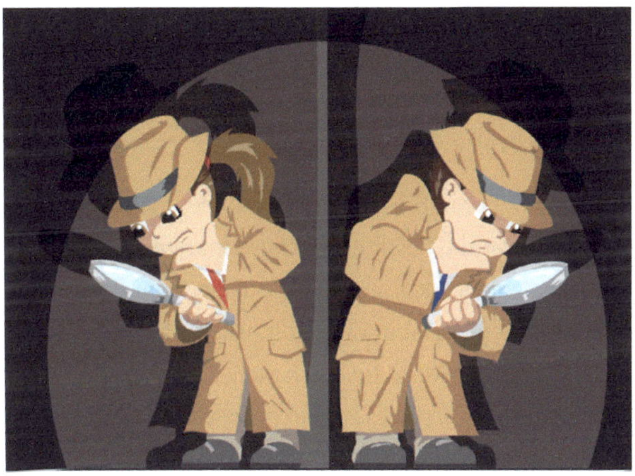

Illustration: iStock

Auch Columbo denkt einfach. Aus kleinen Details entwickelt sich ein Netz aus Indizien, die letztlich zur Diagnose führen. Als Beispiel möchte ich einen sehr schönen Fall aus der Mordermittlungskarriere meines Schwiegervaters erzählen. Leider wollte er nie ein Buch über seine zum Teil sehr spektakulären Fälle schreiben:

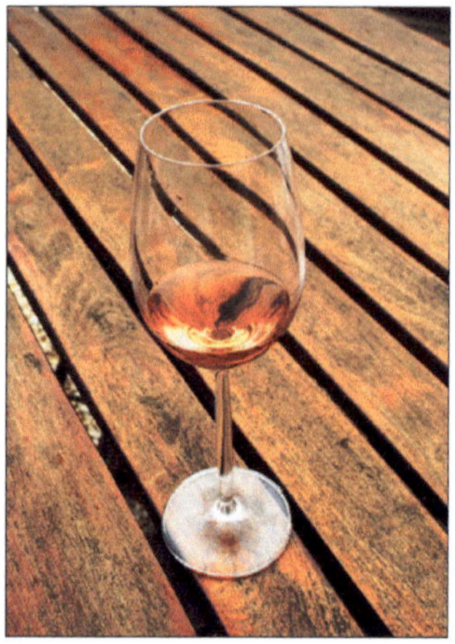

Foto: iStock

„Ein Alkoholiker trinkt aus“

Ein Mann ging jeden Tag auf den Friedhof, um das Grab seiner verstorbenen Frau zu besuchen. Am Weg dorthin lag ein Gasthaus, in welches er immer einkehrte, um dort ein oder mehrere Viertel Wein zu trinken. Auch am Rückweg suchte er das Gasthaus auf und trankt wieder Wein. Das machte er jeden Tag.

Eines Tages verschwand er im Gasthaus und hinterließ auf dem Tisch ein halb ausgetrunkenes Glas Wein.

Mein Schwiegervater, der in diesem Fall ermittelte, schloss messerscharf daraus, dass ein Alkoholiker austrinkt, bevor er geht, also musste er noch im Gasthaus sein. Ein Durchsuchungsbefehl wurde ihm von der zuständigen Richterin verweigert, da ein nicht ausgetrunkenes Glas Wein den Durchsuchungsbefehl nicht rechtfertigen würde. Mein Schwiegervater jedoch hielt sich nicht an die Vorschriften und ging mit seinen Leuten in das Gasthaus, um es zu durchsuchen: im Keller fanden sie dann in der zweiten Tiefkühltruhe die Leiche des Mannes.

Mein Schwiegervater ging sogleich zur Richterin und meinte, dass er den Durchsuchungsbefehl nicht mehr brauche: der Kellner, der drogensüchtig war und dringend Geld dafür benötigte, brachte den Stammgast um und legte seine Leiche in die Kühltruhe. Der einfache Gedanke, dass ein Alkoholiker austrinkt, bevor er das Lokal wieder verlässt, hatte ihn auf die Spur gebracht!

Nun zur Medizin

Allergien haben in den letzten Jahrzehnten deutlich zugenommen. Waren Allergien vor 40–50 Jahren noch exotische Erkrankungen („Herr Doktor, ich glaub ich bin algerisch"), so sind heute mindestens ein Viertel der Bevölkerung betroffen. Früher waren Allergiker jenseits des 35. Lebensjahres undenkbar. Heute können auch 70Jährige Allergien entwickeln.

Eine weitere Zunahme, mit dem Potential von 50 Prozent Betroffenen in der Bevölkerung, ist vorstellbar.

Das Wichtigste für die (vorerst) Verdachtsdiagnose ist die Anamnese (Krankengeschichte). Welche Beschwerden werden genannt? Wann treten sie auf und seit wann bestehen sie? Das ist sozusagen einmal der Rahmen. Jetzt kommen Kleinigkeiten: es macht einen Unterschied, ob der Patient sagt müde zu sein oder ob er (Hauptwort!) Müdigkeit angibt. In letzteren Fall müsste die Tryptase bestimmt werden. Beschwerden im April werden meist einer Birkenpollenallergie zugeordnet, es kann aber auch der Raps sein oder Buchenpollen. Bei Beschwerden nach einem Zahnarztbesuch werden oft eine Unverträglichkeit auf Lokalanästhetika vermutet, wenn die Beschwerden aber erst nach einigen Stunden auftreten, kann Formaldehyd, das in Wurzelfüllungen eingebracht wird, der Auslöser sein.

In Summe muss man genau zuhören, was der Patient sagt und welche Formulierungen er wählt. Die endgültige Diagnose erfolgt dann nach Vorliegen des Haut- und Bluttests. Zuletzt müssen die Therapieoptionen besprochen werden.

Die einfachste Therapie ist eine Allergenvermeidung, die aber nur bei Haustieren und das unter Tränen oder gar nicht geht. Eine symptomatische Therapie mit Antihistaminika und Kortison kann – solange man damit behandelt – helfen. Dabei werden aber nur die Symptome unterdrückt, die Allergie kann dennoch weiter fortschreiten. Von Kortison-Injektionen (außer einmalig im akuten Bedarfsfall) wird abgeraten. Die passive Gabe von blockierenden IgG 4-Antikörpern konnte mit positivem Erfolg gezeigt werden, scheitert aber an den Ressourcen.

Die Allergie-Impfung (AIT) wird seit Jahrzehnten mit zunehmendem Erfolg und Reduktion der Nebenwirkungen durch Antihistaminika Prämedikation durchgeführt. Die lange Therapiedauer über mindestens zwei Jahre und die zahlreichen Injektionen schrecken viele Allergiker ab.

Die seit Kurzem erhältlichen Allergentabletten können zu Hause genommen werden und begrenzen die Arztbesuche deutlich (Fortsetzungsrezept!). Hoch dosiertes Vitamin C kann Histamin abbauen. Inwieweit kleine Antikörpermoleküle („Nanobodies") in Zukunft eine Alternative zu den Impfungen (subcutan oder oral) bringen werden, muss offenbleiben.

In naher Zukunft soll es einen mRNA-Impfstoff (so wie jetzt gegen Corona) gegen Allergien geben, der von der Firma Pfizer hergestellt werden soll.

DIE AUTORINNEN UND AUTOREN

Dr. Lisa ARZT-GRADWOHL; Universitätsklinik für Dermatologie, Graz.

Prof. Dr. med. Knut BROCKNOW; Klinik und Poliklinik für Dermatologie und Allergologie am Biederstein; Technische Universität München.

Ao. Prof. Dr. Sabine FLICKER; Zentrum für Pathophysiologie, Infektiologie und Immunologie, Institut für Pathophysiologie und Allergieforschung, AKH-3Q, Wien.

Univ. Prof. Dr. Othmar FÖRSTER; Klinik für Innere Medizin, AKH, Med. Univ. Klinik Wien.

Univ. Prof. Dr. Manfred GÖTZ; ehem. Vorstand der Abt. f. Kinder- und Jugendheilkunde mit Lungen- und Infektionskrankheiten, Wilhelminenspital der Stadt Wien (jetzt Klinik Penzing), Akademisches Lehrkrankenhaus der Medizinischen Universität Wien.

Priv.-Doz. Dr. med. Alexander HAGEL; Gastroenterologische Fachpraxis, Schwabach.

Univ. Doz. Dr. Wolfgang HEMMER; FAZ – Floridsdorfer Allergiezentrum; Pius-Parsch-Platz 1/3; A-1210 Wien, Österreich; Tel. +43 1 2702530-65; E-Mail: hemmer@faz.at

Dr. med. Katharina HOTFIEL; Praxis für Allgemeinmedizin, Bünde.

Univ. Prof. Dr. Reinhart JARISCH; FAZ – Floridsdorfer Allergiezentrum, Wien; E-Mail: jarisch@faz.at

Univ. Prof. Dr. Erika JENSEN-JAROLIM; Pathophysiologie und Allergieforschung, Messerli Forschungs-Institut Wien, Zentrum für Pathophysiologie, Infektiologie und Immunologie, Institut für Pathophysiologie und Allergieforschung, AKH, Wien.

Pål JOHANSEN, PhD; Dermatologische Klink, Universitätsspital Zürich und Universität Zürich, Schweiz.

Dr. Galateja JORDAKIEVA, PhD Universitätsklinik für Physikalische Medizin, Rehabilitation und Arbeitsmedizin AKH, Wien.

Ao Univ.-Prof. Dr. med. Birger KRÄNKE; Leiter der Allergieambulanz, Univ.-Klinik für Dermatologie und Venerologie; MedUni Graz, Auenbruggerplatz 8, 8036 Graz; Tel.: +43-316-385-12423; Fax: +43-316-385-12466; E-Mail: birger.kraenke@medunigraz.at

Univ. Prof. Dr. Thomas M. KÜNDIG; Klinikdirektor, Dermatologische Klinik, Universitätsspital Zürich, Rämistrasse 100, 8091 Zürich, Schweiz; Tel: +41 43 253 85 72;
E-Mail: thomas.kuendig@usz.ch

Univ. Prof. Dr. Marcus MAURER; Institute of Allergology, Charité – Universitätsmedizin Berlin, Corporate Member of Freie Universität Berlin and Humboldt Universität zu Berlin, Germany; Fraunhofer Institute for Translational Medicine and Pharmacology ITMP, Allergology and Immunology, Berlin, Germany; Kontaktdaten: Charité – Universitätsmedizin Berlin; Institute of Allergology; Hindenburgdamm 27; 12203 Berlin, Germany; Phone: +49-30-450-518 043; Fax: +49-30-450-518 972; E-Mail: marcus.maurer@charite.de

Univ.Doz. Dr. Maria PAULKE-KORINEK; Bundesministerium für Soziales, Gesundheit, Pflege und Konsumentenschutz, Sektion VII – Öffentliche Gesundheit und Gesundheitssystem, Gruppe A/Abteilung 10 – Impfwesen.

Univ. Prof. Dr. med. Martin RAITHEL; Gastroenterologie, Interventionelle Endoskopie, Hämato-Onkologie, Diabetes- und Stoffwechselerkrankungen; Med. Klinik II des Malteser Waldkrankenhaus St. Marien GmbH; Rathsberger Str. 57; 91054 Erlangen, Deutschland.

Univ. Prof. Dr. Josef RIEDLER; Kardinal Schwarzenberg Klinikum Schwarzach; Schwarzenberg-Platz 1, 5620 Schwarzach.

Prof. Dr. med. Dr. phil. Johannes RING; Klinik und Poliklinik für Dermatologie und Allergologie am Biederstein, Technische Universität München, Biedersteiner Straße 29, 80802 München; Haut- und Laserzentrum an der Oper, Perusastr. 5, 80333 München; E-Mail: johannes.ring@tum.de

Dr. Med. Anja ROSSMEISSL; Verein zur Förderung der Allergie- und Endoskopieforschung am Menschen (VAEM.eu), Erlangen.

Ao. Univ. Prof. Dr. Gunter STURM; Universitätsklinik für Dermatologie, Graz; Allergie Ambulatorium Reumannplatz, Wien.

Univ. Doz. Dr. Ines SWOBODA; Kompetenzzentrum für Molekulare Biotechnologie, FH Campus Wien.

Univ. Prof. Dr. Zsolt SZÉPFALUSI, Univ. Klinik für Kinder und Jugendheilkunde, Abt. für Pädiatrische Pulmologie, Allergologie und Endokrinologie, Medizinische Universität Wien, Währinger Gürtel 18-20, 1090 Vienna, E-Mail: zsolt.szepfalusi@meduniwien.ac.at

Univ.Prof. Dr. Josef THALHAMER, em., Institut für Chemie und Biochemie, Universität Salzburg.

Dr. med. Martin VITUS, Klinik und Poliklinik für Dermatologie und Allergologie am Biederstein; Technische Universität München.

Univ. Doz. Dr. Felix WANTKE; Floridsdorfer Allergiezentrum; A-1210 Wien, Pius Parsch Platz 1/3; E-Mail: wantke@faz.at

Priv.-Doz. Mag. rer. nat. Dr. med. Stefan WÖHRL, Floridsdorfer Allergiezentrum (FAZ), Pius-Parsch-Platz 1/3, 1210 Wien; E-Mail: woehrl@faz.at; http://www.faz.at

Prof. em Brunello WÜTHRICH; Facharzt für Allergologie und klinische Immunologie FMH, Facharzt für Dermatologie FMH, Im Ahorn 18, CH-8125 Zollikerberg, Switzerland, E-Mail: bs.wuethrich@bluewin.ch

Dr. Dr. med Petra ZIEGLMAYER; Karl Landsteiner Privatuniversität für Gesundheitswissenschaften Krems; VCC (Vienna Challenge Chamber) Wien.

Univ. Prof. Dr. Gerhard ZLABINGER; Klinik für Immunologie, AKH, Med. Univ. Klinik Wien.

Wir Autorinnen und Autoren legen großen Wert auf die Gleichberechtigung der Geschlechter. Im Sinne einer leichteren Lesbarkeit wird im Text meist nur eine Schreibweise gewählt. Die betreffende Formulierung bezieht sich immer auf alle Geschlechter.